다해선생의 자연의원리 강의록(심포 삼초편)
③

玄聖의 짐기로
새 文明의 밭을 갈다

玄聖의 쟁기로 새 文明의 밭을 갈다 3 - 다해선생의 자연의 원리 강의록

발행일 | 단기 4345년(서기 2012년) 12월 21일
지은이 | 다해 표상수

펴낸이 | 표건우
펴낸곳 | 만국활계남조선
구입문의 | 만국활계남조선

출판등록 | 단기 4344년(2011년) 4월 12일(제2011-28호)
주소 | 서울시 관악구 신림동 10-622호 현대성우@ 지층 상가 101호
홈페이지 | 자연의 원리 자하선도(www.jahasundo.kr)
전화번호 | 02-872-6067
팩스번호 | 02-872-6068

값 36,000원

이 책의 저작권은 저자와 출판사에 있습니다. 저자와 출판사의 허락 없이 책의 전부 또는 일부 내용을 사용할 수 없습니다.
잘못 만들어진 책은 구입처나 본사에서 교환해 드립니다.

ISBN : 978-89-967198-5-4   04040
ISBN : 978-89-967198-0-9 (전6권)

玄聖의 정기로
새 文明의 밭을 갈자

다해선생의 자연의원리 강의록(심포 삼초편) ③

들어가는 글

올해 겨울은 눈도 많이 오면서 무척이나 춥다. 거기다가 전력대란이 올 것 같다는 소리도 들린다. 대선이 끝나서 새 대통령이 선출되었지만, 대통령이 바뀌어본들 세상은 바뀌지 않는다. 이쪽 기득권층에서 저쪽 기득권층으로 권력이 넘어가는 것 뿐, 서민들의 곤궁한 삶은 여전히 그대로일 것이다. 외환위기가 지난 1998년에 본격적으로 시작되었으니까, 민초들의 삶을 옥죄는 신자유주의가 우리 삶을 지배하기 시작한지도 이제 15년이 넘어가고 있다.

그리고 내가 현성 스승님의 부촉을 받들어서 요법사 강의를 시작한지도 어느덧 15년이 다 되어 간다. 지난 1998년 초에 처음 요법사 강의를 시작한 이래로 얼마 전에 끝난 요법사 강의까지 마흔 한 차례 강의를 하였다. 현성 스승님은 서울에서 요법사 강의를 39회까지 하시고 97년도에 안면도로 내려가셨다. 그리고 98년 설을 쇠신 뒤에 나를 안면도로 부르셨다.

전갈을 받고 내려가니 현성 스승님은 나에게 요법사 강의를 하라고 하셨다. '스승님이 이렇게 계시는데 제가 어떻게 감히 요법사 강의를 합니까? 저는 할 수 없습니다' 하면서 몇 번이나 분부를 물리쳤지만, 스승님은 계속 강권하다시피 요법사 강의를 맡으라고 하셨다. 이에 할 수 없이 '그러면 제가 한번 해 보겠습니다' 하니 그제서야 웃는 얼굴로 '너 한다고 했다' 하시면서도 약속드린 것만으로는 못 미더우신지 나에게 몇 번이나 다짐을 받으셨다.

그러고 나서 그해 가을 스승님은 아무 예고도 없이 화천(化天)하셨다. 나는 스승님의 부음 소식에 눈앞이 깜깜해지면서 처음에는 어찌할 바를 몰랐지만, 이내 마음을 돌이켜서 현성 사부님이 나에게 요법사 강의를 부촉하신 의미를 생각해보고 그분이 이 세상에 남기신 뜻과 하신 일을 되새겨 보았다. 그때 나는 어떻게 하든지 스승님이 하신 39회까지는 요법사 강의를 마쳐야겠다는 다짐을 마음속으로 하였다. 그래서 스승님이 당부하신 바대로 오로지 이 자연의 원리라고 하는 법등(法燈)이 세상이라는 거대한 풍파 앞에 꺼지지 않도록 조심 또 조심하면서 이날 이때까지 요법사 강의를 이어왔다.

그동안 우여곡절도 많아서 지난 2008년에는 32기 요법사 강의를 끝으로 산골로 은둔할 생각까지 하였지만, 그해 가을 진안 모임을 계기로 33기 강의를 한 것을 계기로 요법사 강의가 이어져서 현성 스승님이 하신 39기를 넘어서 41기까지 하게 되었고, 진안에서 우연히 만나서 33기 강의를 듣고 있던 현무 선생의 권유로 생각지도 못한 강의록까지 내게 되었으니 사람의 앞일이란 도저히 알 수 없다 하겠다.

자연의 원리 요법사 과정 첫 번째 강의록인 『현성의 쟁기로 새 문명의 밭을 갈다 - 간담편』을 냈을 때 그 서문에서도 한 말이지만, 나는 원래 책을 낼 생각이 전혀 없는 사람이었다. 그런데 어떻게 하다가 보니 두 권이 이미 나왔고 이제 가장 중요한 「심포삼초편」도 나오게 되었다.

　사실 심포 삼초는 현성 스승님께서 정립하신 자연의 원리 안에서도 가장 중요한 위치를 차지하고 있다. 심포 삼초는 자연의 원리의 근간이자 꽃이며 열매라고 할 수 있다. 한마디로 심포 삼초가 아니면 자연의 원리도 없다고 할 정도로 현성의 법 안에서 심포 삼초가 차지하는 위치는 거의 절대적이다. 심포 삼초로 인하여 자연의 원리는 그 신선한 생명력을 늘 향유하게 된 것이다.

　현성 스승님이 정립하신 자연의 원리가 기존의 다른 모든 의학이니 의술이니 요법이니 하는 것과 다른 점은 바로 냄새도 없고, 색깔도 없으며, 맛도 없고, 형체도 없는 무형(無形)인 심포 삼초라는 장부를 유사 이래로 최초로 세상에 밝게 드러냈다는 점에 있다 하겠다. 심포 삼초라는 신비한 장부의 실체(實體)가 현성 스승님에 의해서 확연히 모습을 드러냄으로써 사람이란 어떤 존재인가 하는 대명제에 대한 답도 분명해지게 되었다.

　사실 기존의 모든 학술, 학문, 철학, 종교 등이 추구한 것도 인간이란 무엇인가? 그 인간의 실상을 밝히는데 있었다. 그것을 위해서 신(神)도 논하고, 우주(宇宙)도 논하고, 불보살(佛菩薩)도 논하고, 깨달음도 논하고, 자연과 만물도 논하는 것이지 인간이 없다면 그런 것들을 논하는 의미 자체가 없어져 버릴 것이다. 인간이란 어떤 존재인가 하는 것을 밝힌다는 것은 지난 선천 역사 내내 인류가 추구해 온 단 한 가지 명제라고 할 수 있다.

인간은 분명 몸과 정신이라는 유형과 무형의 존재로 이루어져 있기 때문에 그 양자를 유기적이면서 통합적으로 밝혀내지 못한다면 인간의 실체를 규명하는 작업은 실패할 수밖에 없다. 돌이켜보면 지난 역사 무대 동안 수많은 철인(哲人), 학자, 종교가, 예술가, 사상가, 성인, 군자 등이 나타나서 제각기 인간이란 이런 존재다 하고 설파했지만 그건 모두 장님 코끼리 더듬는 정도에 지나지 못했다. 왜 그러냐 하면 그들 중 그 누구도 몸과 정신의 상관관계를 온전히 밝혀내지 못했다.

몸과 정신의 관계를 알기 위해서는 심포 삼초를 알아야 하는데, 심포 삼초가 어떤 것이냐 하는 것에 대해서는 본문에 자세히 기술되어 있기 때문에 서문에서는 생략하기로 한다.

이제 「심포삼초편」이 나오게 됨으로써 자연의 원리 요법사 강의록 시리즈도 어느 정도 면모를 갖추게 되었다. 「심포삼초편」이 나오는데도 역시 이전과 마찬가지로 현무 선생이 애를 써 주었다. 현무 선생이 교정과 색인까지 맡아서 수고해 주었고, 편집 또한 주경자 선생이 맡아서 심혈을 기울여 주었다. 그리고 본문에 나오는 그림은 자하누리의 장진기 원장이 정성을 다해서 세심하게 그려 주었다.

이 분들 외에도 지면을 빌어서 특별히 감사해야 될 사람이 있으니 바로 생식원의 윤다원 선생이다. 윤 선생은 개인적으로는 나의 안해(아내)가 된다. 하지만 그걸 떠나서 내가 이 길을 가는데 있어 생사와 고락을 같이 한, 도에 있어서는 둘도 없는 훌륭한 도반이었다. 윤 선생이 옆에 없었다면 나는 현성 스승님의 부촉하심을 끝까지 완수하지 못했을지도 모른다. 내가 힘들고 좌절을 겪을 때에도 윤 선생은 항상 옆에 서서 나를 응원해 주었을 뿐만 아니라, 자연섭생법 지도자로서의 역할도 충실히 하면서 나를 물심양면으로 도와주었다. 그래서 비록 늦은 감이 있지만, 윤 다원 선생에게도 미안하면서도 고마운 마음을 표하는 바이다.

「심포삼초편」 출간을 계기로 내년 계사년에는 자연의 원리가 보다 많은 사람들에게 다가가서 그들을 건강으로 인도하고, 행복한 삶으로 이끄는 지남차 역할을 하게 되기를 충심으로 기원한다. 책 출간을 위해 애써준 모든 분들과 오랜 시간 책 출간을 기다려 준 독자 여러분들에게 심심한 감사의 말씀을 드리는 걸로 서문을 갈음하도록 하겠다.

단기 4345년(서기 2012년) 임진년 동지절(冬至節)에
인헌동 우거(寓居)에서
다해 표상수 씀

일러두기

1. 본 강의록은 2008년 10월에서 12월까지 진행된 제 33기 요법사반 강의 내용을 책자로 펴낸 것이다. 요법사 교육은 봄과 가을 각각 한 차례씩 1년에 두 번 진행된다.

2. 본권은 앞으로 나올 자연의 원리 강의록 시리즈 중에서 심포 삼초에 관련된 내용만 정리해서 내는 것이니, 차후에 비위장편, 폐대장편과 마지막으로 신장방광편이 계속 나올 것이다.

3. 본문 내용 중, 학생이 묻고 선생이 답한 것은 질문과 대답으로 표시했다. 선생이 묻고 전체 학생이 답한 경우에는 선생이 한 질문에 대해서는 따로 표시하지 않고, 학생이 답한 것은 괄호 표시로 구분하였음을 알려둔다.

차 례

들어가는 글   5

일러두기   10

제1강 심포 삼초 鉤三脈편

심포 삼초편 공부의 중요성, 맥이 작아지는 원인과 작아진 맥을 커지게
하는 방법   29

MT 보법은 나온 배도 들어가게 한다   30

왜 시력이나 청력이 떨어지는가, 높은 데 올라가면 귀가 먹먹해지는
까닭   32

생명력의 본질, 생명과 생명 아닌 것의 구분, 심포장의 작용1-흡수,
우리 몸이 흡수하는 것들   33

심포장의 작용2-생성, 나이 들어서도 기억력을 좋게 하려면   37

삼초부의 작용-사용   39

삼초의 의미   40

삼초부는 배설과 사용을 주관 한다   42

각 장부 안에서도 심포 삼초가 작용을 하고 있다   45

처방을 할 경우 상화를 무조건 주는 이유, 모든 먹거리에는 기본적으로
상화가 들어있다, 저항력과 면역력이 강해지려면   46

심포 삼초는 무형으로 존재한다   48

인간과 동물의 생명력 차이	50
사람과 삶	51
사상, 이념, 주의, 종교, 철학, 신념 등은 신(神)의 영역이다,	
본래의 사명을 망각해버린 기성 종교들	52
아이들에게는 어려서부터 좋은 가치관을 심어주는 것이 중요하다	55
기(氣)의 세계도 심포 삼초의 영역이다, 마음은 대부분 중(中)의 자리에	
머물러 있어야 정상이다	58
정(精)으로서 존재하는 심포 삼초, 미개한 서양의학 수준으로는	
심포 삼초를 알아낼 재간이 없다	60
심포 삼초는 일체의 힘을 생성하고 내분비 계통을 주관하며	
일체의 신경을 관장한다	62
심포 삼초보다 더 위대한 나, 아리랑에 얽힌 소회	63
한국의 전체 역사, 주몽성제의 부인인 소서노 왕비, 근조선과 고조선,	
단기를 다시 써야 되는 이유	65
단군신화를 해석하면, 한웅이 쑥과 마늘을 준 까닭	71
태호복희, 발귀리선인, 치우천황과 황제헌원 그리고 자부선인,	
『황제내경』의 유래	73
한국(韓國)이라는 국호의 내력, 한민족, 배달겨레, 단군의 자손	77
심뽀와 심포, 심포 삼초를 건강하게 하는 방법	80
문자풀이(相, 倍達, 檀, 桓), 복본사상	82
구삼맥이 나오는 이유	85
원시반본과 우아일체의 또 다른 의미, 생명력을 회복하면 모든 것이	
본래의 자리로 돌아가게 된다	86
심포 삼초가 건강한 사람의 본성 - 1, 일체의 신경성 질환과	
심인성 질환도 심포 삼초성 질환이다,	
백신과 시중에서 파는 먹거리들의 해악	88

심포 삼초가 건강한 사람의 본성 - 2　　　　　　　　　　　　　　　90
우리 사회가 획일화된 이유, 조화와 다양성을 인정하는 세상으로 가야　91
심포 삼초가 건강한 사람의 본성 - 3, 건강한 사람이 보는 가을과 병난
　사람이 보는 가을의 차이점, 자연의 원리를 공부해야 되는 까닭　　93
심포 삼초가 병난 놈들이 정치를 하게 되면, 수신(修身)의 참된 의미,
　앞으로는 맥을 보고 정치인을 뽑아야 된다　　　　　　　　　　　96
불안 초조한 증상, 우울증, 과민반응, 열등감이 생기는 이유,
　서울대 나와도 열등감에서 못 벗어난다,
　자연의 원리 공부는 일체의 열등감에서 해방되는 공부　　　　　98
하나 뿐인 아들을 마음껏 놀도록 하다　　　　　　　　　　　　　101
싹아지 문화, 인격 실명제, 소크라테스가 너 자신을 알라고 한 이유　104
우리의 절 문화, 절과 어른 그리고 어린이라는 말의 유래,
　조상한테 제사도 못 지내게 하는 패악적인 개신교 문화　　　　107
심포 삼초가 안 좋을 경우의 증상 - 수줍어하고 요령이나 피우려 든다,
　이간질을 하고 잘난 척 한다　　　　　　　　　　　　　　　　111
집중력 부족, 산만한 아이, 면역력 저하, 쉽게 무기력해지는 증상,
　잘 울고 잘 흐느낀다　　　　　　　　　　　　　　　　　　　113
심포 삼초를 영양하는 음식 - 떫은맛, 아린맛, 생내나는맛, 흙내나는맛,
　담백한맛　　　　　　　　　　　　　　　　　　　　　　　　115
우유는 금기가 강해서 많이 마시면 성질이 사나워진다,
　우유회사가 하는 거짓말에 속지말자　　　　　　　　　　　　116
심포 삼초가 병이 나면 손바닥에 땀이 나고 어깨가 무거워진다,
　주부습진도 심포 삼초병이다　　　　　　　　　　　　　　　119
손바닥이 갈라지고, 심계항진, 한열왕래, 가슴이 답답하고, 흉만통　121
뜸에 있어서 보법과 사법, 뜸보다는 운동이 더 낫다　　　　　　124
온기가 몸 전체로 골고루 퍼지지 못하게 되면　　　　　　　　　126

매핵, 틱 증후군, 얼굴색이 얼룩덜룩한 경우, 갑상선 관련 질병들,
　목에 혹이 생긴 경우(후두암) 128
임파가 잘 뭉치고, 갈증, 섭생을 할 때도 시간과 공간을 감안해야 한다 131
서양의학은 두통을 해결 못한다, 통증이 오는 이유 133
정경두통 - 편두통의 증상과 고치는 법 136
정경두통 - 전두통의 증상과 고치는 법, 아기들은 냉기에 대한
　저항력이 약하다, 포대기를 고수해야 되는 이유,
　아기를 멜빵에 매고 다닐 경우의 문제점들 137
정경두통 - 코 주변이 멍해지는 증상을 고치는 방법,
　정수리두통과 후두통이 왔을 경우 고치는 방법 140
정경두통 - 미릉골이 아플 경우 고치는 법 142
기경두통 - 대맥두통(극심한 편두통)과 고치는 법 145
기경두통 - 독맥이 병났을 경우 오는 두통과 고치는 방법 146
기경두통 - 양교맥이 병났을 경우(골속에서 덜거덕 소리가 날 경우)의
　두통과 고치는 법, 뒷골이 땡기는 경우, 백혈병, 재생불량성 빈혈 148
(야생)동물들의 자가치유법 150
기경두통 - 양유맥이 병나서 오는 두통과 해결하는 법,
　머리가 전기에 감전된 것 같다 151
생리할 때 오는 여러 유형의 두통과 해결방법 153
꼬리뼈통(요하통), 요하통으로 인해서 수술까지 받은 할머니 이야기 155
소변곤란, 요실금, 대변곤란, 생리곤란, 몸이 차가워지면
　생명력이 고갈된다, 일체의 신경성 질환이나 증상 158
무명지와 중지에 이상이 오고, 손가락 예쁘게 하는 법,
　어깨가 굳고 팔이 안 올라가는 증상, 오십견, 손발이 저리고 붓고 160
출애굽기에 나오는 만나는 상화기운이다, 이스라엘 민족이 강력해진
　이유, 우리도 대륙을 경영할 수 있는 인재를 길러야 한다 161
손바닥 건조증, 치국 평천하 하기 전에 수신부터 해야 한다 165

제2강 심포 삼초 鉤三脈편

요실금의 해결책, 생리의 의미, 여자가 남자보다 더 진화된
  몸을 갖고 있다   171
옥수수나 녹두, 콩 등은 언제 먹는 것이 가장 좋은가,
  역사는 늘 진보한다   172
언론에서 떠드는 이야기는 거의 이치에 안 맞는 소리다,
  복분자는 신맛이기 때문에 간에 좋다, 살이 찌는 이유   174
우리 몸은 하느님이 거하는 성전(聖殿)이다,
  이웃 사랑은 내 몸 사랑을 근본으로 한다   176
진리는 믿는 것이 아니라 인정하는 것이다, 기초반 강의가 더 편하다   177
협심증, 부정맥, 대맥, 전관절염(모든 관절), 일체의 어깨 관련 증상들   179
곡식자루의 효능, 곡식자루 만들 때 곡식을 넣는 비율,
  상화는 생명의 질료   180
옛날 못 살던 때 동경의 대상이었던 흰쌀밥, 오곡밥은 조상대대로 내려
  온 섭생법, 신시 배달국 시대 때의 섭생법을 재현하신 현성 스승님   184
오곡과 쌀밥을 섞는 비율, 병을 다스리는 오곡밥 처방   187
지금의 생식 제품들이 만들어지게 된 유래,
  임신했을 경우 특정한 음식이 땡기거나 혹은 안 땡기는 이유   189
현미는 당뇨에 좋을 수도 안 좋을 수도 있다, 단군의 후예들은 태어
  나면서부터 다 도인(道人)   190
죽음이란, 동기(同氣)의 의미, 병을 고치면 모든 일이 형통 해진다   192
혈당수치를 낮추는 것과 당뇨병을 고치는 것은 일절 무관하다,
  당뇨병이 고쳐졌다고 하기 위해서는   195
진짜 당뇨병 세 가지, 당뇨병 치료의 핵심은 췌장을 건강하게 하는데
  있다   198
홍맥 당뇨의 특징   199

인삼은 촌구가 큰 사람에겐 상약(上藥), 인삼의 기운을 다 뺀 것이
  홍삼이다 201
인삼은 인영맥이 큰 사람에게는 독이 된다, 한 사람 공부시키기가
  그렇게 어렵다 202
단맛은 비위장이 병난 당뇨병(홍맥 당뇨) 환자에게는 약이다,
  홍맥 당뇨를 고치는 방법 204
신장 방광이 병나서 오는 당뇨(석맥 당뇨)와 그것을 고치는 방법 207
생식(生食)과 화식(火食)의 차이, 생식의 장점 211
심포 삼초가 허약할 경우 나타나는 당뇨(구삼맥 당뇨)의 증상,
  수치에 연연하는 미개한 서양의학 213
녹즙 섭취의 실상, 위장 대장 병에 녹즙은 독약,
  생식을 하면 장수(長壽)한다 217
심포 삼초를 좋게 하는 음식들과 운동법과 호흡법 그리고 침법 219
당뇨병 치료의 핵심은 소식과 운동이다 220
당뇨병 - 질의응답, 소변에 거품이 일어나는 당뇨(홍맥 당뇨) 222
병 고치는 데는 일정한 시간이 걸리기 마련이다 224
구맥(심소장이 허약한 경우)이나 모맥(폐대장이 허약한 경우) 당뇨는
  없다 226
엘리트 세력들의 노예로 살지 말자 227
죽은 뒤에 다시 잘 태어나는 방법 229
후중(後重, 실변), 소식과 따뜻하게 해서 먹는 것이 중요하다 230
전립선병 환자를 치료한 이야기, 자궁 근종 232
혈소판 부족증과 빈혈의 원인과 치료 234
여자 아이는 백혈병이 치료가 안 될 수 있다, 남의 나라 귀신을 맹신
  하는 자의 어리석음 236

각종 증후군과 원인 불명의 병은 거의 다 심포 삼초병이다. 루프스,
　류머티스, 음식물 알레르기(알러지) 등, 심포 삼초가 지배하는 곳　241
상화형 체질의 특징, 과식(過食)과 소식(小食)의 기준　243
구삼맥의 변화 - 음양, 촌구가 큰 것과 인영이 큰 것의 차이,
　일단 네 개의 맥을 같게 하는 것이 중요하다　245
천기누설급의 말씀들을 쉽게도 쏟아내신 현성 스승님,
　현성 사부님의 화천(化天)　247
생명력을 한꺼번에 써버리면 모맥이 나타날 수도 있다,
　이 시대에는 한열 문제에서 죽고 사는 것이 결판난다　248
효소통을 갖다 놓게 된 사연, 효소통을 이용해 장인어른을 치료하다　250
효소통을 분양 받아서 아토피 환자를 고치다, 한열관계는 앞으로의
　생존을 좌우하는 관건이다, 천지는 결코 인자하지 않다　255
지금 시기엔 절약만이 살 길이다　257
구삼맥의 변화 - 지삭, 대소, 활삽과 맥의 변화가 복합되어서 나타
　나는 경우　258
사맥 환자들에겐 가공하지 않은 순수한 에너지가 좋다　261
사맥의 형태 1 - 현맥이나 석맥에서 변형된 사맥　262
사맥의 형태 2 - 구맥이나 구삼맥에서 변형된 사맥　264
사맥의 형태 3 - 홍맥이나 모맥에서 변형된 사맥　266
네 곳 중 한 곳이 무맥(無脈)인 사맥과 전기가 찍찍 뻗치는 사맥,
　잠잘 때 10박 중 1박이 휴지인 경우도 사맥으로 본다　269
부정맥을 다스리는 방법　270
생명력이 극도로 허약한 사람의 맥을 만질 때 전기가 찍찍 뻗치는
　이유, 호흡을 중(中)으로 하고 맥을 봐야 되는 경우,
　대맥(代脈)을 다스리는 방법　271
정신집중 하는 연습, 골에 글쓰기, 맥진 실습　274

제3강 심포 삼초 鉤三脈편

사람들을 병나게 하기 위해 엘리트들이 벌이는 짓들,
  민족의 생존권이 풍전등화의 상황에 놓여 있다 279
대장이 얇아지는 원인, 온천수는 먹는 게 아니다, 유황의 약성(藥性) 282
살림살이, 부소, 고시 할아버지와 고시레 284
건강해야 어떤 일도 할 수 있다 287
조상들이 해왔던 살림살이가 계승이 안 되어서 다 병나고 있다,
  오장(五臟)을 살리는 조미료(調味料)들 289
심포 삼초를 좋게 하는 떫은맛이 나는 조미료,
  우리 조상들은 육미를 토대로 해서 밥상을 차렸다 293
부엌살림을 할 줄 모르는 요즘 젊은 여자들,
  여자가 정신 차리지 못하면 세상은 망한다 296
기능성 속옷, 신체를 균형 있게 발달시키려면 체질에 맞게 섭생을
  해야 한다 297
음식은 대개 성질이 중(中)이기 때문에 한열로 따지기보다는 맛으로
  구분하는 게 우선이다, 식품영양학자들도 각각의 장부를 영양하는
  음식을 알지 못 한다 299
곡식은 대개 중이지만 찬 성질을 가진 것만 계속 먹으면 문제가 생길
  수 있다 302
천하대세가 자연의 원리의 손 안에 있다 303
수궐음심포경의 주요 혈자리, 유방은 위장이 지배한다,
  젖이 잘 안 나올 경우 먹어야 될 음식, 유방암을 예방하려면 305
내관혈과 외관혈은 인체에서 관문과 같은 역할을 한다,
  장풍이 나가는 혈자리 노궁혈, 기치료는 함부로 해주는 게 아니다 308
곤지곤지, 지암지암, 도리도리, 섬마섬마라는 말 속에 담겨 있는
  깊은 뜻 310

아리랑은 내 안에 있는 생명의 본질적인 이치를 환히 밝힌다는
  의미를 갖고 있다   314
아리랑고개는 어떤 고개인가, 십리도 못 가서 발병난다고 할 때의
  십리, 『천부경』은 선천수와 후천수의 이치를 밝혀놓은 책   315
발병난다고 할 때의 발병이란, 왜 아리랑타령인가   318
관충혈, 양유맥의 통혈인 외관혈, 혈자리만 잘 다스려도 오십견을
  해결하는데 유리해진다   320
이번에 사람 몸을 받아 나왔을 때 아리랑의 이치를 밝혀야 한다,
  천지개벽도 사람을 알아야 할 수 있다   323
하버드대 의대 교수도 자기 병 못 고친다. 미국 의대에서 교수하는
  동포를 고친 이야기   324
봉천대배, 음유맥의 통혈자리는 내관이다, 음유맥에 병이 올 경우
  나타나는 증상과 처방법   327
양유맥, 기경팔맥을 열면 대력이 나온다, 기사와 이적을 행하는 것보다
  네 개의 맥을 같게 하는 것이 더 중요하다,
  내 몸의 기운을 보충하는 방법   329
양유맥이 병나면 감각이 너무 예민해지고 사소한 일에도 민감해진다,
  감정표현이 반대로 나오고, 우리나라 선수가 올림픽 금메달을 따면   331
각각의 맥이 나왔을 때 나오는 정신적 증상들, 네로 황제는 심장병 환자,
  폐대장이 병나면 우울해하고 자살을 한다,
  비위장이 병나면 공상망상을 하게 된다   333
맥진법 실습, 맥진하는 요령   335
음양의 균형이 맞아있는 맥, 맥을 바루는 일은 생활 속에서 꾸준히
  해야   337
기존 의학에서는 병세가 4배 이상으로 커졌을 경우 진단하는 법이 없다,
  장차는 현성 이전의 의학과 현성 이후의 의학으로 나누어지게 될
  것이다   339

정경의 병은 다스리기 쉬우나 기경의 병은 만만치가 않다,
  우리 몸 안에는 병을 담아두는 그릇이 있다 341
기경팔맥에서도 병이 더 커지면 사해로 넘어온다, 병이 진행되는 순서 342
맥에 따라 달리 발현되는 정신적 증상, 지금의 의학은 좋게 하기는
  커녕 더 나빠지지 않도록 하지도 못한다, 기경과 사해의 병은
  옛날의 명의들도 접근 못했던 영역이다 346
핼리혜성이 지나간 뒤로 인영이 다 커지기 시작했다, 348
맥이 기경으로 넘어가면 오장이 다 망가진 걸로 봐야 된다,
  꾸준히 맥진법 연습을 하면 맥력의 차이를 저절로 알 수 있게 된다 350
맥이 명확하지 않은 경우, 정관수술과 포경수술의 차이점, 서양인들이
  한다고 포경수술을 따라서 하는 얼빠진 세태,
  건강한 사람은 맥이 자주 변한다 352
요법사 교재는 중통인사하는 법방을 정리해 놓은 책이다,
  주변에 세 번은 권해보라, 현성의 법은 과거의 모든 성인들이
  낸 법을 갈무리하는 가르침이다 355
구삼맥 침법 - 인영 1성일 때의 처방 359
구삼맥 침법 - 인영 4~5성일 때의 처방,
  MT는 하루 8시간 이상 붙이지 마라 360
구삼맥 침법 - 촌구 1성일 때의 침법과 기타 처방법 363
구삼맥 침법 - 촌구 4~5성일 때의 침법 및 기타 처방,
  의자(醫者)는 용감무쌍해야 하고 응용력도 있어야 한다 365
산삼은 상화기가 고도로 응집된 약이다 367
짠맛(소금)을 먹어야 신장이 튼튼해지고 피도 맑아진다,
  석맥성 고혈압과 고지혈증 그리고 동맥경화가 오는 이유,
  콜레스테롤 수치가 높다는 것은 369

짠맛을 먹으면 얼굴이 붓고 물이 당기는 이유, 소금을 먹었을 때
  속이 울렁거리는 까닭, 지금의 병들은 거의 피가 탁해지고
  몸이 식어서 온다, 나이 먹으면 손발이 차가워지는 이유,
  너희는 세상의 빛과 소금이 되어라 371
교육(教育)이라는 글자를 파자하면, 지금은 근본자리로 돌아가야 할
  때(원시반본해야 할 때) 373
살찌는 법과 빠지는 법, 맥에 따라서 살이 잘 찌고 안찌기도 한다 375
자신보다 병이 깊고 허약한 사람의 맥을 볼 때의 진맥 요령 377
예방접종과 손씻기로는 감기를 막을 수 없다 378
감기에 대한 관점을 전환해야 한다, 몸이 따끈따끈하면 일체의 균이나
  바이러스에 대한 저항력이 강해진다, 포대기 대신 멜빵 문화가
  퍼지면서 아이들 몸이 더 식게 되었다 379
감기 바이러스가 침범했을 경우에 나타나는 생명 작용,
  해열제나 항생제에 의존하는 미개한 제도권 의학 381
감기의 종류(음감기, 양감기) 383
양감기 1 – 소양감기의 증상과 처방 383
이불 요법(감기를 고치는 핵심) 385
양감기 2 – 태양감기의 증상과 대처법 387
이불요법을 시행할 때 주의할 점 389
양감기 3 – 양명감기의 증상과 처방 390
오래된 감기를 고치는 법 394
해열제는 감기에 있어 독약과도 같다, 항생제나 진통제 해열제 등을
  남용하면 생명력이 망가진다 395
실열과 허열 398
할머니가 손주 감기 고치는 방법 399

허열일 때는 열을 만들어도 뇌가 다치지 않는다, 맥을 볼 줄 알아야
   감기와 감기 아닌 병을 구분할 수 있다, 기득권자들은 자연의 원리가
   세상에 퍼지는 걸 좋아하지 않는다 … 400

곡식자루를 감기에 이용할 수 있다, 감기에 침은 좋지 않다,
   감기 걸렸을 때는 빨리 몸에 흡수되는 걸 먹는 편이 좋다 … 402

음감기 - 궐음감기, 소음감기, 태음감기의 증상과 대처법 … 404

모든 사람이 자기 병 자기가 고칠 줄 알게 되면 일체의 기득권이 붕괴
   되어 버린다, 요법사를 공부한 각자(覺者)는 누구에게도 속하지 않은
   독립된 우주다 … 406

음감기 총정리, 코가 막히는 감기 … 408

여름과 겨울철의 실내 온도, 겨울철에 감기에 잘 걸리는 이유,
   방안의 온도를 뜨겁게 해서 땀을 빼는 건 효과가 없다 … 409

옛날 못살던 시절의 아이들이 생명력이 더 강했다,
   현성께서 감기 고치는 법을 완전무결하게 다 정리를 해 놓으셨다 … 411

양감기가 음감기보다 더 독한 이유, 장(臟)은 항상 꽉 차 있고 부
   (腑)는 거의 텅 비어 있다, 기침을 하게 되는 이치,
   잠이 들게 되면 기침을 덜하게 되는 까닭 … 413

지금은 실열로 인해서 오는 병이 거의 없다,
   실열로 병이 왔을 경우의 대처법, 감기 걸린 사람의 맥 … 416

감기를 못 다스리면 큰 병이 올 수 있다, 해열제로 인해서 감기를
   더 못 고친다 … 419

생명은 항상 중을 유지하려 한다, 냉기가 들어올 경우 허열이 발생
   되는 이유, 감기는 그냥 놔둬도 낫는 병이다 … 420

제4강 심포 삼초 鉤三脈편

생식은 비상식량으로도 최고, 한국전쟁 때 중공군이 어깨에 매달았던
   것, 생식에는 첨가제가 일절 안 들어가기 때문에 공기 중에 노출
   시켰을 경우 빨리 변질될 수 있다   427
지금 사람들의 혀는 죄다 식품 첨가물에 오염되어 있다,
   아이가 생식 안 먹겠다고 버릴 경우의 대처방법,
   생식 도시락을 싸 갖고 다닌 아들   430
갓난아기에게 잘 생기는 태열, 남발하고 있는 제왕절개 수술이 가져올
   재앙   431
허열을 식별할 수 있는 안목을 가진 의사가 세상에는 없다,
   뇌성마비와 소아마비, 자연의 원리 공부를 하기 위해서는
   기존의 미개한 학문이 갖고 있던 관점을 내려놓아야 한다   433
아리랑타령은 우리에게 한민족답게 살라고 명령하고 있다,
   정도령의 참된 뜻, 수신이 되어야 치국평천하가 된다,
   우리의 최종 목표는 평천하에 있다   435
과거 음기 시대에는 주문수행과 같은 양적인 수행이 발달했다,
   지금은 우주와 인간의 기운 판도가 바뀌었다,
   그 바뀐 것을 제대로 일러주는 것도 정도령이다   439
몸을 써야 호연지기가 길러진다, 맥을 안 본 상태에서는 추측밖에
   할 수 없다   441
종합병원은 이름부터 잘못 지었다, 전문가들도 병이 뭔지 모른다,
   사람마다 타고난 기국이 있고 역할이 있다, 병(病)의 정의,
   오계맥을 구분하는 요령   442
수치 재는 건 건강과는 무관한 것이다, 건강하다고 할 수 있기 위해
   서는 병이 없어야 하고, 정신적 육체적으로 힘이 세면서
   오래 살아야 한다   447

진리는 믿는 것이 아니라 인정하고 받아들이는 것이다,
　교리와 진리는 다른 것이다, 건강의 기준　　　　　　　　　　　451
건강하기 위해서는 먼저 자연의 원리를 알아야 한다, 음양중 삼태극,
　하통지리, 상통천문, 중통인사, 구들방의 과학적 원리　　　　453
부자인 송 진사 댁의 방들이 작은 이유　　　　　　　　　　　　455
음택과 양택, 화장(火葬)은 해서는 안 된다　　　　　　　　　　456
지수화풍 사대(四大), 풍수지리(風水地理)가 정립되는 토대,
　본질에서 벗어나 버린 지금의 풍수지리　　　　　　　　　　　457
『천부경』은 우주와 생명들의 생성 발전 전개 과정을 나타낸 경전이다,
　일적십거 무궤화삼의 의미　　　　　　　　　　　　　　　　　460
건강하게 하려면 육기섭생법을 실천해야 한다,
　법(法)이 나오고서 술(術)이 나온다　　　　　　　　　　　　　464
자연의 원리를 따르지 않고서는 절대로 건강해질 수 없다　　　466
도사의 조건 – 자기 병 자기가 고칠 줄 알아야 한다,
　자기 의식주는 자기가 해결할 수 있어야 된다,
　기사와 이적을 행하는 것은 도통과는 무관하다　　　　　　　467
예수의 가르침은 우리 민족의 경천애인(敬天愛人) 사상과도 통한다　469
심포 삼초를 영양하는 먹거리들(곡류, 과일류, 채소류, 근과류, 육류),
　녹두의 효능, 감자를 제대로 먹는 법　　　　　　　　　　　　470
참(眞)과 빔(空), 자기를 텅 비게 하는 것이 참된 기도다　　　473
아니다 틀렸다 하는 것은 상대방이 가진 고정관념을 깨주기 위함이다,
　깨침과 깨달음　　　　　　　　　　　　　　　　　　　　　　476
심포 삼초를 영양하는 먹거리들(근과류, 차류, 음료수류, 로얄젤리),
　탄산음료의 해악성을 알아야 한다, 미국의 낙후된 의료시스템,
　심포 삼초를 튼튼하게 하는 운동과 호흡　　　　　　　　　　480
오계맥의 맥상, 맥의 확장　　　　　　　　　　　　　　　　　　483
황설탕과 흑설탕 그리고 백설탕　　　　　　　　　　　　　　　485

임신맥의 특징, 요즘 임신하는 여자들은 정상적인 임신맥이 안 나온다,
아들일 경우와 딸일 경우의 맥이 다르다, 임신한 여의사의 맥을
만져보고서 딸이라는 것을 맞추다 487
표준적인 임신맥, 임신부가 할 수 있는 운동, 어떤 맥이 나올 때
입덧을 하게 되는가, 입덧은 왜 하는가 489
기형아와 미숙아가 나오는 맥 491
임신 중에는 병이 빨리 고쳐지고 맥도 빨리 좋아진다,
영웅호걸도 고향에서는 대접을 못 받는다 493
태아는 엄마가 먹는 음식으로 자신의 몸을 만든다,
임산부가 신맛과 쓴맛과 단맛이 땡길 때 495
태아가 자기 폐대장과 신장 방광을 만들 때 땡기는 맛 496
살림살이의 주도권은 시어머니에서 며느리로 계승된다,
지금은 우리의 전통적인 살림살이 법방들이 다 단절되어 버렸다 498
자석테이프를 붙이고 섭생을 잘하면 젖도 잘 나오게 할 수 있다,
뱃속의 아기가 거꾸로 있을 경우의 대처방법 500
임신부가 하혈을 할 경우, 임신 중에 감기에 걸린 경우,
기타 여러 증상들에 대한 대처방법 503
네 곳의 맥을 같게 하면 불임도 해소될 수 있다, 남자에게 문제가 있어서
임신이 안 될 수도 있다, 양수검사와 초음파검사 503
여자들이 서양에 대한 사대주의 근성과 노예의식에서 깨어나지 않으면
우리 후손들의 미래는 없다, 차서 생긴 병은 따뜻하게 하는 수밖에
없다, 지금 여자들은 거의 다 냉기에 노출되어 있다 506
자궁 외 임신이 되었을 경우, 생명이 가진 복원력이 의사보다 만 배
더 위대하다 509
선조들의 과학적이고 생명친화적인 해산법(解産法) 512
분만촉진제의 해악, 수중분만도 미개한 출산법이다 514

난산을 하는 맥과 순산을 하는 맥, 아기가 막 태어나게 되면, 산모들에게 꼭 필요한 산후조리법	516
아기 젖먹일 때는 식사량을 두 배로 한다, 해산한 여자에게 미역국은 최고의 회복식이다	520
애를 잘못 낳거나 잘못 기르면 부모 자식 모두 인생이 끝나게 된다, 영아사망률이 낮다는 게 반드시 좋은 건 아니다, 우유 장사하는 사람들의 주장에 현혹되지 말아야	522
아기는 따뜻하게 키우는 것이 최고의 관건이다, 사관에 MT를 붙여주면 웬만한 문제는 해결이 된다, 아기에게 생식을 먹이면	524
신생아의 방은 어둡게 해야 된다, 아이들이 어려서부터 시력이 나빠지게 되는 이유	525
소아과 병원에 가도 아기들에게 해줄 수 있는 게 없다, 얼굴색으로 보는 아기의 상태	527
분비물로 보는 애기의 상태, 눈곱이 끼고 눈물을 흘리는 아기, 땀이 많이 나는 아기, 콧물이 나오는 경우, 아기가 침을 흘린다면, 신장이 튼튼하면 이빨도 잘 나고 오줌도 덜 싼다	529
대변의 모양과 색을 통해 살펴보는 아기의 상태	532
몸짓으로 판단하는 장부의 허실, 한숨을 쉴 경우, 딸꾹질을 할 때는, 엄마들이 아기를 멜빵에다가 덜렁덜렁 매고 다니면서 아기들 몸이 다 식게 되었다, 애기가 진저리를 친다면	535
입덧이 너무 심한 임신부, 다른 사람들에게 자연의 원리를 알린 공덕	540
아이를 따뜻하게 키우지 못한 엄마가 느끼는 후회, 엄마가 젖이 잘 나오게 하려면	541

찾아보기   544

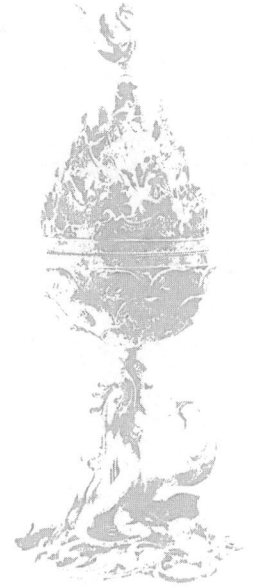

심포 삼초 鉤三脈편 제1강

심포 삼초 鉤三脈편 제1강

심포 삼초편 공부의 중요성, 맥이 작아지는 원인과 작아진 맥을 커지게 하는 방법

　이번 주에 하는 심포 삼초는 자연의 원리에서 제일 중요한 내용입니다. 언어와 문자가 생긴 이래 듣도 보도 못한 엄청난 내용들이 전개되고, 여러분들은 이 공부를 통해서 비로소 생명의 실체를 확인하고 깨닫게 될 겁니다. 지난주까지 공부의 3분의 1이 끝났는데 그건 서론 부분이고, 이번에 하는 심포 삼초 상화(相火)와 그 다음에 할 비위장 토기(土氣)가 본론에 해당하죠. 그 본론에서도 가장 중요한 내용들이 이번 주와 다음 주까지 하는 강의에서 나오게 됩니다.

　오늘날 동서양의 모든 학문은 사람의 내면에서 일어나는 일체의 문제에 대해서 까막눈 수준을 벗어나지 못하고 있어요. 여러분들은 자연의 원리 중에서도 특히 심포 삼초에 대한 공부를 함으로써 그런 까막눈 수준의 학문 때문에 생겨나는 숱한 잘못을 바로 잡을 수 있는 통찰력과 능력을 터득하게 될 것입니다. 이는 생명력의 실상을 알아서 사람이 사람다워지는 방법을 터득하게 된다는 겁니다. 무형으로 존재하는 생명력의 실상에 대해서 알게 된다면 우리는 한 차원 높은 존재로 거듭나게 될 것이고, 우리가 하는 바에 따라서 우리 주변의 사람들을 이롭게 할 수 있는 위대한 존재가 될 것이라 확신합니다. 그럼 다 같이 인사 하겠습니다. 안녕하세요? (안녕하세요. 박수 짝짝짝) 강의 시작하기 전에 먼저 질문부터 받겠습니다. 무엇이든지 물어보세요.

질문 : 병이 커지면 맥이 커진다고 하셨는데 반대로 맥이 아주 작아질 수도 있는 겁니까?

대답 : 예, 힘이 딸리면 작아질 수도 있어요. 그건 음식을 먹어도 에너지 흡수를 못한다는 걸 의미합니다. 맥이 커지는 건 생명이 스스로 병을 고치기 위해서 하는 몸짓이거든요. 피를 많이 보내줘야 병을 이겨낼 것 아닙니까. 피 속에 생명력이 들어 있습니다. 산소도 들어 있고, 영양분도 들어 있고, 생명에게 필요한 모든 것이 들어 있어요. 그런데 맥이 극소해진다는 것은 그 에너지를 내가 흡수를 못한다는 말과도 같습니다. 흡수를 못하니 에너지를 많이 보내지 못하는 거죠. 그렇게 되면 그만큼 기력이 더 쇠해지게 되겠죠. 할아버지나 할머니들 돌아가시기 전에 보면 맥이 아주 작아집니다. 거동도 못하시고, 잡숫지도 못하고. 그러다가 나중에 곡기(穀氣)를 넘기지 못하시니까 돌아가시게 되는 거죠. 그런 경우를 제외하고는 맥이 작은 사람도 적당히 운동을 하면 맥이 커집니다. 또 질문하세요.

MT 보법은 나온 배도 들어가게 한다

질문 : 맥이 작은 경우에 운동하면 어떻게 맥이 커지게 됩니까?

대답 : 운동을 하게 되면 기혈의 순환이 촉진이 됩니다. 그래서 꾸준히 운동을 하면, 운동을 하는 그 부위로 피가 계속 가야 되기 때문에 저절로 맥이 커지게 되는 거죠. 가령 50미터만 달려도 지칠 때의 맥과, 천 미터를 달려도 지치지 않을 정도가 되었을 때의 맥은 크기에서 확연히 차이가 납니다. 하지만 커지게 하는 것만이 능사는 아니죠. 맥이 너무 커도 병, 너무 작아도 병이에요. 맥이 너무 큰 사람은 작게 할 필요가

있는 겁니다. 결국은 중요한 게 맥의 균형을 이루는 겁니다. 인영 촌구의 차이가 거의 없는 맥을 만드는 것이 관건이다 그거죠. 그러면서 맥도 적당히 크면 좋겠죠.

맥이 작아서 기력이 너무 없다고 하면 운동을 꾸준히 하면서 사관에다가 MT를 붙이세요. 합곡과 태충에다가 MT를 붙이면 몸 전체의 기운이 잘 돌게 돼요. 그러면 기운도 생기고 맥도 조절됩니다. MT는 항상 밤에 취침 전에 붙이고 아침에 일어나면 떼는 겁니다. 부교구 받으셨죠? 그걸 잘 활용해야 됩니다. 저는 옛날에 공부할 때, 아직도 여기 합곡자리에 흔적이 남아 있을 정도로 많이 붙였어요.

우리 윤 선생 같은 경우도 옛날에 매일같이 사관과 수술 받은 자리에다가 붙였어요. 붙이면 기운이 순환이 되니까, 생명이 본래 가진 회복력이 되살아나게 되거든요. 생각해 보세요. 하복부에 매일같이 MT를 붙이고 자는 게 얼마나 귀찮은가. 그래서 나중에는 종이테이프를 길게 잘라서 거기다가 열 개를 붙여서 한 번에 딱 붙이고 떼고 했던 겁니다. 귀찮아도 엠티의 위력을 알면 붙이고 자게 되어 있어요. 하지만 그 효과를 모르는 사람은 귀찮다고 안 붙입니다. 아는 사람은 자기 자신을 위해서 붙이는 거죠. 누가 붙여 줄 수 있는 것도 아니고. 그래서 결국 병은 스스로가 고치는 겁니다.

질문 : 제왕절개 수술한 부위에 붙일 때 경맥의 혈자리를 찾아서 붙이나요?

대답 : 아닙니다. 수술한 자리 부근으로만 붙이면 됩니다. 요즘 대한민국 젊은 엄마들 절반 이상이 아랫배를 갈랐어요. 아기 출산할 때 제왕절개 수술하죠. 불임수술 한답시고 복강경 수술하죠. 또 자궁에 뭐 있다고 잘라내고 들어내고. 이렇게 멀쩡한 배를 칼로 가르다보니 경맥이고 신경이고 혈관이고 근육이고 피부고 다 절단이 나 있습니다. 그 때문에 몸

전체의 기혈이 수술하기 전과는 전혀 다른 양상으로 흐르게 되었어요. 이러한 문제점을 개선하기 위해서는 칼이 지나간 자리를 중심으로 MT를 붙여야 됩니다. 수술한 부위를 중심으로 비계살이 나왔어요. 그러면 왜 살이 나왔을까요? 거기가 식어서 나온 거죠. 그때 거기에 MT를 붙인다든가 해서 에너지를 잘 순환시키면 두꺼운 살도 일정부분 얇아지게 됩니다.

왜 시력이나 청력이 떨어지는가, 높은 데 올라가면 귀가 먹먹해지는 까닭

질문 : 사람이 나이를 먹으면 왜 시력이나 청력이 떨어지는지 알고 싶습니다.

대답 : 왜 나이를 먹으면 시력도 떨어지고, 귀도 잘 안 들리느냐? 그게 오늘 공부시간에 다 나옵니다. 한마디로 심포 삼초가 약해지면 그렇게 되는 거예요. 생명력 자체가 약해진다 그 얘기죠. 건강이 나빠지면 냄새도 잘 못 맡고, 맛도 잘 모르게 되고, 시력도 나빠지고, 귀도 잘 안 들리게 됩니다. 갑자기 시력이 떨어진다면 이때는 간담이 허약해서 그런 것이고, 소리가 잘 안 들린다면, 그건 신장 방광이 허약해져서 안 들리는 거예요.

그것 말고 귓속에서 환청이 들리거나 무슨 소리가 나는 것 있죠? 소리가 윙윙거린다. 승강기 같은 걸 타고 높은 빌딩 올라갈 때 귀가 먹먹해지고 막히는 것 같다. 대관령 고개 넘어갈 때 확 막히는 것 같다. 비행기 이륙할 때 확 막힌다 하는 것 있죠? 그게 왜 그러냐 하면 귓속 저 깊은 곳에 소리를 감지하는 생명력이 들어 있어요. 그런데 그 생명이라는 놈이 약해져 있는 상태에서 높은 곳에 올라가면 어떻게 되느냐? 기압 차이에 의해서 귀 속에 압력이 가해지게 되면, 소리를 듣는 것보다 소리를 감지하는 그 놈을 보호하는 일이 더 중요해지게 됩니다. 그러니까 거기를 꽉 닫아 버리게 되는 겁니다.

소리를 듣는 생명 입장에서 보면 귀 자체가 더 중요하기 때문에 귀를 살리기 위해서 꽉 막아 놓게 되는 거예요. 건강한 사람은 대관령 고개를 거의 올라가야 귀가 막히고, 심포 삼초와 신장 방광이 허약한 사람은 중간쯤 올라가기도 전에 막혀 버립니다. 그리고 고개 올라가서 중간쯤 내려가면 막혔던 게 열려야 되는데, 얼추 다 내려가야 열립니다. 속초시 다 내려가야 열린다는 사람도 있어요. 그때까지도 귓속의 생명을 보호해야 되기 때문입니다. 그런 사람은 짜고 떫은 걸 더 먹어야 되겠죠.

방금 전에 말한, 시력이 떨어져서 눈이 침침해진다면 신맛과 떫은맛을 더 먹어야 되는데, 결국 이런 현상들은 소우주(몸) 내부에서 각각의 생명력을 만드는 에너지가 부족해서 일어난다고 보면 됩니다.

질문 : 맛을 잘 감지하지 못하는 것도 같은 이치입니까?

대답 : 그렇습니다. 맛을 보는 감각도 혀 속에 들어있는 생명이 주관합니다. 학자들이 하는 이야기를 들어보면, 혀에서 어떤 부분은 짠맛을 느끼고, 어떤 부분은 각각 신맛, 단맛, 매운맛을 느낀다고 해요. 이런 맛들도 결국은 심포 삼초가 감지를 하는 거니까, 혀 안의 생명력이 약해지면 맛을 보는 감각도 떨어진다고 봐야겠죠. 이번 주와 다음 주까지 해서 스무 시간은 생명력에 대해서 구체적으로 살펴보는 시간이므로, 정신 똑바로 차리고 들으셔야 됩니다.

생명력의 본질, 생명과 생명 아닌 것의 구분, 심포장의 작용 1 - 흡수, 우리 몸이 흡수하는 것들

그 동안에 쭉 강의를 들어와서 음양과 오행에 대해서는 어느 정도 알았죠? (예) 오행이 한 덩어리가 되어서 나(我)라는 생명이 살아가는데, 이 중 목기는 간담이 만들고, 화기는 심장과 소장이 만듭니다. 그리고 토기는 비장과 위장, 금기는 폐장과 대장이 만들고, 수기는 신장과 방광, 상화기는 심포장과 삼초부가 각각 만들어요.

그러면 심포 삼초 상화기(相火氣)는 뭐냐? 이건 생명력이라고 말할 수 있습니다. 생명력은 뭐냐? 무형으로 존재하면서 살았다 죽었다 하는 힘입니다. 식물이나 동물이나 미생물이나 바이러스 같은 것들도 다 생명이잖아요. 균이나 곰팡이 같은 것, 개네들도 생명이기 때문에 살아서 움직입니다. 그래서 성장도 하고, 퍼지기도 하고, 소멸도 하는 거죠. 그러나 공기, 물, 흙 이런 건 살았다 죽었다하는 힘이 없으니 생명이 아닙니다. 해와 달, 별 이런 건 생명이 아니에요. 자동차, 이런 것도 생명이 아닙니다. 그러니까 공기나 물, 흙 이런 건 생명을 만들어 내는 원료이고, 생명을 있게 해 주는 근본적 질료지, 그 자체가 생명이라고는 말할 수 없다 이겁니다. 그래서 상화론을 공부하지 않은 사람들은 생명과 생명 아닌 것을 혼동할 수밖에 없는 거예요.

심포장과 삼초부는 생명이 살아 있을 때만 존재하는 무형(無形)의 장부(臟腑)입니다. 그래서 사람이 죽으면 저 심포 삼초도 같이 사라지게 됩니다. 또 심포 삼초 상화는 안 죽고 살아남으려 하는 힘이자, 몸속의 기운들 간의 균형과 조화를 이루어 내서 생명의 항상성을 유지하려는 힘이라 할 수 있어요. 소우주인 생명체 내부에서 작용하는 일체의 기운은 이 상화기에 의해서 통제된다고 봐도 무방합니다.

모든 생명체는 생명을 유지하고, 성장하기 위해서는 반드시 외부로부터 에너지를 흡수해야 합니다. 흡수를 하지 않으면 그 어떤 것도 생존을 영위할 수가 없어요. 공기를 들이마셔야 되고, 햇빛을 받아들여야 되고, 물을 마셔야 되고, 곡기를 먹어야 된다 그 얘기죠. 흡수를 하는데 무엇까지 흡수하느냐? 우리가 통상적으로 먹는 음식이나 호흡하는 공기 외에도, 지금 밖에 자동차가 지나가잖아요. 그때 들리는 소음이나, 바람소리, 햇빛이 공기를 가르며 올 때 울리는 미세한 진동까지도 다 받아들이고 흡수합니다. 심지어는 저 대우주 전체에서 오는 무수한 미세 파동과 입자들까지도요. 그러니 우리 몸은 천지기운을 포착해서 담아내는 안테나이자 그릇인 거죠. 눈에 보이는 유형의 먹거리뿐만 아니라, 안 보이는 무형의 미세한 파동과 입자까지도 흡수해서 몸 안에서 쓰는 겁니다. 내가 생명력이 약할 때는 저런 소음 같은 걸 들으면 피곤해집니다. 강렬한 음악이 나오는 공연장 같은데 가면, 전자 음향기기에서 나오는 강렬한 소리, 그 파동이 어마어마하잖아요. 어린 아이나 허약한 환자 그리고 연세 드신 분들은 그 소리를 감당 못합니다. 나이가 40대 중반만 넘어가도 그런 센 파동을 흡수하는 능력이 떨어지기 때문에 시끄러운데 가면 정신이 없다고 그래요. 그런데 생명력이 강한 젊은이들은 그런 강렬한 파동도 다 흡수해 냅니다. 그래서 시끄럽게 춤추는데 가보면 다 젊은 사람들밖에 없는 거예요.

「간담편」에서도 말한 거지만, 생명력은 크게 천기(天氣)와 지기(地氣)를 흡수합니다. 그 흡수하는 일은 바로 심포장이 해요. 즉 내 안으로 무엇을 끌어들이는 주체적인 장부가 심포장이라는 겁니다. 그러면 천기는 뭐냐? 일단 공기(空氣)가 천기죠. 그리고 우주에서 오는 파동이나 우리가 인지 못하는 미세한 기운도 천기의 일종이에요. 수련을 오래해서 안테나(기감)를 잘 발달시킨 사람들은 보통 사람은 못 느끼는 기운이나 파동을 느낀다고 하잖아요. 보통 사람들은 그런 걸 느끼는 능력이 발달되지 못해서 못 느끼고 그냥 살고 있는 거죠. 하지만 못 느끼고 살아도 내 몸 안으로 들어오는 건 사실입니다. 저 북두칠성에서 오는 기운, 은하계에서 오는 기운, 태양에서 오는 기운, 달에서 오는 기운. 좌우지간 우리는 삼천대천세계에서 오는 이런 것들도 받아들이고 거기에 적응하면서 살아간다 이거죠. 그리고 태양에서 오는 밝은 빛과 온기(溫氣)도 흡수합니다.

질문 : 컴퓨터나 무선전화기에서 나오는 전자파 그리고 라디오에서 나오는 파장도 받아들이나요?

대답 : 그럼요. 우리 몸은 그런 데에서 나오는 전자파도 다 받아들입니다. 전자파니까 그것도 파동의 일종이겠죠. 파동에는 사람한테 이로움을 주는 파동이 있고, 사람의 생명력과 자율신경계를 고단하게 만드는 파동도 있어요. 생명력이 건강할 때는 그런 고단하게 하는 파동이 오더라도 이겨낼 수가 있습니다. 그런데 약한 사람들은 못 이겨내고 심지어는 병까지 걸리게 되죠. 어떤 학자는 핸드폰으로 오랫동안 통화하면 뇌종양이 생긴다고까지 하잖아요. 인간이 만든 전자기기에서 나오는 전자파는 대체로 해롭겠죠. 그리고 지하에 흐르는 수맥에서 나오는 수맥파 같은 것도 다 파동이거든요. 그래서 이 세계는 우리가 알건 모르건, 느끼건 못 느끼건 파동으로 가득 차 있습니다. 그 파동이 소리와 빛도 만들고, 색도 만들고, 냄새와 맛도 만드는 겁니다. 어쨌거나 이것(햇빛, 공기, 온기, 우주로부터 오는 파동들)들이 하늘로부터 온다는 것은 부정할 수 없는 사실입니다. 그리고 이러한 것을 끌어 들이는 것은 내 안의 신포장이 한다는 겁니다.

그리고 생명은 땅으로부터는 물기와 곡기를 받아들입니다. 우리 몸을 이루고 지탱하는 실질적인 영양분은 땅으로부터 얻죠. 몸은 대부분 우리가 섭취하는 물기와 곡기로 이루어져 있는데, 실제로도 우리 몸의 7 내지 8할이 물입니다. 그러니까 우리의 살과 피, 뼈, 근육, 피부 이런 건 천기와 지기(물, 곡식, 채소, 과일, 육류 등)가 변한 것이다 그거죠. 땅기운을 빨아 먹은 놈들이 곡식이 되고, 과일이 되고, 야채가 되는데, 그놈들을 우리가 먹으니까 결국 우리는 지기를 먹는다고도 할 수 있습니다.

그러니 땅이 오염되면 사람도 오염되고 모든 게 다 오염되는 겁니다. 우리가 목욕할 때 샴푸, 린스, 비누 같은 걸 엄청 쓰잖아요. 그렇게 물을 오염 시키면 그것들이 다 어디로 가겠어요? 이 지구 어딘가에 가지 다른 외계로는 안 가거든요. 결국에 가서는 우리가 그걸 다시 먹게 된다는 겁니다. 그런데 대부분 사람들은 그런 건 생각 않고, 목욕탕 가면 몇 번씩 쳐 바르면서 정신없이 씻잖아요. 자기 물이 아니고, 자기 비누 아니라고 막 써 제낍니다. 그거 다 벌 받는 거예요. 그 앙화를 장차 천지로부터 다 받게 된다 그겁니다. 공기, 물, 땅 이런 건 나만 쓰고 마는 게 아니라, 우리 후손도 쓸 것이기 때문에 그런 것도 생각하면서 써야 된다는 거죠. 아무튼 우리 몸은 그런 방식으로 지기(地氣)인 물기와 곡기를 흡수해서 생명을 유지해 나가게 됩니다.

심포장의 작용 2 - 생성, 나이 들어서도 기억력을 좋게 하려면

그러면 심포장은 천기인 공기와 햇빛, 지기인 물기와 곡기 등을 흡수해서 뭘 하느냐? 그 놈들을 근본 질료로 해서 무엇을 생성(生成)하는데, 일단 물질의 기본인 세포를 생성합니다. 피도 만들고, 살과 뼈도 만들고, 피부도 만들고, 근육도 만들고, 심줄(힘줄)도 만듭니다. 그리고 심포장은 물질이 아닌 힘도 만들어서 시력도 만들고, 청력도 만들고, 맛을 보고 냄새를 맡는 힘도 만들어 냅니다. 불가에서 말하는 오온(五蘊)과 전오식 그리고 제6식과 7식인 의식(意識)과 말나식을 포함한 사람을 이루는 모든 것을 만들어요. 모든 힘, 기력을 만들고, 심지어는 판단력도 만들어 냅니다. 이상한 걸 먹으면 판단력이 흐려지죠? (예) 술을 엄청 먹어서 만취상태가 되어 보세요. 그러면 정신이 없어지잖아요. 심하면 필름도 끊어지죠? 그러니 우리는 생명력을 망가트리는 것 말고, 힘을 진작시키는 먹거리를 먹어야 되겠죠. 하여간 심포장은 우리가 무엇을 먹으면 그걸 이용해서 기억력도 만들고, 분별력도 만들고, 추진력도 만들고 또 인내력도 만들고, 기타 일체의 힘을 만들어 냅니다.

우리는 기억력을 누가 만드는지 몰랐죠? 그것도 자기 안에 있는 생명이 만들어요. 그래서 짠맛을 잘 먹어서 수기가 충만하면 기억력이 좋아집니다. 나이를 먹으면 기억력이 감퇴하게 되는데, 기억력이 빠져 나가는 걸 못 빠져 나가게 잡고 있는 것이 짠맛이 만들어내는 수기(水氣)의 수렴하는 기운이거든요. 나이 먹으면 음식 맛이 저절로 짜지는 데에는 그런 것도 있는 거예요. 할아버지, 할머니들 빈대떡 같은 것 부쳐서 드실 때 보면, 너나 할 것 없이 거의 다 간장에다가 범벅을 해서 드시는 것도, 일생에서 노년기는 수기(水氣, 水期)에 해당해서 그런 겁니다. 다음 시간에 목기가 뭐고 화기가 뭐고 하는 것을 그림을 그리면서 설명해 드릴게요.

이렇게 심포장은 오장과 조력하여 각각 피도 만들고, 살도 만들고, 뼈도 만들고, 신경계도 만들고, 피부도 만들고 다 만들어 냅니다. 그 중에서 피부가 약해졌다면 폐대장 속의 생명력이 약해져 있다는 거니까, 그 놈을 건강하게 하는 매운맛과 떫은맛을 먹이야 된다는 거죠. 그래서 심포장은 저항력을 포함한 일체의 힘을 만들고, 장부를 포함한 우리 몸의 모든 세포들도 만들어 냅니다.

엄마 뱃속에서 태아가 처음 만들어지면, 소우주인 태아는 탯줄을 통해서 대우주인 엄마의 몸으로부터 천지에서도 가장 정갈한 영양분을 계속해서 흡수를 하게 돼요. 그런데 이때도 태아 안에 있는 심포장이라는 생명력이 작용을 합니다. 생명이 살아가는데 필요한 모든 것을 만드는 일은 심포장이 한다 그거죠.

삼초부의 작용 - 사용

그리고 만들어진 것을 사용하는 것은 삼초부의 작용입니다. 생명력은 음양으로 존재해서 심포장과 삼초부로 나눠집니다. 심포장은 음에 속하고, 삼초부는 양에 속하죠. 심포장이 세포와 힘을 왜 만들었냐 하면 사용하려고 만들었다 이거죠. 우리는 흔히 마음먹는다고 하잖아요. 그 마음을 먹는 건 심포장이 하고, 먹은 마음을 쓰는 건 삼초부가 합니다. 그런데 무슨 마음을 먹긴 했는데 쓰지 않는 놈이 있습니다. '공부 열심히 해야지' 하고 마음먹었는데 안 해요. 심포장으로 마음을 먹었는데 삼초부가 발동이 안 되어서 공부를 안 한다 그 얘깁니다. 내어 써야 되는데 안 쓰는 건 삼초부가 허약해서 그런 겁니다.

만든 걸 내어 쓰는 삼초부의 기능 중에서 가장 중요한 게 바로 후손을 만드는 겁니다. 이때 삼초부가 약해지면 또는 심포장이 무엇을 잘못 만들었을 때는 유산이 된다든가 아니면 기형아나 미숙아가 나오게 됩니다. 눈이 잘못 되어서 나온다든지, 뇌성마비, 언청이가 나온다든지 하는 거죠. 삼초부는 이처럼 번식할 때뿐 만이 아니라 일할 때, 생각할 때, 무엇을 연구하거나 몰두할 때도 쓰이는 겁니다. 그러면 삼초부는 심포장이 만든 에너지를 어떤 일에 가장 많이 사용하는가? 만들어진 에너지의 총량에서 체온을 만들고 만들어진 체온을 유지하는데 70 내지 80%를 쓰고, 나머지 20 내지 30%를 가지고 번식이나 공부 등 기타 일에 씁니다.

그런데 그 20%나 30%도 다 안 써요. 거기서도 일부분만 쓴다고 하잖아요. 그래서 안 쓰는 부분에서 5%를 더 쓸 수만 있게 되면 거기에서 초능력이 나오는 거죠. 예체능 하는 사람들 중에서 천재적인 재능을 발휘하는 사람들이 있습니다. 그리고 최고 수준의 수학자다, 물리학자다 하는 사람들 있죠. 각 분야에서 그렇게 빼어나게 두각을 나타내는 사람을 천재라고 하잖아요. (예) 태어날 때부터 그런 쪽으로 잘 사용할 수 있는 기운을 갖고 나오는 경우도 있지만, 후천적으로 그 쪽으로 끊임없이 연습을 해서 잠재능력을 계발시킨 경우에도 두각을 나타낼 수 있습니다.

삼초의 의미

삼초는 문자로 이렇게(三焦) 쓰죠. 여기서 삼(三)은 천지의 기본, 근본을 얘기하는 겁니다. 기본 삼, 근본 삼. 삼초부가 쓸 수 있도록, 심포장은 인체에서 근본이 되는 것들을 만들어 내게 됩니다. 그래서 심포장이 간을 만들었다면, 간 속에 들어있는 생명력을 삼초부가 사용하게 되겠죠. 만드는 건 심포장이 하고 삼초부라는 건 만들어진 것을 사용한다는 점을 꼭 기억해야 합니다.

그런데 '초(焦)' 자에서 이게(隹) 뭐예요? '새 추' 또는 '높일 추' 자잖아요. 그렇지만 새(鳥)로 읽으면 안 됩니다. 학자들은 새 모양을 억지로 그려놓고 새라고 우기는데 그게 아니에요. 돌대가리 허신이 그렇게 말했다고 해서 우리가 따라가면 안 된다는 겁니다. '추(隹)' 자를 잘 보면 '사람 인(亻)' 자와 '근본 두, 꼭대기 두, 머리 두(亠)' 자 그리고 '임금 주, 하느님 주, 주체 주, 주인 주(主)' 자가 합쳐진 글자입니다. 사람이 주인 의식을 가지고 꼭대기 즉 가장 높은 곳을 지향하라고 해서 이건 최(崔)고로 상승시킨다, 높인다(隹) 할 때 쓰는 겁니다. 우리가 한웅(桓雄) 할아버지 할 때 '웅' 자를 이렇게(雄) 쓰죠? 그러면 웅(雄)이 뭐냐? '수컷 웅'으로 알고 있는데 그 외에도 '우두머리 웅, 승리할 웅, 뛰어날 웅, 용감할 웅, 웅장할 웅'으로도 쓰입니다. 새가 아니라는 겁니다.

좌측의 글자(厷)는 뭐냐 하면 '도울 우(ナ)'에, 이게 '스스로 사(厶)' 자거든요. 스스로 돕는다. 왜? 최고(隹)가 되기 위해서. 다시 말하면 한웅 할 때의 '웅(雄)' 자는 넓고, 크고, 광대하다는 '광대할 굉(厷)' 자에 '최고 높게 할 추(隹)'를 합쳐서 가장 높고 웅장하다는 뜻이 됩니다. 그래서 한웅 할아버지가 다스렸던 신시 배달국 시대의 가치관은 모든 사람이 스스로 자기를 도우는 거였어요. 웅(雄)이라는 건 '자기를 도와서(ナ) 스스로(厶) 최고(隹)가 되는 걸' 의미하는 겁니다. 이게 영웅호걸 할 때 '웅' 자잖아요. 영웅호걸이 새를 닮아서 하늘을 나는 것은 아니죠.

용감한 사람, 승리한 사람, 뛰어난 사람, 우두머리가 된 사람, 영웅이 된 사람들을 보면 최고가 되기 위해서 스스로 자기를 도우는 노력을 끊임없이 했던 사람들이었어요. 그래서 초(焦)는 우리 몸속의 생명력이 최고가 되려고 하는 걸 의미합니다. 천지인의 기본(三)이 되는 질료들이 내 몸에 들어오면 그 놈들이 최고가 되어야 해요. 그러면 이게(灬) 뭐예요? '불 화(灬)' 자잖아요. 모든 것을 확산시키고 퍼트리는 것이 화기(火氣)라고 했죠. 에너지를 내 온몸의 세포에 공급해 주려면, 최고가 되기 위해서 내 몸에 들어온 영양분을 미세한 알갱이로 쪼개서 확산시켜야(灬) 되잖아요. 자동차도 기름이 엔진으로 들어오면 그놈을 폭발시켜서 힘을 얻잖아요. 그것과 마찬가지로 우리 몸의 삼초부(三焦腑)도 우주로부터 천기와 지기를 끌어 들여서 그런 일을 한다 그거죠.

그런데 어떤 정신없는 사람이 '석 삼(三)' 자가 나오니 '상초 중초 하초'다 이렇게 떠들어 대는 바람에 학문이 여기서부터 멈춰버리게 된 거예요. 하지만 그런 식으로 해석하면 안 된다는 겁니다. 심포장이 가장 기본이 되는 에너지를 흡수해서 사용할 수 있는 상태로 만들어 놓으면, 그 놈을 그냥 쓰는 것이 아니라, 최고(隹)가 되도록 증폭시키고 확산시켜서(灬) 필요한 곳에 쓴다는 의미에서 삼초(三焦)부라고 한 거죠. 그래서 시력이 필요하다면 시력을 만드는데 쓰고, 청력이 필요하다면 청력을 만드는데 쓴다는 거예요. 그런데 그것을 위해서 태워서 확산시켜야 된다는 거죠. 최고가 되도록 하기 위해서 생명력이 지금 밑에서 불을 때 주고 있잖아요. 이게 얼마나 대단한 겁니까? (박수 짝짝짝) 문자를 이렇게 풀이할 수 있는 사람은 이 지구상에서도 조선 사람밖에 없어요.

질문 : 그럼 시력이나 청력이 나빠지는 것도 심포 삼초 상화가 약해져서 그런 거네요?

대답 : 그렇지요. 힘의 작용은 일단 심포 삼초의 허실관계로 보면 되는 겁니다.

삼초부는 배설과 사용을 주관 한다

심포장이 흡수해서 생성한 것을 삼초부가 다 사용하고 나면 찌꺼기가 남겠지요? (예) 그 찌꺼기를 몸 밖으로 배설하는 것도 삼초부가 합니다. 자동차를 예로 들면 기름(地氣)과 공기(天氣)를 혼합한 거기에다가 플러그(火氣)에서 불꽃을 점화시켜서 폭발하는 그 힘으로 자동차가 움직이잖아요. 그러면 다 연소되고 나면 배기구로 뭐가 나가죠? (가스) 가스가 나가잖아요. 노폐물이 생겼으니 내보내야 되겠죠. 그걸 우리 몸으로 보면, 먼저 들숨을 통해 내 몸 안에 하늘기운인 공기를 끌어들여 갖고 그걸로 연료를 태워서 씁니다. 그런데 태워서 쓰고 남은 찌꺼기나 노폐물을 계속 가지고 있으면 안 되잖아요. 계속 가지고 있으면 그게 묵은 기운이 되고, 탁기가 되기 때문입니다. 그러면 그 놈을 어떻게 해야 되겠어요?

(내 보내야 돼요)

그래서 우리 생명은 낼숨을 해서 묵은 기운을 지체 없이 내보내고 있는 겁니다. 흡수의 상대는 배설이고, 생성의 상대는 사용입니다. 배설해서 다시 흡수할 수 있는 공간을 만들어 놓아야 계속 사용할 수 있는 상태를 확보할 수 있겠죠. 삼초부가 그런 내보내는 일을 합니다. 그렇게 함으로써 흡수할 수 있는 공간이 계속 만들어지겠죠. 그런 것도 생명의 연속성을 확보하기 위한 일환으로 보면 됩니다.

우리 몸에 세포가 백조개가 넘는다면서요? 그 세포 하나하나 속에 그 사람의 모든 정보가 다 들어 있다고 하잖아요. 게놈 프로젝트를 수행한 사람들이 하는 얘기를 빌린다면, 유전자지도를 다 그려봤더니 사람의 모든 정보가 이 세포 하나 안에 다 들어 있다는 겁니다. 이 세포들도 살려면 자신 안에 하늘과 땅으로부터 기운을 끌어들여야 되겠죠.

우리가 음식물을 먹으면 위장에서 곤죽을 만들어요. 만든 곤죽을 정기로 만들기 위해서(精氣化) 비장으로부터 소화액을 끌어들여서 더욱 미세한 상태로 만든 뒤에 소장으로 보내줍니다. 그러면 위장에서 내려온 곤죽을 소장 내의 여러 생명물질과 혼합한 뒤에 더욱 잘게 부숴 가지고 영양분을 흡수합니다. 이제 흡수한 그놈을 간으로 보내고, 간은 그걸 받아서 더욱 정갈하게 재정제해서 생명이 필요로 하는 물질을 만들어 혈액 속에 담습니다. 그렇게 해서 만들어진 피를 허파로 보내면, 폐에서는 흡수한 공기와 섞어서 장차 세포에서 영양분으로 쓸 수 있도록 만들어줍니다. 그러면 그놈이 심장으로 들어가서 온몸의 세포로 공급되겠죠. 그 세포가 심장세포가 됐든, 눈세포가 됐든, 뇌세포가 됐든 뭐가 됐든, 그렇게 만들어진 피를 먹고 살아가게 되는 겁니다.

가령 그게 뇌세포라면 그 안에서도 세포들이 맡은 역할이 각자 있을 것 아닙니까? 뇌세포도 한 가지 일만 하는 게 아니라 그놈들 기능이 다 다르겠지요. 그렇지만 그 많은 기능을 대별하면 두 가지로 나눌 수 있는데 그것이 흡수와 사용입니다. 세포 하나 안에 들어있는 생명력에는 음기에 해당하는 기운이 있어서, 그것이 기운이나 물질이나 정보를 끌어들여서 장차 일을 할 수 있는 상태로 만듭니다. 그래서 요놈이 기억에 관련된 세포다 그러면 기억하는데 쓸 것이고, 시력에 관련된 세포다 그러

제1강 심포 삼초 鉤三脈편 43

면 눈에 포착된 정보를 뇌가 읽을 수 있도록 하는데 쓸 겁니다. 그런데 이런 기억하고 저장하는 것도 다 힘이 있어야 가능해요. 즉 심포장의 힘이 강해야 됩니다. 심포장이 약해서 기억을 하는데 관계되는 부위로 에너지를 끌어오지 못한다면, 기억력이 떨어지게 됩니다.

반대로 그 에너지를 뇌가 아니라 뼈와 근육 혹은 살로 집중적으로 가게 하면 육체의 힘이 세지겠죠. 그 힘이 완강한 놈들이 누굽니까? 바로 소위 말하는 어깨들 아닙니까. 조폭들. 얘네들이 옛날에 태어났으면 전부 여포, 장비, 조자룡 급들이었을 겁니다. 옛날에는 대가리에 든 게 별로 없어도 몸만 잘 쓰면 출세를 할 수 있었죠. 설인귀 같은 놈들은 막말로 얘기하면 처음에는 다 동네 조폭들 아니었겠냐구요. 그런데 어떻게 하다가 이세민의 눈에 들어서 '야, 너 이리 와서 칼 한번 휘둘러 봐' 해서 나중에는 장군으로 발탁이 되었고, 결국엔 역사에 이름을 남기게 되었잖아요. 그런데 당태종을 보좌한 장손무기 같은 책사들은 칼을 휘두른 대신 머리를 썼단 말이에요. 몸을 썼건 머리를 썼건 간에 역사에 이름을 남긴 사람들은 삼초부의 에너지가 최고로 될 수 있도록 사용했다는 겁니다. 최고가 되게끔 천시기운의 기본(二)을 최고(壬)이 상태로 태워서 (灬) 에너지를 증폭시켰다 그거예요.

어제 수능이 끝났는데 삼초부를 잘 썼다면 점수를 한 점이라도 더 맞았겠죠. 그런데 지난 3년 동안 영어단어를 열심히 기억시켜 놓았는데 막상 시험 치러 가서는 내어 쓰지 못할 수도 있잖아요. 시험장 안에서는 기억이 가물가물하다가, 고사장 밖에 나가니 아차 하면서 답이 생각나는 경우가 많잖아요. 그제야 기억이 난 것은 삼초부가 그때 가서 힘을 내어 썼기 때문이죠. 그런 경우가 굉장히 많습니다. 그래서 시험보기 전에는 먼저 심포 삼초를 좋게 할 필요가 있어요. 그것을 위해서 시험을 치러가는 아이들에게 미리 사관에 MT(자석테이프)를 붙이고, 중충 관충과 내

외관에도 자석테이프를 붙이라고 하는 겁니다.

각 장부 안에서도 심포 삼초가 작용을 하고 있다

정기신이 건강해지기 위해서는 먼저 묵은 기운을 내보내야 됩니다. 배출하는 작용은 삼초부의 일입니다. 그런 작용이 우리 몸 백조 개의 세포에서 전일적(全一的)으로 일어난다 이거죠. 그러니 상초는 횡경막 위에 있고, 중초는 횡경막과 배꼽 사이에 있고, 하초는 배꼽과 하복부 사이에 있다는 식의 생뚱맞은 소리를 하면 안 된다는 겁니다. 지금 때가 어느 땐데 그런 소리를 합니까? 옛날 학자들은 몰라서 그랬다면, 지금 한의대 교수라든지 한의학 박사 이런 분들은 뭔가 공부를 좀 해갖고 이런 걸 밝혀내야 되잖아요. 아니 저 같은 동네 아저씨도 이런 이야기를 하는데? 지금 동네 아저씨도 하고 있잖아요. (웃음 하하하) 사실은 심심해서 하는 것이지만. 상초, 중초, 하초를 삼초라고 하면서 '태울 초(焦)'라고 그러니 설명이 안 되는 겁니다. 과거의 기록이 이치에 어긋나면 바로 잡으려고 노력하는 사람이 학자이고, 선비인데 지금 그런 사람은 간데없고 전부 장사꾼들만 드글거리고 있어요.

좌우지간 이게 간세포다 그러면 심포 삼초는 간을 간답게 해줍니다. 그러니까 간 속에 들어있는 심포 삼초가 잘 기능하면 당연히 간이 건강해집니다. 반대로 간 속에 들어 있는 심포 삼초 생명력이 제 기능을 못해 주면 간에 문제가 생기겠지요. 간을 고단하게 하는 물질이 너무 많이 들어 왔다면 그 놈을 빨리 내보내야 됩니다. 그런데 삼초가 약해서 제대로 못 내보내면 간의 대사 작용이 어그러져서 그만큼 더 허약해지는 겁니다.

이것이 만일 심장 세포라고 하면 심장이 제 기능을 할 수 있도록 수축과 이완을 끊임없이 하도록 해주는 게 심장 안의 생명력을 주관하는 심포 삼초의 역할이다 그거죠. 또 위장은 위장대로, 허파는 허파대로, 대장은 대장대로, 신장 방광은 신장 방광대로 각기 그 안에 심포 삼초 생명력이 들어 있어서 각자의 일을 한다는 겁니다.

이런 심포 삼초 생명력이 고갈되면 그 생명은 어떻게 돼요? 죽게 되겠죠. 가령 허파 속에 들어있는 생명력이 소진되면 그것은 숨을 못 쉰다는 말과도 같습니다. 그런데 숨을 내 쉬고 들이 마시는 힘이 미약하더라도 남아 있기만 하면 그 사람은 안 죽습니다. 다만 뭐냐? 심포 삼초가 약해진 상태라는 거죠. 그래서 아무리 약해졌다고 해도 숨을 쉬고 있는 한은 생명력은 살아 있는 것으로 보는 겁니다.

처방을 할 경우 상화를 무조건 주는 이유, 모든 먹거리에는 기본적으로 상화가 들어있다, 저항력과 면역력이 강해지려면

보통 말하는 병이 났다 그러면 뭘 먼저 봐야 되느냐? 심포 삼초를 먼저 봐야 된다는 거예요. 세영이는 지금 촌구에 심포 삼초가 안 좋은 구삼맥이 크게 나옵니다. 그래서 그 아이가 안정감이 없고 산만한 겁니다. 그리고 무엇을 진득하게 하는 힘, 참을성 있게 하는 힘은 신장 방광에서 나옵니다. 그러니까 먼저 상화인 떫은맛을 먹게 한 후에 수기인 짠맛을 주는 겁니다. 대부분의 사람들이 '생식원에서는 왜 상화를 먹으라고 할까?' 그러는데, 사실 우리 처방에는 상화가 기본으로 다 들어갑니다. 예를 들어 간이 안 좋다면 먼저 상화를 섭취하게 해서 간에서 하는 대사작용이 원활해지도록 한 연후에 신맛을 넣어줘야 간 속에 있는 생명이 신맛을 흡수하게 된다 그겁니다.

또 콩팥이 안 좋다고 해서 덮어놓고 콩부터 먹이면 안 되잖아요. 물론 먹어도 됩니다. 그 속에도 어느 정도의 떫은맛은 들어 있으니까요. 모든 먹거리에는 일정 부분 떫은맛이 들어있어요. 감 속에도, 콩 속에도, 보리 속에도, 기장 속에도, 현미 속에도, 천지 기운을 빨아들인 소우주에는 일정 부분 상화기가 다 들어 있습니다. 그렇기 때문에 개네들은 개네들 나름대로의 생명력을 갖고 오늘날까지 살아남을 수 있었던 겁니다. 지구의 역사가 쭉 흘러오면서 없어진 종(種)들이 얼마나 많았겠어요? 오늘 하루 동안에만 지구상에서 수십 종의 생명들이 사라진다고 합니다.

그러면 어떤 놈들이 사라지느냐? 생명력이 약한 놈들부터 사라지고, 반대로 강한 놈들은 마지막까지 살아남습니다. 천재지변이 일어나서 집이 무너지고 할 때는 어쩔 수 없지만 그런 상황이 아니라 날이 뜨거워졌다, 병균이 많아졌다, 역병이 돈다 할 때는 심포 삼초가 튼튼한 사람들은 그 열이나 균에 대항할 수 있는 저항력을 만들어 냅니다. 역병이 돌아도 그 지역이 완전히 몰살당하지는 않고 항상 몇 명은 끝까지 살아남잖아요. 그러면 그 중에서 심포 삼초가 최고로 강한 사람이 살아남는다 그거예요.

에이즈 바이러스 같은 놈들도 사람의 몸속에 있는 면역력이 약해지니까 사람 몸을 숙주로 삼는 거잖아요. 그러면 면역력을 강하게 해주면 에이즈에 안 걸린다는 겁니다. 설령 걸렸어도 심포 삼초를 강화시키면 고칠 수가 있어요. 균은 들숨 할 때 공기를 타고 내 몸 안으로 들어옵니다. 또 음식물과 피부를 타고 들어올 수도 있죠. 외부에서 뭔가가 들어왔을 때 생명이 딱 보고 내 몸에 유리하다 싶으면 들어온 그놈을 가공해서 우리 몸에 필요한 다른 무엇으로 바꾸어버리고, 나한테 불리하다고 판단하면 즉각 심포장과 삼초부를 작동시켜 저항물질을 생성해서 내부에서 박멸하거나 몸 밖으로 몰아내게 됩니다.

우리 몸에는 염증이 끊임없이 생기는데, 그것을 콩팥에서 걸러서 소변으로 내보내는 것은, 밀어내는 힘을 담당하는 삼초부의 작용입니다.

또 먹었으면 대변을 잘 봐야 하는데 삼초부가 잘 작동해야 똥을 잘 누게 됩니다. 만약 삼초부가 안 좋으면 똥이 찔끔찔끔 나오게 돼요. 생명작용이란 것은 결국 힘이 있어야 일어나는 건데 그 힘이 바로 상화죠. 현대 서양의학에서는 심포 삼초가 있다 없다 하는 것도 아직 밝혀내지 못했습니다. 그것은 사람 몸 안에서 생명작용을 하는 주체가 뭔지 모른다는 말과도 같아요. 한의학은 심포경맥과 삼초경맥이 존재한다는 정도는 알고 있습니다. 그러나 심포 삼초의 구체적인 기능과 역할에 대해서는 모르고 있어요. 그러니 한의학도 병이 뭔지를 모른다는 거죠.

그러니까 지금 제도권 의학에서는 진단해 보고 잘 모르면 무슨 꽃가루증후군이다, 곰팡이증후군이다, 무슨 신경성 질환이다, 노인성 질환이다, 퇴행성 질환이다, 알레르기성 질환이다, 심인성 질환이다, 과민성 질환이다 뭐다 하고 두리뭉실 넘어가 버리게 되는 겁니다. 하지만 그건 원인이 뭔지 모른다는 말과도 같아요. 그래서 기존 의학으로는 대책이 없다는 겁니다. 꽃가루나 곰팡이는 원래부터 있었던 거죠. 그런데 단지 그 사람이 꽃가루나 곰팡이에 대한 적응력과 저항력이 약해져서 병이 생겼을 뿐인데, 뜬금없이 그 사람이 병난 것이 꽃가루가 원인이라는 식으로 얘기하면 어쩌자는 겁니까? 꽃가루는 인간이 생겨나기 수억 년 이전부터 있어 왔고, 우리는 우리 나름대로 거기에 적응하고 진화해서 지금까지 살아왔잖아요. 거기에 적응하는 중에 약해진 생명체들은 이미 멸종 당했습니다. 그러니까 저항력 말고 적응력이라는 것도 하나의 힘이라는 겁니다. 그 힘도 내 안의 심포장에서 만들어요.

심포 삼초는 무형으로 존재한다

그러면 이 심포장(心包臟)과 삼초부(三焦腑)는 어떻게 존재하느냐? 책에 보면 이 심포 삼초는 '무형(無形)의 장부(臟腑)다' 라고 나옵니다.

무형인 상태로 존재한다. 그런데 기존에 의학하던 사람들은 '무(無)' 자만 턱 보고선 '없다' 라고 해석해서, 없는 거니까 따질 것도 없다 이렇게 나간 거예요. 오늘 아침에 물을 마셨잖아요. 그러면 흡수하는 힘이 있기 때문에 물을 마실 수 있는 거죠. 흡수하는 힘이 있기 때문에 지금 콧구멍으로 공기를 들이 마시는 겁니다. 그런데 '없을 무(無)' 자만 딱 보고 '없다' 라고 하니까 심포 삼초가 뭔지 모르게 되어버린 거죠. 하지만 무라고 해서 없다는 것이 아니란 겁니다. 무형(無形)의 반대는 뭐예요? (유형)

　유형(有形)이잖아요. 그러면 형(形)이 뭡니까? 유형이란 크기나 무게로 존재하고 그리고 색이나 맛으로 존재합니다. 또 냄새로도 존재합니다. 국화향, 장미향 그런 것 있죠. 향기가 눈으로 보이거나 손에 잡히는 물질로 존재하지는 않지만 유형으로 존재 한다 이겁니다. 반대로 무형(無形)이란 뭡니까? 형체가 없는 것으로 크기나 무게 그리고 부피나 길이가 없습니다. 또한 맛이 없고, 색이나, 향기로도 존재하지 않습니다. 이보다 더 이상 정확하게 써 줄 수 없는데도, 말귀를 못 알아먹어서 심포 삼초를 제껴 놓은 채 지난 5천 년간 학문을 해왔던 겁니다.

　자, 보세요. 유형으로서 존재하는 간과 쓸개는 분명히 크기가 있죠. 심장도 분명히 크기가 있잖아요. 허파, 위장, 콩팥 등도 다 크기와 무게가 있어서 일정한 형체로서 존재하는데, 심포 삼초는 그러한 형체로는 존재하지 않지만 분명히 있다는 겁니다. 그래서 우리 선조들은 생명력을 주관하는 심포 삼초는 '무형(無形)인 장부(臟腑)로 존재 한다' 하고 정확하게 말한 겁니다. 그런데 그 말귀를 못 알아먹고 상초는 횡격막 명치 위쪽에 있고, 중초는 명치에서 배꼽까지에 있고, 하초는 배꼽 아래 하복부에 있다고 떠들면, 통밥을 굴려도 아주 잘못 굴렸다는 겁니다. 그러다 보니까 지금 학문이 다 잘못되어 버린 거예요.

지금의 학문에서는 어떻게 하면 사람이 건강해지고, 어떻게 하면 저항력과 면역력을 기르고, 어떻게 하면 흡수 배설 능력을 강화시키느냐 하는 이야기를 일절 못하고 있습니다. 어떻게 하면 지금보다 더 나빠지지 않게 할 수 있느냐? 더 나빠지지 않게 하는 방법도 모르는데 좋게 하는 방법이 있을 수 없는 겁니다. 병을 낫게 하려면 일단 현재보다 더 나빠지지 않게 해야 되거든요. 그것을 유지하는 요체가 바로 심포 삼초를 건강하게 하는 데에 있습니다. 지금 병의 80%는 심포 삼초가 병나서 생기는 거예요.

그리고 다칠 때도 심포 삼초를 강화시켜 주면 다친 곳이 빨리 낫습니다. 가령 무르팍이 물리적으로 다쳐서 병원에 가서 치료를 받더라도 단맛과 동시에 떫은맛도 먹어주면 훨씬 빨리 낫게 됩니다. 발목을 접질렸을 때에도 짠맛 외에도 떫은맛도 같이 먹어주면 그만큼 빨리 좋아진다 그거죠.

인간과 동물의 생명력 차이

심포 삼초를 생명력이라고 했는데, 지구상에서는 인간이 가장 강한 생명력을 갖고 있습니다. 강물이 길을 가로 막았다 그러면 개미는 강을 못 건너잖아요. 그런데 인간은 뗏목이나 배를 만들어서 건너 다녔고, 아예 다리를 놓아서 다니기도 했어요. 산이 가로 막으면 터널을 뚫고 다닙니다. 그런데 다른 생명체는 그렇게 할 수 없잖아요. 사람은 생명력을 무지 발달시켜서 지금은 비행기를 만들어서 하늘을 날고, 잠수함을 만들어 바다 깊은 곳까지 다 돌아다닙니다. 지금의 인간은 자연을 개조할 정도로까지 생명력이 강합니다.

그러니까 지구상에 살고 있는 여러 생명체들이 가진 생명력의 정도도 천층만층이다 그거죠. 초식동물보다는 육식동물들이 생명력이 더 강합니다. 이놈들과 싸움박질 하면 초식동물은 상대가 안 됩니다. 그게 다 상화기인 생명력의 차이 때문입니다. 그리고 지금이 낙엽이 다 떨어지는 늦가을인데, 일년생 초목들은 생명력이 약하기 때문에 이때쯤이면 다 말라 죽잖아요. 그러니까 식물들은 천지자연에 절대 순응하는 겁니다.

그런데 동물은 식물보다는 생명력이 더 강해서, 개구리 같은 경우는 추우면 겨울잠 자러 땅 속에 들어가잖아요. 사슴이나 여우나 염소 같은 놈들은 겨울철을 대비해서 털갈이를 하죠. 그게 생명력의 차이 때문에 나타나는 현상입니다. 그 다음에 식물은 미생물을 거름으로 빨아먹는데 그 미생물이 사람을 공격합니다. 병균이 사람을 공격하잖아요. 어떤 책에 보면 앞으로 병겁이 오는데 이때 병이 돌림병이 되어서 사람들을 쓸어가 버린다고도 합니다. 그건 현대 문명의 판 자체가 갈수록 인간의 심포 삼초를 망가트리기 때문에 일어난다고 봐야 될 겁니다.

지금 우리의 이 문명은 사람이 가진 저항력과 면역력을 떨어뜨리도록 하기 위해서 진통제, 해열제, 각종 항생제 그리고 각종 식품첨가제 이런 것들을 무지막지하게 사람 몸에다가 집어넣도록 하고 있습니다. 그런 물질들이 몸에 많이 들어오면 균에 대한 저항력과 면역력이 약해집니다. 항생제를 쓰게 되면 몸 안에 있던 바이러스나 균들도 살아남기 위해 거기에 저항하게 되고, 진화하게 됩니다. 그렇겠죠? 바이러스나 균들 안에도 심포 삼초 생명력이 있잖아요. 그러면 그 생명력이 항생제라는 독성이 있는 물질에 저항하는 힘을 만들어 낸다는 거예요. 그러니까 앞으로 필연적으로 슈퍼바이러스나 박테리아가 만들어질 수밖에 없다 그거죠. 이치적으로 보면 그렇다는 겁니다.

사람과 삶

심포 삼초가 무형으로 사람 안에 존재하는데 그러면 사람이란 뭐냐?

사람은 음과 양으로 되어 있는데, 먼저 사람 할 때 '사'는 '살'이다 그거죠. 살은 육체를 의미합니다. 그리고 '람'은 ㄹ이 떨어져 나가면 '암'이 되죠? ㄹ이 앞에 붙으면 '살'이 되고 또 ㄹ이 '암'자에서 ㅁ 앞에 붙으면 '앎'이 됩니다. 앎은 정신을 뜻하죠? 정신세계 있죠? 그래서 '사람'은 '살'과 '앎'으로 되어 있는 존재다 그거예요. 실제 행위는 육체가 하고 이 육체는 어떤 놈이 움직이느냐? 눈으로 보이지 않는 비물질인 정신이 들어가서 그 사람을 움직이게 하는 거죠.

오늘 아침에 여러분들이 여기까지 강의 들으러 온 것은 뭐냐? 몸이 와서 육체가 여기에 앉아 있지만 실제로는 앎이, 생각이 작용을 해서 내 육체를 여기로 이끌고 온 겁니다. 그러면 이끌고 오게 한 것은 무엇의 작용이냐? 육체와 생각 속에 들어있는 기운의 작용이다 그겁니다. 그래서 살과 앎을 한 글자로 줄이면 뭐냐? 사람을 딱 한 자로 줄이면, '삶'이 되죠. 삶이라는 글자는 살아있는 생명한테만 쓰는 말입니다.

이런 걸 보면 우리 조상들은 인간 만사를 문자를 통해서 표현할 때 적절히 압축할 수 있는 능력의 소유자였다는 것을 알 수 있습니다. 생명 현상을 가져다가 외마디 말이나 문자로 표현할 수 있는 능력자. 먼저 번에 우주 전체를 한마디로 줄여서 한(흔)이라고 한다고 그랬죠? 그러면 인간의 모든 생각과 말과 행위를 삶이라고 하는 한 글자로 줄이면, 이 삶 안에서 육체는 어떻게 해야 되고, 정신세계는 어떻게 해야 되고, 기운은 어떻게 해야 된다는 것이 나와요. 우리가 삶을 제대로 살아가려면 육체와 정신과 기운을 이치에 맞게 잘 써야 됩니다.

사상, 이념, 주의, 종교, 철학, 신념 등은 신(神)의 영역이다, 본래의 사명을 망각해버린 기성 종교들

정기신(精氣神) 중에서 신에 속하는 생각 속에는 그 사람의 사상이

들어 있습니다. 동양 사상이 지배적으로 들어 있느냐, 서양 사상이 지배적으로 들어 있느냐? 그 안에서도 기독교 사상이냐, 이슬람 사상이냐 하는 가치체계가 있잖아요. 민주주의 사상, 공산주의 사상, 유교 사상, 노장 사상 등 이 세상에는 수많은 사상과 이념이 있어요. 신자유주의 이념이냐, 사회복지를 강조하는 사회주의 이념이냐 하는 등의 여러 이념들. 또 진보적 이념이냐, 보수적 이념이냐? 보이지 않는 정신세계에서의 주도권을 틀어쥐기 위한 치열한 다툼이 현재도 진행 중입니다. 정치뿐 아니라 우리들의 일반적인 살림살이 안에서도 그런 충돌이 일어나고 있어요. 철학에도 여러 철학이 있죠. 동양 철학, 인도 철학, 서양 철학, 유교 철학, 불교 철학 등 아주 다양합니다. 이런 건 다 그 사람 안에서의 정신세계를 논하는 거죠.

그리고 신념이라는 것도 있어요. 종교적 신념, 사상적 신념, 이념적 신념, 학문적 신념 등. 어떤 이슬람 신자는 신념이 너무 강한 나머지 자살폭탄 공격도 감행합니다. 그런데 그 종교를 믿는다고 다 그렇게 할 수는 없잖아요. 그게 신념의 차이다 그거죠. 어떤 사람은 신념이 강해서 머리 깎고 스님이 되고 또 수녀가 되는 사람, 신부가 되는 사람, 목사가 되는 사람도 나오잖아요. 그런 사람들을 일러 성직자라고 하는데 제가 볼 땐 성직이 아니에요. 그냥 직업인이지. 그 사람들이 진짜 인간 삶을 올바르게 이끌어가고 있습니까? 지금의 거대 종교가? 사람의 정신세계에 심대한 영향을 주고 있는 종교도 그 종류가 어마어마합니다. 우리 고유의 무교, 민족 종교와 수입한 종교인 도교, 불교, 유교, 천주교, 개신교, 이슬람, 힌두교 등. 개신교도 그 교파가 수천 가지가 넘는다고 해요. 불교도 수십 가지가 넘고.

그런 종교들도 모두 자기들만이 진리를 가르친다고 말합니다. 그런데 과연 진리를 가르치느냐? 비행기 타고 밤에 김포공항에 내릴 때 하늘

위에서 보면 서울 시내가 뻘건 십자가 숲을 이룬다고 하잖아요. 개신교가 그렇게 널리 퍼져 있다면 이 세상이 더 사랑으로 넘쳐나고, 더 평화스러워져야 되고, 더 정의로워져야 되는데 반대로 가고 있는 건 왜 그러냐 이겁니다. 지금의 예수교는 예수의 가르침과는 거리가 멀고, 대한민국 불교도 부처님의 가르침과는 거리가 멀어요. 우리나라 불교요, 지난 1600년 동안 우리나라 백성들한테 받아먹은 시주가 자그마치 얼만지 알아요? 산천의 좋은 자리란 자리는 다 차지하고 앉아 갖고 말입니다.

제가 자리 좀 보러 다녀 보면 그 사람들이 다 차지하고 있어서 자리가 없습니다. 자리 만들어서 일 좀 해 보려니까 좋은 자리는 다 차지했더라구요. 도회지 안에서 좋은 자리는 성당, 교회가 다 차지하고 있고. 우리 것 좀 해 보려고 해도 자리가 없어요. 사실은 돈이 없는 것이지 왜 자리가 없겠습니까? 그러니까 할 수 없어요. 천상 여기 봉천동에서 하는 거죠. 이 봉천이라는 동네가 아주 좋은 동네입니다. 봉천(奉天), 여기가 뭐하는 곳이죠?

(하하하 하늘을 받드는 곳이네요)

하늘의 정신을 받드는 곳이 여기 봉천이다 그겁니다. 그래서 제가 저쪽 선릉역 쪽에 있는 삼성동에서 일하다가 누가 뭐라고 하든 말든 봉천동으로 가야겠다 싶어서 이리로 온 겁니다. 그런데 제가 이리로 온다고 하니까 거기 다니던 강남 사람들이 뭐라고 하는지 알아요? 왜 하필이면 봉천동이냐 그래요. 봉천동 그러면 딱 떠오르는 게 달동네잖아요. 그래서 '그렇게 생각하는 놈은 오지 마!' 그랬어요. 봉천동을 그런 식으로밖에 생각 못하는 사람은 오지 말아라. 나는 봉천동으로 가서 하늘의 이치와 가르침을 받들겠다. 이게 한웅천황의 신시개천과 단군 할아버지의 경천애인(敬天愛人) 정신을 받드는 거죠.

그리고 신념, 이성(理性), 이상(理想), 이상세계 있죠. 유토피아, 지상낙원, 무릉도원, 꿈의 세계, 불국토, 천당 어쩌구 하는 건 다 비현실적인 이상세계를 얘기하는 거예요. 그건 어떻게 생각하든 자유죠. 그래서 우리는 그런 이상적인 것을 말하기 보다는 살기 좋은 세상을 지금부터 만들자는 겁니다. 살기 좋아지려면 일단 사람들이 건강해야 되겠죠.

그리고 가치관이라는 것이 있습니다. 사람마다 가치관이 다 다른데 그것은 누가 만드느냐? 그 사람 안에 있는 심포 삼초 생명력이 만드는 거죠. 그 사람이 갖고 있는 철학이나 이념도 전부 그 사람의 내면에서 만드는 거예요. 누가 만들어서 넣어 준 게 아니란 거죠. 누구의 설법을, 강론을, 강의를 듣고 자기가 자기 것으로 만든 것이지 다른 누가 억지로 넣어준 것이 아니다 그 얘깁니다.

아이들에게는 어려서부터 좋은 가치관을 심어주는 것이 중요하다

또한 가치관 안에서도 예를 들어서 가족관이 있습니다. 나는 아버지로서 우리 가족을 어떻게 하겠다, 엄마로서 어떻게 하겠다. 또 내가 동생으로서 형한테 어떻게 해야 된다, 내가 자식으로서 부모한테 어떻게 해야 된다 하는 것 있잖아요. 가족에 대한 가치관을 철저하게 가르쳤던 것이 유교입니다. 일단 나와 내 가정이 잘 되어야 치국도 하고 평천하도 할 수 있다고 했던 것이 유교의 가르침이거든요.

그런데 우리는 이때까지 그런 실질적인 가르침은 놔두고, 제사 지내는데 예법이 어떻다 저떻다 하면서 형식에만 치우쳐온 감이 없잖아 있었어요. 그렇다고 형식을 무시해야 된다는 것도 아닙니다. 질서 정연한 마음은 형식을 통해서 나옵니다. 형식, 예법을 우습게 알면 안 돼요. 결혼을 하는데 그까짓 혼례는 뭐하러 하느냐, 혼인신고는 뭐하러 하느냐 하는데 그게 다 형식이잖아요. 주례를 세우고 하는 것도 다 형식이에요. 혼례, 상례, 제례, 차례, 관례 등이 다 예법이에요. 그걸 군더더기로 치부하면 안 된다는 거죠.

그리고 직업관만 보더라도 단순히 '그 직업을 통해서 내가 먹고 살아야 되겠다' 그렇게만 생각하면 너무 슬프잖아요. 돈벌이만을 위해서 자기를 던진다면 인생이 너무 서글퍼지죠. 그렇게만 생각할 게 아니라 직업을 통해서 맨 먼저 내가 먹고 살 수 있고, 그 다음에는 내가 하는 일을 발전시키고 그리고 그걸 통해서 다른 사람을 행복하게 해 줄 수 있다고 생각하면 더 좋겠죠.

똑같이 화장품 장사를 하더라도 '요거 하나 팔면 30% 남는다' 이렇게 생각하기 보다는, '이 화장품을 사람에게 잘 맞춰서 팔면 저 사람이 아름다워지겠다. 그래서 그 사람을 기쁘게 하고, 즐겁게 하고, 행복하게 해주는 대가(代價)가 30%다' 라고 생각한다면 이건 또 다르죠? 그렇게 생각하면서 일에 임한다면 그 일에 더 충실할 수가 있는데, 단순히 '얼마 남기기 위해서 장사 한다' 이건 너무 비참하지 않느냐 그겁니다. 내가 직장에 가서 월급 얼마 받고 일하는데 그게 꼴랑 얼마다 이렇게만 따지게 되면 행복을 찾을 수가 없을 겁니다. 그러지 말고 그 일을 통해서 자신의 능력을 별지고, 성험을 쌓고, 여러 사람들과 어울리고, 자신의 인생목표를 이뤄나가는 거기에 플러스로 월급을 받는 거라고 생각하면 더 좋을 것이다 그 얘기죠.

아이들을 기를 때도 그런 가치관을 불어 넣어주면 좋을 텐데, 요즘 엄마들은 그릇된 교육관과 인생관을 갖고 있어서 애들을 다 잡고 있어요. 학교 수업만으로는 부족해서 과외다, 학원 교습이다, 뭐다 해갖고 지금 애들을 정신없게 만들어 놓고 있다 그거예요. 지금 학교 공교육이 다 초토화 되었는데, 누가 그렇게 만들었어요? 아이들이 한 게 아닙니다. 엄마들이 그렇게 한 거예요. 아이들의 입장이 아닌 엄마의 잣대로 보기 때문에 그렇게 되어 버린 겁니다. 아이가 장래에 뭐가 되고 싶다면 그것을 옆에서 북돋워주고, 길러주고, 챙겨주고 해야 되는데 엄마 자신이 원하는 아이로 만들려고 그러잖아요. 지금 엄마들이 아이들에게 어떤 사람이 되기를 원하고 있어요? 부모에 효도하고, 친구와 우애 있게 지내고, 법이나 제도도 잘 지키고, 사람들과 서로 돕고, 정직하고 의리 있고 인자한 그런 사람이 되기를 원하는 게 아니죠? 남이야 죽든 말든 어떤 수단과 방법을 써서라도 이 세상에서 살아남을 수 있는 사람이 되기를 바라죠?

그러면 그런 생각을 하는 엄마 밑에서 자라는 아이가 나중에 성인(成人)이 되었을 때 갖게 될 국가관, 시민관이 있잖아요. 가령 국민으로서, 시민으로서 세금을 내는데 국가가 단순히 내가 번 것 다 뜯어간다고 생각하게 되면 세금을 제대로 내려고 하겠어요? 수단과 방법을 안 가리고 탈세하려고 들겠죠. 그런데 엄마가 국가나 사회에 대한 바른 가치관을 심어주면, 나중에 자라서 세금을 내더라도 내가 낸 세금으로 지하철을 관리하고, 한강수계를 관리하고, 도로를 관리하고, 상하수도를 보수하고, 가로등을 만들고, 범죄를 예방하는데 쓴다고 생각하면서 흔쾌히 낼 수 있게 되겠죠. 그래서 엄마의 역할이 매우 중요하다는 겁니다.

이런 가치관이니 하는 것들도 정신의 영역인데, 무형으로 작용하는 그것도 다 그 사람의 생명상태의 발현이다 그겁니다. 지금 위정자들을 보면 사물을 균형 있게 보지 못하고 마구잡이로 정치를 하는 바람에 욕도 먹고 그러잖아요. 그런데 그건 어쩔 수 없어요. 왜냐하면 그 사람들 맥을 보면 다 병이 나 있거든요. 그러니 이해하자구요. 그런 사람들한테 더 이상 뭘 바라겠습니까?

정신 영역에는 신앙관, 세계관, 우주관, 결혼관 같은 것도 있죠. 그 사람의 영혼, 혼, 민족혼, 얼, 조상의 얼, 넋 그런 것도 있고 또 의식, 신념, 지식, 정보, 깨달음, 초능력 등도 있습니다. 우리는 모두 내면의 세계를 좋게 하고자 하는 열망을 갖고 있는데, 잘못된 사람이 나와서 사람들을 잘못된 길로 몰아가는 경우도 있죠. 소위 사이비 종교가 그런 겁니다. 의식(意識)이 뭔지도 모르면서 의식을 상승시켜 준다 하고, 도통하지도 못한 놈이 도통시켜 준다고 하는 사이비들이 도처에 깔려있는 것이 현실입니다. 몸이 식어서 뚜둑뚜둑 소리 나고 석맥이 나와서 뒷골이 아프다고 그러면서, 그걸 의식상승이 된 걸로 착각하고 떠드는 놈들이 있는데 그게 의식 상승이 된 겁니까? 된 걸로 착각을 하는 거죠.

기(氣)의 세계도 심포 삼초의 영역이다, 마음은 대부분 중(中)의 자리에 머물러 있어야 정상이다

또 심포 삼초 안에는 기(氣)의 세계가 있는데 마음도 기의 세계에 속합니다. 마음은 천지기운과 주변 환경 그리고 대인관계에 의해서 수시로 바뀌는데, 그것은 환경이니 하는 요소들도 기운에 영향을 주기 때문입니다. 그리고 내 몸 안에 있는 생명력이 만들어 내는 기운 즉 파동도 마음을 만들어냅니다. 기분, 느낌, 감정, 감각 이런 것 있죠? 만지면 차다 뜨겁다는 느낌이 있고, 맛이 짜다, 싱겁다, 달다, 맵다 하는 감각도 있습니다. 심포 삼초의 세계에는 감정도 있어요. 슬프다, 기쁘다, 좋다, 나쁘다, 사랑한다, 미워한다, 희망적이다, 절망적이다 하는 감정의 세계도 음양중 삼태극으로 되어 있습니다. 그러면 희망을 양이라고 하고 절망을 음이라고 하면 희망도, 절망도 아닌 그저 그런 것도 있는데, 그건 중(中)입니다.

'남편을 사랑해?' 하고 물을 때 '글쎄' 라고 대답한다고 해서 남편을 미워하는구나 생각하면 돼요, 안 돼요? 결혼한지가 1년이 지난 신부한테 '요새 신혼생활 행복해?' 하고 물었는데 '아니' 그랬다고 불행한 건 아니잖아요. 그런데 요즘 사람들은 전부 흑백논리, 이분법, OX만 배워서, '행복해?' 하고 물어서, '아니' 그러면, 저 사람은 불행하다고 생각해 버립니다. 그런데 불행하다고 한적 없거든요. 결혼하고 2년차 되는 사람한테 '요즘 깨가 쏟아져, 행복해?' 그러면 '글쎄~ 그냥 그렇지 뭐' 이렇게 대답할 수 있잖아요. 그게 중이에요. 늘 행복하면 그게 미친놈이지. 늘 행복해서 입이 찢어진 채로 다니면 그게 맛이 간 놈이지, 그게 제 정신 가진 놈입니까? 매일 실실거리고 웃고 다니는 놈들 있잖아요. 그게 맛이 간 놈이 아니냐 그겁니다. (웃음 하하하하)

행복하다, 불행하다 하는 건 특별한 경우에만 나타나고, 나머지 대부분은 그저 그러한 중(中)의 세계입니다. 첫 시간에 음양중 삼태극 할 때 얘기했죠? (예) 그러니까 미래를 낙관하지도 비관하지도 말고, 그냥 지금처럼 담담하게 살아야 되겠죠. 미래의 일은 그때 가서 판단하면 됩니다. 이런 생각도 바로 그 사람의 기운작용의 소산입니다.

또 비물질인 무형의 심포 삼초에서는 기력(氣力)도 나옵니다. 기력, 힘. 그러면 힘이 뭐냐? 초능력도 힘이지만 판단력이나 분별력도 힘이죠. 생명력이 약하면 결단력이 약해지고, 판단을 제대로 못합니다. 그리고 추진력도 안 나오죠. 그렇다고 지구력이 나오겠습니까? 지구력, 추진력, 분별력 또 포용력, 이해력, 기억력 이런 것 있잖아요. 시력, 청력이나 냄새 맡는 힘은 말할 것도 없고, 일체의 힘이란 것은 그것이 전부 생명이 살아있을 때만 존재합니다. 그리고 그러한 모든 생명작용은 무형의 장부인 심포 삼초가 주관합니다.

그런 생명력은 무형의 상태로 존재하다가 죽음과 동시에 사라집니다. 그것이 바로 우리 조상들이 9000년 전부터 어렴풋하게나마 말해왔던 심포 삼초다 그 얘기죠. 그것이 구전(口傳)으로 내려오다가 수천 년 전에 당대 최고의 도사들이 심포장(心包臟) 삼초부(三焦腑)라는 문자를 만들 때 거기에다 생명작용에 대한 정보를 집어넣었어요. 그것도 대충

한 게 아니라 공력을 불어 넣어서. 초(焦)라고 해서 그냥 '새 추(隹)' 자 에다가 '불 화(灬)'니까 '태울 초(焦)'다 그래서 새를 구워먹는 게 초(焦) 입니까? 그것도 삼초라고 해서 세 번씩이나! 말이 안 되잖아요. 이젠 허신 정도의 수준으로는 얘기하지 말자는 겁니다. 그래서 우리 준범이가 중국에도 갔다 오고 했으니까 우리 김 선생한테 배워서 나중에 그런 문헌을 한번 정리해 보세요. 나는 공부가 깊지 못해서 이 정도 단초만 제공하는 겁니다.

정(精)으로서 존재하는 심포 삼초, 미개한 서양의학 수준으로는 심포 삼초를 알아낼 재간이 없다

천지기운이 고도로 정밀하게 응축되어 있는 것을 정(精)이라고 하는데, 그 정이 무형인 상태로 존재하는 것이 심포 삼초입니다. 심포 삼초 생명력이 허약해지면 우리 몸에 통증, 저림증이 나타나게 되는 거죠. 또 쑤시고, 땡기고, 멍해지기도 하고, 우리우리 하다거나, 춥다가 덥다가 하는 한열(寒熱) 왕래가 나타나기도 합니다. 사실 그런 느낌이나 증상들은 사진으로 찍어도 안 나타나고, 피검사해도 안 나타나죠. 그래서 심포 삼초 생명력이라는 걸 상정하지 않는 지금의 서양의학으로는 그런 증상이 왜 나오는지 도무지 알 재간이 없는 겁니다. 그렇기 때문에 병원에 가면 의사들이 뭐라고 하느냐? 그냥 신경성이다, 알레르기성이다, 스트레스성이라고 하거나 과민반응으로 치부하고 맙니다.

그런데 자연의 원리를 공부한 사람은 몸에 왜 그런 반응이 오는지 알고 있어요. 뿐만 아니라 그런 증상과 관련된 심포경과 삼초경도 존재하고 있고 그리고 그 경맥을 타고 흐르는 생명력을 만들고 관장하는 심포 삼초를 영양하는 방법도 알고 있습니다. 또 심포 삼초를 튼튼하게 하는 운동방법과 호흡법도 알고 있구요. 우리가 이런 어마어마한 것을 이야기

하면 기존의 학자들은, '거기에 대한 기록이 어디 있느냐? 문헌을 가지고 와서 증거를 대봐라' 하고 따집니다.

하지만 그동안 의학의 대가라는 사람들도 심포 삼초를 몰랐어요. 그래서 심포 삼초에 대해서 정확히 기록한 문헌은 존재하지 않았습니다. 그렇기 때문에 인류는 지난 역사 동안 심포 삼초를 모르고 있었다고 해도 과언이 아니었던 겁니다. 그러던 것이 얼마 전에 현성 스승님이 오셔서 이걸 다 정리하시고 가셨어요. 현성 스승님이 다녀가시면서 비로소 인류 앞에 심포 삼초의 실체가 확연히 드러나게 된 겁니다. 저는 단지 현성 사부님이 밝혀 놓으신 거기에다가 약간의 살을 붙여서 여러분들에게 이야기하는 것뿐입니다.

통증이나 저림증은 분명히 증상으로 나타나요. 다만 통증은 무형이기 때문에 사진 찍고, 피검사하고, 살점 떼서 조직검사하고, 눈으로 확인해야만 인정하는 미개한 수준의 현대의학에선 알 수 없다는 겁니다.

삼초는 상초 중초 하초라고 해서 특정한 부위에만 있는 것이 아니라 모든 세포 속에 다 들어 있습니다. 그렇지만 지금 한의대에서는 이런 사실을 알 턱이 없죠. 알아보려고 하지도 않구요. 그래서 거기서 하는 공부는 그냥 밥 벌어 먹기 위해서 하는 학문이지 진정 사람을 위한 학문이 아니라는 거죠. 사실 이런 걸 알게 되면 깝깝해집니다. 하지만 할 수 없어요. 어차피 새로운 법은 판밖에서 이루어지는 거니까. 기존의 학자가 판안에 가서 이런 얘기를 하면 그냥 매장 당합니다. 기존 판에 가서 심포 삼초 이야기를 했는데 그게 선배 학자들이 이룩해 놓았던 알량한 학문적 업적을 들어 엎는 것으로 간주된다면 그냥 다 역적(逆賊)으로 몰아버리는 겁니다. 그래서 자연의 원리를 공부한 학자들도 제도권에 들어가선 이런 이야기를 못해요.

심포 삼초는 일체의 힘을 생성하고 내분비 계통을 주관하며 일체의 신경을 관장한다

심포 삼초는 육체 속에서 적응력, 추리력, 기억력, 사고력, 판단력, 시력, 청력, 냄새 맡는 힘, 맛보는 힘 등 일체의 힘을 만들고, 시신경, 청각신경, 후각신경 등을 비롯하여 모든 감각신경, 교감신경과 부교감신경, 운동신경 그리고 자율신경 등도 주관해요. 또 각종 내분비 샘을 관장하고 호르몬이나 각종 세포 그리고 세포 속의 유전자정보를 만들어내고 또 그것을 사용하기도 합니다. 심포 삼초 생명력은 오장과 오부의 기능을 조절하기도 해요. 끊임없이 심장을 펌프질 하게 해서 생명의 항상성을 유지하는 것도 심포 삼초가 하는 겁니다. 또 병균이 들어왔을 때 그 병균과 싸워서 나를 지키려고 하는 저항력 또는 면역력도 심포 삼초가 주관합니다. 사실 면역력을 키우고 저항력을 길러서 병마와 싸워서 이길 수 있는 강건한 몸을 만드는 방법을 연구하고, 발표하고, 현하 모든 학교에 가서 가르치고 해야 되는데 지금 학자들은 그저 칼로 몸을 가르고, 약이나 팔아먹으려는 수준에 머물러 있어요.

항생제, 백신, 항암제 같은 건 다 뭐냐? 거대 자본, 다국적 제약회사들이 면역력을 튼튼하게 만드는 길을 차단하고, 그저 약이나 많이 팔아먹어서 매출을 올리기 위해서 만든 것들 아닙니까. 그러니 이제는 그 거대 자본들이 생명력을 고갈시키고, 파괴해서 더 많은 돈을 벌기 위해 만들어 놓은 이런 시스템에 속지 말자는 겁니다. 적어도 여기 있는 우리 식구들만큼은 그런 데 속아 넘어가지 말아야 합니다. 공원에 나가서 산책이라도 하고 천천히 달리기라도 하면 몸에 적당한 열이 발생해서 감기에도 잘 안 걸려요. 그건 돈도 안 들면서 몸도 튼튼해지는 건데, 왜 그건 않고 병원에 가서 돈 들여가면서 백신을 맞느냐 이거에요. 그럼 백신 맞으면 건강해집니까? 건강해지는 것과는 일절 무관합니다.

마찬가지로 소화제를 먹는다고 해서 위장이 튼튼해지지 않는다는 거죠. 소화제를 10년, 20년 먹어서 위장이 튼튼해진 사람이 있으면 나와 보세요. 제가 당장 1억을 줄 테니까. 소화가 안 된다는 것은 위장에 들어온 음식물을 소화시킬 수 있는 힘인 위장 안의 생명력 즉 상화기(相火氣)가 약해졌다는 거잖아요. 그러면 생명력이 약해졌기 때문에 그 생명력이 소화시킬 수 있을 정도로만 소식을 하라는 겁니다. 그래야 들어간 놈을 잘게 부숴서 소화를 시킬 것 아닙니까? 소식을 하게 되면 좀 있다가 배가 고파져요. 그러면 그때 또 먹으면 된다 그거죠. 그걸 계속하면서 위장을 튼튼하게 하는 단맛이 있는 음식을 먹어주면 위장에 힘이 생깁니다. 그런 식으로 체질에 맞게 섭생하고, 운동하고, 호흡하는 방법을 가르치고 실천할 수 있도록 지도해야 되는 것이지, 그런 얘기는 일절 안 해주고 의사, 약사라는 사람들이 쉽게 소화제나 팔려고 하면 되느냐 이겁니다.

표 심포 삼초 정기신

정(精)(陰)	세포	통증, 저림증, 신진대사, 자율신경, 한열, 저항력, 면역력, 적응력, 각종 생명물질(호르몬) 생성, 각종 신경계, 일체의 힘 등
기(氣)(中)	힘	마음, 기분, 감정, 느낌, 감각(청각, 미각, 후각, 시각, 촉각), 이해력, 포용력, 분별력, 판단력, 지구력, 실천력 등
신(神)(陽)	생각 정신	사상, 이념, 철학, 사고, 가치관, 신앙, 종교, 깨달음, 영혼, 혼백, 얼, 넋, 심령, 지식, 정보 등

심포 삼초보다 더 위대한 나, 아리랑에 얽힌 소회

우리는 이렇게 해서 무형으로 존재하는 심포 삼초 생명력의 작용과 생명의 광대함에 대해 어느 정도 알았습니다. 그러면 이 심포 삼초의 주인이 누구예요? (나) 바로 나입니다. 심포 삼초도 나의 일부니까 나(我)는 심포 삼초보다 더 거대한 존재입니다. 그러니 내가 얼마나 대단한 존재입니까? 우리 선조들은 이것을 알기 위해 지난 1만 년 전부터 치열하게 노력을 경주해 왔었고, 지금도 사람들은 우리 자신이 누구인지 알아내려는 시도를 끊임없이 하고 있습니다. 우리 조상들은 나를 알면 모든 걸 다 안다고 봤어요. 그래서 나를 아는 그것을 끊임없이 염원하고, 끊임없이 학수고대하고, 끊임없이 애달파 한 나머지 그걸 노래로도 지었어요. 그 노래가 뭐예요? 민족의 염원을 담아놓은 노래. 아리랑이잖아요. 아리랑 모르는 분은 없죠. 아리랑은 '나(我)의 이치(理)를 밝혀라(朗)'는 뜻이에요. (아!!)

따라하세요. 아리랑(我理朗). (아리랑) '밝힐 랑(朗)' 자죠? 내 속에 우주의 모든 정보, 천지와 생명의 이치(理致)가 들어 있는데, 그 이치를 밝히기(朗)를 염원하는 것이 아리랑이다 그거죠. 앞으로 음악 하는 사람이 하나 나와서 아리랑을 진짜로 멋있고 웅장하게 만들면 모든 한민족이 그걸 다함께 부르는 그런 날이 오지 않겠는가! 저는 그렇게 생각하고 있었어요. 그런데 누가 새롭게 편곡하지는 않았지만, 온 국민이 다함께 아리랑을 부르는 그 날이 진짜 왔었죠. 그게 언제냐 하면 지난 2002년도였어요. 그때 수백만이 길거리에 쏟아져 나와서 아리랑을 부른 적 있었죠? (예) 저는 텔레비전에서 그걸 보고 '야, 이제 뭐가 좀 되나 보다' 했었어요. 그때 제가 어느 인터넷 카페에다가 아리랑이 이런 거다 하면서 쭉 쓴 적 있었는데 사람들이 그걸 보고 '야! 아리랑에 그런 뜻이 들어 있구나' 하면서 다들 놀라더라구요. 나중에 아리랑 이야기를 결판지게 한번 할게요.

아무튼 심포 삼초 생명력은 몸 안에서 각종 호르몬이나 생명물질을 생성, 분비, 조절하는 일을 합니다. 그리고 심포 삼초는 사진 찍어도 안 나타나며, 피검사, 조직검사로도 나오지 않지만 일체의 생명작용을 총괄하는 장부입니다.

한국의 전체 역사, 주몽성제의 부인인 소서노 왕비, 근조선과 고조선, 단기를 다시 써야 되는 이유

육장육부의 음양 허실 한열에 대한 이야기가 『황제내경』에 약간 나오는데, 이 『황제내경』에 나오는 황제라는 사람은 대략 4700년 전에 살았던 공손헌원을 가리킵니다. 지나(支那)인들은 삼황오제의 한 사람이었던 황제헌원을 자신들의 시조로 보는데 우리는 황제헌원을 우리의 한 지파(支派) 인물로 보고 있죠. 그러면 시간도 많은데 이 이야기를 한번 하고 넘어갈까요? 황제가 누구와 같이 공부하고, 황제의 스승은 누구였고, 그 스승의 할아버지는 누구였던가 한번 쫓아가 보자구요. 그것도 공부니까. 사실 우리는 역사를 바로 알아야 됩니다. 동양 삼국 역사의 뿌리가 어디냐? 올해가 단기 4341년, 서기로 2008년 지금 대한민국의 뿌리는 상해임시정부로 한다고 헌법에 나와 있습니다. 대륙과 반도 그리고 열도가 있다 그러면 우리가 지난 날 36년간 일본의 통치를 받은 건 사실이죠.

그런데 엄밀히 따지면 일본 개들도 우리랑 종자가 같아요. 개네들의 조상은 거의가 고구려, 백제, 신라의 유민들입니다. 지금의 일본열도에는 원래 아이누 족이라고 부르는 아주 왜소한 토종(土種)들이 따로 있었습니다. 아이누 족은 우리와 다른 종족이죠. 하지만 지금 일본 주류 사회는 전부 고구려, 백제, 신라 유민의 후손들이 차지하고 있어요. 일본 왕의 조상이 백제인이라는 말도 있잖아요. 그래서 개네들은 알게 모르게 우리한테 엄청난 열등감을 가지고 있어요. 그 열등감을 만회하기 위해서 그들은 어떻게 하면 조선을, 자신들의 고토를 수복할까? 끊임없이 그것만 연구했던 겁니다. 물론 거기 우파들은 자신들의 왕가가 우리에게 뿌리를 대고 있다는 사실을 인정하지 않습니다. 하지만 누가 인정하거나 말거나, 우린 인정해 달라고 할 필요도 없고, 우리는 우리대로 가면 되는 겁니다.

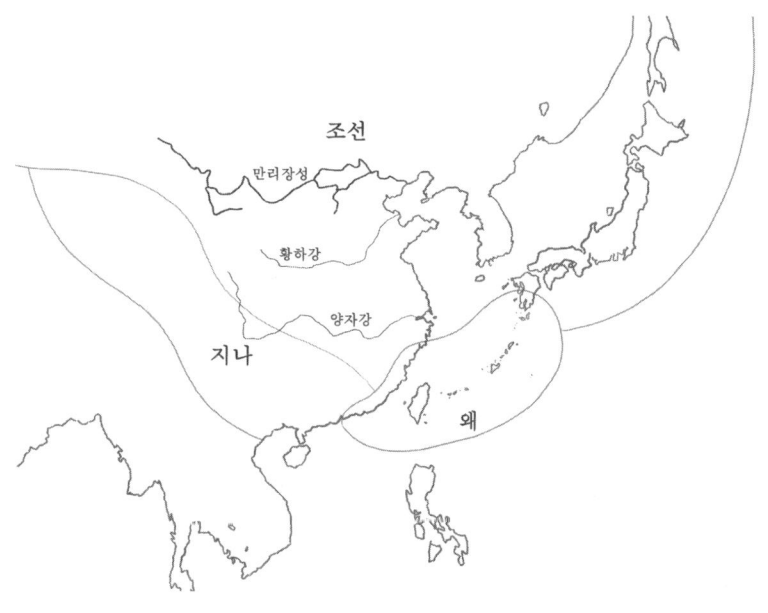

그림 동양 삼국 지도

왜정(倭政) 이전에는 조선이 있었죠. 조선왕조가 517년간 지속되었으니까 대략 5백년. 조선의 뿌리는 고려죠. 고려는 475년간이니까 대략 오백년 해서 여기까지가 1000년. 그 이전에는 후삼국이 있었고, 후삼국 이전에는 남북국 시대가 있었어요. 남북국이 뭐냐 하면 통일신라와 고구려를 계승한 발해를 말해요. 우리 역사에서는 발해를 중요시하지 않는데, 발해는 태조 대조영의 아버지였던 세조 대중상으로부터 애황제 대인

선까지 15대 260년의 역사를 가진 당시 대륙의 최강자였어요. 발해는 신라보다 더 큰 영역을 지배했습니다. 중국 같은 경우는 예를 들면 진시황의 진나라가 있잖아요. 사실 그런 건 나라도 아니에요. 20년도 못 간 것도 나랍니까? 그런데 발해는 250년 넘게 존속했으니 엄청난 나라죠. 그리고 중국의 역사를 보면 300년을 간 왕조가 거의 없다시피 해요. 오리지널 지나인들이 세운 나라 중 300년 이상 존속한 나라가 몇 개가 있었죠?

여기 보면 황하(黃河)가 흐르고 장강(長江)이 밑에 흐르잖아요. 이 중간인 하(河)와 강(江) 사이를 중원(中原)이라고 불렀어요. 이 중원을 차지한 나라가 대륙을 석권한 겁니다. 지난 5천년 동안 북방세력과 남방세력이 이 중원 땅의 주도권을 두고 피 터지는 싸움을 벌여 왔어요. 백 년 전만 해도 북방세력인 청나라가 여기를 통치했었죠. 청나라는 여진족이니까 고구려의 후예잖아요. 우리와 같은 사람들이에요. 그런데 우리가 학교에서 배운 대로 하면, 조선 왕조 오백 년 동안 스스로를 소중화다 뭐다 하면서 정신없는 짓을 했다는데, 사실은 그게 아닌 것 같습니다. 지도를 보면 북경이 이쯤에 있잖아요. 이 위에 만리장성이라 부르는 길고 큰 성이 하나 있는데 그러면 만리장성을 북쪽 사람이 쌓았겠어요, 남쪽 사람이 쌓았겠어요?

(남쪽 사람)

남쪽 사람이 쌓은 거죠. 이게 세계 7대 불가사의 중에 하나라매요? 인류가 벌여온 토목 공사 중에선 규모가 최고라매요? 그러면 남쪽 사람이 왜 쌓았겠어요? 자신들보다도 더 강력한 세력이 북쪽에 항상 존재했기 때문이죠. 만약에 남쪽이 북쪽보다 더 강했으면 성을 쌓을 필요가 없고, 그냥 복속시켜서 통치해 버렸으면 그만 아닙니까. 원래 성이라는 건 공격하기 위해서 쌓는 게 아니라 방어하기 위해서 쌓는 것이거든요. 그런데 왕조가 바뀔 때마다 북쪽에서 자꾸 내려오니까 이놈 쌓느라고 세월 다 보낸 거예요.

이 성을 쌓다보니까 경제도 다 피폐해지고. 사실 토목공사 잘못하면 나라 망하거든요. 수나라 같은 나라도 토목공사 때문에 망한 나라였어요. 수나라는 40년도 못 간 나라니까 사실은 나라도 아니었죠. 그런데도 지나인들은 꼭 수당 나라라고 하잖아요. 그러니 우리도 우리를 자랑스럽게 생각해야 됩니다. 우리는 나라를 한번 세웠다고 하면 기본이 5백년이었어요. 신라처럼 천년이 가려면 거기에는 고도의 통치철학이 있어야 하고, 그걸 기반으로 하는 도덕성이 갖춰져야 됩니다. 그래서 우리는 어려울 때 항상 백성을 살려내고 구휼하는 제도가 있었던 겁니다. 또 나라가 어렵거나 가뭄이 들고 하면 임금이 밖에 나가서 백성을 위무하는 천제도 올리고 기우제도 올리고 했던 거예요.

남북국 시대 이전이 삼국 시대입니다. 고구려 백제 신라는 다 알죠? 그런데 우리는 고구려 이전의 역사에 대해서는 거의 들어본 적이 없어요. 그리고 고려와 조선 1000년의 역사도 주입식교육을 통해 잘못된 역사를 세뇌 받았어요. 우리가 알고 있는 고려와 조선의 역사는 사실이 아니다 그겁니다. 고려와 조선의 역사적 주 무대는 반도가 아니라 대륙이었어요.

그런 이야기는 나중에 하기로 하고, 어쨌든 고구려가 당시의 북부여를 계승하는데, 그때 주몽성제의 부인인 소서노 왕비가 있었어요. 그 위대한 소서노가 해부루의 손자 우태와의 사이에서 온조와 비류를 낳게 되잖아요. 사실 주몽이 고구려를 만들 때 소서노 그쪽 부족의 도움을 엄청 받았어요. 주몽성제는 처가(妻家)인 졸본의 도움을 받은 거예요. 그래서 실제로는 소서노가 고구려의 3분의 2를 세우는 거나 다를 바 없었습니다. 주몽이 소서노 쪽의 자금과, 백성과, 영토까지 그대로 흡수했으니까요.

그런데 뜬금없이 유리왕이 오잖아요. 난데없이 적자(嫡子)가 나타나니까 서자격인 온조와 비류가 밀려나게 생겼어요. 그래서 어디로 내려가게 돼요? 소서노가 아들 둘을 데리고 남쪽으로 내려가서 백제라는 나라를 세웁니다. 연타발의 딸 소서노는 실질적으로 고구려와 백제라고 하는 나라를 두 개나 세운 여걸입니다. 소서노 할머니께 박수 한번 보내세요. (박수 짝짝짝)

저는 고구려말의 영웅인 연개소문도 연타발의 피를 물려받은 그의 후손이 아닌가 싶어요. 소서노 할머니에 대해서는 우리가 새롭게 공부를 해야 될 필요가 있습니다. 지금 대한민국의 여성들한테도 그 기백이 흐르고 있잖아요. 그런 걸 공부해야지 기철학 한다는 어떤 작자는 맨날 중국의 누가 뭐했다 이 따위 소리나 하고. 진짜 마음에 안 드는 건 똥때놈 옷을 입고 나와서 영어와 중국어를 씨부랑 거리는 작태입니다. 그러면 안 되는 거예요. 그게 학자입니까? 중국 놈 스파이도 아니고. 우리는 앞으로는 이런 걸(우리 상고사 같은 것) 공부해야 됩니다. 이런 걸 안 하면 우리 같은 동네 아저씨들한테 사정없이 욕먹게 돼요.

그래서 대한민국 여기서부터 임시정부, 조선(517년), 고려(475년), 남북국(통일신라, 발해), 삼국(고구려, 백제, 신라) 여기까지가 대략 2천년입니다. 우리 스스로 반만년의 유구한 역사와 문화와 전통을 자랑하는 민족이라고 하는데 반만년이면 몇 천 년입니까? (5천년) 5천년하고 앞뒤로 얼마 되겠죠. 그러면 나머지 3천년은 어디 갔냐 이겁니다. 우리 조상들은 2천년보다도 더 긴 3천년 동안 어디에서 뭘 먹고 살았느냐? 말로만 반만년 유구한 역사 어쩌고 하면서 왕조가 있으면, 역사가 있으면 내놔봐라 이거에요. 그런데 아무도 말해주지 않지요? 안하니까 우리끼리라도 한번 말해보자 이겁니다. 그래서 고구려 이전에도 나라가 있었죠. 해모수의 북부여가 그겁니다. 고구려는 북부여를 계승했고, 부여는 단군의 조선을 계승한 나라였습니다.

조선이라고 하니 여기 이성계가 세운 조선과 이름이 같죠? 그렇기 때문에 헷갈리지 말라고 여기 태조 이성계가 세우신 나라를 근조선(近朝鮮)이라고 하고, 여기 단군왕검께서 세우신 나라를 고조선(古朝鮮)이라고 합니다. 옛(古)조선. 그러니까 원래 나라 이름은 고조선이 아니고 그냥 조선이었습니다. 그래서 우리는 조선의 역사라고 해야 됩니다. 국사책대로 해 봅시다. 책에 보면 BC 2333년에 조선을 건국했다고 나오죠. 그러면 서기 전 2333년이니까 여기다가 서기 2008년을 더하면 단기가 나오게 됩니다. 그러면 몇 년이에요? 4341년이죠. 그래서 올해가 단기로 4341년인 거예요. 단군조선은 2096년 동안 47대 단군, 단제께서 통치를 합니다. 그러면 보세요. 한번 들숨하면 2천년이고, 낼숨을 한번 토해내면 2천년입니다. 한 호흡에 4천년을 생각하니까, 일단 우리 역사의 호흡줄이 4천년 이상으로 늘어납니다.

그러면 우리가 단기(檀紀)를 써야 되는 이유는 뭐냐? 역사의 호흡줄을 길게 가져가기 위해서, 우리 스스로 조급해 하지 않기 위해서 반드시 단기를 써야 되는 거예요. 일본 같은 나라는 지금 자신들만의 천황력을 쓰고 있잖아요. 그런데 우리만 왜 서력을 써야 돼요? 원래 우리도 이승만 정부하고 장면 수반 때까지만 해도 단기를 사용했습니다. 제가 어렸을 때 달력을 보면 단기 몇 년으로 적혀 있는 달력이 나왔습니다. 그런데 박정희가 쿠데타를 일으킨 후에 미국의 케네디 정부와 협상을 벌였어요. 그때 당시에 우리 단기가 4293년인가 그랬는데, 미국 정부에서 보면 1961년이잖아요. 그쪽에서 1960 몇 년으로 써서 외교문서를 보내오면 우리 대한민국 외교부에서는 단기 4290 몇 년이라고 써서 보냈을 것 아닙니까. 그러면 이게 그쪽 애들하고 짝이 안 맞잖아요. 미국 사람들이 보면 그럴 것 아닙니까? 저 조그만 나라가 무슨 역사가 저렇게 기냐? 그래서 그때 조정 작업에 들어갑니다. '야, 니들 단기 그거 지워. 헷갈려서 못 쓰겠어.' 1961년도에 쿠데타를 일으킨 혁명정부가 단기 4천2백 얼마를 쓰니까 미국 애들이 '니들도 서기를 써라. 그 대신 쿠데타 정권을 인정하고, 원조도 해 줄게.' 그렇게 해서 박정희 혁명정부가 미국한테 단기를 팔아먹게 됩니다. 그 이후로 우리는 이런 유구한 역사를 다 잃어버리게 되었어요. 고구려 이전 역사가 다 팔려버린 거예요. 안타까운 일이죠.

단군신화를 해석하면, 한웅이 쑥과 마늘을 준 까닭

제가 왜 이걸 이야기하느냐 하면, 앞으로 제가 이야기하고자 하는 것들이 고구려 이전부터 계승되어 내려왔던 우리 삶의 방식과 통하는 것이기 때문에 한번 좇아가 볼 필요성이 있어서 그러는 거예요. 『삼국유사』에 보면 한인의 아들 한웅이라는 인물이 나오죠? 사실 단군신화의 주인공은 단군이 아니라 한웅입니다. 한번 볼까요? 『삼국유사』에서는 '한인의 아들 한웅이 인간 세상에 뜻을 두고 제세이화하고 홍익인간하는 광명세계를 만들기 위해서 신시에 도읍하였다' 라고 나옵니다. 도읍하고 난 뒤에는 곰과 호랑이 이야기가 나오죠. 한웅이 인간 세상으로 내려가니까 곰과 호랑이가 사람이 되기를 원해서 찾아옵니다.

곰과 호랑이는 뭐냐 하면 그 부족의 기상을 상징하는 겁니다. 지금도 몽골 쪽에 가면 이리족이 있고 그리고 아메리카 인디언 중에는 독수리족, 들소족 이런 게 있잖아요. 그래서 어떤 추장은 독수리 깃털로 만든 모자를 쓰고 다니고 하잖아요. 그건 다 기상을 상징하는 겁니다. 대한민국 안에도 고려대학교가 있는데 여기는 상징이 뭡니까? (호랑이)

호랑이죠. 그리고 연세대학교는 독수리잖아요. 요즘도 연고전 하는가요? 연고전하면 아나운서가 뭐라고 하느냐 하면 독수리와 호랑이가 맞붙었다고 하잖아요. 그럼 연대 학생들은 다 독수리 새끼고 고대 학생들은 다 호랑이 새낍니까? 그게 아니잖아요. 그건 기상을 얘기하는 거예요. 건국대 같은 곳은 뭐예요? 황소잖아요. 바로 그 기상을 얘기하는 겁니다. 그러니까 한웅이 내려왔을 때 원주민들 중에는 곰과 같은 기상을 갖고 있었던 웅족이 있었고, 호랑이 같이 맹렬하고 사나운 기상을 가진 호족도 있었다 그 얘기죠. 그런데 고도로 발달된 배달국의 신시문명을 전수받기 위해서는 공부를 시켜야 되잖아요. 그래서 호족 우두머리의 딸과 웅족 우두머리의 딸을 뽑아서 신시로 보냈는데, 한웅이 그 처녀들을 어떻게 해요?

(동굴로 보내요)

동굴로 보내잖아요. 굴 바깥은 시끄럽고 집중이 안 되고 해서 굴 속에다가 공부방을 마련해서 웅족과 호족의 대표 처자 둘을 공부하라고 한 겁니다. "니들이 거기 들어가서 100일 동안 용맹정진하면 우리와 같은 지혜로운 사람이 될 것이다." 이건 성통공완 즉 깨달음을 얻는다는 말과 같습니다. 그때 먹거리로 뭘 줘요?

(쑥하고 마늘)

쑥과 마늘을 주잖아요. 그게 무슨 맛이에요? 쑥은 쓴맛이고 마늘은 매운맛이죠. 그게 화기와 금기의 관계로 열을 낸다 그 말이에요. 고기 같은 성분이 몸속에 남아 있으면 수행이 잘 안 되니까 그 동안 먹었던 고기 성분을 빼내기 위해 쑥과 마늘을 주는 겁니다. 쑥은 화기니까 열을 확산시키고, 마늘은 매운맛이 나서 폐와 피부에 열을 내게 해서 동굴 속의 환경을 극복하게 했던 거였어요. '그것을 먹고 공부를 하면 니들이 득도(得道)를 할 것이다. 그러면 너희들을 우리와 같은 사람으로 인정하고 사람대접을 해 주겠다. 그러한 연후에 결혼도 할 수 있다' 그 얘기지요.

　그런데 공부를 시켜보니까 대가리털 노란 처자는 21일 만에 못 참고 뛰쳐나와 버려서 서쪽으로 내쫓아 버렸어요. 반면에 머리털이 까만 웅족 추장의 딸은 근기가 있어서, 힘든 수련과정을 다 이겨내고 득도를 해서 한웅 할아버지와 혼례를 맺게 됩니다. 이로부터 한웅이 다스리는 시대가 열리는데, 그 기간이 초대 거발한 한웅천황께서 신시(神市)에 개천(開天)한 이래, 마지막 18대 거불단 한웅천황의 통치기간까지 합쳐서 1565년 동안 지속됩니다. 거기서 곰과 결혼했다고 하는데 그렇다고 동물원에 있는 곰과 한 게 아니죠. (웃음 하하하)

　역사 해석을 시중의 정신 나간 놈들처럼 하면 안 된다는 겁니다. 그렇잖아요. 생각해 보세요. 그러면 연대 다니는 학생들은 전부 독수리 새끼입니까? 그게 아니잖아요. 그런 기상이 있다 그 얘기죠. 한웅이 웅족의 처녀와 결혼해서 단군을 낳았다고 하잖아요. 이렇게 보면 마지막에 나오는 인물이 단군이죠. 그러니까 단군 신화가 아니라 한웅 신화가 맞아요. 이걸 알아야 되는 거예요. 그런데 이걸 일제 때 식민사관에 의해서 전부 왜곡시켜 놓고 우리들에게는 왜곡된 역사를 가르쳐 왔던 겁니다. 이런 걸 걸러보지도 않고 그냥 외워서 시험만 본 사람들이 지금 역사학의 대가(大家)다, 박사다, 교수다 하면서 행세하고 있어요. 그 때문에 지금 우리 민족의 상고사가 이렇게 개판이 되어 버렸습니다.

태호복희, 발귀리선인, 치우천황과 황제헌원 그리고 자부선인, 『황제내경』의 유래

　그래서 여기 보면 거발한 한웅천황이 신시에 배달국을 만든 이후로, 열여덟 분의 한웅이 재임하셨고 1565년간 배달국이 존속했습니다. 지금 우리가 동양 문화의 뿌리라고 하는 학문은 거의 신시 배달국 시대 때 나온 것들입니다. 그리고 황제헌원이다 태호복희다 하는 분들도 다 신시 시대 때 사람들이죠. 거발한 한웅천황이 신시에 도읍을 해서 나라를 만드는데, 그 5대 후손이 태우의 한웅천황입니다. 이 태우의 한웅천황은 12명의 아들을 낳게 되는데, 그 막내아들이 바로 동양의 전설적인 인물인 태호복희씨 입니다. 태호복희씨는 지금으로부터 대략 5450년 전 사람이죠. 태호복희가 12번째 아들이니까 권력 서열에서 앞에 서겠어요, 뒤에 서겠어요? (뒤에)

뒤에 설 수밖에 없겠죠. 그러면 이 분은 할 일이 뭐겠어요? 공부 말고는 없었어요. 앞에 형들이 쭉 있으니 정부 장관을 해먹겠어요, 도지사를 해먹겠어요? 그러니까 태호복희 할아버지는 할 수 있는 게 공부밖에는 없었던 겁니다. 그래서 공부를 하게 되는데 이 분은 당대의 최고 석학들을 스승으로 삼을 수 있었겠죠. 통치자의 아들이었으니까 교육 환경이 그렇잖아요. 또 당대에 내려왔던 가르침이나 문헌이 있었다면 그걸 다 듣고 볼 수 있는 위치에 있었을 겁니다. 이 분이 나중에 복희팔괘도 그리고 하도도 그리고 하잖아요.

이때 당시에 태호복희와 동문수학한 분 중에는 발귀리선인(仙人)이라는 분이 계셨어요. 복희 할아버지는 제도권 안에 있었던 분이고, 발귀리 할아버지는 비제도권인 사람입니다. 예를 들어서 표상수처럼 동네에서 떠드는 동네 고수들 있잖아요. (웃음 하하하)

그러니까 발귀리 할아버지는 비제도권(판밖)에서 이루어지는 공부를 한 것이고, 태호복희 할아버지는 제도권(판안)의 공부를 한 것이죠. 그러면 모든 발표는 태호복희 할아버지 이름으로 하게 되겠죠. 왜냐하면 발귀리 할아버지의 이름으로 하면 중생들이 안 알아주니까. 한웅천황의 아들이라고 하면 공신력이 있어서 사람들이 더 잘 알아줄 것 아닙니까. 역사 이래 지금까지 다 이런 방법이 통용되어 왔어요.

그래서 저도 이판에서 세상에서 알아주는 학자가 나와서 그 사람 이름으로 논문을 발표했으면 좋겠어요. 현성 이름으로 하면 안 알아주고, 다해라는 이름으로 해도 안 알아줍니다. 그러니 세상을 살릴 수가 없어요. 모두가 인정하고 받아들일 수 있는 훌륭한 학자가 하나 나와서, 그 사람 이름으로 모든 걸 다 발표하면 기존 판은 깨끗이 정리되겠죠. 판밖에서 사람을 내어서 판안으로 밀어 넣으면 판은 정리되는 거예요. 물론 이건 희망사항이고 실제로 그렇게 되지는 않겠죠.

태우의 한웅천황으로부터 9대쯤 더 내려오면 배달국 14대 천황인 치우천황이 나오게 됩니다. 이 치우천황은 유명한 전쟁신, 군신(軍神)입니다. 그래서 이때 투구도 만들고, 장창도 만들고, 에지간한 병장기들은 이때 다 만들어지게 됩니다. 치우천황은 자오지천황이라고도 하죠. 자오지란 불사조, 불새를 뜻하는데 이것이 나중에 고구려의 삼족오로 계승되었어요. 이때 서쪽에 있는 세력들 중 대표적인 세력이 누구냐 하면 공손헌원의 세력이었어요. 이 공손헌원을 황제헌원이라고 부릅니다. 치우천황이 황제헌원하고 서쪽에 탁록이라고 하는 벌판에서 싸움을 벌이는데 매번 이깁니다. 황제헌원이 72번이나 도전해 오는데 72번 모두 치우천황에게 깨지고 포로로 잡히게 돼요.

그런데 황제헌원은 사람이 똑똑하고 잘 났어요. 저 놈이 근기도 있고 그리고 원래 조상이 동이족 계열인 인물입니다. 그래서 치우천황이 헌원을 잡아 죽이지 않고, 불러서 '야! 너 싸움 그만하고 인물이 될 것 같으니까 공부 좀 해봐라' 하면서 스승을 붙여주는데 그 스승이 바로 자부선인이었어요. 이 분이 『삼황내문경』을 지었는데 일설에는 그 안에 『황제내경』, 『황제외경』, 『황제중경』이 있었다고 합니다. 지금은 『황제내경』만 전하고 나머지는 다 망실되어 버렸어요. 이 자부선인은 발귀리선인의 5대 후손이 됩니다. 태호복희에서 치우천황까지는 자그마치 9

대를 내려가는데 발귀리선인과 자부선인은 5대잖아요. 그러면 여기(선인 집안)는 왜 짧고 여기(한웅 집안)는 왜 기냐?

　여기 한웅천황은 통치자다 보니까 맨날 정치해야 되고, 전쟁해야 되고, 백성들을 먹여 살리기 위한 수를 짜내야 됩니다. 그래서 일도 많고 맨날 스트레스를 받으니까 어떤 임금은 짧게 몇 년하고 죽기도 하는데, 여기 선인(仙人) 집안 쪽 사람들은 도나 닦고, 수련이나 하고 그러니까 장수할 수밖에 없겠죠. 그래서 여기는 5대가 맞고 저기는 9대가 맞는 거예요. 이때 자부선인의 문하로 들어간 사람이 황제헌원이었다는 거죠.

　들어가서 『삼황내문경』을 교과서로 삼아서 의학, 병법, 천문, 지리 등을 다 배우는데 황제헌원이 머리가 좋아서 빨리 터득하게 돼요. 그래서 스승이 '너 이제 나가서 한 살림 차려도 돼!' 하면서 하산을 시킬 때 황제헌원은 『삼황내문경』 안에서도 의학 부분 있죠? 병 고치는 부분을 확실하게 딱 기억해서 나간 겁니다. 그게 『황제내경』이죠. 왜 『황제내경』이냐 하면 밖에 나가면 또 전쟁을 해야 되고 사람들을 다스려야 되니까 그런 겁니다. 전쟁을 하면 사람들이 다치게 되고, 전쟁이 안 나도 사람들이 병이 나잖아요. 그때 빨리 치료를 하려면 의학적 지식이 필요했기 때문에 『삼황내문경』 중에서 의학 부분을 암기해서 나갔던 거예요. 황제헌원은 서쪽 땅으로 장가를 갑니다. 지금도 장가를 간다고 하죠? 장가를 간다는 말은 그때까지도 여전히 모계사회의 전통이 남아 있음을 방증하는 겁니다. 이렇게 해서 태호복희, 황제헌원과 염제신농 이 세 사람이 지나족에서는 삼황(三皇)으로 들어가는데, 이들은 사실은 지나족하고는 아무런 관계가 없는 인물들입니다. 전부 우리 동이족 혈통이에요. 중국에서는 삼황오제 시절을 전설적인 시대로 생각하는데, 우리 한단(桓檀) 역사에서는 이렇게 실존한 인물이었다 그거죠.

한국(韓國)이라는 국호의 내력, 한민족, 배달겨레, 단군의 자손

치우는 14대 한웅천황이니까 그의 시대가 끝나고 단군 할아버지가 들어설 때까지의 기간이 있겠죠. 지금이 단기로 4341년인데 치우천황이 대략 4천7백 년 전 인물이니까, 신시 배달국은 그 뒤로도 270년 정도 더 계속되다가 문을 닫고는 단군 시대로 넘어가게 됩니다. 사실 한웅과 단군(桓雄, 檀君)이라는 글자를 파자하면, 신시 배달국 시대와 단군조선 시대 때는 어떤 정신으로 나라를 통치했고 그 전의 어떤 정신을 계승했는가 하는 것을 알 수 있어요. 그래서 말이 나온 김에 이것도 한번 보자구요.

한국(桓國)3301년 - 신시 배달국(神市倍達國)1565년 - 단군조선(檀君朝鮮)2096년

신시 배달국 이전에는 한인(桓因)이 나라를 다스렸어요. 한인은 하늘의 임금이라는 뜻을 갖고 있는데 그 한인 할아버지가 다스리던 나라 이름이 한국(桓國)입니다. 한웅 할아버지가 다스리던 나라는 배달국(倍達國)이고, 단군 할아버지가 다스리던 나라가 조선(朝鮮)이었죠. 초대 단군인 왕검 할아버지가 나라를 세우시고 국호를 조선이라 지으셨어요. 그런데 이성계도 나라를 세운 후 국호를 조선으로 정했는데, 북한은 지금도 이 조선을 국호로 사용하고 있습니다. 그리고 한인 할아버지가 다스렸던 한국(桓國)이라는 나라 이름을 지금 우리 남한에서 계승해서 사용하고 있는데, 이것도 우연한 일은 아니라고 생각합니다.

그러면 임시정부에서 나라 이름을 대한민국(大韓民國)으로 짓자고 했던 그 어른들이 이런 고대의 역사를 알았다는 것 아닙니까. 그때 지은 이름이 1945년 해방 이후에도 그대로 계승되잖아요. 그러면 대한민국이라는 이름을 붙인 당시 어른들이, 지금은 우리가 어쩔 수 없이 정식

정부도 아니고 임시정부지만, 시간이 흐르고 나면 우리 후손들 중 민족을 생각하는 사람들이 나와서 한인 할아버지들이 다스렸던 한국을 생각하게 될 것이다 해서 대한민국이라고 이름 붙인 것이 아니겠는가, 저는 이렇게 아전인수식으로 해석하고 있는데, 맞을 것 같아요. 그래서 임시정부 할아버지들한테 박수 한번 보내 드리고. (박수 짝짝짝)

태조 이성계가 고려를 정리하고 나라를 세웠는데 한양에 도읍했을 때 처음 3년간은 국호를 정하지 못해서 할 수 없이 고려라는 국호를 그냥 썼어요. 새로운 왕조를 세우면 나라 이름을 지어야 되는데, 이름을 어떻게 지을까 고민을 많이 했을 것 아닙니까. 그 고민을 하는 과정에서 삼봉 정도전 선생, 하륜 선생 이런 분들이 머리를 맞대고 국호를 정하는 작업을 합니다. 우리를 어떤 민족이라고 불러요? (한민족)

그렇죠. 우리는 한(亽)민족입니다. 여기 보면 한국 3301년, 신시 배달국 1565년, 단기 4341년 더하면 대략 9200년 정도가 나옵니다. 우리 한민족의 역사가 9200년 정도의 방대한 역사라는 거예요. 그런데 일곱 분의 한인천제께서 다스린 한국 3천3백년간의 기록은 거의 없습니다. 구전으로만 내려올 뿐이죠. 하지만 우리를 한인의 후손이라는 의미에서 한민족이라고 부르잖아요. 민족 단위는 한민족이고, 민족 밑에는 여러 형제들이 있겠죠? 그것을 '겨레붙이'라고 그래요. 아까 신시 배달국이라고 했죠? 그러면 '배달'이라는 게 뭐냐 하면, 배달을 원래 우리말로 하면 밝달이 되거든요. '밝'은 밝게 한다는 뜻입니다. 그리고 '달'은 뭐예요? 하늘에 떠 있는 저 달이 아니죠? 그건 땅을 얘기하는 겁니다. '응달, 양달' 그러잖아요. 그러니까 '배달'은 밝은 땅을 뜻하겠죠. 나라 이름 자체가 '밝은 땅, 밝게 하는 땅'이라는 뜻을 갖고 있어요. 사람의 정신을 밝게 하고, 심성을 밝게 하고, 문명을 밝게 해서 홍익인간 한다 그겁니다. 어떤 민족엔 열두 지파가 있다고 하잖아요. 그런데 우리는 한국에서 12연방의 나라 이름도 나오거든요. 또 겨레가 있어서 배달겨레라고도 하고, 겨레 중에도 적통(嫡統) 자손이 있죠? 우리는 누구의 자손이라고 그래요? (단군의 자손)

단군의 자손이라고 하잖아요. 내가 불교를 하든, 예수교를 하든, 뭐를 하든 단군의 자손이라고 합니다. 그래서 우리는 단군의 자손이 맞고, 배달겨레가 맞고, 한민족이 맞는 거예요. 우리는 이런 것도 알아야 됩니다.

심포 삼초 이런 내용들은 신시 배달국 시절에 자부선인이 책을 지어 치우천황에게 바친 『삼황내문경(三皇內文經)』에 약간 나옵니다. 자부선생으로부터 이 『삼황내문경』을 받아 공부한 황제헌원이 기억하여 기록한 내용 중에서 지금 전해지는 건 『황제내경』뿐이라고 했습니다. 그러니까 문자의 창제도 신시 배달국 시대에 이루어졌다는 증거를 여기에서 찾을 수 있다 그거죠. 공빈(공자의 7대 손)이 쓴 『동이열전』이라는 책에 그런 이야기들이 나옵니다. 제가 이제까지 이 책 저 책을 보고, 이 선생 저 선생을 좇아다니면서 귀동냥을 한 끝에 우리 역사를 정리해 보니까 이렇더라 이거죠.

'태정태세문단세'만 역사가 아닙니다. 그건 시험 볼 때나 쓰는 거죠. 그 사이사이에 일반 백성들 교육은 어떻게 했고, 뭘 먹고 살았고, 우리 조상들은 어떤 정신세계를 갖고 있었고 또 부모님이 돌아가시면 어떻게 했고 하는 이런 것들도 다 역사입니다. 하지만 우리 역사의 큰 틀은 신시 배달국까지 거슬러 올라가는 5600년 정도로 봐야 되니까, 『한단고기』, 『단기고사』, 『규원사화』 등과 같은 학교에서 배우지 못한 역사서도 한 번씩 보면 좋지 않겠는가 하는 거죠.

심뽀와 심포, 심포 삼초를 건강하게 하는 방법

심포나 삼초 이런 용어들은 문헌에도 나오고 또 우리가 쓰는 말속에도 있습니다. '저 사람은 심뽀가 고약해' 라고 하죠? 그 심뽀가 바로 심포입니다. 아까 심포 삼초 안에서 생각과 마음을 만든다고 했잖아요. 무형의 세계가 유형의 세계보다 더 방대합니다. 영혼과 얼의 세계가 더 방대해요. 서양의학이 많이 발달해서 사진도 찍고 하지만 그걸로는 진단이 안 되는 영역이 너무나 많아요. 우리 몸 안에선 보이지 않는 무형의 장부인 심포 삼초의 허실 문제로 인해서 많은 증상들이 생겨나고 있습니다. 심포 삼초가 허약해서 생기는 병이 너무나 많은데 현대의학은 아직 거기까지 못 잡아내고 있어요. 그렇기 때문에 심포 삼초가 병이 날 경우엔 대처할 방법이 없다는 겁니다. 그러면 우리는 심포 삼초가 허약하면 어떻게 해야 되느냐?

첫 번째, 심포 삼초를 튼튼하게 하는 음식을 먹으면 된다는 겁니다. 심포 삼초를 영양하는 맛으로는 떫은맛, 생내나는맛, 아린맛, 담백한맛, 흙내나는맛이 있습니다. 오이는 생내가 나고, 감자는 아린맛입니다. 녹두, 옥수수는 떫은맛이고, 토마토, 당근도 떫은맛. 이런 걸 영양하면 심포 삼초 상화에 힘이 생깁니다.

두 번째, 음식으로 기력이 확보되면 약 먹고, 뜸뜨고, 침 맞기 전에 심포 삼초를 튼튼하게 하는 운동을 하라는 겁니다. 가볍게 전신 운동을 해주는 거예요. 우리 어렸을 때는 학교건 직장이건 간에 다 국민체조를 했잖아요. 그런 국민체조 같은 걸 한 다음에 심포 삼초가 지배하는 어깨 운동을 좀 더 해주면 되겠죠. 심포 삼초가 나빠지면 제일 먼저 어깨가 무거워지고, 결리고, 뻣뻣해지게 돼요. 오십견 이런 건 크게 잘못된 거죠. 그 다음에 손에서 땀이 나고, 열이 나고, 허물이 벗겨지는 것 있죠. 그것도 다 심포 삼초가 안 좋아서 생기는 겁니다. 그래서 전관절 운동에다가 특히 어깨와 손 운동을 더 해주면 됩니다.

세 번째 심포 삼초를 건강하게 하는 호흡을 해야 됩니다. 호흡은 가쁘게 하지 말고 천천히 해야 되겠죠. 또 맥을 봐서 인영맥이 크다면 들숨을 길게 하고, 촌구맥이 크면 낼숨을 길게 하면 됩니다.

네 번째는 체온 유지입니다. 항상 체온을 따뜻하게 유지해야 됩니다. 뱃속을 따뜻하게 하는 것이 굉장히 중요해요. 심포 삼초가 안 좋은 사람한테 찬 우유, 찬 콜라, 찬 요구르트 같은 걸 자꾸 주면 회복이 더디게 되고 더 고생을 합니다. 감기 걸렸을 때도 찬 걸 먹으면 감기가 잘 안 떨어져요. 환자가 요구르트를 먹고 싶다고 하면 따뜻하게 데워서 먹게 하면 훨씬 낫죠. 심포 삼초가 안 좋아서 병이 난 사람들은 찬 음료나 찬 음식은 절대로 피해야 됩니다. 반드시 음식물은 데워서 먹거나 끓여서 먹어야 합니다.

다섯 번째는 천기(天氣)를 알아야 됩니다. 심포 삼초가 안 좋은 사람들은 환절기 때, 예를 들면 겨울에서 봄으로 넘어가게 되면 나른하다, 봄 탄다고 합니다. 또 여름에서 가을로 넘어갈 때는 가을을 타게 되겠죠. 새로운 하늘 기운에 적응해야 되는데 적응력이 떨어지면 계절을 타게 되는 거예요. 반면에 심포 삼초가 튼튼한 애들은 적응력이 좋아서 계절을 잘 안탑니다. 그리고 밤에는 밤에 맞게 낮에는 낮에 맞게, 여름엔 여름에 맞게 겨울엔 겨울에 맞게 살아야 유리합니다. 겨울에는 특히 따뜻하게 보온을 하는 것이 굉장히 중요하겠죠.

여섯 번째는 자기 체질을 알아서 목형이면 목극토 하니까 달고 매운 것을 더 먹고, 화형이면 화극금을 하니까 맵고 짠 것을 더 먹고, 토형이면 토극수를 하니까 짜고 신 것을 더 먹고, 금형이면 금극목을 하니까 시고 쓴 것을 더 먹고, 수형이면 수극화를 하니까 쓰고 단 것을 더 먹는 식으로 조절을 해야 됩니다. 심포 삼초 생명력을 건강하게 하는 방법을 한마디로 정리하면 자기 체질에 맞게 영양하고, 운동하고, 호흡도 하고, 체온유지하고, 천기에 잘 적응하고, 자기체질을 알아야 된다는 겁니다.

문자풀이(相, 倍達, 檀, 桓), 복본사상

심포 삼초는 무형인 상태로 존재하는 생명력이기 때문에 상화(相火)로 표기합니다. 조화를 이루게 하는 장부라는 의미에서 상화(相和)로 표기하기도 해요.

질문 : 심장 소장은 화(火)라고 하고, 심포 삼초는 상화(相火)라고 하는데 왜 그렇게 표기하는 겁니까?

대답 : 심포 삼초 생명력은 심장의 영향을 가장 많이 받습니다. 그래서 '심장을 '임금 군' 자 군화(君火)라 하고, 심포장을 재상(宰相)이라고 해서 상화(相火)로 표기한다' 라고 말하는 문헌이 있어요. '서로 상(相)'에서 목(木)은 '완성 십(十)'에 '모을 인(人)'인데, 완성된 이치를 모아놨다고 해서 '진리 목(木)'으로 쓰기도 합니다. 그리고 '눈 목(目)' 자는 살핀다는 뜻이죠. 그래서 완성(十)된 이치를 모아서(人) 사물을 살필(目) 수 있는 사람이 높은 관직을 맡아서 일을 했는데, 거기에서 재상, 영상, 좌상, 우상, 수상 등의 말이 나와서 지금도 쓰고 있는 겁니다. 이러한 경우에 '목(木)'을 단순히 나무로만 해석하면 문자가 가지고 있는 본래의 뜻을 알 수 없게 됩니다. 나무가 이렇게(木) 생긴 건 아니잖아요. 형태를 본뜬 거라면 나무 가지가 위로 자라지 아래로 자라지는 않거든요. 돌대가리 허신이 『설문해자』에서 문자를 풀이할 때 어거지로 해놓는 바람에 그 후에 공부한 사람들이 다 잘못되어 버린 겁니다.

단군조선 할 때의 '단(檀)' 자도 풀어보면, 진리(木)를 다듬어서 그 머리(亠)가 되는 부분, 근본(亠)을. 가운데에 '되돌릴 회(回)' 자가 있죠. 머리가 되는 근본을 되돌려서. 단군조선은 신시 배달국을 계승한 거잖아요. 아까 얘기한대로 태호복희, 황제헌원, 염제신농이 다 그때 사람들이었어요. 그때는 인류 문명이 비약적으로 발달하던 시기기도 했었죠.

　이 글자(檀)를 보면 단군 할아버지의 나라가 무엇을 목표로 해서 세워진 나라였는가 하는 것이 나옵니다. 그건 신시 배달국의 이념을, 그러나 제대로 이루지 못했던 이념을 다시 한인이 다스리던 시대로 되돌리자는 모토에서 세워졌습니다. 배달은 이렇게(倍達) 쓰죠. 배달이라는 말은, 한국(桓國) 시대에 진리(木)로써 온 세상을 환히 비추어(亘) 만백성을 이끌던 것을 배(倍)로, 곱으로 이루겠다는 뜻 아닙니까? 이 글자(亘)는 태양이 하늘과 땅 사이를 환하게 비추는 걸 나타내고 있어요. 그래서 태양의 거룩한 기운을 천지만물에 베푼다는 의미에서 '베풀 선(亘)'으로 풀기도 합니다. 천지 안에 태양이 있으면 하늘과 땅 사이가 환해요, 캄캄해요? (환해요)

　환하잖아요. 그래서 이걸 환(桓)으로도 읽습니다. 여기서는 저 글자(木)를 나무로 풀면 안 되고, 아까처럼 진리(十=완성 십, 人=모을 인)라는 뜻으로 풀어야 됩니다. 그래서 이때(한국 시대) 이루었던 진리를, 가르침을, 문명을. 이건(倍) 곱이라는 뜻이죠. 우리가 보통 곱빼기라고 하잖아요. 그래서 그 진리를, 이념을 배로 도달(達)시키겠다는 뜻이 되죠. 그것이 바로 신시 배달국의 개국이념 아닙니까? 신시 배달국은 한국 시절에 이루었던 인간의 모든 살림살이를, 요즘 말로 하면 업그레이드 시켜서 배로 도달하겠다고 한 나라입니다.

　그런데 배달국 때는 전쟁도 엄청나게 하고 겨레붙이들도 떨어져 나가고 해서 1565년밖에 못 갑니다. 그래서 이것을 한번 더 좋게 하자는 의미에서 만들어진 나라가 단군조선이 됩니다. 단(檀)은 진리(木)의 근본(亠)이었던 한인(桓因) 시절로 되돌아가서. '되돌아갈 회(回)' 자잖아요. 그리고 밑에는 '해돋을 단, 아침 단(旦)' 자입니다. 단은 뭐예요? 대지 위에 해가 떠 있는 모습이니까 밝히겠다는 걸 의미합니다. 그래서 인간 만사의 진리(木)를 다듬어서 그 근본(ㅗ)되는 곳으로 다시 되돌려서(回), 밝혀(旦) 나가겠다는 것이 단(檀)이라는 글자 속에 들어 있다 그겁니다.

옥편을 찾아보면 이게(檀) 무슨 뜻으로 나와 있어요? '박달나무 단'으로 나오잖아요. 그런데 잘 봐요. 요게 밝달이라고 했잖아요. 박=붉=밝다, 달=땅. 배달=밝게 비추는 땅. 그러면 무슨 땅입니까? 광명의 땅이잖아요. 그래서 단군 시대란 광명의 땅으로 되돌리는 시간대였어요. 그리고 그것을 맡은 군주가 단군이었어요. 그러니까 이 문자 속에 다 들어 있는 겁니다. 그런데 터무니없게도 나무 이름 중에 박달나무가 있으니까 '박달나무 단'으로 하자고 떠들고 있으니 완전 염병을 하고 자빠진 거죠. 지나(중국)의 돌대가리 놈들이 자기들 것도 아니고 남의 것을 갖고 가서 완전히 왜곡시켜 버린 거예요.

우리나라 사람들도 문제에요. 사대주의를 해도 정도껏 해야 되는데, 지나놈들이 해석한 걸 그대로 받아들였으니 이건 정도를 지나친 거죠. 지금도 영어교육에 몰입하는 얼간이들 꼬락서니를 보면 기가 찰 지경입니다. 그러나 이제 개벽 이후가 되면 단군의 자손들이 진리(木)의 근본(ㅗ)으로 되돌아가서(回) 세상을 환히(旦) 비추는 역할을 다시 한번 하지 않겠는가, 저는 그렇게 보고 있습니다.

그래서 단군의 자손들이 자신들의 정체성을 알아야 되는데, 그러기 위해서는 먼저 정기신(精氣神)이 건강해져야 되겠죠. 스스로 자기 병을 고치고 건강을 유지하면서, 먹고 사는 데만 급급하지 말고. 건강한 몸과 건강한 정신만 있으면 땅을 파도 못 먹고 살겠냐 그겁니다. 콩을 불려서 먹고, 무만 갈아서 먹어도 먹고 사는 건 되겠죠. 그렇게 해서 건강해지면 무슨 일이든 할 수 있는 겁니다.

우리의 정체성 속에는 근본자리로 되돌아가자는 복본(複本) 사상이 들어있어요. 복본 사상의 핵심이 바로 하늘에 제사 지내고, 칠성(七星)을 모시고, 천지신명을 받아들이고, 하느님을 받들어 모시고, 사람을 널리 사랑하라는 경천애인(敬天愛人) 사상입니다. 경천애인이 뭡니까? 하느님을 경배하고 이웃을 사랑하는 겁니다. 예수가 평생 동안 얘기한 것이 하느님을 경배하고 네 이웃을 네 몸처럼 사랑하라는 것 아닙니까. 그런데 우리는 그걸 '경천애인' 딱 네 자로 정리했습니다. 지난 역사 동안 인류는 그 이념을 찢어다가 불교도 만들고, 기독교도 만들고, 유교도 만들고 했던 거예요. 결국 이러한 종교들의 가르침도 인간의 본성을 알아서, 인간답게 살자는 걸로 귀결됩니다. 먼저 인간답게 된 연후에 깨달음을 이루든, 도통을 하든, 극락이나 천국을 가든지 해야 되겠죠. 그런데 그건 생명의 실상을 모르고서는 불가능하다는 겁니다. 그래서 우리는 생명이 뭔지 알기 위해서 심포 삼초 생명력이라는 무형의 장부에 대해서 공부하고 있는 겁니다.

구삼맥이 나오는 이유

심포 삼초가 허약해져서 병이 나면 맥으로는 구삼맥이 나옵니다. 구삼맥은 그 모양이 가늘고, 길고, 연하고, 말랑말랑하고, 꼭꼭꼭 찌르는 것 같습니다. 병이 생기면 병과 싸워서 이겨내려고 하기 때문에 생명은 항상 긴장 상태로 들어가게 되겠죠. 가령 집에서 편안하게 지내고 있는데 난데없이 강도나 도둑이 들어온다면 긴장하게 되잖아요. 국민들이 편안하게 살고 있는데 갑자기 강원도 어디에 무장공비가 출현했어요. 그러면 온 나라가 긴장합니다. 그것처럼 우리 몸에 병이 들어오면 그 놈과 맞대응을 해야 되니까 생명이 저절로 긴장하게 되는 겁니다. 긴장되니까 혈관이고 뭐고 다 수축되겠죠? (예) 그러면 이렇게 수축되면 맥이 가늘어져요, 굵어져요? (가늘어져요) 가늘어지잖아요. 그러니까 어떤 병이 생길 때 초기에는 반드시 구삼맥이 뜨는 겁니다.

그렇기 때문에 지금 석맥이 뜨더라도 그건 전에 구삼맥이 떴다가 병이 깊어져서 지금 석맥이 만들어진 거라고 봐야 되는 거예요. 병이 석맥까지 진행되면 심포 삼초는 더 약해졌다고 봅니다. 병이 커진 것에 비례해서 생명력도 약해지기 때문에 그렇습니다. 지금 석맥이 4~5성이라면 구삼맥이 안 뜨더라도 이미 안에 구삼맥은 들어 있고, 수기가 약해지면서 나타나는 석맥은 더 커진 거죠. 그러니까 현재 구삼맥이 안 나타났다고 해서 무시하는 게 아니라 있는 걸로 전제하고서 봐야 된다 그겁니다. 만일 홍맥이다 그러면 위장에 들어있는 생명력은 더 약해진 걸로 봐야 되겠죠. 그래서 모든 처방에는 떫은맛 즉 상화생식이나 상화기원이 반드시 들어가게 되는 거예요.

아이들 키울 때도 제일 먼저 챙겨야 되는 것이 심포 삼초 상화입니다. 옛날에 현성 스승님께서는 사람들이 스스로 자기 병을 고치도록 하기 위해서 '옥수수를 갈아먹어라. 녹두를 갈아먹어라. 당근즙을 내어서 먹어라'고 이야기하셨어요. 그러면 '그거 사러 가야지' 해놓고 깜빡해요. 자꾸 깜빡하다 보면 나중에는 '에이 말아야지' 하면서 안 가니까 끝내 병을 못 고치게 되는 거죠. 그러니 병 고치기 위해서 할 수 없이 상화생식과 상화기원을 만들었던 겁니다.

원시반본과 우아일체의 또 다른 의미, 생명력을 회복하면 모든 것이 본래의 자리로 돌아가게 된다

그러니까 일단 그 사람의 생명력을 정상적인 상태로 다시 복원하는 그게 바로 '복본(復本)주의'다 그거죠. 생명이 근본자리, 본래의 자리로 되돌아가는 것. 어떤 성인은 그것을 원시반본(原始返本)으로 표현했어요. 지금 바야흐로 원시반본 판으로 가고 있는 이 시기에 우리가 어떻게 우리 몸과 기운과 정신(精氣神)을 정갈히 할 것인가? 그게 관건입니다.

우리 몸 안에는 눈에는 보이지 않는 심포 삼초 생명력의 세계가 있습니다. 그 생명력의 원천은 바로 천지입니다. 천지기운이 내 안에 들어와 있다는 것은 내 몸 안에 온 우주가 들어있다는 것과도 같아요. 그것을 깨닫는 것을 우아일체(宇我一體)의 경지라고 했던 거죠. 그런데 우아일체의 경지가 실제로 뜻하는 것이 뭐냐? 가령 무르팍 아플 때는 어떻게 해야 되느냐 하는 것을 깨닫고 실천할 때 내 몸이 본래의 건강한 모습으로 변화되잖아요. 그것을 확인해가는 것이 우아일체다 그겁니다. 그렇게 하는 것이 가능하겠죠? 건강을 회복하는 것을 눈으로 확인할 수 있고, 감각으로도 확인할 수 있습니다. 실제로 내가 어떤 먹거리를 먹으면 그것이 내 몸을 변화시키는 것이 확인이 됩니다.

사실 기운만 본래 자리로 돌려놓으면 생명은 자기 할 일을 빠짐없이 하게 되어 있습니다. 그러니까 우리는 약 먹고, 침 맞고, 뜸떠서 병을 고치려고 할 게 아니라, 스스로의 생명력을 복원해서 각 장부가 자기 할 일을 할 수 있도록 하는 것이 더 급선무라는 겁니다. 유형의 장부 이면에 존재하면서 그 장부들을 통제해 나가는 상화를 건강하게 함으로써. 상화가 건강해지면 오장과 심포를 합친 육장을 움직여서 근육, 피, 살, 피부, 뼈, 신경을 만들고 원래대로 회복시킵니다. 상화의 도움을 받아 간담은 근육을 만들어 복원시키고, 심장은 피를 복원시킨다 그겁니다. 위장은 살을 만들어서 원래대로 돌려놓을 것이고, 폐대장은 피부를 만들어서 복원시켜요. 피부 세포를 만들 때는 오장의 기운을 다 동원해서 쓰지만 그 중에서 금기를 가장 많이 쓰게 됩니다. 요건 다른 장부도 마찬가지 입니다. 또 신장은 뼈를 만들어서 회복시킬 것이고, 심포는 신경을 복원시킵니다. 우리 몸(精氣神)은 이렇게 구성된 채로 돌아가고 있는 겁니다.

심포 삼초가 건강한 사람의 본성 - 1. 일체의 신경성 질환과 심인성 질환도 심포 삼초성 질환이다. 백신과 시중에서 파는 먹거리들의 해악

그러면 심포 삼초가 건강한 사람의 성격은 어떠냐? 건강할 때를 본성이라고 합니다. 심포 삼초가 건강하면 다재다능하고 능수능란한 사람이 됩니다. 어떤 분야에서 일할 때 심포 삼초가 좋은 사람은 그 분야에서 능숙하게 업무를 수행하고, 주변 사람들과 조화를 잘 이뤄요. 그리고 임기응변이 좋으며, 천재적이며, 팔방미인이 됩니다. 그러면 심포 삼초가 좋으면 뭐든 다 잘한다는 거냐? 그건 아닙니다. 김연아가 피겨 스케이팅 선수잖아요. 그러면 컨디션이 좋으면 공중회전도 잘하고, 착지도 잘하고, 표정연기도 잘 합니다. 정해진 시간 안에 아주 우아하고 아름답게 잘 해요. 시합 당일 날 심포 삼초가 건강하면 연습한대로, 훈련한대로 능수능란하게 잘하게 됩니다.

그런데 심포 삼초가 좋다고 해서 느닷없이 김연아가 박지성처럼 축구도 잘하고, 박찬호처럼 야구도 잘한다는 건 아니죠. 그렇게 뭐든 다 잘한다는 게 아닙니다. 박찬호가 심포 삼초가 좋으면 그날 컨트롤이 좋겠죠. 그러면 자기가 원하는 방향으로 직구면 직구, 커브면 커브를 잘 던진다 그 얘기에요. 박지성이 심포 삼초가 좋다 그러면 그 날은 드리블도 잘 되고, 패스도 정확하게 잘 하고 또 슈팅도 잘 된다 그 말입니다. 그런데 심포 삼초가 안 좋다 그러면 컨디션이 나쁘니까 패스미스가 나오고, 수비 실수가 나오고, 헛발질을 하게 되겠죠.

질문 : 그럼 컨디션도 심포 삼초가 주관하는 겁니까?

대답 : 그럼요. 당연히 몸 상태나 컨디션은 무형으로 존재하는 생명력이 주관하는 겁니다. 또 소위 각종 스트레스성 질환이라는 거 있죠. 그게 전부 심포 삼초증입니다. 각종 신경계 질환이나 심인성 질환 이런 것들도 모두 심포 삼초증 질환입니다.

그 다음에 심포 삼초가 좋으면 사람이 차분해요. 내 아이가 심포 삼초가 좋다면 차분하고 집중력도 좋게 돼요. 반대로 심포 삼초가 안 좋으면 산만하고 부산해지겠죠. 몸 안의 생명현상은 심포 삼초가 조절해 주는데, 구삼맥이 나오면 그 조절능력이 결여되어 있다는 걸 의미합니다. 그래서 만일 자기 아이가 산만하다면 생명력이 허약한 걸로 봐야지, 그걸 병으로 보고 이상한 아이로 생각해서는 안 된다는 거예요. 그런데 그렇게 말해주는 곳은 없고, 전부 애가 이상하다고 말해서 진짜 이상한 애로 만들어 버리게 됩니다. 또 배설하는 능력이 떨어지면 소변곤란, 대변곤란 등의 문제도 생기게 됩니다.

심포 삼초를 좋게 하는 방법을 적으세요. 아까처럼 영양하고 운동하는 방법도 있지만, 사관인 합곡과 태충에 MT를 붙이는 겁니다. 그리고 심포경 삼초경이 있는데 손가락 3지와 4지에 있는 중충 관충과, 기경팔맥을 통제하는 내관과 외관에다 MT를 붙이면 됩니다. 내관은 심포경의 가장 중요한 혈자리, 외관은 삼초경의 주요 혈자리. 요건 다음 주 경혈학 할 때 나오니까 제가 전부 표시를 해 드릴게요.

심포 삼초가 좋으면 마음이나 성격이 차분하게 되고, 생명력이 강하다. 생명력이 강하기 때문에 예를 들어서 돼지, 토끼, 닭이 심포 삼초가 좋으면 다산(多産)을 할 수 있게 됩니다. 종족을 번식시키는 능력이 강하다는 거죠. 요즘 애기 못 낳는 사람들 많잖아요. 그게 생리조절 능력이 엉망이 되어서 그런 거예요. 왜 엉망이 되는가 살펴봤더니 어려서부터 무슨 이상한 예방주사를 많이 맞히고 또 차게 키워서 생명력이 왜곡되어 버렸기 때문에 그렇더라 이겁니다. 그리고 과자나 빵, 피자 등을 통해서 그 안에 든 각종 식품첨가제, 색소, 향신료, 탈색제, 표백제, 악질 유화제 등을 어릴 적부터 끊임없이 섭취를 하는 바람에 생명력이 더 망가져 버렸어요.

빵이나 과자를 만드는 원료인 밀가루를 보면 정말로 흰쌀처럼 하얗잖아요. 그런데 그건 전부 표백시킨 겁니다. 밀은 자연 상태에서 빻으면 그렇게 하얗지 않고 거무틱틱하고, 뉘리끼리해요. 원래 자연의 색은 그 색이어야 되는데, 그놈을 보기 좋게 만들기 위해서 하얗게 표백시키는 겁니다. 그건 거기에 생명력을 파괴하는 화학물질이 들어갔다는 거잖아요. 그런 병든 먹거리들을 우리 아이들이 어릴 때부터 계속 먹으니까 문제가 심각해지게 되는 겁니다. 요즘 의식 있는 사람들은 우리밀 지키기 운동을 하더라구요. 먹고 살만 하면 가급적 표백 안한 순수한 우리밀을 애들한테 먹여야 됩니다.

심포 삼초가 건강한 사람의 본성 - 2

심포 삼초가 좋으면 저항력이 강하다. 외부에서 나쁜 바이러스나 균이 들어왔을 때 거기에 저항하는 힘이 강해지는 건 당연한 거겠죠. 저항력은 햇빛을 이기는 힘, 더위와 추위를 이기는 힘 이런 것을 말합니다. 또한 순발력이 강하고, 정력적이다. 동물들도 보면 건강한 놈들은 노는 게 다르잖아요. 건강한 강아지들은 먹기도 잘하고 똥도 이쁘게 잘 싸고, 으르렁거리는 것도 호랑이급이죠.

또한 심포 삼초가 강하면 초능력적이고. 초능력은 감각기관이라든지, 암기능력이라든지, 외국어를 배우는 능력 같은 것들이 특별히 뛰어나다는 겁니다. 그래서 그런 사람들은 똑같이 뭐를 가르쳐도 빨리 습득하게 됩니다. 김연아나 박지성 같은 선수들은 자기 분야에선 초능력을 갖고 있는 거죠. 그 분야에서만은 그들의 심포 삼초가 굉장히 좋은 거예요. 이승엽 선수 같은 경우도 보면, 똑같이 야구 방망이를 들고 치는데 이승엽은 왜 그렇게 홈런을 잘 치느냐? 공이 날아올 때 타이밍을 잘 맞추니까 잘 치는 겁니다. 그건 때릴 때 집중하는 능력이 그만큼 좋다는 뜻이기도 합니다. 파워만 있다고 무조건 홈런을 칠 수 있는 게 아니잖아요. 그러니까 이승엽은 야구 선수 안에서도 힘도 좋지만 심포 삼초도 좋은 겁니다. 옛날에 장종훈 같은 타자도 끊임없이 연습을 해서 아주 뛰어난 선수가 되었잖아요. 선수들이 똑같이 연습한다고 해도 심포 삼초가 강하냐 약하냐에 따라 타율이나 타점을 올리는 것이 달라지겠죠.

아이들이 학교에서 똑같은 선생님한테 수업도 받고 공부하고 했는데도 시험 치면 점수 차이가 나잖아요. 아무래도 기억력과 판단력이 좋은 애들이 점수를 잘 받게 되겠죠. 그래서 누가 사법시험에 패스했다고 하면 일단은 심포 삼초가 좋은 걸로 보는 겁니다. 어떤 분야에서 최고가 된 사람들은 심포 삼초 생명력이 뛰어나다고 할 수 있죠. 사실 뛰어나니까 그 계통에서 오래 살아남는 거예요. 그렇게 보면 세상은 강자만이 살아남는 겁니다. 자연이라는 건 절대로 봐주는 게 없어요. 약한 자는 밑에서 치이게 될 것이고 무조건 강한 놈만 살아남아요. 어쨌든 지금 현존하고 있는 모든 종들은 나름대로 강인한 생명력을 갖고 있다고 보면 됩니다.

우리 사회가 획일화된 이유, 조화와 다양성을 인정하는 세상으로 가야

사실 사람마다 타고난 소질이나 능력이 다 다릅니다. 그러면 그 아이의 소질, 능력, 적성을 잘 살펴서 그 쪽으로 갈 수 있는 다양한 길을 열어줘야 되는데 지금 우리 사회를 보면 그것과는 거리가 멀어요. 지금은 서울 대도시에 사는 아이와 산골에서 사는 아이, 바닷가에서 사는 아이와 들판에서 사는 아이를 구별하지 않고 전부 똑같이 수능이라는 시험을 치르게 합니다. 수능이라는 한 가지 시험만을 갖고 사람을 평가하기 때문에 시험이 적성에 안 맞는 수많은 아이들이 병나게 되고 우울증에 걸리게 되고 죽어나가게 되는 겁니다.

섬에 사는 아이들한테는 바다에서 사는 방법을 가르쳐서 조수간만의 차이가 어떻게 되고, 바람이 어떻게 변하고, 서쪽 하늘에 노을이 어떻게 지면 내일 풍랑이 일 것이다 하는 걸 알게 해서 거기서 잘 살 수 있도록 해야 됩니다. 또 강원도 산골에 사는 아이들한테는 약초나 풀과 같은 걸 잘 가르쳐서 그 분야에서 1인자가 되도록 하면 굳이 개네들이 서울에 올 필요가 없게 됩니다. 그리고 그 아이들은 수능시험 분야에서는, 서울에서 어릴 적부터 오로지 시험 치르는 기술만 익히고 자란 애들한테 상대가 안 돼요.

아이들을 각자의 환경이나 타고난 소질에 맞게 키우면 좋은데, 왜 세상은 갈수록 획일적으로 가는 것인가? 저 꼭대기에 있는 지배 세력들이 보기에, 다양성을 인정하는 사회가 되면 사람들을 지배해 먹기가 어려워집니다. 각자가 다 자기 소질을 계발해서 니는 니가 벌어먹고 살고, 나는 내가 벌어서 먹고 살겠다고 하면 통제가 안 돼요. 사회 시스템을 단일화시키고, 단순화시키고, 한군데로 우그러뜨려 놓아야 통제하기가 편해지고 부려먹기도 쉬워집니다. 그것을 위해서 학과목을 똑같이 만들어서 서울 강남에 사는 놈이나, 섬에 사는 놈이나, 강원도 산골에 사는 놈이나 간에 똑같은 무대 위에서 경쟁시키는 제도를 만든 거예요. 지금 우리는 그런 획일화된 세상에 살고 있습니다.

그래서 우리는 이런 시험을 안보고도 살 수 있는 다양하면서도 조화로운 세상을 만들어야 되지 않겠는가, 저는 그렇게 보는 거죠. 그렇게만 된다면 아이들이 굉장히 여유 있게 학교생활을 할 수 있고 또 부모들도 더 이상 사교육비에 짓눌리지 않고 좀 더 풍요로운 생활을 할 수 있게 됩니다. 산에 가서 도라지 키우고, 더덕을 캐고, 송이버섯 따는 이런 것들은 과외 안 해도 됩니다. 해 떨어지면 얼른 집에 들어가면 되는 것이고 또 해 떨어지면 딸 수도 없어요. 그리고 갯벌에서 조개 줍고 낙지 잡고 하는 것은 물이 들어오면 할 수가 없잖아요. 그렇게 천천히 사는 게 삶의 질을 높이는 것이지 무조건 서울이라는 데로 다 몰아넣어서 바쁘게 살게 하면 삶의 질은 어떻게 되겠어요? 더 떨어지게 되겠죠. 더군다나 지금의 오로지 1등만 살아남는 살벌한 무한경쟁 시스템은 우리 모두와 특히 아이들을 죽음의 골짜기로 몰아넣고 있습니다. 지금은 할 수 없이 우리가 이걸 따라가고 있지만 장차 먼 미래를 놓고 볼 때는 반드시 혁파되어야 하지 않겠는가 하는 거죠.

심포 삼초가 건강한 사람의 본성 - 3, 건강한 사람이 보는 가을과 병난 사람이 보는 가을의 차이점, 자연의 원리를 공부해야 되는 까닭

그 다음에, 심포 삼초가 좋으면 한열(寒熱)에 대한 저항력이 강하다. 한열은 춥고 더운 걸 말합니다. 심포 삼초가 건강하게 되면 여름에는 시원해서 좋고, 겨울에는 눈 오면 눈사람 만들어서 좋고, 포근한 봄에는 새싹이 나서 좋고, 가을에는 풍요로운 결실이라서 좋아야 합니다. 그런데 상화가 약해져서 가을에는 낙엽이 떨어지니까 쓸쓸하고 외로워서 죽겠고, 여름에는 모기도 많고 무덥고 땀나고 끈적거리니까 죽겠고, 겨울에는 추워서 죽겠고, 봄에는 나른해서 죽겠다면 언제 즐겁게 삽니까? 여름은 원래 시원한 여름 아닙니까. 산이나 들, 바다에 가 보세요. 여름이 시원하게 느껴집니다. 그런데 산에 생전 가보기를 하나, 들판에 가보기를 하나, 문이란 문은 다 걸어 닫고 에어컨만 틀어놓고 앉아 있으니 시원한 여름을 맛볼 수가 없는 겁니다.

모맥이 나오는 사람들은 가을이 되면 더 힘들거든요. 가을이 되면 쓸쓸하고, 적막하고, 낙엽이 떨어지니 슬프고 울적합니다. 그건 건강하지 않은 사람이 가을을 본 거예요. 원래 가을은 쓸쓸하고, 외롭고, 적막한 계절이 아니라 건강한 사람이 보면 결실의 계절이고 나눔과 풍요의 계절입니다. 감나무를 보세요. 밤나무, 사과나무를 보세요. 주렁주렁 열린 과일을, 황금빛으로 물결치는 넓은 들녘을 바라보면 가을은 풍요가 넘쳐 흐르는 계절이 됩니다. 풍요로우니까 넉넉한 계절이 되는 거죠. 그러니까 베풀 수 있는 계절도 되는 겁니다. 실제 가을이 그런 계절이 아닙니까.

그런데 병든 사람이 시를 써요. 낙엽 떨어지는 걸 보니 슬프고, 괴롭고, 외롭다. 모맥 나오는 사람이 그렇게 시를 쓰고 노래를 하고 문학을 하니까 사람들이 진짜 가을은 외롭고, 쓸쓸하고, 괴로운 것 같다고 착각하게 되는 거예요. 그렇게 느끼는 사람들은 매운 걸 먹어보세요. 생강차를 마시면 그런 생각이 당장 사라집니다. 그리고 가을이 되면 추수를 하잖아요. 추수하고 나면 뭘 하느냐? 내년 봄에 파종을 해야 되겠죠. 그러자면 좋은 씨를 추려서 따로 저장해 놓아야겠죠. 씨종자 할 걸 제외한 남은 나머지를 갖고 식량으로도 하고 가져다가 내다 팔기도 하는 거잖아요. 그래서 우리가 심포 삼초가 좋으면 실제의 자연을 보게 된다는 겁니다. 그러니까 건강하지 않은 사람이 보는 것과 건강한 사람이 보는 자연은 전혀 다릅니다.

심포 삼초가 건강하면 중노동에 대한 저항력도 강해요. 생명력이 좋고 건강하면 힘든 일도 능히 감당할 수가 있습니다. 부모들은 아이를 기를 때 먼저 씩씩하고 튼튼하게 길러야 됩니다. 그것을 근본으로 해서 거기다가 지식과 정보를 넣어 줘야 되는데, 그건 빼고 무조건 고득점 위주로만 가니까 아이들이 혹사당해서 약해지는 겁니다. 아이들을 운동장에서 마음껏 뛰어 놀게 하고, 특히 청소년기 아이들은 정기신이 완성되는 시점이기 때문에 학교 프로그램도 거기에 맞게 짜야 됩니다. 얼마 전까지만 해도 입시과목에 체력장이라고 해서 몸을 발달시키는 과정이 있었어요. 그런데 최근 들어서 어떤 정신없는 놈이 체력장을 폐지시켜 버리고 난 뒤부터, 정규 수업시간 안에서 체육시간이 줄어들게 되었고 심지어는 아예 없어져 버리게 되었어요. 그래서 아무것도 모르는 교육부 관계자들과 교육자라는 인간들이 우리 아이들을 병마와 죽음으로 몰아가고 있다 그겁니다.

심포 삼초가 좋으면 각종 병균에 대한 저항력이 강합니다. 이 상화기는 우리의 생존에 필요한 모든 힘, 생명력을 이야기하는 거죠. 앞으로 사스라든지, 조류독감이라든지, 슈퍼바이러스라든지 하는 괴질이 창궐할 수 있는데, 그건 사람이 그 균에 저항하는 힘이 약해져서 생기는 것들이죠. 감기다, 독감이다, 폐렴이다 하는 것들도 심포 삼초의 허실 관계로 생기는 것들입니다. 사람은 정상적인 생명 상태라면 균보다도 생명력이 월등히 강합니다. 그러나 생명력이 약해지게 되면 균이나 바이러스가 날뛸 때 그놈들한테 저항할 수 있는 힘이 떨어져서 속수무책으로 당하고 맙니다.

그런 일이 안 생겨야 되지만 만일 격변이 와서 전기가 나갔다 그러면 어떻게 할 거냐는 겁니다. 전기에 기반한 현대 문명 자체가 멈춰버린다면 우리는 무엇으로 우리의 생명을 지켜야 하겠는가? 이때가 오면 자신의 심포 삼초를 건강하게 하는 게 최고입니다. 그러면 스스로 건강하게 하는 방법을 거머쥔 사람과 심포 삼초라는 단어 자체도 모르고, 저항력을 강화하는 방법이 뭔지도 모르는 사람은 생사의 갈림길에 서게 될 때 확연히 차이가 나지 않겠는가 하는 거죠. 누가 더 유리해요? (방법을 아는 사람)

그래서 이 공부는 우리가 앞으로 정상적인 삶을 영위하기 위해서도 가장 중요한 공부지만, 만에 하나 올지 모르는 격변 상황을 상정한다 해도 제일 필요한 공부라고 하는 거예요. 그리고 자라나는 아이들한테도 이 공부가 절대적으로 필요하다고 보는 겁니다.

심포 삼초가 병난 놈들이 정치를 하게 되면, 수신(修身)의 참된 의미, 앞으로는 맥을 보고 정치인을 뽑아야 된다

또 심포 삼초가 건강하면 중재하는 능력이 있습니다. 이건 편중되지 않다는 말과도 같습니다. 어떤 사물을 볼 때, 뒤도 보고, 옆도 보고, 앞도 보고 해야 되는데 심포 삼초가 안 좋으면 넓게 못보고 좁게 보게 됩니다. 그리고 생각을 다양하게 못하게 돼요. 가령 신장 방광하고 심포 삼초가 병나면 무조건 반대를 위한 반대만 하게 됩니다. 국회의원들 싸우는 거 보면 잘 알 수 있잖아요. 지난 10년간 여당이 뭐 좀 하려들면 야당은 무조건 반대만 해왔습니다. 지금은 정권이 교체되었으니까 현재의 야당도 그 전의 야당과 마찬가지로 여당이 하는 일에는 무조건 반대를 위한 반대만 하고 있어요. 정책이 백가지라면 아흔 아홉 가지는 반대해요. 그건 나라를 위하고 국민을 위하는 것과는 무관하다 그거죠. 국민들이 낸 세금으로 월급을 줘가면서 정치 잘 하라고 뽑아놨더니, 심포 삼초가 병나서 똥인지 된장인지 모르고 저 지랄들 하고 있는 겁니다.

그래서 앞으로 30년쯤 뒤에 이 공부(자연의 원리)가 일반화되면 국회의원 출마할 때 맥을 보고서 인영 촌구가 같은 사람만 출마할 수 있는 자격을 줘야 될 것 같습니다. (웃음 하하하) 수신제가 치국평천하라는 말이 있죠? (예) 여기서 수신(修身)이 뭡니까? 몸을 닦는 게 수신입니다. 몸 안에 탁한 기운이 있으면 밖으로 내보내야 된다고 했잖아요. 그래서 이 수(修)는 뭐냐 하면 몸속에 있는 생명상태를 고르게 하는 걸 의미해요. 수행(修行) 그러죠? 수행은 정기신을 깨끗하게 하는 행위를 말하는 겁니다. 그런데 이것(修)과 비슷한 말이 뭐예요? 세(洗)가 있잖아요. 세수, 세안 할 때의 세. 이 세(洗)는 껍데기를 닦는 걸 말하고, 이 수(修)는 속을 닦는 걸 의미하죠.

그래서 수신이 된 연후에 제가를 하고, 그런 다음에 나라를 다스리고

(治國). 치국(治國)은 관직에 나간다는 얘기입니다. 자기 몸의 인영이 큰지 촌구가 큰지도 모르는 사람들이 지금 대통령도 하고, 장관도 하고 그러잖아요. 사실 우리는 조선조 중엽 때까지만 해도 수신이라는 덕목을 굉장히 중시했습니다. 고려 이런 때는 말할 것도 없었고. 그래서 5백년씩 그 왕조가 갈 수 있었던 거예요. 고구려, 백제, 신라 같으면 조의선인, 배달, 화랑이 있었잖아요. 어릴 때부터 화랑을 뽑아서 거기 출신들이 건강한 정기신을 갖고 나라를 위해서 멸사봉공을 하도록 했기 때문에 신라는 천 년씩 갈 수 있었던 겁니다.

그런데 지금은 그런 것 없이 문제나 출제해서 답이나 잘 찍는 놈들을 중용을 하니까 나라꼴이 말이 아니게 된 겁니다. 누구를 벼슬에 발탁을 할 때 그 사람의 몸과 정신이 어떻게 되어 있는지 따져보지도 않고, 시험 성적순으로만 뽑다보니 치국평천하가 되기는커녕 천하대란이 일어나게 된 것이죠. 그래서 앞으로는 국회의원이나 공직자를 뽑고 할 때 인영 촌구를 봐서 적어도 그게 같은 사람한테만 출마하고 시험을 볼 수 있는 자격을 주면 좋지 않을까. 또 초등학교 때부터 선생님이 자기가 맡은 아이들 인영맥과 촌구맥을 봐서 목기가 약하면 '신 걸 더 먹어라' 하거나 토기가 약하면 '단 걸 더 먹어라' 하면서 호흡하는 법, 운동장에 가서 뛰어 노는 것 등을 지도한다면 아이들이 지금보다 더 건강해지게 되겠죠. 그것이야말로 진정으로 홍익인간을 하는 방법이 아니겠는가, 저는 그렇게 보는 겁니다.

지금 당장은 그게 어렵겠지만 우리가 아이를 낳으면 스스로 자신의 몸을 살필 수 있도록 기르고, 그 아이들이 어른이 되면 홍익인간하는 세상을 만들 수 있도록 해야 됩니다. 원래 역사가 만들어지려면 적어도 3대는 투자해야 되는데, 지금은 워낙 세상이 빨리 돌아가니까 한 30년 정도 지나면 뭐가 되지 않겠습니까. 그걸 위해서는 사회나 가정에서 자연섭생법을 실천할 수 있도록 범사회적인 운동을 전개할 필요가 있어요. 이건 종교를 초월해서 불교 신자도 그렇게 되어야 하고, 기독교 신자도 그렇게 되어야 합니다. 정기신이 건강한 사람이 건강한 가정을 만들고, 건강한 사회와 나라를 만들어야 되기 때문에 그렇습니다.

그 다음에 심포 삼초가 건강하면 업무수행능력이 좋고, 판단력이 좋고 또 지구력도 있고, 화목하고 화해하는 사람이 됩니다.

불안 초조한 증상, 우울증, 과민반응, 열등감이 생기는 이유, 서울대 나와도 열등감에서 못 벗어난다, 자연의 원리 공부는 일체의 열등감에서 해방되는 공부

심포 삼초가 병나면 성격이 다음과 같아질 수 있습니다. 또는 다음과 같은 정신적 증상이 나옵니다. 먼저 느긋해지는 것이 아니라 불안하고 초조해 집니다. 그래서 심포 삼초가 안 좋은 엄마는 유치원에 간 아이가 12시에 와야 되는데 12시 5분이다 그러면 불안해지기 시작합니다. 10분이 지났는데도 안 와요. 그러면 더 초조하고 불안해져서 유치원 버스가 커브 돌 때 홀라당 자빠진 게 아닌가 싶어서 거리로 막 뛰어나갑니다. 또 그런 여자가 아기를 낳으면 낳자마자 벌써 온갖 걱정을 사서 해요. 초등학교 입학도 안 했는데 대학 보낼 걱정하고, 25년 후에 시집보낼 걱정을 미리 하는 거예요. 지금은 그런 걸 걱정할 때가 아니라 아이를 튼튼하게 잘 키우는 것만 생각하면 되는데, 심포 삼초가 안 좋으면 그런 걱정을 자신도 모르게 하게 됩니다. 또 누가 무슨 말을 하면 과민반응을 하게 돼요.

반대로 심포 삼초가 안 좋으면서도 인영이 너무 작은 사람은 무기력해져서 어떤 일에 반응을 별로 안 합니다. 그건 머리로 피가 안 가서 그렇게 되는데, 모르는 사람들은 무디기 때문에 그렇다고 하죠. 나는 급해 죽겠는데 인영이 작은 사람은 느리기만 합니다. 그리고 심포 삼초가 약해지면 우울증 같은 것도 잘 걸립니다. 요즘 대한민국 주부들 40프론가 50프로가 우울하다면서요? 또 애들도 우울하다고 그럽니다. 유치원 아이들이, 초등학생이 우울하다고 그래요. 중고등학생이 우울증에 걸려서 자살합니다. 그 밝고 명랑해야 될 아이들이 왜 우울증에 걸려서 자살을 하느냐 이겁니다. 20년 전만 해도 상상도 못하는 일이었죠. 그게 다 심포 삼초가 허약해서 생기는 증상입니다. 그래서 적으세요. 우울증은 몸이 식은데다가 모맥이 나오니까 매운맛과 떫은맛을 먹고 몸을 따뜻하게 하면 된다.

그런데 우울증이 아니라 울화가 치밀면 그때는 심장도 같이 안 좋은 거니까, 쓴맛도 같이 먹어야 되겠죠. 또 부끄러워진다. 부끄럽고 짝사랑 한다는 것은 용기가 없는 거죠. 그것도 쓴맛과 떫은맛이 부족해서 그래요. 상화와 화가 약하면 부끄럼을 잘 타서 누구 앞에 나서지를 못합니다. 그리고 심포 삼초가 안 좋을 때는 자기 자신이 부끄러워지기도 합니다. 또 아니꼽고 창피해지고. 그런 감정도 다 내면에서 일어나는 것이지 외부에서 일어나는 것이 아니죠. 열등감도 다 심포 삼초가 허약해서 생기는 겁니다. 그러면 어떤 사람이 열등감이 많으냐? 따져보면 가방끈이 길수록 열등감이 많습니다. 가방끈 길수록 열등감 없을 것 같죠? 그 반대에요. 차라리 저기 궁벽한 산골에 사는 사람들이 열등감이 없을 수 있어요. 거기는 대학에 다 못 갔으니까.

우리나라에선 서울대 입학한 놈을 최고로 치잖아요. 그럼 걔네들은 열등감이 없어야 되잖아요. (예) 그런데 아니에요. 거기 학생들 중에도 열등감 있는 사람들이 엄청 많아요. 서울대라고 해서 다 같은 게 아니다 그겁니다. 그 안에서도 부모의 재산과 사회적 지위에 따라 성골이냐 진골이냐 육두품이냐 하는 계급이 정해져요. 서울대를 졸업 했어요. 그러면 그 안에서도 잘 풀린 놈과 못 풀린 놈으로 나눠지고, 유학 가는 놈과 못 가는 놈이 나오죠. 그럼 유학 못 가는 놈은 가는 놈에 대해서 엄청난 열등감에 시달립니다. 지방대 나온 놈보다 열등감에 더 시달려요.

이제 미국에 유학을 가게 되면 거기서도 어느 대학에 갔느냐에 따라 또 다르잖아요. 거기서도 열등감이 생깁니다. 거기서 5년, 10년 공부해서 학위 따 갖고 왔습니다. 사실은 그게 종이 한 장 받아갖고 오는 거잖아요. 그러면 열등감 끝이냐? 아닙니다. 거기서도 열등감이 또 생겨요. 다 같이 학위 받아 갖고 왔지만 그 안에서도 대학 강단에 섰느냐, 못 섰느냐에 따라서 우열이 나눠집니다. 어떻게 대학 강단에 섰어요. 그러면 열등감이 없느냐? 마찬가지로 생깁니다. 서울 소재 대학인지, 지방 대학인지에 따라서 또 차이가 납니다. 서울 소재 대학이라고 해도 소위 스카이 대학이냐 아니냐에 따라 또 달라지구요. 그러면 명문대 교수가 되면 끝이냐 하면 그게 아니에요. 그걸로도 만족 못해서 더 출세를 하려고 발버둥 칩니다. 이제 국회의원 된 놈이 부럽고, 장관 된 놈이 부러워요. 그러면 장관 되고 국회의원 되면 열등감이 없을 것 같죠? 국회의원 되면 출세했으니까 끝났다 싶지만 아니에요. 초선 의원이라면 그 동네서는 최고 밑바닥이죠. 그러면 재선(再選)이 부럽고, 3선이 부럽고, 원내대표가 부럽고 그럴 것 아닙니까. 그래서 천신만고 끝에 간신히 당 대표가 됐습니다. 그러면 이제 누가 부러워요? (대통령)

대통령이 부럽잖아요. 그러면 대통령은 열등감이 없을 것 같습니까? 후진타오 앞에 가면 눈치 보이고, 미국 대통령 앞에 가면 깨갱하잖아요. 오바마하고 한번 통화하고 싶어지고. 그런데 봐요! 시골에 농사짓는 사람은 열등감이 있어요, 없어요? (없어요)

요 버스정류장 앞에 구두닦이 아저씨가 있어요. 저하고도 가끔 커피를 뽑아다가 같이 마시고 하는데 그 아저씨는 열등감이 하나도 없어요.

자기는 부러운 게 없고 사람들이 구두나 많이 맡겨 줬으면 좋겠다는 겁니다. 심포 삼초가 튼튼하면 그 상태에서 자족할 수 있는 힘이 생기게 됩니다. 감정을 조절할 수 있는 능력이 생겨나고, 행복의 수위 조절능력이 생기고, 희망의 수위 조절능력이 생긴다는 거예요. 그건 자기 현실을 보기 때문에 그런 겁니다.

사실 열등감이란 것은 현실을 직시하지 못해서 생겨나는 마음의 상태입니다. 그래서 우리는 현실을 직시해서 모든 열등감에서 해방되고, 일체의 노예교육에서 해방되어야 한다는 겁니다. 지금 현하의 종교 교육을 비롯한 제도권 교육들은 거의 노예 교육이에요. 그렇기 때문에 잘 돼 봐야 남의 집 머슴 노릇하는 게 고작이에요. 지금 대한민국 모든 대학 졸업생들이 대가리 처박고 오로지 공부하는 게 뭐냐? 취직시험 공부죠. 그게 뭡니까? 남의 집 머슴 되려고 하는 것 아닙니까. 엄밀히 따지면 잘 돼 봐야 돈 많은 놈 머슴 되는 거예요.

하나 뿐인 아들을 마음껏 놀도록 하다

그래서 저는 이 공부하고 나서 우리 아들한테. 아들이 이번 주에 들어오네요. 외국에서 최 선생 덕분에 편안히 있다가 오는 건데, 저는 아들이 중학교 다닐 때부터 항상 그랬어요.

"야, 너는 대학에 안 가도 된다."

그러니까 이놈이 '왜요?' 그래요.

"그냥 대학에 안 가도 행복하게 사는 길이 있어."

아버지가 그렇게 나오니 애가 얼마나 느긋하겠어요. 대학 안 가도 된다고 하고, 행복하게 사는 길이 있다고 하니까. 신나게 사는 겁니다. 걔는 열등감이 없어요. 저 지방에 있는 대학에 갔어도 열등감이 하나도 없어요. 아주 당당합니다. 초등학교 때 빵점 맞고도 나 빵점 맞았다고 하는 놈이니까. 초등학교 5학년 때까지도 맞춤법 잘 못해서 점수가 잘 안 나오더라구요. 그런데 그까짓 맞춤법 몰라도 상대방이 알아먹는데 지장이 없으면 아무 문제없는 겁니다.

그래서 제가 또 그랬어요.

"야, 너는 대학 안 가도 돼. 너희 할머니는 초등학교 4학년 밖에 못 다니셨어. 그래도 아버지 같은 사람을 만들었잖아."

그러니 애가 '아버지는 뭐 딱히 하는 것도 없잖아요?' 그러더라구요. (웃음 하하하) 사실 걔가 중학교 때, 제가 30대 때 하는 일이 딱히 뭐가 있었겠어요? 그래서 한마디 했죠.

"야, 임마 그래도 너를 낳았잖아." (웃음 하하하)

"그런가요?"

"너를 낳은 게 진짜 대단한 일을 한 거야."

저는 우리 애한테 그렇게 얘기했어요. 그러면서 그랬어요.

"너 대학 가기 싫으면 가지 마. 대신에 빵 만드는 기술을 배우든, 구두 만드는 기술을 배우든, 옷 만드는 기술을 배우든, 짜장면 만드는 기술을 배우든 4년 동안 한 가지만 배워라."

가령 빵 굽는 기술 같은 건 열심히 하면 6개월이면 배울 수 있거든요. 배우고서는 3년 반 동안 빵 파는 데에 취직을 하면 경험을 쌓게 되잖아요. 그러면 나는 아들이 대학 4년 다닐 동안에 들어가는 학비를 다 모아요. 그리고 아이는 4년 동안 받은 월급을 다 모으는 거죠. 합치면 가게 하나 낼 수 있잖아요. 그러면 바로 사장 되는 겁니다. 그리고 처음부터 많이 팔아서 부자가 되려고 할 필요 없어요. 경험도 없는 놈이, 실력도 없는 놈이 욕심내면 안 되는 겁니다. 그냥 실력만큼만 팔면 돼요.

내가 사업을 하다가 실패한 이유가 뭐냐? 망하고 나서 돌이켜 보니까 실력도 없는 놈이 돈을 많이 벌려고 하다 보니까 실패한 것이거든요. 그러니까 처음부터 돈 욕심 내지 말고 한 자리에서 안 굶어죽을 정도만 벌면서 5년 정도 꾸준히 하면 그 지역에서 이름이 납니다. 그러면 평생 주인이 되어서 먹고 사는 데는 지장이 없지 않겠는가 하는 거죠. 제가 그 말을 하니까 그거 믿고 애가 공부를 안 해요. 공부를 않으니 어떻겠어요? 공부만 빼고 다 잘하는 겁니다. 그러면서 중고등학교 생활을 잘 보냈죠. 그리고 다른 놈들이 다 빠져 나가는 바람에 한문학과에 수석으로 입학했어요. (웃음 하하하) '나중에 니가 빵가게를 하든 뭐를 하든, 이것(자연의 원리)만 알면 밥 먹고 사는 데는 지장이 없다' 그랬죠. 이건 남들이 안 하는 거잖아요.

이번 2008년도에 58만 명이 수능을 봤습니다. 58만 명을 일렬횡대로 쫙 세우고는 '앞으로 가!' 하잖아요. 우리 아들이 수능을 칠 때 저는 우리 애한테 어떻게 했느냐?

"건우야. 너는 뒤로 돌아서 가!"

그러면 한 발짝만 가도 일등이더라니까요. (웃음 하하하) 58만 명이 전부 앞으로만 가는데 뒤로 돌아서 가면 놀 것 다 놀면서 가도, 가는 만큼 1등입니다. 이 공부(요법사 공부)는 전 세계에서 하는 사람이 거의 없잖아요. 그래서 이것은 한 만큼 1인자가 된다니까요. 그런 생각으로 중학교 1학년 때부터 방학만 되면 와서 이 강의를 듣게 했습니다. 방학(放學)은 그게 '놓을 방(放)' 자잖아요. 방목(放牧)할 때는 놓아서 먹이잖아요. 그러면 방학할 때도 풀어 놓고서 가르쳐야 되거든요. 방학이 되면 학원이고 뭐고 다 안 가도 되니까 마음이 편해지는 겁니다. 시골 외갓집에 가서 놀고, 큰집에 가서 놀고, 바닷가에 가서 놀고. 그러니까 애가 생각이 다양해지게 되는 거죠.

고등학교 때 가르쳐 보니까 맥을 잘 봅니다. 이미 건우는 고등학교 때 경혈학 같은 건 다 뗐어요. 그래서 '너 나중에 뭐할래?' 물으니 생식원 한다고 그래요. (웃음 하하하) 자기는 생식원을 제일 잘 할 수 있을 것 같다는 겁니다. 그리고 건우는 사주에 천문성이 두 개나 있어서 다른 사람을 만져주면 그 사람의 병이 나아요. 그런 재주가 있어서 나중에 따로 생식원을 조그맣게 하나 내 주려고 그럽니다. 그렇게 해서 살아남으면 되는 것이죠. 사람 살려내는 싹아지, 그 싹만 있으면 됩니다.

싹아지 문화, 인격 실명제, 소크라테스가 너 자신을 알라고 한 이유

우리 민족한테는 옛날부터 거대한 싹아지 문화가 있었습니다. 사람은 싸가지가 있어야 돼요. 시험엔 안 나오지만 적으세요. 모든 초목을 비롯한 생명체에는 싹수가 있다. 여기 콩씨다, 볍씨다, 마늘씨다 할 때의 씨(氏)가 있어요. 그 씨를 땅에 심으면 싹이 나옵니다. 싹이 처음 나올 때는 모양이 얼추 다 비슷해요. 씨는 땅에서 처음 싹을 틔워서 나올 때는 파릇파릇 싱싱한 모습을 띠고 있죠. 그게 싹아지입니다. 그런데 저 싹이 누렇게 떴다 그러면 어떻게 되겠어요?

(싹아지가 없는 거예요)

그건 그냥 싹수가 노란 거죠. (웃음 하하하) 파릇파릇해야 되는데 누렇다는 건 벌써 맛이 간 겁니다. 사람으로 치면 어릴 적부터 징글징글할 정도로 부모님 말씀도 안 듣고, 선생님 말씀도 안 듣고 해서 속을 썩인 놈들이 되겠죠. '싹'은 자기 근본이고, '아'는 '아(我)'입니다. 그럼 '지'는 뭐겠어요? '아는 것, 알 지(知)'입니다. 그럼 요걸 해석하면 어떻게 돼요? '싹아지'라는 것은 '나(我)의 근본(싹)을 깨닫는 것, 아는(知) 것'을 의미합니다.

지금도 오랜만에 고향에 가서 옆 동네 어른을 만나서 인사를 드리면 그분들이 저한테 '자네가 누구지?' 하고 물어봅니다. 저 같은 경우는 아버지가 돌아가신지 40년이나 되어서 큰 형님이 아버지나 마찬가지잖아요. 그래서 우리 장형(長兄) 이름을 대고 '제가 그 분의 막내 동생 표상수입니다' 라고 말하면 아! '자네도 벌써 이렇게 나이 먹어 가는구먼' 하시거든요. 어렸을 때 시장에 가서 동네 어른을 만나면 시장바구니도 들어주고 하잖아요. 들어주면서 '니가 누구지?' 하고 물어볼 때가 있어요. 그럼 바로 앞마을에 사는 제 아버지 함자 대고 '누구누구씨 막내아들 표상수입니다' 이렇게 이야기하는 겁니다.

그게 뭐냐 하면 일종의 인격 실명제였어요. 우리는 일찍부터 인격 실명제를 시행했던 겁니다. 누구의 아들입니다 하는 이건 나의 근본이 되는 부모님을 말하는 겁니다. 그래서 우리는 예로부터 자신이 어디 가서 잘못하면 자신의 부모와 나아가서는 조상을 욕 먹이는 걸로 봤던 거예요. 그래서 그 아이가 어른 앞에서 근본 없는 짓을 하면 그 아이를 나무랐던 게 아니라 '니 아버지 누구야? 아버지 이름 대봐' 이랬습니다. 그게 바로 그 아이의 근본을 따져 보는 거였죠. 그리고선 '너의 아버지는 안 그랬는데 니는 왜 그러냐? 니 할아버지가 어떤 분인지 아느냐? 너의 할아버지로 말할 것 같으면' 하면서 근본을 들먹이고 했던 겁니다. 우리의 한철학은 바로 이런 걸 토대로 해서 발전되어 왔습니다.

철학(哲學)이라는 건 밝게 하는, 깨닫게 하는 가르침을 뜻합니다. 이 '철(哲)'이라고 하는 건 뭘 알게 하고, 뭘 밝히고, 깨닫게 하는 거잖아요. 서양철학은 소크라테스로부터 출발한다고 합니다. 소크라테스가 던진 화두(話頭)가 있죠? '너 자신을 알라.' 그 말을 우리 입장에서 보면 뭡니까? '아지(我知)'잖아요. 자신이 누군지 깨닫는 것. 우리는 어릴 때부터 어른들로부터 근본을 보도록 훈육을 받아왔던 겁니다. 그렇게 우리 민족은 자신을 알게 하는 철학을 자연스럽게 생활 속에서 다 해 왔었어요.

원래 서양인들은 근본이 없는 족속들이었습니다. 옛날에 소크라테스

할아버지의 문하생들이 쫙 있어서 스승으로부터 가르침을 받을 때 자신들의 조상에 대해서도 질문을 했을 것 아닙니까? 그런데 그 동네 역사를 보면 민족이 일정한 곳에서 정착을 해 왔던 게 아니라 여기저기로 막 이동을 해 온 역사였잖아요. 이동을 하다보니까 피가 섞여서 같은 엄마 뱃속에서 나와도 한 놈은 노랑머리, 한 놈은 갈색머리 이렇게 되는 겁니다. 그리고 눈도 하늘색, 갈색, 까만색 섞여서 나오잖아요. 그래서 제자들이 '왜 그렇게 막 섞여서 나온 겁니까?' 하고 물어봤을 것 아닙니까. 그런데 소크라테스는 혼혈 때문이라는 것을 알았어요. 그 지역은 지리적으로 서로 다른 지역에서 이동한 민족들끼리 만나게 되어 있어서 자연스럽게 혼혈이 일어났던 거예요. 그러니까 조상 찾고 뿌리 찾으려고 해도 잘 안 되었던 겁니다. 다 혼혈 잡탕이 되어서 근본을 찾기가 아주 힘들게 된 것을 소크라테스는 알았을 겁니다. 그래서 복잡한 조상의 역사 같은 건 따지지 말고, 너나 잘 하세요 했던 겁니다. 너의 조상 근본을 아는 것보다 지금 너 자신을 아는 것이 더 중요하고 시급한 것이다 하고 가르쳤을 것 같아요. 현실이 중요하지 과거는 중요하지 않다는 거죠. 거기는 지금까지도 조상한테 제사 지내는 풍습도 없고 또 보통 집안에는 족보도 없습니다.

아까 제가 9천년 우리 조상들의 족보와 역사를 얘기했잖아요. 우리는 지금 누가 아기를 낳아도 전부 머리털이 까맣잖아요. 눈동자 색깔도 아주 특이한 경우 빼고는 같습니다. 우리는 근본이 하나라서 그래요. 그런데 서양 사람들은 근본을 찾으면 찾을수록 골치 아프니까 조상은 빼고 너 자신만 봐라 했던 겁니다. 그래서 개네들은 인생관 자체가 현실을 중시하고, 개인을 중시하고, 가치 체계도 개인을 중시하는 쪽으로 발달하게 되었어요. 그러다 보니까 눈에 보이는 물질을 다루는 학문은 굉장히 발전시켜 놓았죠. 그렇지만 그들은 자신들의 뿌리를 몰라요. 여기에 비해 우리는 일곱 살만 되어도 벌써 자신의 뿌리를 다 압니다. 그건 우리에게는 근본 즉 싹아지를 알게 하는 가르침과 그런 정신세계가 있기 때문입니다.

우리는 원래부터 가정교육에서 다 판가름 나는 걸로 봤어요. 학교 교육으로는 싸가지 있는 놈을 못 만든다는 걸 알았던 겁니다. 그래서 싹수 교육은 집에서 다 했어요. 따라하세요. 싹아지. (싹아지) 싹아지(朔我知) 있는 사람이 되자. (싹아지 있는 사람이 되자) 싹아지 요게 굉장히 고차원적인 철학적 용어에요.

질문 : 그럼 '저놈 싸가지가 없어' 하는 건 엄청 큰 욕이겠네요?

대답 : 얼마 전까지만 해도 우리 아들딸이 밖에 나가서 '싹아지 없는 놈이다'란 소릴 들으면 그 집 부모는 부끄러워서 얼굴도 못 들고 다녔어요. 저 놈 싸가지 없어! 라고 하는 건 굉장한 욕이었어요. 그건 근본이 없는 놈이라는 소리니까 집안 망신으로 생각했습니다. 그래서 모든 가정의 부모님들은 자녀 교육의 핵심을 싹아지를 알게 하는데 중점을 뒀던 겁니다. 서양 인종은 싹아지가 없는 사람들이라는 말 한마디로 한방에 다 정리가 되어 버려요. 그러면 우리들은 어떻게 살아야 되느냐? 먼저 자신의 근본인 부모와 조상을 알아야 된다는 거죠. 그런데 요즘은 자기의 돌아가신 부모나 조상님들 제삿날에 절도 안하는 싸가지 없는 놈들이 아주 드글드글해요. 인간들이 절도 안 해요. 부모님과 조상님에게 절을 안 하는 건 아주 패악무도한 짓입니다.

우리의 절 문화, 절과 어른 그리고 어린이라는 말의 유래, 조상한테 제사도 못 지내게 하는 패악적인 개신교 문화

우리에게는 원래 절 문화도 있었습니다. 이 절이 뭐냐 하면, 집에 가면 어른과 어린이가 있고 회사에 가도 상사와 부하가 있잖아요. 학교에 가도 선생과 학생이 있는 것처럼, 사람이 사는 모든 생활공간에는 장유(長幼)의 서열이 있기 마련입니다. 어린이가 뭐예요?

(어리석은 사람)

이름은 말 안하겠는데 교육부 장관씩이나 했다는 어떤 사람이 어린이를 어리석은 사람이라고 해서 헷갈리게 만들더라구요. 그런데 그게 아닙니다. 어린이는 뭐냐? '어'는 '얼'이고 '린'은 뭐예요? '린'은 '서린, 간직한'이라는 뜻이죠. 그리고 '이'는 사람을 얘기하거든요. '사랑하는 이, 그 이, 저 이' 하잖아요. 그래서 어린이란 얼이 서린 사람, 서려 있는 사람, 얼을 간직한 사람을 뜻합니다. 민족정기가, 조상의 정기가 서린 사람. 그 사람이 바로 이 땅의 어린이입니다. 아이를 낳아서 기르고 가르치는 건 조상대대로 내려왔던 정신세계인 얼을 서리게 하는 일이죠. 아이는 얼이 서려만 있지, 이르지는 못했잖아요.

그러면 어른은 뭐냐? 어른이라 할 때 '어'도 마찬가지로 얼입니다. 그리고 '른'은 어디에 이르다, 도달했다는 뜻입니다. 그래서 이전에 살다가신 우리 조상들의 얼의 세계에 이른 사람을 '얼이 이르른 사람'이라고 해서 어르신이라고 불렀던 겁니다. 그러니까 어른이 어른 노릇 못하면 어른 자격이 없겠죠. 얼을 못 챙기는 게 어른 노릇 못하는 거예요. 요즘 보면 나이만 먹었지 어른 같지 않은 사람들이 너무도 많습니다. 그래서 우리는 제대로 된 어른이 되어야 합니다. 옛날에는 집안과 마을에도 어른이 있었고, 나라에도 어른이 있었어요. 그런데 지금은 나라에 어른다운 어른이 없어요. 싹아지를 알게 하는 대신 영어 몰입 교육시킨다고 깝치고 앉아 있고, 영어에 능숙해져야 한다면서 조기유학이나 보내고. 사교육 광풍에 정신 못 차리고 하는 걸 보면 이 시대엔 제대로 된 어른이 없다니까요. 그리고 앞으로도 제대로 된 어른이 나올 싹수가 있겠습니까? 소위 사회지도층이라는 사람들이 시험에서 고득점 받고 영어에 능

통해지는 것은 아이들에게 강요하는 현 상황에서는 제대로 된 어른은 도저히 길러질 수가 없는 겁니다. 아무튼 어린이에 비해서 어른은 얼이 이르른 사람을 뜻해요. 그래서 누가 누구한테 절을 합니까?

(어린 사람이 어른에게)

어린 사람이 어른한테 절을 하죠? 그러면 이 '절'이 뭐냐? '저+얼'이 절입니다. 따라하세요. 저얼. (저얼) 한 글자로 하면 절. 절은 내 얼을 낮추는 거예요. 나를 낮출 때 '저요 저요' 하잖아요. '제가 하겠습니다. 저 주세요' 그러잖아요. 어른들 앞에선 버르장머리 없이 '나도 할게요. 내가 할게요' 그러진 않습니다. 절은 자신의 얼을 공손히 낮추는 행위를 말합니다. 실제로 어린 사람이 집 안의 어른이나 마을의 어른한테 절을 하면 자신을 낮추는 것이 됩니다. 그러면 절은 어떻게 하느냐? 서양사람들이 하듯이 키스하고 그런 게 아니라 실제 몸으로 자신을 공손하게 낮추는 게 절이에요. 제사 지낼 때는 돌아가신 조상의 정신세계를 이어 받기 위해서 나를 그대로 낮추면서 조상의 얼을 한번 생각하는 겁니다.

제사는 돌아가신 분들이 후손들을 불러 모아 가르치는 거예요. 돌아가신 조상이 나에게 정기를 넣어줬잖아요. 그분들이 만일 살아 있다면 내가 어떤 사람이 되기를 원하는가? 내가 어떻게 살기를 바랄까? 그런 얼을 그 제삿날 다시 받는 거죠. 돌아가신 분들은 그걸 말로 하는 게 아니라 제사라고 하는 예법을 통해서 기운과 정신으로 하는 것이고, 살아 있는 어른은 실제 덕담으로 해 주는 겁니다. 그래서 우리는 설날과 추석 날 전 국민이 거의 같은 시간에 차례를 지내고, 거의 같은 시간대에 어린 사람들이 어른들한테 절을 올리는 겁니다. 그리고 어른들도 거의 동시에 자손들에게 덕담을 주는 거예요. 만약 자손 중에 수험생이 있다면 '올해는 건강을 잘 챙겨서 시험 잘 치를 수 있도록 해라' 하고 덕담을 해 주시는 거죠. 누가 과거 시험 보러 간다 그러면 시험 준비 잘하게 격려를 하고, 결혼하는 사람이 있다 그러면 거기에 맞는 말씀들을 해 주는 겁니다.

제가 군대에 갈 때도 가기 전에 큰아버지를 찾아가서 절을 하고 마을 어른들한테도 절을 하고 군대에 갔어요. '이번에 제가 군대에 갑니다, 어르신. 그 동안에 건강하시고 평안하십시오' 그러면 '가서 군복무 잘하고, 사고 안 나게 몸조심 잘 하게' 그렇게 덕담을 주는 겁니다. 거기에서 가르침이 생깁니다. 그러니 절하는 그 현장이 바로 교육장이었어요. 우리는 원래 교실을 따로 안 만들었습니다. 우리 민족은 수천 년 동안 이런 절 문화와 전통을 지켜 왔었기 때문에 굳이 교실이 필요가 없었고, 낫 놓고 기역자를 몰라도 부모를 잘 모시고 자식을 잘 길러낼 수 있었던 겁니다. 그래서 우리는 조상님과 부모님들의 덕으로 산다고도 할 수 있어요. 그러면 어른들한테 절을 잘 해야 돼요, 말아야 돼요?

(잘 해야 합니다)

이건 선가(仙家)의 가르침이기도 한데, 우리는 아이를 낳으면 절을 제대로 하는 법을 가르칩니다. 아이에게 절을 시키면, 첫 번째로 그 아이의 몸이 좌우 균형이 맞는지 안 맞는지 볼 수 있어요. 좌우 균형이 안 맞으면 일어날 때 비척거리거나 쓰러집니다. 좌우 균형이 잘 맞고, 기운이 잘 맞아야 절을 잘 할 수가 있습니다. 애가 중심이 안 맞는다 그러면 몸을 살펴서 애가 수신(修身)을 잘 할 수 있도록 손을 써주고 했던 겁니다. 그래서 절을 자꾸 시켜야 돼요.

우리 집에 가면 제가 막내다 보니까 조카들도 다 시집 장가가서 애들이 없어요. 대신 처가(妻家)에 가면 윤 선생이 맏딸이고 제가 맏사위라서 어린 조카들이 잔뜩 있습니다. 세 살, 네 살, 다섯 살 조카들이 쫙 있는데 가서 앉아 있으면 제가 큰 고모부, 이모부가 됩니다. '니들 와서 절해!' 그러면 처음엔 안 해요. 그러면 '절을 예쁘게 세 번 하면 만원 줄

게' 그럽니다. 그런 식으로 가르쳐 놓으니까 지금은 아무 때나 가도 애들이 무조건 절을 해요.

절을 그냥 막 시키는 것이 아니고 절하는 자세를 잘 가르칩니다. 잘못하면 다시 잘 할 때까지 절하는 연습을 시켜요. 그런데 조상은 마귀고 절하면 우상숭배다 하면서 정신 나간 소리를 하는 자들이 있는데, 그건 진짜 얼이 빠진 소리에요. 제가 볼 땐 그런 말하는 놈이 마귀입니다. 우리 집안도 예수 믿지만 그건 말이 안 되는 거예요. 그런 싸가지 없는 소리가 세상에 어디 있어요? 어떻게 자기 부모 조상이 마귀고 우상입니까? 미쳐도 정도껏 미쳐야죠. 그렇게 말하는 그 집안은 망한 것이나 진배없습니다. 3대 후를 보세요. 그 집구석이 어떻게 되는지를.

심포 삼초가 안 좋을 경우의 증상 - 수줍어하고 요령이나 피우려 든다, 이간질을 하고 잘난 척 한다

자, 그 다음에 수줍고, 아니꼽고, 창피하고, 요령을 피운다. 심포 삼초가 안 좋으면 일을 할 때 적당히 때우려고 합니다. 대충 얼렁뚱땅 하려고 잔꾀를 부리고 그래요. 또 어떤 경우에는 잘난 척하고, 시도 때도 없이 막 나서기도 합니다. 나서지 말아야 할 자리에 나서는 그런 것 있죠? 시간과 장소 구분이 잘 안 되어서 그런 겁니다.

또 심포 삼초가 병나면 간신질, 이간질을 합니다. 이건 뭐냐 하면, 여기 와서 이 말 하고 저기 가서 저 말 하는 걸 말해요. 가령 시어머니가 나이가 많이 드셔서 심포 삼초가 안 좋아지면 기억력이 떨어지잖아요. 거기다가 신장 방광이 병나면 사람이 긍정적이지 않고 부정적인 쪽으로 변하게 돼요. 우리가 이야기하다 보면 좋은 이야기 할 때도 있지만 그렇지 않을 때도 있잖아요. 좋은 이야기 아홉 마디하고 부정적인 얘기를 한 마디 했다 그러면 아홉 가지 긍정적인 이야기한 건 다 잃어버리고 부정적인 이야기 한 것만 기억에 남아요. 그래서 그 놈만 기억해 갖고 '누가 너에 대해서 그 말 하더라' 하는 겁니다. 그러면 그 소리 들은 사람은 화나고 열 받잖아요. '아, 그 사람 그렇게 안 봤는데 그랬단 말이야?' 하고 화가 나는 거예요. 그러면 그 사람도 막 안 좋은 이야기를 하게 됩니다. 그러면 또 그놈을 기억해서 먼저 번 사람한테 가서 그 이야기를 또 합니다.

그러면 싸움이 동네방네 커지고 집구석이 개판되는 거예요. 그래서 시어머니가 심포 삼초가 병나면 집안사람들 우애가 다 깨질 수도 있다 그겁니다. 그런데 그건 그 사람이 나빠서가 아니라 기운이 그렇게 변했기 때문이죠. 심포 삼초가 병나고 신장 방광이 병나서 짠 걸 충분히 먹어야 될 사람이 먹지 않게 되면, 생각과 성격이 부정적인 쪽으로 바뀝니다. 그러면 사람이나 사물을 볼 때도 좋은 면을 보는 게 아니라 나쁜 면만 보게 된다는 거죠. 그래서 만일 가족 중에 그런 사람이 있다면 '심포 삼초를 영양하도록 해줘야 되겠다' 그렇게 판단해야 됩니다.

심포 삼초가 병나서 불안하고 초조한 사람, 신경이 예민하고 우울한 사람, 울화가 치미는 사람, 부끄럽고 수줍어하는 사람, 아니꼽고 창피함을 잘 느끼는 사람, 잘난 척하고 시도 때도 없이 나서는 사람은 골고루에 떫은맛을 더 먹어야 합니다. 잘난 척 하는 게 뭐냐 하면 비근한 예로 가족회의를 하는데 시집온 지 1년도 안 된 며느리가 있습니다. 그러면 이 사람은 그 집 문화와 그 동안 내려온 내력을 잘 모르잖아요. 그러면 사람들이 이야기를 하면 가만히 들으면서 '아, 이 집은 이런 판으로 돌아가는구나!' 하고 이해를 하는 게 우선인데, 심포 삼초가 병나면 '저도 한마디 하겠습니다' 하고 툭 나서는 거예요. '저도 할 말은 해야 되겠습니다' 하고 자꾸 발언을 하게 되면 분란이 생길 수가 있습니다. 그런 경우가 있을 수 있죠? 그러면 '저거 인간이 못 돼 먹었다' 그렇게 말하지만 말고, 우리는 도사들이니까 '심포 삼초를 영양하게 해서 어떻게 잘 하도록 해야 되겠다' 그렇게 생각해야 되는 겁니다. 심포 삼초가 좋아지면 철이 들어서 나서야 될 때와 말아야 될 때를 아는 거예요.

집중력 부족, 산만한 아이, 면역력 저하, 쉽게 무기력해지는 증상, 잘 울고 잘 흐느낀다

그 다음에 심포 삼초가 약하면 집중력이 없고, 산만하고, 부산하다. 각종 저항력, 면역력이 약해진다. 어려서 잔병치레 잘 하는 사람들 있죠? 그건 당시에 그 사람의 심포 삼초가 약해서 그랬던 겁니다. 그때 당시에 약했다고 해서 지금도 약하냐 하면 그건 아니고, 그 시기를 잘 타고 넘어갔다면 지금은 심포 삼초가 좋아질 수가 있습니다. 그런데 반대로 청년 때까지는 건강했었는데 지금은 '여기 아파, 저기 아파' 하는 사람들 있죠? 그것도 나이 먹어서 심포 삼초가 약해져서 그렇게 된 겁니다.

또 힘든 일에 대한 적응력도 약해지고, 피곤하고, 무기력하다. 무기력증에 빠진 사람들 있죠? 매사에 의욕을 상실한 사람들도 심포 삼초가 병나서 그런 겁니다. 직장에 가면 업무태만인 사람들 있잖아요. 항상 졸고 공상망상하고 업무가 밀려서 밀린 일을 집에까지 갖고 가도 처리가 안 되는 사람들이 있어요. 그게 전부 심포 삼초가 병나서 의욕도 없어지고 집중력이 상실되어서 그런 겁니다. 업무를 수행하는 능력이 상실된 거죠. 자기 분야에서 밥만 먹으면 하는 일이 그건데 왜 그 일을 못해요? 능력이 없어서 그럴 수도 있지만 대개는 심포 삼초가 약해져서 그런 겁니다. 그런데 상화가 건강한 사람은 어려운 일도 간단하게 처리합니다. 능숙하게 처리해서 결제 받고 나서 남는 시간에 여유를 즐기고 하잖아요. 상화가 좋으면 업무를 추진하는 속도가 빠릅니다.

어느 분야에서 사람을 뽑아서 쓸 때는 적절한 능력이 되기 때문에 뽑아서 쓰는 것이거든요. 자신이 오케스트라의 단원이다 그러면 연주할 수 있는 기본적인 소양과 자질이 있기 때문에 뽑힌 거잖아요. 그런데 그 안에서도 훌륭한 일원으로 인정받고 못 받고는 꾸준한 노력과 집중력의 차이에 있다 그거죠. 그러니 그 오케스트라에서 일하는 사람들의 심포 삼초가 전반적으로 좋으냐 안 좋으냐가 바로 그 악단의 경쟁력을 좌우한다고도 볼 수 있는 겁니다. 그러면 우리 부서의 경쟁력을 강화시키려면 어떻게 해야 되느냐? 우리 팀원들에게 오미를 골고루 먹게 하고, 특히 심포 삼초를 튼튼하게 하는 떫은맛을 먹게 하는 겁니다. 그리고 차를 마시게 하더라도 체질에 맞춰서 차를 마시도록 하면 힘이 더 생기겠죠. 회사를 튼튼하게 하고, 부서의 업무능력을 강화시키고, 팀원들과 조화를 이루어 내는 건 바로 사람의 생명력이 하는 겁니다. 그 사람의 능력과 판단력과 집중력으로. 그래서 우리는 어떤 일이 되었건 일을 할 때는 심포 삼초를 강화시킬 필요가 있습니다.

그 다음에 흐느끼기를 잘하고. 애들이 무슨 일로 울 때가 있습니다. 그러면 울다가 딱 그치는 애들이 있고, 하루 종일 우는 애들도 있죠. 또 울음을 그쳤는데 저녁 때 아빠가 퇴근했어요. 그러면 아빠를 보는 순간 또 울어요. '앙!~~ 아빠, 낮에 어쩌고저쩌고' 하면서 또 우는 경우 있죠? 그렇게 계속 흐느껴 울기를 잘하는 아이들은 폐대장 속의 심포 삼초가 안 좋아서 그런 겁니다. 그런데 슬프더라도 슬픔을 참고 현실에 적응을 잘하는 사람도 있어요. 슬픈 건 슬픈 것이고, 현실을 잘 직시해서 상황에 맞게 행동을 하는 사람들은 심포 삼초가 그만큼 좋다고 할 수 있습니다.

심포 삼초를 영양하는 음식 - 떫은맛, 아린맛, 생내나는맛, 흙내나는맛, 담백한맛

그래서 그런 걸 판단해서 '아, 상화가 약해진 것 같다' 그러면 우리는 어떻게 해야 된다고 했어요?

(떫은맛을 먹습니다)

그렇죠. 떫은맛을 더 먹는다. 먹어보면 오미가 아닌 맛이 있어요. 떫은맛, 생내나는맛, 아린맛, 담백한맛, 흙내나는맛 등. 오미(五味)는 신맛, 쓴맛, 단맛, 매운맛, 짠맛을 말합니다. 신맛은 확실한 목기(木氣)에요. 귤이나 딸기나 포도, 모과나 자두 이런 건 간담을 좋게 하는 겁니다. 더덕이나 도라지나 커피나 쑥이나 익모초 이런 건 쓴맛 화기(火氣)죠. 그건 심장으로 가는 겁니다. 또 비위장으로 가는 단맛은 토기(土氣)입니다. 감이나 고구마나 호박 이런 것 있죠? 꿀이나 엿 같은 것. 이걸 신맛이라고 하는 사람은 없습니다. 확실히 단맛이죠. 그런 맛은 토기인 비장과 위장으로 갑니다. 금기(金氣)인 폐대장으로 가는 건 매운맛과 비린맛입니다. 마늘, 생강, 고추, 무, 후추, 배추, 겨자, 와사비 이런 것들이 매운맛이죠. 그리고 수기(水氣)는 짠맛. 소금, 간장, 된장, 젓갈 또 무슨 자반 같은 것, 장조림, 장아찌 같은 것, 이런 건 전부 신장 방광으로 들어갑니다.

상화(相火)에 들어가는 건 이런 오미에 속하지 않는 맛입니다. 오이는 무슨 맛입니까? 오이는 생내 난다고 그래요. 감자는 무슨 맛이죠? 아린맛이죠. 또 토마토는 아리고 떫은맛. 콩나물, 당근은 떫은맛. 바나나는 달고 떫은맛. 그리고 흙내 나는 것도 있습니다. 버섯 같은 것은 흙내가 나죠. 담백한맛도 있어요. 명태 같은 건 우려내면 담백한맛이 납니다. 담백한맛은 짜지 않고, 시지도 쓰지도 않고, 달고 맵지도 않습니다. 콩나물도 삶으면 그 맛이 담백하고 떫어요.

어쨌든 오미가 아닌 맛이니 가장 많습니다. 옥수수 같은 것은 심포 삼초에 굉장히 좋죠. 또 옥수수염을 달여서 마시면 좋다고 하잖아요. 그게 떫은맛이라서 그래요. 감잎차도 떫은맛. 상황버섯 이런 것도 다 떫은맛입니다. 그래서 이 지구상에는 생명력을 좋게 하는 먹거리가 가장 많고, 가장 빨리 자라고, 값도 비싸지 않습니다.

우유는 금기가 강해서 많이 마시면 성질이 사나워진다, 우유회사가 하는 거짓말에 속지말자

우유는 토금기에 속해서 달면서도 매워요. 우유가 맵다니 이해가 안 가죠? 3일만 굶었다가 우유를 소젖꼭지에서 나오는 따끈따끈한 온도로 데워서 빈속에 마셔 보세요. 매워서 입술이 싸아~해 집니다. 어렸을 때 우유를 많이 먹으면 우유가 금기니까 금극목을 하겠죠. 그러면 현맥이 나옵니다. 그러니 우유 많이 먹은 애들이 폭력적이고 심술부리고 사나워지는 겁니다. 요즘 간염이다, 간경화다 하는 것들이 막 생기고 하는 게 어려서부터 금극목을 많이 시켜서 그런 것도 있어요. 우유는 원래 어린 송아지의 먹거리지 사람이 먹는 게 아니에요. 아기 키울 때 우유 많이 먹이면 안 됩니다. 우리 조상들은 우유로 아이들을 키우지 않았어요. 그런데 무슨 분유다, 무슨 유업이다 하는 회사들이 장사해 먹으려고 모유에 버금가는 뭐라 하면서 사기치고 하는데 절대로 그렇게 안 되어 있어요. 우유를 먹이면 소처럼 크긴 잘 큽니다.

질문 : 산부인과 육아 교육하는데 가면 모유는 6개월 지나면 아이에게 전혀 영양가가 없으니 먹이나 마나고, 이때부터 영양가 높은 분유를 먹여야 된다고 하던데요?

대답 : 그게 다 기업하고 사이비 학자들하고 짜고 치는 날구라 입니다. 어떤 자들이 그 따위 헛소리를 하는 겁니까? 모유가 왜 영양가가 없어

요? 사람이 만든 건데. 소가 만든 게 아기한테 좋아요, 사람이 만든 게 아기한테 좋아요? 이치적으로 한번 보자구요. 개가 새끼를 낳으면 어떤 젖을 먹여요?

(개젖)

개젖을 먹이잖아요. 고양이가 새끼 낳으면?

(고양이젖)

고양이젖 먹이잖아요. 돼지가 새끼 낳으면?

(돼지젖)

돼지젖 먹이잖아요. 모든 생명체는 새끼를 낳으면 자기 젖을 주는데 인간만 왜 짐승 젖을 주는 겁니까? 역사가 생긴 이래 지금까지 짐승 젖을 먹여서 신생아를 양육한 역사가 얼마나 됩니까? 기업하고 그들로부터 연구비를 받아서 기업의 나팔수 노릇을 하는 사이비 학자들이 하는 말은 다 개소리다 그겁니다. 그들도 다 자기 엄마 젖을 먹고 자랐어요. 그러니 모유가 영양가가 없다는 건 개만도 못한 소리지. 그러면 소젖이 나쁜가? 엄마 젖이 영 안 나오고 도저히 먹을 게 없어서 죽게 생겼다면 소젖이 아니라 별 것이라도 먹여야죠.

그런데 금기가 많은 우유로 애들을 다 키우니까 애들이 사나워지는 겁니다. 그 놈으로 기운을 만들었으니까 짐승 같은 성정이 나오는 거예요. 요즘 애들, 어른 말을 들어 먹어요? 엉덩이에 뿔난 송아지처럼 아주 난리를 칩니다. 술을 많이 먹으면 주사를 부리게 되듯이, 사람은 먹은 대로 기운을 표출하게 되어 있어요. 그래서 사람 젖을 먹여야 사람처럼 행동하는 겁니다. 다 현세의 업보지 할 수 없어요. 그렇지만 우리 다음 아이들한테는 그런 시행착오를 물려주면 안 된다는 거죠. 엄마가 아이에게 모유를 줘야 엄마도 건강해지는 거예요. 산모는 음식을 섭취해서 젖을 만들잖아요. 그러면 만든 걸 써야 됩니다. 쓰지 않으면 어떤 일이 벌어지느냐? 몸 안에서 쌓여서 왜곡현상이 일어날 것 아닙니까. 아기에게 젖을 안 주면 젖 찌꺼기가 몸 안에 남게 되겠죠. 저는 지금 유방암이 창궐하는 이유 중 하나를 이거라고 보고 있어요. 그래서 어떤 산부인과에서 모유는 6개월 지나면 아이에게 전혀 영양가가 없으니 먹이나 마나고, 이때부터 영양가 높은 분유를 먹여야 된다는 그런 개소리를 한다면 그건 인간이 아니라고 하는 겁니다. 먹이나 마나면 옛날에 태어난 사람들은 영양실조로 다 죽었게요? 말이 되는 소리를 해야지.

질문 : 그런데 젖을 먹이고 싶어도 젖이 잘 안 나오는 경우에는 어떻게 하죠?

대답 : 그래서 몸을 따뜻하게 하고 건강한 몸으로 임신하고 아기를 순산해야 합니다. 물론 젖이 안 나오는 경우는 이유식을 해야죠. 그건 어린 생명이 알아요. 젖을 빨아도 젖이 안 나오면, 아기는 다른 걸 받아들일 수 있게끔 자기 몸의 생명시스템을 알아서 바꾸어 버립니다. 우리가 이 거대한 생명작용을 통제하는 상화론에 대해서 공부하고 있잖아요. 우리 몸 안의 생명은 그런 것까지 스스로 다 조절을 합니다. 몸 내부에서 일어나는 생명작용은 완전하고 위대합니다. 그래서 엄마 아빠가 될 사람들은 미리미리 심포 삼초를 건강하게 하는 것이 장차 자신들이 꾸릴 가정을 행복하게 하는 지름길이라고 하는 겁니다.

그런데 여태껏 심포 삼초 상화라는 걸 들어본 적 없이 살다 보니까 시행착오를 겪지 않을 수는 없겠죠. 그건 생명의 본질에 대해서 무지한 이러한 현대문명 속에서 살다보면 피할 수 없는 일이에요. 우리 시대에 이런 시행착오를 겪는 건 후세 인류를 위해서는 진짜 귀중한 체험입니다. 우리 시대에 우리가 이런 시행착오를 하지 않는다면 다음 시대의 누군가가 반드시 겪게 되어 있습니다. 그래서 이번 세대에 우리가 한 것을 진짜 다행으로 생각하고, 후손들은 이런 시행착오를 겪지 않도록 해야 되겠죠. 저는 사실 이런 절박한 마음으로 이 공부방을 만들어서 이런 강의를 하는 겁니다.

심포 삼초가 병이 나면 손바닥에 땀이 나고 어깨가 무거워진다, 주부습진도 심포 삼초병이다

자, 그 다음에 육체적 증상을 살펴보겠습니다. 심포 삼초가 허약하면 다음과 같은 육체적 증상이 나옵니다. 심포경과 삼초경에 경맥 주행상의 통증이 있습니다. 이건 저리고, 쑤시고, 땡기고, 뻐근하고, 멍멍한 신경통을 얘기하는 거죠. 심포경맥은 가운데 손가락 끝 중충혈에서 손바닥 가운데 노궁을 타고 이렇게 팔뚝 안쪽에서도 한가운데로 지나갑니다. 그러니까 거기가 쩌릿쩌릿하다거나 심포경을 따라서 손바닥에 땀이 많이 난다 하는 것들은 전부 다 심포 삼초증이죠. 다음, 삼초경맥은 네 번째 손가락에서 뒤로 관충과 중저로 해서 어깨 관절을 관통해서 지나가는 라인이 있죠. 다음 주에 심포경 삼초경 할 때 자세히 하겠지만, 삼초경맥은 관충에서 시작해서 요렇게 타고 들어가서, 견료라고 하는 어깨 관절을 정통으로 하는 지점으로 해서 천료로 해서 어깨 라인을 타고 갑니다. 그러니까 삼초가 병이 나면 여기가 땡기게 되고, 늘 어깨가 무거운 거예요. 소 멍에 채운 것처럼 어깨가 항상 짐 진 것 같이 무겁다는 사람이 있잖아요. 심포 삼초가 병나면 어깨가 항상 무거워 집니다.

이때는 심포경과 삼초경을 자극한다던지 그 부분을 이완시키는 운동을 해주면 풀려요. 아니면 관충이라는 혈자리를 사혈침으로 피를 두어 방울 빼내면 순간적으로 압력이 싹 해소되어서 일시적으로 가벼워집니다. 그렇게 막힌 기운을 풀고 어깨를 뜨겁게 찜질해 주면 머리까지 시원해지게 되죠. 여기 삼초경맥이 냉하고 짓눌리면 귓바퀴를 한 바퀴 감아도는 이 예풍 혈자리에서 사죽공까지 가는 편두부분 이쪽 라인으로 압박이 생깁니다. 그러면 그쪽이 뻣뻣해지죠. 여기서 얘기하는 경맥은 바로 심포경맥과 삼초경맥을 얘기하는 것이고, 기경팔맥에서는 음유맥과 양유맥을 얘기하는 건데, 요건 경혈학 할 때 자세히 하겠습니다.

모, 유, 합혈통이 있고. 이것은 십이모혈, 십이유혈, 육합혈의 통증을 말하는 겁니다. 심포 삼초가 약해질 때니까, 일반적으로 중단전이라고 부르는 심포장의 모혈인 잔중혈이 답답하거나 뻐근한 통증이 생긴다는 거죠. 그리고 삼초의 모혈인 배꼽 바로 밑자리 석문혈에도 통증이 생길 수 있습니다. 십이유혈은 등과 허리에 있는데, 이건 방광경상에 있는 심포유(궐음유)와 삼초유에 통증이 생기는 걸 말합니다. 육합혈은 무릎 뒷부분과 정강이에 있습니다. 석맥일 때는 무릎 뒷부분 오금 가운데 위중혈이 아프고, 구삼맥일 때는 오금 바깥쪽 위양혈을 누르면 아픕니다. 이러한 곳을 지그시 누를 경우 통증이 느껴진다면 이를 모유합혈통이라고 하는 겁니다.

심포 삼초가 허약하면 손바닥에 땀이 난다. 괜히 손에 땀이 찌걱찌걱 나고, 긴장하면 땀나고, 운전할 때 땀나는 사람들이 있습니다. 어떤 사람은 일부러 손수건을 손에 감고 운전하는데도 손에서 너무 땀이 나서 손수건이 흥건하게 젖기도 합니다. 어떤 아이들은 피아노 치려면 긴장되어 갖고 건반에 땀이 흥건하게 묻기도 해요. 그리고 땀이 하두 많이 나서 필기할 때 노트가 다 젖는 애들도 있는데, 그건 다 심포 삼초증입니다. 이때는 일체의 이유 없이 떫은 걸 많이 먹어야 됩니다.

그리고 손바닥이 뜨겁고, 손바닥에서 열이 나고. 그것이 더 지나치면 습진 같은 게 생깁니다. 흔히 말하는 주부 습진은 심포 삼초가 약해서 생기는 겁니다. 이런 경우 피부과에 가면 물을 너무 많이 만져서 그렇다고 하는데 그건 거의 구라입니다. 그렇다면 옛날에 고무장갑 없었을 때 물 만졌던 우리 할머니들, 엄마들은 손바닥이 다 썩어서 없어졌겠네요.

세탁기 없을 때 우리 엄마들이 어떻게 살았습니까? 식구 많은 집 빨래 한번 하려면 3시간, 4시간 씩 물에 손을 담가야 되었고, 밥을 한번 하기 위해서 쌀 씻고, 보리쌀 씻으려면 30분, 1시간씩 손에 물을 묻혀야 되었습니다. 손바닥을 하루 종일 물에 담그고 살던 그때는 고무장갑 같은 건 있지도 않았어요. 그런데도 주부 습진 같은 건 거의 없었습니다. 오히려 손에 물 안 묻히고 사는 현대에 들어와서 주부 습진이 창궐하고 있어요. 이건 다 심포 삼초가 허약해서 생기는 증상입니다. 그런데 그것도 모르고 물이 닿아서 생기는 것이니 물 만지지 말아라 그러고 있어요. 설거지를 도대체 얼마나 많이 했길래 그렇게 습진이 생깁니까? 모르면 차라리 가만히나 있지. 그게 다 말도 안 되는 소리다 그거죠.

손바닥이 갈라지고, 심계항진, 한열왕래, 가슴이 답답하고, 흉만통

그 다음에 손바닥이 갈라지고. 어떤 사람을 보면 곰 발바닥처럼 손이 쩍쩍 갈라지고 하잖아요. 발바닥이 갈라지는 사람도 있죠? 심하면 발바닥, 손바닥이 쩍 갈라져서 뻘건 살이 보이는 사람들도 있습니다. 그러면 떫은 걸 잘 먹고 맥을 살펴서 석맥이 나오면 짠맛을 추가하고, 홍맥이면 단맛을 추가하고, 현맥이면 신맛을 추가하는 겁니다.

그 다음에 심포 삼초가 허약하면 심계항진이 있는데 이건 심장이 갑자기 막 뛰는 증상입니다. 갑자기 뭔 일이 생기거나, 누구하고 다툴 일이 있다 그러면 나도 모르게 가슴이 막 뛰는 경우 있죠? 다툼이 생겨서 누구하고 확인해야 될 일이 있다 그러면 나도 모르게 심장이 막 뜁니다. 그때는 쓰고 떫은 걸 먹어주면 심장이 그 즉시 편안해지게 됩니다.

다음은 한열왕래. 이건 열이 올랐다 내렸다하는 것을 말합니다. 등골이나 가슴 요런데, 횡경막 같은 특정한 부위에 땀이 확 났다 확 식었다 하는 것 있죠? 어떤 사람은 꼬리뼈와 여기 허리 아래가 땀이 났다가 식었다 하는데, 그건 독맥과 방광경이 안 좋아서 그런 겁니다. 그리고 운동할 때 얼굴에서만 땀이 나는 사람, 얼굴에서는 땀이 안 나는데 가슴에서만 땀이 나는 사람, 허리가 먼저 땀나는 사람 그런 것도 다 따져보는 방법이 있는데, 나중에 자료를 나눠 드리면서 설명하도록 하겠습니다. 특정한 부위에 먼저 땀이 난다는 것은 그곳이 더 많이 식어있기 때문입니다. 그래서 생명은 그 곳을 먼저 데우기 위해 열을 만들어 그곳으로 공급하게 되는데 그 반작용으로 땀이 나는 겁니다.

한열왕래는, 열이 확 올랐다 내렸다 하는 것을 말합니다. 몸 앞쪽에서는 열이 푹푹 나는데 등은 서늘하게 식어서 보일러 틀어놓고 등 지지면서 부채질하는 사람이 있습니다. 또 열나고 덥다고 '선풍기 틀어, 에어컨 틀어' 하는 사람 있잖아요. 그래서 틀면 금방 식게 돼요. 식으면 추우니까 오한이 들어서 벌벌벌 떨어요. 그러면 또 '보일러 틀어, 이불 갖고 와. 오리털 잠바 갖고 와' 그럽니다. 그건 체온을 조절하는 능력이 상실되어서 그런 겁니다. 그런 생명력을 조절하는 일은 심포 삼초가 합니다. 한열을 조절한다든지, 허실을 조절한다든지, 음양을 조절한다 이런 것들은 전부 내 몸 속에 있는 생명력을 관장하는 상화가 한다는 거예요. 그때도 마찬가지로 떫은맛 나는 걸 먹으면 됩니다. 요 뒤에 보면 심포 삼초를 영양하는 음식들이 쭉 나오는데 그걸 참고하시면 되겠습니다.

그 다음에 흉만통. 가슴이 아파요. 가슴이 빵빵해서 속에서 뭐가 터질 것 같아서 답답한데 막혀서 안 내려가는 경우가 있습니다. 가슴이 답답하니까 주먹으로 막 치고 그러잖아요. 여기에 잔중(단중)이라는 혈자리가 있어요. 각자 자기 것 만져보세요. 명치에서 요렇게 올라가는 임맥선상에 있는데 손가락을 넣으면 쏙 들어가는 자리가 있습니다. 정확한 자리는 좌우 젖꼭지 정중앙의 유중(乳中) 혈자리에서 요렇게 직선을 그어요. 그리고 임맥(任脈)의 정중앙선을 세로로 그으면 두 선이 열십자로 만나는 지점이 있습니다. 젖꼭지와 젖꼭지 사이의 가로줄과 임맥의 세로줄이 만나는 그 곳을 만져보면 쏙 들어가는 자리가 있죠. 꾹 눌러 보세요. 아파요? (네, 아파요) 찾았어요? (네) 거기가 심포장의 모혈(募穴)인 잔중혈인데, 모혈이란, 말 그대로 생명력을 모으는 자리입니다.

그래서 여기가 답답하다, 여기에 뭐가 걸린 것 같다, 여기에서 뭐가 순환이 안 되는 것 같다 하는 증상들 있잖아요. 그건 사진을 찍어도 안 나타납니다. 여기가 막 조이는 것 같다, 막 쥐어짜는 것 같다, 박박 긁는 것 같다, 터지는 것 같다, 막힌 것 같다 하는 것 있죠? 그건 서양의학으로는 알아낼 방법이 없어요. 그러니까 그냥 화병이다, 스트레스성이다, 심인성이다 그러고 마는 겁니다. 자기들로서는 대책이 없으니까 마음의 병이다 그래서 나중에는 정신과로 보내기도 해요. 그런데 정신과 약을 먹으면 감각을 체크하는 능력이 상실되죠? 정신과 약이라는 건 심포 삼초를 망가뜨리는 겁니다. 그러니까 그걸 먹으면 아무 것도 모르고 멍하니 살게 되는 거예요. 약을 먹은 만큼 자율신경계가 망가지고, 생명력은 약화되는 거죠. 우리는 그렇게 하지 말고, 흉만통을 자기 스스로 푸는 방법이 있어요.

잔중혈을 요롷게 찾아보세요. 두 손가락을 잔중혈에 대고 숨을 들이쉬고 후~ 내쉬면서. 자, 멈추고 들숨 합니다. 다시 꾹 누르면서 내쉬면서 후~ 함과 동시에 잔중혈을 누르면서 비벼요. 낼숨을 멈추고 계속하세요. 멈춰서 들숨 하고 다시 낼숨 하면서 잔중을 누르고 비빕니다. 제일 아픈 데를 찾았죠? 찾았으면 엄지손가락에서 시작된 폐경의 어제(魚際)라는 혈자리가 있습니다. 어제라는 혈자리를 잔중혈에 대어 보세요. 내쉬면서 후~. 멈추시고 아래서 위로 올리면서 비벼요. 세게 누르면서 꽉꽉 해야 됩니다. 그럼 뻐근한 게 있죠? (무지 아픈데요) 아파요?

(예) 누워서 하면 더 확실한 효과를 보게 됩니다. 누우면 가슴이 열리게 돼요. 열릴 때 이렇게 대고서 들숨하고 내쉰 다음에 멈추고 계속 비비면 뭉친 울혈이 풀어져요. 풀어지면 심포장의 기능이 굉장히 활성화되는 겁니다.

기운이 뭉치는 것을 울혈이라 그래요. 기가 울체되어 있다는 뜻이죠. 울체되면 대사 장애가 일어나는데 그걸 그대로 방치하면 육체적, 정신적으로 병이 생기게 되는 겁니다. 그때 위장이 안 좋으면 공상망상을 하거나 괜히 쓸데없는 고민을 하고, 게으르고, 실천력이 떨어지게 됩니다. 또 기운이 뭉칠 때 폐대장이 안 좋으면 우울해져서 죽고 싶은 생각이 들어요. 소통이 안 되어서 일어나는 증상이니까, 일단은 심포장의 모혈인 잔중혈을 풀어주라는 겁니다. 잔중을 눌러보면 흉만통이 있는 사람들이 의외로 많아요. 그걸 제가 일일이 다 짚어주면 좋은데 그렇게는 할 수 없고, 대신 여러분들이 알아서 떫은맛을 드시고 MT를 하나씩 다 갖고 계시잖아요. 파란색 판에 붙은 건 대(大)자 큰놈입니다. 그러면 잔중혈을 잘 찾아서 비벼준 다음에 주무시기 전에 큰놈을 하나 딱 붙이세요. 거기가 음경맥이니까 그렇게 붙이기만 해도 인영맥이 큰 사람은 인영도 작아지고 기혈의 순환도 잘 됩니다. 열흘 정도만 붙여도 굉장히 좋아집니다.

뜸에 있어서 보법과 사법, 뜸보다는 운동이 더 낫다

질문 : 지금처럼 흉만통일 때 잔중(단중)에다 뜸을 뜨게 되면 어떻게 됩니까?

대답 : 좋겠지요. 그렇지만 태우지는 말고 보법으로 해야 됩니다. 뜸 뜰 때 어떤 사람들은 사법을 쓰는데, 인영맥이 크고 기운이 약한 사람들이 거기를 태우면 촌구가 작아져서 안 됩니다. 인영맥이 클 경우 임맥은

음경이니까 사하면 안 되고 보법을 써야 되겠죠. 그러니까 뜸으로도 사(瀉)하고 보(補)하는 방법이 있어요. 기운을 끌어내리는 방법이 있고 기운을 북돋우는 방법이 있다 그랬잖아요.

뜸으로 사법은 뭐냐 하면 살갗, 이 피부를 태우는 겁니다. 그러면 약간 화상(火傷)이 있을 수 있겠죠. 어쨌든 화상이 조금이라도 있는 것은 사법에 속합니다. 무극보양뜸 같은 것은 살짝 태우거든요. 그건 작은 사법입니다. 기운을 확 돌게 한다 그 얘기죠. 그런데 유태우 선생이 하는 고려수지침 있죠. 그건 대개 태우지는 않고 그냥 따뜻하게 합니다. 태우지 않으면 보법, 태우면 사법입니다.

혈자리를 만져보고 요렇게(凹) 움푹 들어갔으면 허하다고 하는 것이고, 만져봐서 임파 같은 게 뭉쳐서 요렇게(凸) 오돌도돌한 게 있으면 실하다 그러는 거예요. 실한 경우는 요기(凸)에다 뜸을 놓고 살을 태워서 사해야 되고, 허한 자리(凹)는 뜸을 놓는데 살은 타지 않게 따뜻하게 해서 온기가 소통이 되면 허했던 것이 쏙 올라와요. 그래서 고려수지학회에서 하는 건 거의 대부분 보법에 속하고, 살갗을 약간씩 태우는 거는 다 사법에 속합니다. 그런데 그러거나 말거나 그 사람들은 다 맥을 안 보고 그냥 합니다. 맥을 안 보고 그냥 누가 이렇게 하더라 그러니까 다 그냥 똑같이 하는 거예요.

질문 : 선생님, 침으로 사하는 거랑 뜸으로 사하는 거랑 뭐가 달라요?

대답 : 둘 다 큰 맥을 작게 만든다는 의미에서는 같다고 볼 수 있습니다. 원래는 뜸을 먼저 썼었죠. 뜸의 역사가 더 길어요. 1구, 2침, 3약 그런 말 있죠? 먼저 뜸을 쓰고, 두 번째 침을 쓰고, 세 번째 약을 써라 그겁니다. 뜸으로 사를 하든, 침으로 사를 하든 결국은 맥을 조절하고 기운을 소통시키는 겁니다. 그러니까 두 가지를 다 써도 되겠죠. 그런데 기존의 모든 단체에서 하는 침이나 뜸은 국소나 증상을 치료하는 것이

지, 보법이니 사법이니 하는 것과는 무관한 것들입니다. 왜 그러냐 하면 그들은 맥을 모르기 때문입니다.

그런데 제가 육기섭생법을 실천해본 결과 침이나 뜸보다는 운동의 효과가 더 뛰어나더라구요. 침이나 뜸을 떠서 2시간 동안 있는 것보다 차라리 2시간 동안 아픈 부위를 움직이는 것이 전체 기운을 돌리는 데 더 유리합니다. 엎드린 채로 허리에다 2시간 동안 뜸을 뜰 게 아니라, 2시간 동안 허리를 천천히 돌려보라 이겁니다. 어떤 게 몸 전체의 에너지를 더 순환시키고 활성화시키는가? 사람들은 운동하는 법을 알려주면 그건 돈이 안 들어가는 거니까 우습게 알아요. 그런데 엎드리게 해놓고 침 같은 쇠꼬챙이로 찌르고, 뜸을 떠서 불로 살을 태우면 뭔가 하는 것처럼 생각하거든요. 그래서 중생들은 어쩔 수 없어요.

여기서 우리가 하는 법방들은 일반 중생들이 하는 것과는 차원이 다릅니다. 선생도 중생의 선생이 있고, 중생 속에서 행세하는 중생의 도사가 있어요. 그런데 여기는 중생의 세계가 아닙니다. 그냥 자기가 알아서 하는 거죠. 뜸이나 침, 약 같은 걸 쓰기 전에 실제로 심포 삼초를 좋게 하는 것이 뭐냐 하는 걸 알아서 그걸 실천하는 겁니다. 그런데 운동을 할 수 있는 기력이 없거나, 운신이나 거동을 하기 어려운 사람들에게는 침을 써주고 뜸을 써주면 좋다 그 얘기죠. 자기가 움직일 수 있을 때는 뜸이나 침보다는 먼저 떫은맛으로 기운을 보충하면서 운동과 호흡을 하는 게 수십 배 훌륭한 방법입니다. 하지만 침이나 뜸도 훌륭한 방법인건 사실이죠. 잠시 10분간 휴식하고 또 하겠습니다. (짝짝짝)

온기가 몸 전체로 골고루 퍼지지 못하게 되면

이 경혈도를 보고 자기 몸에 있는 경혈 라인을 숙지하는 연습을 해야 됩니다. 그런 연습을 꾸준히 하면 몸을 살피는 게 용이해집니다. 간단하게 질문 하나 받고 하겠습니다. 아무거나 질문 하세요.

질문 : 친구가 어깨는 추워서 이불 덮고 있고, 발은 뜨거워서 찬물 뿌리고 있는데 왜 그런 겁니까?

대답 : 지금 김 선생님 친구 분이 어깨는 춥다고 이불 덮고 있고, 발은 뜨겁다고 찬물 뿌리고 있다는데 그럴 수 있죠? 어떤 사람은 반대로 발은 시리다고 하면서 양말을 몇 켤레씩 신고, 어깨는 덥다면서 이불을 안 덮고 할 수도 있잖아요. 그게 다 열이 한 쪽으로 쏠려서 그런 겁니다. 내 몸속의 생명력인 심포 삼초가 열을 계속 만들어 내는데, 그 열이 전신에 골고루 퍼져 있으면, 온기가 온 몸을 포근하게 감싸게 되겠죠. 그런데 지금 그분 같은 경우는 생명력이 열을 만들었는데, 몸의 한쪽 부분이 막혀버린 나머지 열이 그쪽으로 못 가서 그렇게 된 겁니다. 이때는 추운 어깨 쪽을 따뜻하게 만들면 됩니다. 그러면 발쪽에 몰려있는 열이 어깨 쪽으로 저절로 올라오게 돼요. 체내에서 대류가 일어나는 거죠. 그분에게 곡식자루를 선물해 주세요. 두 개 정도 만들어서 교대로 오랫동안 어깨를 따뜻하게 해주면 냉기가 풀리게 됩니다.

그런 분들이 한열관계를 해소하지 않고 살면 나중에 큰 병이 생깁니다. 냉기가 어깨에 있으니 망정이지 예를 들어서 간으로 간다든지 하면 간이 오그라들 것 아닙니까. 대장으로 간다면 수분흡수를 못해서 변비가 생기게 되겠지요. 그리고 콩팥으로 간다면 콩팥이 오그라들 것이고. 냉기가 다행히 어깻죽지로 갔기 때문에 어깨가 굳고 무거운 정도에서 그치는 것이지 그것이 내장으로 들어가면 큰일 나는 겁니다. 어깨운동을 하게 해서 굳고 경직된 부분을 부드럽게 풀든지, 하여튼 어깨를 따뜻하게 해야 돼요. 회사에다가 전자레인지 하나 갖다놓고 수시로 곡식자루를 데워서 어깨 위에 올려놓고 일하라고 하세요. 6개월 정도만 그걸 계속 해줘도 확 풀립니다. 일단은 한열을 조절하고, 그런 다음에 허실 관계를 따져서 기운이 부족하면 거기에 맞춰서 생식을 먹는다든지 영양을 해주면 되겠죠.

매핵, 틱 증후군, 얼굴색이 얼룩덜룩한 경우, 갑상선 관련 질병들, 목에 혹이 생긴 경우(후두암)

흉만통까지 했죠? (예) 다음, 매핵은 뭐냐 하면 목구멍에 뭐가 간질간질 달라붙어 있는 걸 말합니다. 가래 같은 것이 달라붙어 갖고 안 떨어지는 것이 있습니다. 코도 아니고, 침도, 가래도 아닌 이상한 게 달라붙어서 음음, 흠흠 해도 안 떨어지고, 캬~악 해도 안 떨어져요. 하도 목에 자극을 줘서 상처도 나고 피까지 나는 사람도 있어요. 그래서 전철 안에서 어떻게 하다가 캬악~ 했는데 요게 상대방 옷에 툭 떨어져요. (웃음 하하하) 그러면 얼마나 황당하겠습니까? 목구멍에 달라붙어 있는 그게 무지 성가시게 만들어요. 그걸 매핵이라고 하는데 심포 삼초가 안 좋으면 그런 것이 생깁니다. 가래가 생기면 음~ 하고 뱉으면 그만인데 이놈은 안 돼요. 아주 징글징글하게 안 떨어집니다.

그리고 속이 답답해서 어~ 하는 사람 있죠. 그건 뭐가 달라붙어 있는 건 아니고, 위장이 안 좋아서 속이 답답해서 어~ 하는 겁니다. 그건 홍맥이고, 구삼맥인 사람은 매핵 같은 게 생길 수 있어요.

질문 : 틱 증후군은 왜 그런 겁니까?

대답 : 틱 증후군이라는 것도 심포 삼초가 병나서 생기는 겁니다.

다음은 면홍 면황이 있습니다. 여기서의 면홍은 얼굴이 붉어졌다 하애졌다 노래졌다 하는 것을 말합니다. 당황하면 얼굴색이 수시로 변하는 거 있죠. 그리고 어떤 사람은 얼굴이 이쪽은 뻘건데 다른 쪽은 하얘요. 얼굴색이 얼룩덜룩한 그건 전부 심포 삼초가 안 좋은 겁니다. 그런데 얼굴이 전체적으로 붉다면 어디가 안 좋은 겁니까? (심장) 얼굴이 전체적으로 누렇다면? (비위장) 그렇죠. 얼굴이 창백하면? (폐대장) 얼굴이 시커멓다 그러면? (신장 방광) 그러니 여러분들은 벌써 화타 편작보다도 더 도사가 된 겁니다. 사람 얼굴만 보고서 장부의 허실을 알아냈잖아요. 그건 보통 경지가 아닌 겁니다.

그러니 이젠 우리 스스로를 우습게 보지 말자는 거예요. 여러분들은 어느 사이에 사람을 살피고 허실을 측정할 수 있는 능력이 생겼으니까 이미 허준이나 동무 이제마 수준에는 와 있는 겁니다. 그리고 이제 심포 삼초도 알았으니까 어제의 내가 아니다 그 얘깁니다. 나를 아는 주위 사람들이 나를 인정하든 안하든 우리는 이 엄청난 심포 삼초를 알고, 그것을 건강하게 하는 방법을 손에 거머쥐었어요. 그건 스스로 감정을 조절하고, 스스로 자기 병을 고치고, 기운을 조절할 수 있는 능력자가 됐다는 겁니다. 그러니까 이 시간 이후로는 그러한 능력자로서 새로운 삶을 살아야 됩니다.

또 보십시다. 심포 삼초가 허약하면 목이 붓고. 괄호 열고 갑상선이라고 적으세요. 갑상선은 기본적으로 짜고 시고 떫고를 먹어야 합니다. 목이니까 간담이 지배하잖아요. 그리고 갑상선 환자들은 주로 석맥이 많이 나와요. 그래서 짠맛도 필요한 겁니다. 모맥이 나오는 경우도 있는데 이때는 매운맛과 짠맛을 먹습니다. 갑상선 질환을 앓는 사람은 목을 수건이나 목도리(스카프)로 감싸야 됩니다. 처음에는 답답해서 잘 못하지만 목을 보온해주면 그 어떤 약을 먹는 것보다 빨리 좋아집니다. 보온이 되면 내부에서 기혈의 순환이 잘 되거든요. 우리가 손이 따뜻하면 손이 잘 움직여지죠. 그런데 겨울철에 손이 얼어서 굳었어요. 그러면 움직일 수 있어요, 없어요? (없어요)

인체는 식으면 무조건 기능이 저하되기 마련입니다. 그것처럼 갑상선도 온기가 떨어지면 당연히 기능이 저하되는 겁니다. 이때 스카프나 목도리 같은 걸로 감싸서 보온해주면 내부가 따뜻해지면서 기능 회복이 쉬워지겠죠. 갑상선에 염증이 있는 사람들은 떫은맛과 짠맛과 신맛을 먹고 여름에도 스카프 같은 걸 둘러야 됩니다. 지금 이 시대에 갑상선 병을 앓는 사람들이 굉장히 많은데, 그 분들이 여기 오시면 여름에도 다 스카프를 하라고 합니다. 그런데 하라고 했는데도 답답하다고 않거든요. 그러면 그 사람들과 싸우겠어요, 뭐를 하겠어요? 말을 해 줬는데도 말을 안 들으면 알아먹을 때까지 기다리거나, 그냥 놔두고 가는 겁니다.

질문 : 목에 혹이 생긴 건 어떻게 해야 합니까? 후두암이라고 병원에서 수술하라고 하는데요?

대답 : 혹이라고 하는 건 나쁜 기운이나 독을 다 몰아넣는 창고와도 같은 것이거든요. 그러니 그걸 잘라서 없애면 그 독한 기운이 다 어디로 가겠어요? 몸 안으로 퍼져서 장부로도 갈 수 있겠죠. 그러면 죽을 수도 있기 때문에 우리 몸 안의 심포 삼초 생명력은 탁기를 덜 위험한 쪽으로 몰아넣게 만듭니다. 그래야 다른 데가 멀쩡하게 유지될 수 있거든요. 나를 살리기 위해 독한 놈을 한쪽으로 몰아준다 그 말이죠. 그게 생명입장에서 보면 일종의 수명 연장책인 셈이죠. 수술을 할 값이라도 일단 신맛과 떫은맛을 먹어야 합니다. 그렇게 하지 않고 후두암 수술한다고 해서 고쳐집니까? 그리고 목을 자르고 온전하게 살기를 바래요? 수술하기 전에 먼저 영양하고 운동과 호흡을 하고 따뜻하게 하는 것이 중요합니다.

혹이라는 탁기 주머니를 달고 있다고 해도 죽지 않습니다. 혹부리 영감이라고 들어봤죠? 그 혹은 정상적인 세포가 아니겠죠. 후두암은 목소리가 나오는 부분에 뭐가 뭉친 것이니까 짠맛과 신맛하고 떫은맛을 먹으면 자체에서 탁기를 빼내서 오줌으로 걸러져 나오게 만듭니다. 몸속의 탁한 기운이 오줌으로 빠져 나갈 수 있도록 하려면 콩팥 기능을 강화시켜야 되는데, 이때 짠맛과 떫은맛이 필요하게 됩니다. 그리고 후두는 목 있는 곳이니까, 목(木)기운도 필요하게 됩니다. 실제로 후두암 환자들은 대개 현맥이나 석맥이 나와요.

임파가 잘 뭉치고, 갈증, 섭생을 할 때도 시간과 공간을 감안해야 한다

그 다음에 심포 삼초가 허약하면 임파액이 잘 뭉쳐집니다. 겨드랑이 같은 데 보면 꼬들꼬들하고 똥글똥글한 것 있죠? 피곤하면 더 커졌다가 휴식을 취하면 좀 풀어졌다가 하는 게 있습니다. 목 주변, 겨드랑이 또 사타구니 옆 요런데. 심포경이 지나가는 젖가슴 쪽의 천지혈 같은 곳에도 임파액이 잘 뭉칩니다. 이야기를 들어보니 어떤 유방암 환자들은 거기에 딱딱한 점 같은 게 있다고 해요. 우리는 그 점을 큰 병으로 안 봅니다. 어떤 사람은 뻘건 점도 있고, 어떤 사람은 까만 점도 있더라구요. 천지혈은 심포경이 시작하는 자리니까 그분은 그때 당시에 심포 삼초가 무지 안 좋았다고 할 수 있는 거죠.

질문 : 몸 여기저기 딱딱하게 뭉치는 것도 임파가 뭉친 것으로 보면 되는 겁니까? 그리고 어떤 때는 그것이 없어지고 하던데요.

대답 : 그렇죠. 그것도 임파가 뭉쳤다가 흩어진 겁니다. 그런 것이 생겼다가도 심포 삼초 기능이 회복되면서 자연적으로 정리가 됐던 거죠. 심포경맥은 세 번째 손가락 중충으로 해서 손바닥 가운데 노궁으로 해서, 태릉과 내관으로 해서 곡택으로 해서, 요렇게 천천으로 해서 젖꼭지 유중혈 바로 옆에 있는 천지혈까지 흘러갑니다. 그리고 위경맥은 젖꼭지 정중앙으로 지나가죠. 그래서 여성들 유방은 위장이 지배하는 거예요. 옛날에 애기 낳고 산모가 젖이 안 나오면 늙은 호박을 푹 고아 갖고 줬잖아요. 늙은 호박이 무슨 맛이에요? (단맛) 그래서 그런 겁니다. 요즘은 유방암이 징글징글할 정도로 많은데 임파든 뭐든 뭐가 뭉치면 거기

를 마사지해 주고, 떫은맛 나는 녹두나 옥수수를 갈아서 한 끼에 서너 수저씩 잘 먹으면 기혈이 순환이 되면서 없어지는 것을 볼 수 있습니다. 그런데 거기가 뭉쳐서 커진다고 수술해서 뜯어내니까 또 생기고 하는 겁니다. 뜯어내면 안 됩니다. 그것이 생긴 원인을 찾아서 더 커지지 않게 하고 따뜻하게 해서 풀어주면 되는 겁니다.

뭐가 뭉치더라도 그것은 커졌다 작아졌다, 생겼다 없어졌다 하는 것 아닙니까. 뭉쳤다 풀어졌다를 반복하는 건데, 하필이면 뭉쳤을 때 가서 사진 찍고 조직을 떼어서 검사해보니 이상하다는 소리를 듣는 겁니다. 그렇지만 뭐가 뭉쳐져서 딱딱해졌다고 다 뜯어내면 안 된다는 겁니다. 우리가 산을 오래 타다 보면 다리에 알통이 배겨서 딱딱해지죠. 그러면 딱딱해졌다고 장딴지 근육을 다 뜯어냅니까? (웃음 하하하) 말이 되는 소리를 해야지.

그 다음에 갈증. 입이 바싹바싹 타고, 입안이 쩍쩍 마릅니다. 우리가 중요한 대사(大事)를 앞에 두고 있으면 초조하고 긴장되잖아요. 무슨 중요한 결정을 할 때 있죠? 그러면 입이 쩍쩍 마르잖아요. 그러면 그때 그 사람은 어떠한 상태에 있느냐? 생명력을 극대화해서 사용하고 있는 상태에 있습니다. 자기 내면의 모든 기운을 거기에 집중해서 쓸 때 심포 삼초도 약해지면서 입이 마르는 겁니다. 그때는 쓰고 떫은 걸 먹으면 심장과 심포 삼초가 편안해지게 됩니다.

교재의 제일 상단에 보면 '구삼맥이 생성되는 원인'이라고 나오죠. 뭐라고 되어 있어요? '수극화 하고 심포 삼초가 약할 때'라고 나오죠. 이때 짠 것을 먹으면 어떻게 되겠어요? 수극화를 더 하겠죠. 그래서 입이 탈 때는 석맥이 나온다 하더라도 짠 것을 먹으면 안 됩니다. 그때는 쓴 것을 먹어서 심장을 편안하게 해 준 다음에, 짠맛을 먹어야 돼요. 그런 식으로 먹는 순서도 조절해야 된다 그겁니다. 생명이란 건 항상 시간과 공간 안에 존재합니다. 그래서 좋아지는 과정도 시간과 공간 안에 있습니다. 그것을 감안해서 섭생을 해야 되겠죠.

사시가 변하고 날이 바뀔 때 갑을병정무기경신임계의 하늘 기운과, 자축인묘진사오미신유술해의 땅기운이 서로 상합상충하면서 어떤 기운이 만들어집니다. 그 기운을 내가 그대로 받는다고 했죠. 우리가 햇빛만 먹고, 공기만 먹고, 물만 먹고, 음식만 먹는 게 아니고 우주에서 오는 파동도 먹는다고 했습니다. 그런데 그 파동도 매시간대마다 달라진다는 거예요. 왜냐하면 지구가 돌기 때문에 그런 겁니다. 지금 지구가 자전과 공전을 하는데, 봄의 시간대와 가을의 시간대는 파동이 오는 게 다를 거다 이거죠. 우리가 몸으로 느끼든 말든, 그건 사실입니다. 그리고 밤기운 다르고, 낮기운 다르죠. 달도 오월(午月)의 기운과 자월(子月)의 기운이 다릅니다.

서양의학은 두통을 해결 못한다, 통증이 오는 이유

그 다음에 미릉골통에 밑줄 치고. 요건 관자놀이가 욱씬욱씬, 지끈지끈 아픈 걸 얘기합니다. 그래서 오늘은 두통에 대해서 완전 도사가 되는 날입니다. 두통으로 고생하시는 분들이 많은데, 오늘 이걸 다 정리하고 가자 그거예요. 밤에는 머리가 아팠었는데 아침에 일어나면 괜찮을 수 있죠? 낮에 지끈지끈 아팠었는데 저녁에 친구들과 만나서 대화하다가 자기도 모르게 시원하게 풀리는 적 있죠? 머리가 아팠다 안 아팠다 하는데 이건 사진을 찍어도 안 나타납니다. 그런데 어떤 사람은 항상 뒷골이 지끈지끈, 걸핏하면 땡기고, 뻣뻣해지고 하잖아요. 두통이 심한 사람들은 곤혹스럽기가 짝이 없어요.

세계두통학회라는 단체가 있는데, 그 단체에서 오래 전에 발표한 보고서에 보면 뭐라고 나와 있느냐? 두통은 병이 아니고 증상이다 이렇게 나와 있어요. 사실 서양의학 차원에선 뇌 속의 혈관이 막히거나 뇌에 무슨 개떡 같은 게 하나 뭉쳐서 생기기 이전에는 두통을 알아낼 방법이 없는 겁니다. 그래서 두통은 병이 아니라고 그래요. 그러면 병이 아니면 뭐냐? 증상이다 그랬어요. 그러면 도대체 뭐하자는 겁니까? 병이 아니고 증상이다 그러니 말장난 하는 것 같죠. 그러면 두통의 원인은 뭐냐? 통증은 왜 생기죠? (차서 생깁니다) 차서 생긴다고 했죠. 그 정도는 여러분들도 알아요. 머릿속에 냉기가 들어갔기 때문에 아프다 그거예요.

또 냉기가 안 들어가도 스트레스 받고 긴장하면 혈관이 수축된다고 했죠. 혈관이 수축되면 온기가 많이 가요, 적게 가요? (적게 가요) 필요한 양보다 적게 가니까 식게 되는 겁니다. 그리고 머리를 많이 쓰면 에너지 발생량이 많아지죠. 에너지를 많이 쓰니까 밑에서 더 많은 에너지가 와야 되잖아요. 많은 양이 와야 되는데 쓰면서 소모한 양보다 적게 와도 식게 돼요. 식으면 수축되죠. 수축된다는 건 큰 혈관 입장에서 보면 별것이 아닌데 뇌세포 하나하나에 다 연결되어 있는 실핏줄, 모세혈관들이 있을 것 아닙니까? 걔네들한테는 수축된다는 것이 피가 잘 안 간다는 말과도 같습니다. 피가 안 가서 산소와 에너지 공급을 못 받으니까 통증이 나타나게 되는 겁니다.

통증은 다른 말로 하면 지금 거기가 식어 있어서 피가 안가니까 그 부분을 따뜻하게 해달라는 정보입니다. 모자를 쓴다든지, 밖에 찬데 있지 말고 따뜻한 곳으로 간다든지, 찬 물 마시지 말고 따뜻한 물을 마셔 준다든지 하라는 것이거든요. 결국 두통은 머리통이 차서 생긴다 그거죠. 이렇게 머리가 있다면 머리가 어딥니까? 머리털이 난 부분을 머리라고 하고, 뺨, 얼굴 등 다른 곳은 머리라고 하지 않잖아요. 두통은 입체적으로 보면 저 머리통 안의 어딘가가 식어서 생긴 겁니다.

여기 머리통으로 좌우 각 여섯 개의 양경맥인 담경, 소장경, 위경, 대장경, 방광경, 삼초경맥이 지나갑니다. 그리고 정중앙으로 지나는 독맥까지 하면 열세 개의 경맥이 흐르고 있어요. 그래서 편두 부분으로는 어떤 경맥이 지나가고, 정 가운데로는 어떤 경맥이, 뒷골 부분으론 어떤 경맥이 지나 가는지 알 수 있습니다. 미릉골 여기 관자놀이가 욱씬욱씬 할 때가 있잖아요. 그 경맥으로 생명력이 필요한 양보다 적게 가면 그 부분은 무조건 식게 되는 거죠. 식으면 혈관이 수축되고 그러면 세포 입장에서는 산소 공급이 줄어들게 됩니다. 산소 공급이 줄어들면 세포는 어떻게 되겠어요? 그 상태가 오래되면 그 세포는 죽음에 이르게 될 수도 있겠죠.

그러면 어떻게 해야 되느냐? 세포 입장에서는 안 죽으려고 막 난리를 치게 됩니다. 거대한 주인한테 내가 이 지경에 이르게 되었다는 걸 알려줘야 되거든요. 그 난리가 통증으로 나타난다 이겁니다. 그런데 통증은 나쁜 거라고 해서 진통제를 먹으면 어떻게 되느냐? 그건 마취를 시킨 것과 같아져서 통증을 못 느끼게 됩니다. 그러면 계속 식거나 말거나 나은 줄 알고 그냥 막 살아요. 그러니까 나중에 더 큰 문제가 되는 겁니다. 그래서 오늘은 진통제를 안 먹고 두통을 한방에 고치는 법을 공부해 보자 그겁니다.

두통은 머리가 차서 생기는 거니까 우리는 어떻게 하면 되느냐? 일단 어떻게 해야 돼요? (따뜻하게 해야 됩니다) 따뜻하게 해야 되는데 이 머리통을 난로 속에다 집어넣을 수도 없고, 어떻게 따뜻하게 해야 되느냐? (모자를 써야 됩니다) 그렇죠. 따뜻하게 하는 1차적인 방법이 모자를 쓰는 거죠. 만성 두통 환자들은 며칠만 이 뒷목 부분을 수건이나 목도리로 감싸 주고 모자를 써 보세요. 그러면 머리가 아주 가볍고, 맑아집니다. 그렇게 따뜻하게 한 뒤에 어떻게 해야 됩니까? 그 기운을 식은 쪽으로 끌어가지 못하는 것은 힘이 약하기 때문이죠. 그래서 두통은 한

열 뿐 아니라 허실(虛實)에 의해서도 나타나는 겁니다. 즉 장부들 간의 힘의 상극 관계에 의해서도 두통이 생긴다 그겁니다.

정경두통 - 편두통의 증상과 고치는 법

먼저 담경맥으로 냉기가 흘러서 오는 현맥두통이 있습니다. 현맥이면 간담이 약한 거죠. 현맥이라고 하면 무슨 맛을 떠올려야 됩니까? (신맛) 그러면 다 낫는 겁니다. 맥대로 하면 되는 건데 맥을 모를 수도 있죠. 전화를 받았는데 대구에 있는 분이 아프다고 그러는 겁니다. 멀리 떨어져 있기 때문에 여기서 맥을 볼 수는 없잖아요. 하지만 우리는 고칠 수 있다는 거죠. 어떻게 고치느냐? 현맥이면 이 사람은 편두통이 생기는데, 물어서 편두통이라면 담경맥을 다스리라고 하면 됩니다. 담경맥은 동자료에서 시작해서 머리의 측두 부분을 지나갑니다. 머리의 측면은 삼초경맥 약간하고 대부분 담경만 지나가요. 담경이 편두로 해서, 어깨의 승모근이 있는 견정으로 해서, 옆구리 기문으로 해서 인체의 측면을 타고 지나가잖아요. 인체의 측면을 지나가는 건 담경 말고는 없습니다.

그래서 이 부분이 쇠으면 목이 아프다든지, 어깨가 결린다든지, 옆구리가 결린다든지 또 편두통이 심해진다든지 하는 겁니다. 이러한 부위가 아프다면 담경에 이상이 왔다 그렇게 보는 거죠. 담경에 이상이 오니까 영양은 신맛으로 하고 침을 쓸 수 있는 사람은 내경침법을 써도 됩니다. 침법은 담경과 간경을 써서, 담경의 규음과 임읍을 사하고, 간경의 태돈을 보하면 되겠죠. 현맥이 나왔을 때의 침법이라고 해서 첫 주에 한 것 있죠? 교재를 읽어보면 현맥 인영 1성일 때는 어떻게 한다, 현맥 촌구 1성일 때는 어떻게 한다, 4~5성일 때는 어떻게 한다 하는 것이 다 나와 있습니다. 그걸 그대로 쓰면 됩니다. 신 것도 먹고.

그러면 신 것을 얼마만큼 먹느냐? 편두통이 없어질 정도로 즉 현맥이 없어질 만큼 먹어야 됩니다. 두통이 심하지 않다면 매실효소나 오렌지주스에다가 식초를 조금만 타서 마셔도 나을 수 있어요. 하지만 편두통이 심하다면 머리를 따뜻하게 한 다음에 식초를 맥주컵 절반 정도로 따른 후 나머지는 신맛 나는 주스나 물로 희석한 걸 먹으면 그 자리에서 딱 낫기도 합니다. 우리는 머리가 아프다 하면 일단 곡식자루를 데워서 머리에다가 갖다 대는 겁니다. (저도 해봤어요) 실제로 해봤어요? (예) 좋아졌어요? (예, 금방 나왔어요) 신맛을 안 먹고 따뜻하게만 해줘서 금방 나왔다고 하잖아요. 일단 통증 부위를 따뜻하게만 해주면 먹지 않고도 될 수 있습니다. 그런데 거기다가 신 것을 먹으면 열 배 이상 빨리 낫습니다. 이런 건 거저먹기로 되는 겁니다.

정경두통 - 전두통의 증상과 고치는 법, 아기들은 냉기에 대한 저항력이 약하다, 포대기를 고수해야 되는 이유, 아기를 멜빵에 매고 다닐 경우의 문제점들

두 번째로 구맥두통은 없어요. 왜 없냐 하면 소장경맥이 얼굴에까지만 있고, 머리 부분으론 올라가 있지 않기 때문에 그렇습니다. 그냥 얼굴이 벌겋게 달아오르고, 화끈거리는 경우가 있는데 이것은 소장경에 흐르는 생명력의 흐름이 원활하지 못해서 그런 겁니다. 이때는 쓴맛을 먹으면 좋습니다.

세 번째, 홍맥두통은 비위장 중에 위경맥에 문제가 있어서 생깁니다. 사람 몸은 목을 기준으로 해서 양경맥은 머리 위까지 다 올라와 있고 음경맥은 쇄골 있죠? 빗장뼈 이 밑에서 다 끝나도록 되어 있어요. 앞머리가, 이마가 지끈지끈한 전두통은 위경에 냉기가 흘러서 오는 거죠. 이때는 홍맥이 나옵니다.

전두통은 이마가 쏟아지는 것 같고, 어떤 사람은 이마가 터질 것처럼 아프다고 그래요. 과식하거나 찬 것 먹고 뱃속이 냉해지면 이런 증상이 나타납니다. 그런 사람들 이마를 만져보면 실제로 얼음장 만지는 것처럼 찹니다. 많이 식을수록 두통의 강도가 세져요. 우리가 여행갈 때 버스 창문을 열어놓고 찬바람을 계속 맞으면 머리가 아프잖아요. 그건 바람 맞은 그 쪽이 식어서 그런 거예요. 또 돌을 베고 잤다, 찬바람 들어오는 데서 잘 때도 머리가 아픈 경우가 있잖아요. 그것도 다 머리가 식어서 그런 겁니다. 그래서 찬 데서 자거나 바람이 들어오는 데서 자게 되면 반드시 모자를 써라 그 얘깁니다.

애기들은 추위에 대한 저항력이 어른만큼 강하지 않습니다. 그렇기 때문에 애기들은 조금만 추위도 감기에 걸리고 머리도 아플 수 있습니다. 그래서 항상 따뜻하게 모자를 씌우고, 앞으로 겨울이 오니까 장갑도 잘 끼게 해서 데리고 다녀야 된다는 거죠. 옛날에는 포대기 두르고, 그 위에 외투 같은 걸 덮어 씌웠잖아요. 그러면 엄마 등에서 나는 온기가 난로가 됩니다. 엄마 등에서 나오는 온기, 애기 가슴에서 나오는 온기가 이 포대기 안을 채우게 되니까, 포대기를 덮어씌우면 거기가 편안하고 훈훈한 공간이 된다는 거예요. 따뜻하니까 애기가 그 속에서 평온하게 잘 있을 수 있는 거죠.

그런데 요즘 엄마들은 어떻게 애기를 데리고 다니느냐 하면, 멜빵으로 해서 앞에다가 덜렁덜렁 매달고 다녀요. 그러면 팔다리가 다 빠져 나와서 애기들 몸이 다 식게 됩니다. 그건 애기들한테는 일절 도움이 안 돼요. 엄마가 미쳤나? 왜 애를 덜렁덜렁 매달고 다니면서 본인은 이쁜 옷을 입고 지랄이야. (웃음 하하하) 도대체 어떻게 하려고 그래요? 애는 앞에 멜빵에 달아서 털레털레 하고 다니고. 그러니 애기들한테 냉기가 들어가서 다 탈나게 되는 겁니다. 그건 서양식이죠. 우리는 원래 아기를 등에 업으니까 엄마하고 아기가 같은 방향으로 사물을 보게 되어 있거든요. 그런데 멜빵으로 엄마 배 앞으로 매고 다니면 어떻게 돼요? 애는 거꾸로 가게 되잖아요. 그러면 엄마와는 반대방향으로 사물을 바라보게 되니까 애한테 문제가 생길 수도 있는 겁니다. 애기니까 엄마한테 뭐라고 말도 못하고.

그리고 뭐가 떨어져서 줍는다 그러면 애를 안고 몸을 앞으로 기울여야 되잖아요. 그러면 애가 낭떠러지에 떨어지는 모양이 되지 않겠냐구요. (하하하 웃음) 그런데 뒤에 업고 있으면 어떻게 돼요? 안전하다 이겁니다. 애기 엄마들은 애기 입장에서 살펴봐야 돼요.

질문 : 애기를 앞으로 안고 다니면 엄마 심장 소리를 들을 수 있어서 아이에게 좋다고 하던데요?

대답 : 그게 무슨 무식이 쌍통날 놈의 소립니까? 엄마 등 뒤에서도 귀를 대고 있으면 다 들리는데. 그게 참 답답한 이야깁니다. 안으면 아기가 엄마 심장 소리를 들을 수 있다구요? 가만히 앉아있을 때는 안아서 키우고, 엄마가 걸을 때는 업어서 키워야 아기가 따뜻해지고 또 엄마 등에 귀를 대고 새근새근 자면서 엄마의 오장 소리도 다 듣는 겁니다.

질문 : 업어서 키우면 안짱다리가 된다는데요?

대답 : 그럼 우리 같은 사람들은 이미 안짱다리 다 되었겠네요. 사실은 업어줘야 되는데 안 업어줘서 안짱다리가 되는 거예요. 그리고 업어줘야 애들이 기마자세가 딱 나오잖아요. 원래 우리가 기마민족 아닙니까. 업어줘야 그 자세가 나오는데 지금 그렇게 안 키우고 있죠. 또 어떤 엄마들은 애기를 유모차에다가 태우고 막 다니잖아요. 그러면 애기가 어디를 쳐다보겠어요? 하늘을 쳐다보잖아요. 그러면 햇빛이 내려오잖아요. 그럼 애기들 눈이 어떻게 되겠어요? 아기들 눈 각막은 어른들과는 달리 연하고 약합니다. 그래서 갓난아기를 유모차에 태워서 끌고 다니다 보면, 아기들 눈이 잘못될 수도 있다는 거예요. 그리고 애기를 유모차에다

뉘여서 끌고 다니다가 보도블록 같은데 잘못 걸리면 유모차가 덜덜덜덜 할 것 아닙니까. 그러면 골이 다 흔들려 갖고 애기한테 문제가 생길 수도 있다 그겁니다. 지금 보면 뭐 좀 살만 하니까 죄다 이리저리 끌고 다녀요. 업고 다녀야지.

자, 그러면 홍맥이 나오는 전두통일 때는 뭘 먹어요? (단맛) 그렇죠. 앞머리가 터지는 것처럼 아프다 그러면 엿이라든지, 꿀물이라든지, 설탕물을 진하게 타서 먹으면 됩니다. '설탕물 드세요' 하니까 어떤 사람은 설탕을 한 순가락 넣던데 그래 갖고는 위장에 기별이 안갑니다. 물 컵에다가 꿀이나 흑설탕을 어른들 밥숟가락으로 다섯 숟가락 정도 넣은 뒤에 뜨거운 물을 타면 녹잖아요. 물의 양을 조절해서 그놈을 걸쭉하게 만들면 되게 진하게 되죠. 따뜻한 설탕물이 위장 속으로 쭉 들어가잖아요. 그러면 그 자리에서 딱 해결이 되는 겁니다.

위장으로 단맛과 뜨거운 기운이 들어가면 그걸 위경맥으로 제일 먼저 보냅니다. 이 사람은 지금 제일 급한 일이 뭐냐 하면 식은 쪽으로 온기를 보내는 것이거든요. 그러면 온기가 가니까 찬 부분이 따뜻하게 되면서 풀어지는 겁니다. 그리고 모자도 써야 되겠죠. 또 침을 쓰고 싶다 그러면 위경맥의 여태, 충양, 족삼리 중에서 2개 혈을 사하고, 비경의 은백이나 공손 중에서 1개 혈을 보하면 됩니다. 그리고 단맛이 없을 때는 뜨거운 물을 홀짝홀짝 많이 마시기만 해도 위장 속이 따뜻해져서 앞머리 통증이 그 자리에서 없어지는 경우도 있습니다.

정경두통 - 코 주변이 멍해지는 증상을 고치는 방법, 정수리두통과 후두통이 왔을 경우 고치는 방법

그 다음 네 번째, 모맥두통은 폐대장인데, 이건 사실 두통은 아니고 윗잇몸이 아프거나 코 주변이 멍한 증상을 말합니다. 폐대장이 약해서 모맥 나오는 사람은 비염이나 축농증으로 코가 잘 막힙니다. 코 주변이 멍한 게 오래되면 저 속에까지 냉기가 퍼지게 됩니다. 그러면 이 사람은 코 주변에서 시작해서 나중에는 골속 전체까지 멍한 상태가 됩니다. 이런 경우가 많아요. 그러면 이때는 매운맛을 진하게 해서 먹으면 되겠죠. 생강차를 다섯 봉 정도를 타서 마신다든지. 다섯 봉을 타도 매운 거를 진하게 해서 먹는 정도지 더 맵지는 않아요. 고추장을 한 손가락으로 찍어서 먹나, 두 손가락으로 찍어서 먹나 매운 강도는 같죠. 다만 고추장을 더 먹고, 덜 먹고 하는 차이만 있을 뿐입니다. 그것처럼 생강차를 한 잔을 마시든 두 잔을 마시든, 그 양이 많냐 적냐의 차이만 있을 뿐이지 그 매운맛의 강도는 같다는 겁니다.

요건 장부가 식어서 대장경맥이 지나가는 윗잇몸과 영향혈 그쪽으로 에너지가 안가서 통증이 생긴 거니까, 일단은 매운맛을 필요한 만큼 넣어줘야 되겠죠. 필요한 것을 한꺼번에 많이 넣어주는 그것을, 단방(單方)에 낫게 한다고 해서 단방처방이라 그래요. 식초를 한 컵 마셔라, 꿀물을 한 컵 마셔라 하는 건 단방입니다. 그런데 먹으라고 했더니 조금 먹고 자꾸 안 낫는다고 전화하면 나도 모른다 그겁니다. 나을 정도로 먹어야 되는데 덜 먹어서 그런 거죠. 모맥일 때는 대장경이 막혀서 그런 거니까, 대장경의 상양이나 합곡을 2사 하고 폐경의 소상을 1보 한다. 그리고 이때는 마스크를 쓰면 찬 공기가 안 들어가니까 숨쉬기가 굉장히 좋아집니다.

다섯 번째, 신장 방광이 안 좋으면 석맥두통이 나타나는데 이건 방광경이 식어서 그렇습니다. 이때는 주로 후두통이 생기지만 때로는 정두통이 생길 때도 있어요. 정두통은 어디냐 하면 여기 정수리에 통증이 오는 걸 말합니다. 정수리가 욱씬욱씬, 뜨끔뜨끔한 사람들이 있어요. 거기로 방광경이 지나갑니다. 그리고 후두통은 뒷골이죠. 뒷골이 뻣뻣하게 굳으면서 망치에 맞는 것처럼 아픈 사람들이 있어요. 그건 방광경에 냉기가 흘러서 그런 겁니다. 냉기가 지금 뒷골에 있는 뇌세포를 서늘하게 식히고 있다 그 말이죠. 그러면 뇌에 어떤 일이 벌어지겠어요? 냉기에 비례하는 정도로 통증이 가중되게 됩니다. 이걸 그냥 놔두면 눈의 뿌리인 청명혈까지 냉기가 와서 눈이 빠질 듯한 통증이 수반됩니다. 그래서 후두통이나 정두통이 오는 사람들은 그 주변을 보온하기 위해서 모자를 쓰고 목도리를 둘러야 됩니다.

그리고 이 사람은 무슨 맛을 먹어야 되겠어요? (짠맛) 그렇죠. 짠맛을 먹어야 됩니다. 후두통이 오려고 할 때 소금 한 수저를 탁 먹으면 오려다 말고 나가떨어집니다. 미지근한 물로 먹기가 그렇다면 우유나 두유 같은 걸로 먹어도 되죠. 어쨌든 소금을 먹으면 진통제를 먹는 것보다 더 빨리 후두통이 없어지게 돼요. 소금기가 아직도 입안에 남아 있는데도 후두통은 사라집니다. 그 정도로 빠르게 효과를 볼 수 있습니다. 어른 숟가락으로, 고봉으로 한 숟가락 정도 먹어야 됩니다. 후두통 있는 사람들은 생활소금 같은 걸 한 숟가락 뚝 떠서 먹는다든지, 순소금 있는 사람들은 한 번에 세 봉 정도 뜯어서 먹어보세요. 그 자리에서 낫습니다.

그리고 이때는 방광경의 지음, 신맥, 곤륜 중에서 2개혈을 사하고, 신장경의 조해, 태종 중에서 1개혈을 보하면 아주 효과가 좋죠. 두통이 살짝 올 때는 내경침법으로도 한방에 고칠 수 있습니다. 이때도 소금을 같이 먹고, 곡식자루도 5~6분 정도 데워서 통증이 있는 곳에 찜질을 하면 놀라울 정도로 효과를 보게 됩니다.

정경두통 - 미릉골이 아플 경우 고치는 법

여섯 번째, 구삼맥두통은 지금 공부하는 심포 삼초 생명력 자체가 충분히 열을 생산하지 못해서 생기는데, 이때는 미릉골에 통증이 옵니다.

미릉골이 뭐냐 하면 '눈썹 미(眉)' 자, '언덕 릉(陵)' 자, '뼈 골(骨)' 자를 합해서 미릉골이라고 해요. 눈썹 있는데 언덕같이 생긴 곳이 미릉골입니다. 스트레스 받고, 신경 막 쓰고 하면 여기 관자놀이가 지끈지끈할 때가 있어요. 가령 회사에서 아주 중요한 일을 할 때 자료를 모아서 분석하려면 고도로 생명력을 써야 되거든요. 그건 뇌에 있는 기운을 끌어다 쓰는 거잖아요. 그때 긴장하고 스트레스 받으면 관자놀이가 지끈지끈거릴 수도 있게 됩니다. 그러면 그땐 어떻게 해야 되느냐? 떫은맛인 요구르트를 데워 먹는다 그거죠. 제일 값싼 요구르트가 있는데 그것을 세 개 정도, 다섯 개 정도 따끈따끈하게 데워서 홀짝홀짝 마시는 겁니다. 지끈거리려고 할 때 딱 마시면 통증이 싹 없어지게 됩니다. 그런데 냉기가 관자놀이에서 막 생겼을 때 해결하지 못하게 되면 그놈이 미릉골을 타고 올라오게 됩니다. 그러면 눈이 쏟아져 내리는 것 같고 눈을 못 뜰 정도로 아프게 돼요. 이때는 감기 고치는 방법으로 열 내고, 땀 빼야 됩니다. 그러니까 두통이 막 생기려고 할 때 잡는 게 중요하겠죠.

뒷목이 쭈뼛쭈뼛하면서 뻐근한 것이 막 올라올 때 있잖아요? 그때는 소금을 먹으면 단방에 싹 해결이 됩니다. 모자도 쓰고. 또 코 주변이 맹맹할 때도 아프고 나서 한참 뒤에 하지 말고, 코 주변이 막히는 것 같고, 멍멍한 것 같고, 킁킁한 것 같다 그러면 바로 마스크를 씁니다. 본인은 그런 증상이 오는 것을 알아요. 그리고 바로 생강차를 몇 봉 타서 마시면 코가 뻥 뚫립니다. 또 옆머리가 묵지근하고 찌뿌둥하고 쑤시는 편두통이 올 때는 얼른 신 것을 먹으면 되겠죠. 이렇게 해서 가벼운 두통을 해결하는 방법을 공부했는데, 이것들을 정경두통(正經頭痛)이라고 그래요. 정경의 두통은 1성에서 3성까지의 맥력을 말합니다. 이건 어렵지 않게 해결되는 두통이죠. 이걸 그냥 놔둬서 냉기가 기경팔맥으로 넘어가게 되면 통증은 증가됩니다.

표 정경두통 6가지

장부	맥	두통 부위	경맥	영양하는 맛	2사1보
木 (간담)	현맥	편두통	담경	신맛 (식초)	규음, 임읍 사 태충 보
火 (심소)	구맥	얼굴이 확확 열난다	소장경	쓴맛 (술, 커피)	소택, 후계 사 소충 보
土 (비위)	홍맥	전두통 (앞이마)	위장경	단맛 (꿀, 설탕)	여태, 족삼리 사 은백 보
金 (폐대)	모맥	상치통 코 주변이 막 혀서 멍하다	대장경	매운맛 (고추장, 고춧가루)	상양, 합곡 사 소상 보
水 (신방)	석맥	정두통 후두통	방광경	짠맛 (소금)	지음, 신맥 사 조해 보
相火 (심포 삼초)	구삼맥	미릉골통 눈이 쏟아질듯	삼초경	떫은맛 (요구르트)	관충, 중저 사 중충 보

질문 : 구삼맥두통일 때는 침법이 없습니까?

대답 : 아! 있어요. 이 정도만 가르쳐 놔도 대충 못 넘어갑니다. 우리 학생들이 있어서 탁탁 찝어 내잖아요. 구삼맥이 나오고 미릉골통일 때는 삼초경의 관충, 중저, 외관 중에서 2개혈을 사하고, 심포경은 중충혈을 1보 하면 됩니다. 삼초경이 네 번째 손가락 관충에서 시작하잖아요. 그러면 여기 관충혈을 강하게 자극하면 일시에 효과를 볼 수 있습니다. 이렇게 몇 번만 자극을 해주면 따뜻한 기운이 돌게 되는 동력이 형성된다는 거죠. 그러면 생겨난 그 기운이 삼초경맥을 타고 여기 미릉골의 사죽공까지 오게 돼요. 침법이 바로 이런 원리를 활용하는 요법 아닙니까. 만일 침이 없을 때는 손톱으로만 자극을 해줘도 침의 50% 정도는 먹고 들어갑니다.

질문 : 방금 여기 관충혈을 자극했는데요. 미릉골 끝 쪽(사죽공)이 움직이는 걸 느꼈어요. 제가 바르게 자극한 건가요?

대답 : 그렇죠. 거기가 삼초경맥의 종시(終始)혈이 서로 연결된 자리기 때문에 그런 겁니다. 우리가 내 몸을 갖고 실험을 해보면 여기서 제가 강의하는 내용이 바로 확인이 됩니다. 실제 효과도 보고. 여기는 실제로 효과를 볼 수 있는 내용을 말하지, 다른 어디처럼 현학적인 이야기만 하는 곳이 아닙니다.

기경두통 - 대맥두통(극심한 편두통)과 고치는 법

다음에는 기경두통이 있습니다. 맥이 4~5성이면서 냉기가 깊이 들어갔을 때 생기는 기경두통은 심각한 병입니다. 맥이 1~3성일 경우에 생기는 정경두통은 냉기가 머리의 표면에 있어서 자고 일어나면 없어질 수도 있고 또 어디 가서 뜨끈한 설렁탕 한 그릇만 먹고 나도 없어지는 그런 두통입니다. 온기만 소통되면 금방 없어지는 두통이죠. 그런데 기경두통 이건 그 정도해서 되는 게 아니에요. 이건 밖에서는 거의 못 고치는 불치병에 속하는 겁니다.

기경두통 중에서도 맥을 봐서 현맥이 나오고 인영이 4~5성이면 대맥두통이라고 합니다. 대맥에 병이 나면 편두통이 아주 극심해집니다. 그래서 측두부(側頭部)를 중심으로 해서 삥 두른 이 부분이 욱씬욱씬하고, 머리가 깨지는 것 같다 그래요. 편두부분에서 욱욱욱 하는 거 있죠? (예) 그건 편두통이 굉장히 악화된 거예요. 편두부 속에서 뭐가 욱씬욱씬거리고 욱욱욱 한다. 말을 그렇게 할 수밖에 없어요. 증상을 표현할 때는 있는 그대로 쓰는 것이 좋습니다. 우리말과 글이 앞으로 세계적인 언어가 될 겁니다. 그건 앞으로는 우리말과 글을 먼저 배운 후에 자연의 원리를 공부해야만 건강하게 살 수 있기 때문에 그렇습니다.

현맥 인영 4~5성이니까 우린 뭘 먹어야 되요? (신맛) 신맛을 이때 (정경두통)보다도 더 무지막지하게 먹어도 됩니다. 식초를 반 컵이 아니라 한 컵 반 이렇게 마셔도 됩니다. 이때는 식초가 시지도 않습니다. 그냥 시큼한 게 먹을 만하다 이 정도로만 느껴져요. 옛날에 원 선생은 아주 여기다가 식초를 사다 놓고 몇 년을 마셨어요. 큰 병으로 사다가 냉장고에 넣어두고 수시로 한 컵씩 마셨습니다. 그래서 그 친구 옆으로 지나가면 식초 냄새가 날 정도였어요. 홍맥인 사람들은 그렇게 먹으면 위장에 구멍이 나는데, 현맥이 세게 나오는 사람들은 끄떡도 없어요. 홍맥인 사람들은 식초 냄새만 나도 벌써 진저리를 치고 기겁을 합니다. 홍맥인 사람은 단 것을 먹어야 되겠죠. 그러니까 맥대로 하는 겁니다.

　기경팔맥을 통제하는 혈자리를 사용하는 침법이 있는데 바로 구궁팔괘침법이죠. 현맥 인영 4~5성이면 대맥의 두통인데, 대맥을 통제하는 혈자리는 담경의 임읍입니다. 그러니까 임읍혈을 사하고, MT는 비장경의 공손혈을 보합니다. 이건 나중에 굉장히 유용하게 쓸 수 있는, 아주 한방에 효과를 보는 침법입니다. 그렇게 해서 신맛을 먹고, 모자를 쓰고 주무시면 아침이 되면 시원하게 딱 낫는 거죠.

기경두통 - 독맥이 병났을 경우 오는 두통과 고치는 방법

　두 번째로 구맥 인영 4~5성이 나오는 독맥두통이 있습니다. 이 사람은 여기 경혈도에 보시면 머리통 정중앙을 타고 냉기가 흐르고 있는 상태입니다. 독맥이 요렇게 정 가운데로 해서 은교혈까지 오거든요. 그러면 이 가운데로 냉기가 흐르면 어떤 일이 벌어지느냐? 수박이 쩍 뽀개지듯이 골도 뽀개지는 것처럼 아픕니다. 그래서 대갈통이 뻐개지는 것 같다고 합니다. 이럴 경우 지구상에서 제일 크고 시설이 좋은 병원에 가서 온갖 기기를 동원해서 사진 찍고 해봐야 원인도 알 수 없고 해결책도 전무합니다. 드라마 같은 걸 보면 앓아누울 때 끈 같은 걸로 머리를 질끈 동여매고 하는 것 있죠? (예) 진짜로 뻐개지는 것 같으니까 그러는 겁니다. 실제로 머리를 조여 매면 훨씬 나아요. 그래서 할머니들은 실제로 머리가 짜개지는 것 같다고 합니다. 구맥 인영 4~5성일 때 두통이 생기면 그런 증상이 나타납니다.

그러면 이때는 무슨 맛을 먹어야 돼요? (쓴맛) 그렇죠. 쓴맛을 강력하게 먹는 겁니다. 그런데 강력한 쓴맛이 많지 않습니다. 알갱이 커피도 쓰긴 쓴데 강력하지는 않습니다. 이때는 약국에서 파는 아주 쓴 마이신이 있습니다. 항생제로 쓰는 마이신을 우리는 두통을 고치는데 쓰는 거예요. 한 번에 다섯 개나 열 개를 먹으면 독맥두통이 그 자리에서 한방에 고쳐집니다. 강력한 쓴맛이 우리 몸 안에서 들어가서 화기를 증폭시키는 역할을 하는 거죠. 사실 염증이 날 때 쓴맛인 마이신을 먹으면 화극금이 되어서 염증이 낫는 것은 고사하고, 오히려 더 심해질 수 있습니다.

그리고 구맥 인영 4~5성인 독맥두통일 때 침을 쓰고 싶다면 소장경의 독맥을 통제하는 혈자리가 있어요. 그게 바로 후계혈 입니다. 우리가 지난주 심소장편에서 공부한 적 있죠. (예) 그 후계에다가 약간 굵은 침을 쓰는 겁니다. 구궁팔괘침법으로 2시간 동안 후계혈을 사한다. 보통 2시간을 사하라고 하는데 실제는 맥이 변하고 통증이 없어지면 바로 침을 빼도 됩니다. 그리고 MT는 폐경맥 상의 열결혈을 보하면 되죠. 이렇게 두통의 원인을 분류하고 처방할 수 있는 곳이 이 태양계와 지구상에서는 여기 자연의 원리회 말고는 없습니다. 이렇게 쓴맛을 강력하게 먹고, MT를 열결에 붙이고, 모자를 쓰고, 곡식자루를 뜨겁게 해서 찜질하면 이런 엄청난 두통도 맥이 변하는 즉시 낫습니다.

기경두통 - 양교맥이 병났을 경우(골속에서 덜거덕 소리가 날 경우)의 두통과 고치는 법, 뒷골이 땡기는 경우, 백혈병, 재생불량성 빈혈

그 다음에 양교맥두통은 석맥 인영 4~5성이 나옵니다. 이건 어떻게 아프냐 하면, 해골 속 있죠? 대갈통 속에는 뇌 말고도 뇌를 포함한 또 무엇이 있어요. 의식의 세계도 만들어내고, 뭣도 만들어내고 하는 그 무엇이 있습니다. 육부와 그 중에서도 특히 수기가 그놈을 관장하는데, 머릿속이 울린다는 사람 있죠? (예) 머릿속에서 구슬 같은 게 움직이는 것 같다, 무슨 소리가 나는 것 같다, 흔들리는 것 같다, 그렇게 말하는 사람들이 있어요. 이런 사람들은 머리 저 속이 지끈지끈 아프다 그래요.

처음엔 눈알도 빠지는 것 같고. 이건 눈알이 쏟아질 듯이 아파요. 여기서 더 나빠지면 골이 흔들려요. 실제 골속이 흔들린다고 하는 사람도 있어요. 어떤 사람은 덜거덕덜거덕 소리가 난다고도 합니다. 소리가 나고 골이 수축되어서 골이 막 쏟아지는 것 같다고 그래요. 뇌수막염이다, 뇌수종이다 하는 것들 있죠. 그건 전부 석맥 증상이거든요. 골수와 연결되는 건 다 석맥 증상입니다. 석맥이 커진데다가 냉기까지 들어가서 이런 심각한 통증이 유발되는 겁니다. 그러면 이때는 뭘 먹어야 돼요? (짠맛입니다) 그렇죠. 짠맛을 먹어야 됩니다.

이런 병들은 진통제 한두 알 먹어서는 듣지도 않아요. 정경두통일 땐 진통제 한 알 먹고 통증이 사라졌는데, 두통이 기경팔맥까지 오면 진통제 한 알 정도 갖곤 안 됩니다. 그러니 살 수가 없는 겁니다. 그런데 평소에 짠맛을 꾸준히 먹어서 석맥을 연하고 작게 만들면 이렇게 심각한 두통은 안 생기죠. 대신 그냥 뒷골 좀 아프다가 없어졌다가 또 좀 아프다 하는 요 정도 두통만 생깁니다. 이 기경두통은 한번 생기면 오래 갑니다. '나 이러다가 무슨 큰일 당하는 것 아닌가?' 이렇게 걱정도 되는 두통이 바로 기경팔맥에 냉기가 들어서 생기는 두통입니다.

기경팔맥 두통 중에서도 석맥 인영 4~5성일 때는 양교맥두통이라고 합니다. 이때는 소금을 먹을 때도 아주 들이부어야 됩니다. 그리고 이때 침을 쓴다면 방광경의 양교맥을 통제하는 신맥혈을 사하고, MT는 신장 경의 음교맥을 통제하는 조해혈을 보하면 됩니다.

표 기경두통 4가지

종류	주요 증상	경맥	영양하는 맛	구궁팔괘침법
대맥두통 (현맥 인영 4~5성)	머리 측면이 욱씬욱씬 거린다	대맥	신맛 (식초)	임읍 사 M/T 공손 보
독맥두통 (구맥 인영 4~5성)	대갈통이 뽀개지는 것 같다	독맥	쓴맛 (술, 커피)	후계 사 M/T 열결 보
양교맥두통 (석맥 인영 4~5성)	해골 저 속이 아프다	양교맥	짠맛 (소금)	신맥 사 M/T 조해 보
양유맥두통 (구삼맥 인영 4~5성)	전기가 찍- 찍- 뻗치는 것 같다	양유맥	떫은맛 (요구르트)	외관 사 M/T 내관 보

질문 : 선생님, 뒷골이 땡기는 거는요?
대답 : 그 부위가 땡기는 것도 다 짠기가 부족하기 때문입니다. 뒷골 부분은 독맥과 방광경이 지나가기 때문에 수기(水氣)와 화기(火氣)가 함께 주관합니다. 이 중 수기인 신장 방광이 골수도 만들고 적혈구도 만들어요. 적혈구를 생산하는 곳이 신장 방광이고, 백혈구는 비장에서 만드는 거죠. 그래서 백혈병 환자들은 대개 구삼맥과 홍맥이 나오고, 적혈구가 부족해서 생기는 재생불량성 빈혈이라든지 하는 것들은 대개 구삼맥과 모맥 그리고 석맥이 나옵니다. 재생불량성 빈혈, 백혈병 같은 걸 불치병이니 난치병이니 하는데, 그것은 병이 뭔지도 모르고, 병을 고쳐 본 적도 없는 사람들이 하는 말입니다. 그런 것들도 맥을 고치면 저절로

고칠 수 있는 것들이죠. 사실 그런 건 병도 아니고, 우리 입장에서는 맥대로, 체질대로 하면 그냥 다 낫는 겁니다.

백혈병은 비장이 허약하고, 재생불량성 빈혈은 신장 방광이 허약해서 생긴 거니까 허약한 장부를 튼튼하게 해주면 됩니다. 그렇게 할 생각은 않고, 지금의 제도권 의학에선 적혈구를 못 만든다고 골수 이식을 해야 된다고 그럽니다. 적혈구를 생산하는 콩팥을 건강하게 하면 될 일이지, 왜 골수 이식을 하려고 그럽니까? 또 백혈구를 만드는 비장을 튼튼하게 할 생각을 해야 합니다. 각 장부를 건강하고, 튼튼하게만 하면 생명은 자기 할 일을 알아서 다 하게 되어 있습니다. 눈이 건강하면 사물을 잘 보게 되고, 귀가 건강하면 소리를 잘 듣게 됩니다. 그게 자명한 생명의 이치이기 때문에, 우리는 일체의 병도 다스릴 수 있다고 보는 겁니다. 이건 누가 만든 학문도 아니고, 이론도 아닌 너무나 당연한 내용이다 그거죠. 그래서 현성 선생님은 이걸 병 고치는 학문이라 하지 않고, 건강하게 잘 사는 법이라고 했던 겁니다. 자기가 자기 몸을 조절해서 건강하게 잘 사는 법, 그걸 자연섭생법이라고 한다 그랬죠.

(야생)동물들의 자가치유법

야생동물들은 병나면 누가 안 고쳐 주잖아요. 야생동물들은 병원이 없어요. 그런데도 주인과 수의사가 돌봐주는 가축보다도 훨씬 튼튼하죠? (예) 그러면 동물들은 병나면 어떻게 고칠까요? (안 먹어요) 그렇죠. 동물들은 병나면 먹이를 안 먹고 굶어요. 염소고, 토끼고, 소고 간에 이런 놈들은 병나면 안 먹습니다. 식음을 전폐하고는 구석의 가장 편한 자리를 찾아서 거기에 쭈그리고 앉아서 뭐를 합니까? 숨만 쉬어요. 소 같은 큰 놈이 병나면 숨을 어떻게 쉬어요? 시골에서 사신 분들은 알죠? '슈우우우 슈우우우 슈우우우 슈우우우' 이렇듯 숨을 길게 쉽니다.

그러면 몸에서 열이 나겠어요, 안 나겠어요? (납니다) 그 열, 생명력이 전신을 감아 돌죠. 그게 사람으로 치면 단전호흡을 하는 겁니다. 그러면 온몸에 열이 발생되고, 그 강력한 열로 모든 병마를 물리친다 이거에요. 그렇게 한 3일이고 4일이고 열을 만드는 숨을 쉬면 온몸에 온기가 도니까 병이 저절로 해결이 됩니다. 그러고 나면 배고파서 비척비척 일어나요. 그때 어떻게 먹어요? (조금씩요) 봤죠? (예) 조금씩 조금씩 먹어요. 막 먹는 게 아니라 허실을 조절하기 위해서 자기한테 필요한 정도만 먹습니다. 그렇게 보면 지금 인간들이 짐승만도 못하잖아요. 오죽하면 우리 사부님이 개만도 못하다고 했겠습니까. 한 끼 굶었다고 그냥 막 먹기만 하려 들고. 그러다가 배 터져 죽는 겁니다.

병을 고치려면 적게 먹어야 됩니다. 그래야 필요한 에너지를 만들기가 쉬워집니다. 병들어서 허약해진 사람이 밥을 많이 먹게 되면 그놈도 다 소화시켜야 되겠죠. 그건 만들어진 에너지를 병 고치는데 쓰는 게 아니라, 쓸데없이 똥 만드는데 허비해야 된다는 걸 의미합니다. 그러면 병 고치는데 필요한 에너지는 만들 수가 없게 됩니다. 그러니까 못 고치는 것이고, 못 고치니까 병원 가서 주사 맞고, 약 먹고, 배 가르는 겁니다.

기경두통 - 양유맥이 병나서 오는 두통과 해결하는 법, 머리가 전기에 감전된 것 같다

그 다음에 양유맥두통은 구삼맥 인영 4~5성일 때 생깁니다. 이건 머리가 어떻게 아프냐 하면, 양유맥도 머리 측두부까지 올라와서 저 머릿속에 영향을 주거든요. 우리가 긴장하면 머리가 막 쭈뼛쭈뼛 서는 것 같이 느낄 때가 있죠? (예) 공포영화 같은 걸 보면 머리가 쭈뼛쭈뼛 서는 것처럼 느끼잖아요. 모골이 송연하다고 합니다. 전기에 감전된 것처럼 머리가 찌릿찌릿한 증상 있죠. 눈앞에서 뭐가 왔다갔다 하는 것 같고.

그러면 고통스러운 나머지 머리를 감싸 안고 '크으~~' 하면서 웅크리고 하잖아요. 그러니까 이건 증상이 전기가 찌익찌익 뻗치는 것 같다 라고 합니다.

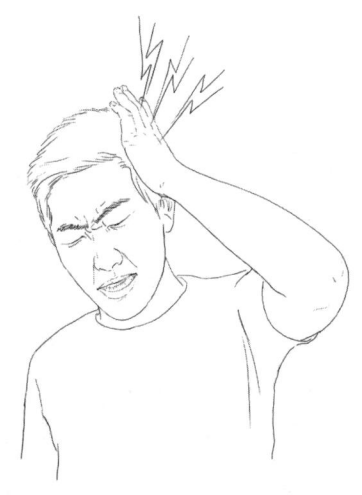

그림 양유맥 두통

머리가 지끈지끈하면서도 전기가 찌익찌익 할 때 '어느 부위가 아프세요?' 하고 물어보면 어느 부위인지 모른다 그래요. 그렇지만 감당할 수 없을 만큼 찌릿찌릿하고 쭈뼛쭈뼛하는 겁니다. 이런 증상이 있는 사람들은 평상시에도 눈앞에 뭐가 보입니다. 아지랑이나 실 같은 게 보이기도 하고, 어떤 사람은 파리가 왔다갔다 한다고 그래요. 병원에 가면 파리 증상이다, 먼지 증상이다, 실 증상이다 그러잖아요. 어떤 사람은 자기 눈앞에 항상 머리카락이나 실 같은 게 있대요. 아무것도 없는데도 뭐가 보인다면서 항상 눈앞을 손으로 이렇게 걷어내고 다닙니다. 눈에 헛것이 보이는 거죠. 별이 번쩍번쩍 보인다고 하기도 해요.

또 이런 사람들은 마음이 엄청 초조하고 불안해합니다. 그래서 벽에 걸려있는 시계가 떨어질 것 같아서 자꾸 내려놓고, 액자 같은 것도 떨어질까 봐 불안해서 내려놓고, 누워 있으면 천장이 빙빙 돈다고 하거나, 벽이 돈다고 말하기도 합니다. 항상 그런 것은 아니고 그럴 때가 자주 있다는 거죠. 이러한 증상은 심포 삼초가 굉장히 안 좋을 때 나타납니다. 그래서 이때는 떫은맛을 먹고, 오미 중 체질에 맞는 걸 하나 추가하면 됩니다. 위장이 안 좋으면 단맛을 추가하고, 석맥이 나오면 짠 것을 하나 추가하면 된다 그거예요. 그리고 침은, 양유맥을 통제하는 혈자리는 삼초경의 외관이라는 혈자리인데 그 외관을 사하고, MT는 음유맥을 통제하는 심포경의 내관혈을 보합니다. 이렇게 해서 두통 아홉 가지를 다 정리했습니다.

다시 한번 강조하는 것은 일체의 통증은 식어서 오는 것이므로 평상시에 냉기가 들지 않도록 유의하는 것이 중요합니다. 두통이 오는 것 같다고 느낄 때 모자를 쓰거나 목에 수건이나 스카프를 두르거나 하면 보온이 되기 때문에 더 이상 식지 않습니다. 그 상태에서 고쳐야 빨리 고칠 수 있습니다. 이렇게 해서 우리는 일체의 두통으로부터 해방되었습니다.

생리할 때 오는 여러 유형의 두통과 해결방법

나 이런 두통 있습니다 하면 말해 보세요. 무슨 두통 있어요?

질문 : 생리할 때는 머리 이쪽이 아프다가, 이렇게 와서 얼굴이 화끈거리기도 하고 욱씬욱씬 거릴 때도 있고 그래요. 생리기간에 그러는데 이건 무슨 두통인가요?

대답 : 생리할 때는 자궁의 힘을 가장 많이 써야 되잖아요. 자궁은 신장 방광이 주관을 해요. 그래서 그때는 미리 짠맛을 좀 먹고, 지금 본인이 그렇다면 본인이 수형이니까 화토가 약하잖아요. 그러면 쓴맛을 먹으

면 그런 증상이 없어지게 되겠죠. 석맥이니까 짠맛도 먹고. 석맥이 없어지면 나중에는 골고루에 쓴맛을 먹어주거나 아니면 단맛을 적절히 먹어주면 괜찮아지는 겁니다. 결국 수형은 체질적으로 쓴맛과 단맛이 필요하다는 거죠. 그런데 지금 석맥 4~5성이 나오면 육장육부 중에서 신장 방광이 제일 허약하니까 현재는 짠맛을 더 먹어야 된다는 이야기입니다.

질문 : 저는 생리 때 편두통이 가끔씩 오는데요?

대답 : 편두통이 가끔씩 올 때는 신맛을 먹으면 됩니다. 그러니까 오기 전에 평상시에 꾸준히 간담을 영양하는 것이 중요하다는 거죠. 두통이 오려고 할 때 바로 모자를 쓰고, 필요한 맛을 먹으면 금방 해결이 됩니다.

우리 생식원 주방에 보면 식초, 커피, 설탕, 생강차, 소금 이런 것들이 다 비치되어 있어요. 그러면 매운 게 필요한 분은 생강차 꺼내서 드시면 되고, 신 것이 필요한 분들은 식초를 컵에다 따라서 물에 타서 드셔도 됩니다. 생식원에 오시는 분들은 다 쓸 수가 있습니다. 여러분들도 집에 그런 것들을 손에 닿기 쉬운 곳에 비치해 놓고 필요할 때마다 드시면 훨씬 유리합니다.

사실 이런 두통이 오거나 할 때는 오곡으로 다스리는 것이 제일 좋아요. 그런 의미에서 평상시에 오곡밥을 해서 드시는 건 굉장히 중요한 겁니다. 생식을 안 드시더라도 오곡밥을 해서 먹는다는 건 오장을 영양하는 거잖아요. 오곡 잡곡밥은 기존에 흰쌀밥만 먹는 것에 비해 두 배 내지 세 배의 효과가 있고, 체질과 맥에 따른 생식을 하면 다섯 배 내지 여섯 배의 효과가 있습니다. 두통은 구맥까지 넣으면 열 가지인데, 이것(머리가 쫙 뼈개지는 것) 말고는 두통이 아니니까 구맥은 일부러 뺀 겁니다.

꼬리뼈통(요하통), 요하통으로 인해서 수술까지 받은 할머니 이야기

자, 이어서 심포 삼초가 허약해서 구삼맥이 나올 때의 육체적 증상을 계속 하겠습니다.

요하통은 꼬리뼈통인데 이건 허리 아래가 아픈 겁니다. 허리 아래를 요하(腰下)라고 하죠. 여기 허리 잘록한 데, 12유혈 중에서 신유혈 있는 데가 아프면 석맥이 뜨고, 허리 위 등 있는 곳에는 위유, 비유가 있습니다. 여성들 브래지어 끈 바로 밑이 아픈 건 위장이 안 좋아서 그렇고, 그 위쪽은 폐대장이 지배합니다. 그리고 요 아래 좌골 부분은 심소장이 지배하고, 꼬리뼈는 심포 삼초가 지배합니다.

의자에 앉을 때 엉덩이가 의자에 닿는 자리, 거기에 꼬리뼈가 있죠. 그 부분은 심포 삼초가 지배합니다. 여기가 안 좋아서 앉기도 불안하고, 서 있기도 불안하고, 눕기도 불안하다고 하는 사람들이 있어요. 그런 사람들은 심포 삼초경을 다스린다든지, 내외관을 보한다든지, 떫은걸 먹어서 심포 삼초를 좋게 하면 그런 증상이 없어집니다. 어떤 할머니가 왔는데 꼬리뼈통이 있다고 그러더라구요. 꼬리뼈가 바닥에 닿아서 어디에 앉지를 못하니까 얼마나 불안하겠어요. 정형외과에 가서 사진을 찍어도 뭐가 안 나타나니까 '아무 이상 없습니다' 그러고, 신경외과에 가서 MRI 찍어도 이상 없다고 하더랍니다. 그래도 하도 아프니까 수술하면 병 낫는 줄 알고 '나 수술 좀 해 달라'고 그랬대요. 아무 이상도 없는데 자꾸 아프다고 하면서 수술해 달라고 하니까 병원에서는 이상한 할머니로 보는 겁니다. 그래서 정신과로 보내는 거예요. 그런데 정신과에서도 어떻게 할 수가 없으니까 그 할머니는 '이것 하나 못 고치는 걸 보니 이 병원 의사는 돌팔이인가 보다' 해서 다른 병원으로 갔다고 합니다. 가서는 그 전의 병원에 가서 수술해 달라고 해도 안 해주니까 이 병원으로 왔다 그랬을 것 아닙니까.

"어디가 아픕니까?"

"여기가 아프다."

'X-ray 한번 찍어 봅시다' 해서 찍었지만 마찬가지로 아무것도 없잖아요. 그래도 꼬리뼈 수술을 해달라고 하니까 그 집에선 해줬나 봅니다. 그런 뒤에 또 아프니까 여기로 왔어요. 수술한 이야기를 들으니 어이도 없고, 얼마나 통증이 심했으면 그런 수술까지 받았겠냐 싶더라구요. 그 할머니는 중추신경을 마취하는 정신과 약도 같이 복용하면서 진통제를 계속 먹으니까 멍하게 사는 겁니다. 심포 삼초가 병나면 정신적으로는 초조하고, 불안하고, 예민해진다고 했죠. 그리고 통증과 저림증이 이동한다고 했죠. 여기 아팠다 저기 아팠다 한다고 했죠. 하지만 현대 서양의학의 진단학 수준으로는 왜 그런지를 모릅니다. 그런데 우리가 볼 때는 그건 틀림없이 심포 삼초증이다 그 얘기죠. 실제 맥도 구삼맥이 뜨고.

질문 : 자궁을 들어내는 수술을 해도 그렇게 됩니까?

대답 : 자궁을 들어내는 수술을 했으면 무조건 생명력에 심대한 타격을 준 거잖아요. 그러면 생명 입장에서 보라 이겁니다. 심대한 충격을 받았으니까 꼬리뼈통이 올 수가 있죠. 그러면 자궁 수술을 했다고 다 꼬리뼈통이 오느냐? 아니죠. 올 수도 있고 안 올 수도 있어요. 그렇지만 꼬리뼈통은 무조건 심포 삼초가 허약해서 온 것으로 봐야 됩니다.

(저도 앉아 있어도 불안하고, 누워 있어도 불안하고, 꼬리뼈도 아프고 그래요)

그러니까 심포 삼초가 약해지면 꼬리뼈가 자꾸 닿는 것 같아서 어디에 못 앉아요. 그때는 그곳을 따뜻하게 하고, 떫은맛인 요구르트를 데워서 먹고, 옥수수나 녹두를 갈아서 먹어야 됩니다. 그런데 그렇게 알려줘도 거의 안 해요. 목숨이 걸려 있는 일이 아니라서, 곡식 갈아먹는 것 같은 일은 귀찮아서 못 합니다. 그래서 천상 많은 돈을 내게 해서 생식 먹이는 방법밖엔 없는 겁니다. 중생들은 돈을 내야 실천한다니까요. 그래서 중생들이 얼마나 고마운지 모르는 겁니다. 이건 제 얘기가 아니라 우리 선생님이 하신 얘기에요. 이렇게 사는 길을 알려줘도 돈이 안 걸려 있으니까 실천을 않는다는 거죠. 그래서 행동을 하게 만들려면 주머니에 있는 돈을 빼앗아야 된다는 겁니다. 그래야 돈 아까워서라도 실천을 한다는 거예요. 말이 되죠? (예) 그러면 다 알려줬으니 이제 표상수는 장사 다 했네요. 이번 강의 끝나면 문 닫아야 될지도 몰라요. (웃음 하하하)

그래서 우리 선생님은 너무 자세히 알려주지 말라고 하셨어요. '강의할 때는 핵심적인 건 피해가야 돼. 그래야 먹고 살어' 그러시더라구요. 그게 방금 한 이 얘기죠. 그래도 안 알려줄 재간이 없어요. 다 공개해야지. 처음부터 모든 내용을 공개했기 때문에 괜찮아요. 그리고 이 중에서도 귀찮은 사람은 생식을 사러 오니까 상관없습니다. 다 알려줘도 먹고 사는 길은 있습니다.

여러분들이 나중에 생식원을 내게 되면 돈 들여서 내지 말고 그냥 돌아다니는 생식원을 열어야 돼요. 돌아다니는 생식원이 뭐겠어요? 점포 없는 생식원이죠. 꼭 점포 내야 될 필요는 없잖아요. 무점포 생식원을 운영하는 방법에 대해선 나중에 따로 이야기 듣고, 처방하는 것만 잘 배우면 사람을 살려낼 수 있습니다. 병들어 죽어가는 사람만 살려내 봐요. 다 와서 고맙다고 인사합니다. 처음에는 '당신'이라고 했다가 나중에는 '선생님'으로 호칭까지 바뀝니다. 당신 운운하다가 나중에는 선생님 때문에 살았습니다 그래요. 제가 생식원 내기 전에 다 경험했습니다.

소변곤란, 요실금, 대변곤란, 생리곤란, 몸이 차가워지면 생명력이 고갈된다, 일체의 신경성 질환이나 증상

그 다음에 소변곤란. 소변을 찔끔거린다 그 얘기죠. 소변이 찔끔찔끔 나오는 사람들 있죠. 이건 굉장히 많아요. 남자들도 소변 누고는 딱 끊어지는 게 아니라 조금씩 뚝뚝 떨어져서 팬티에 묻고 하는 것 있죠. 근육 속에 있는 생명력이 딱 닫아줘야 되는데 오줌을 누고 괄약근(括約筋)을 닫을 때 심포 삼초가 약하면 생명력이 약간 흔들리게 됩니다. 그 흔들릴 때 오줌이 조금씩 나오는 거죠. 그런데 항상 흔들리는 사람들이 있어요. 소변 눌 때가 아닌데도 흔들릴 수 있습니다. 할아버지, 할머니들 중에는 이런 분들이 굉장히 많아요.

오줌소태, 요실금은 방광의 생명력이 약해져서 오는 겁니다. 그때는 짠맛과 떫은 것을 같이 먹어야 됩니다. 이것 말고 대변이 곤란하다 그러면 이때는 대장과 항문의 괄약근이 허약한 거니까 매운맛과 떫은맛을 먹어야 됩니다. 어떤 할아버지들 보면 자신도 모르게 똥이 좀 묻어 나오잖아요. 그게 뭐냐 하면 괄약근이 자신도 모르는 사이에 열려 버린 거예요. 거기에 있는 생명력이 꽉 조여주지를 못하고 흔들려서 약간 나온 거죠. 그래서 거기 소변곤란 옆에 대변곤란이라고 쓰세요. 대변이 찔끔찔끔 거린다 그 얘기죠.

다음은 생리곤란. 생리를 정확하게 3,4일 내지 4,5일 안에 끝내야 되는데 생리를 일주일 내내 한다든지, 열흘 내내 한다든지, 한 달에 한 번씩 걸러서 한다든지, 주기가 안 맞는다든지 하는 것들이 있습니다. (한 달 내내 하는 사람도 있어요) 그렇죠. 세상에 한 달 내내 하는 사람도 있어요. 그건 한 번에 쫙 내보내 주지 못해서 그런 거죠. 내보내는 그건 누가 하느냐? 몸 안에 있는 생명이 하잖아요. 배란기 때 정자를 못 만난 난자는 때가 되면 빨리 나가야 됩니다. 그런데 이게 잘 안 나가는 경우가 많은데 그건 아이들이 어릴 때부터 이상한 호르몬제나 약을 먹었다거나, 차게 키워서 그런 겁니다. 여자 아이들은 근본이 음체질이라 더 따뜻하게 해야 하는데도 불구하고, 지금 보면 죄다 짧은 치마를 입혀서 하체를 냉기에 다 노출시키게 하고 또 가슴골이 다 드러나는 이상한 옷으로 상체를 냉하게 하고 있어요. 이러니 온기는 상실되고 냉기가 그 아이들을 지배하게 되는 겁니다. 그러니 생명이 제대로 살 재간이 없는 거죠. 한 달 내내 생리를 하니까 무슨 기력이 있겠어요. 다른 기력도 다 상실되어 버리고 맙니다. 그래서 생리곤란에 빠진 사람들은 항상 신경질적이고, 힘들고, 무기력증이 생기는 겁니다.

　이런 사람들은 지금 이 순간부터 몸을 차게 하는 일체의 행위를 멈춰야 합니다. 짧은 옷은 버리고 보온이 잘되는 긴 옷을 입어야 하고, 찬 건 일절 끊어야 돼요. 사실 찬 물, 찬 음료수, 아이스크림, 찬 맥주 등을 계속 먹는 것은 자살행위와도 같습니다. 인간은 온열동물이기 때문에 몸을 차게 하면 무조건 생명력은 고갈되기 마련이에요. 그래서 따뜻하게 하는 건 생명과도 직결되는 사항이라는 거죠. 어떤 사람이 심포 삼초가 심각하게 제 기능을 못할 때는 다른 건 다 빼고 '상화생식만 먹으세요'라고 하는 경우도 있어요. 음료수도 요구르트를 마시는데 그냥 마시면 신맛이죠. 그런데 따뜻하게 데우면 약간 떫은맛으로 변해요. 그걸 마시면 심포 삼초가 굉장히 좋아집니다. 어린 아이들 손바닥에 땀나고 할 때 요구르트만 따뜻하게 데워서 한 달 정도만 먹이면 손바닥이 뽀송뽀송해져요. 더군다나 요구르트는 발효된 음료수 아닙니까. 미생물이 만들어낸 물입니다. 그런데 이 좋은 요구르트에 무슨 이상한 식품첨가제를 넣는다는 말도 있으니까 살펴서 먹여야 됩니다.

　그 다음에 신경성 소화불량, 신경성 두통, 신경성 고혈압, 신경성 당뇨, 신경성 비염, 자율신경 실조증, 대사 증후군, 알레르기성, 광과민성,

심인성, 스트레스성 어쩌구 하는 것들 해서 모든 신경성 병은 심포 삼초 증으로 봐라 그겁니다. 각종 신경성 질환은 모두 심포 삼초가 약해져서 생기는 겁니다.

무명지와 중지에 이상이 오고, 손가락 예쁘게 하는 법, 어깨가 굳고 팔이 안 올라가는 증상, 오십견, 손발이 저리고 붓고

심포 삼초가 나쁘면 무명지와 중지에 이상이 옵니다. 무명지인 네 번째 손가락 끝에는 삼초경이 시작되는 관충혈이 있고, 중지인 세 번째 손가락 끝, 심포경이 끝나는 자리에는 중충혈이 있습니다. 손가락 마디가 매끄럽고 예쁘다가 울퉁불퉁해진 사람이 있는데 그건 전부 심포 삼초가 안 좋아서 그렇게 된 거예요. 자랄 때는 대개 다 그런 과정을 거칩니다. 생명체가 자랄 때는 몸을 늘려야 되잖아요. 성장하는 과정이니까 생명력 입장에서는 그게 불안정한 상태 그거죠. 그래서 클 때는 손가락이 대개 울퉁불퉁해요. 그것 말고 처녀 때는 예뻤는데 시집 간 뒤에 울퉁불퉁해져서 나중에는 반지가 안 빠지는 경우가 있습니다. 그것도 생명력인 심포 삼초가 힘들어서 그런 겁니다. 몸을 따뜻하게 하고 생식을 꾸준히 하면 손가락도 미끈하게 예뻐져요.

그 다음에 늘 어깨가 무겁고 팔이 안 올라가는 사람들이 있습니다. 옷 입으려고 팔을 들면 안 올라가는 사람들이 있잖아요. 어떤 대기업 회장도 이게 안 올라가는 것 같아요. 이렇게 하고 다니는 게 어깨가 굳어 있어요. 수술도 몇 번 받고 해서 건강도 좋지 않고, 보면 표정도 항상 굳어 있어요. 사람은 분위기에 따라서 얼굴 표정이 좀 변해야 되는데 두꺼비처럼 안 변해요. 그러면 저 양반이 심포 삼초가 되게 안 좋구나, 몸속에 뭔 일이 있구나 하고 생각할 수 있는 거죠. 어깨가 무겁고 통증이 온다. 견갑골통이니 오십견이니 하는 것 있잖아요. 그건 전부 심포 삼초가 약해져서 생겨난 증상들입니다.

다음에 손발이 저리고 손발이 붓고 하는 것, 신진대사 불량. 심포 삼초는 신진대사를 주관합니다. 생명력을 조절하고, 조화를 맞추고, 균형을 잡고 통제하고, 부족한 걸 채우고 하는 기능들 있죠. 그런 전체적인 생명 작용은 심포 삼초가 맡아서 하고 있어요. 그걸 튼튼하게 하려면 바로 떫은맛이나 생내나는맛, 아린맛, 담백한맛 또 흙내나는맛이나 먼지내나는맛 등 이런 것들을 먹어야 됩니다.

출애굽기에 나오는 만나는 상화기운이다, 이스라엘 민족이 강력해진 이유, 우리도 대륙을 경영할 수 있는 인재를 길러야 한다

그래서 버섯 같은 건 굉장히 좋은 거죠. 『구약성경』「출애굽기」편을 보면 모세가 히브리 사람들을 데리고 홍해 바다를 건너서 시나이 반도로 가잖아요. 시나이 반도에 딱 상륙해서 젖과 꿀이 흐른다는. 참 구

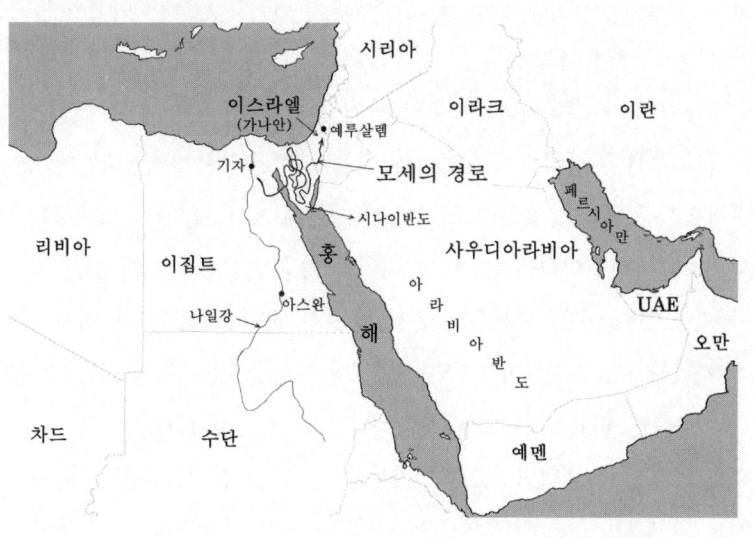

그림 아라비아 반도, 시나이 반도, 홍해

라도 하여튼. 어떻게 가나안 땅에 젖과 꿀이 흘러요? 거긴 순 황무지인데. 거기에 풀이 나요, 뭐가 나요? 그런데 가나안땅 거기에 젖과 꿀이 흐른다고 뻥을 쳐서 다 따라나서게 만든 겁니다. 물론 그렇게 희망을 줘야 따라 나서겠죠.

지중해가 이렇게 있고, 이집트가 이렇게 있고, 홍해가 이렇게 있으면 여기에 아라비아 반도가 있잖아요. 그러면 여기가 지금의 이스라엘입니다. 그러면 여기(홍해)를 건너요. 그려놓고 보니 시나이 반도가 꼭 소불알 같네. (웃음 하하하) 홍해를 건너면 여기(시나이 반도)서 여기(가나안)까지는 40일 정도면 갈 수 있습니다. 걸어서 40일이면 가는데 몇 년 걸렸다고 그래요? (40년) 가나안 땅에 입성하는데 40년이 걸렸다고 나옵니다. 입성하기 직전에 모세는 죽죠. 죽기 전에 후계자인 젊은 여호수아한테 바통(지도권, 통치권)을 넘기잖아요. 그런데 여기 데리고 돌아다닐 때 숱한 싸움박질을 하고, 누구를 때려죽이고 잡아 죽이고. 약탈하고, 우물을 뺏기 위해 그곳 사람들 멸족을 시키고 하여튼 여기서 별 못된 짓은 다 하게 됩니다.

그렇게 막 돌아다니다 보니 먹을 게 없어서 다 굶어 죽게 생겼어요. 그래서 모세가 신에게 기도하니까 하늘에서 만나가 떨어졌다는데 그게 뭐예요? 동그란 떡 같다고 하잖아요. 그런데 제가 볼 때는 그게 하늘에서 떨어진 떡이 아니라, 그때 그 지역의 기후가 습해서 안개 같은 게 많이 꼈을 것 같아요. 여름철에 습할 때는 버섯이 요만했던 게 하루 만에 이따만 해지기도 하잖아요. 모세는 그걸 알았을 겁니다. 근방을 살펴보니까 축축한 바위틈에 새끼버섯이 쫙 깔려 있는 겁니다. 그리고 그날따라 안개비가 쫙 내려요. 모세는 공부한 사람이라서 이놈(새끼버섯)이 내일이 되면 이만큼(호떡만한 크기) 커진다는 걸 알았을 겁니다. 제가 그때 모세 옆에 있어 봐서 전후사정을 잘 알아요. (웃음 하하하) 그래서 모세는 다 알면서도 시치미 뚝 떼고 기도를 합니다.

"하늘에서 양식이 내릴 것이니, 이스라엘 백성들이여 걱정하지 마라. 내일 분명히 하느님이 빵을 준다."

아침에 일어나 보니까 진짜로 사방 천지에 이따만한 먹거리가 쫙 깔려있는 거예요. 그게 심포 삼초를 영양하는 떫고, 흙내나는 버섯일 것 같다는 겁니다. 그놈을 뜯어서 먹고 심포 삼초가 좋아지니까 기운을 차렸을 것 아닙니까. 그래서 가나안 땅을 향해서 또 행군을 합니다.

여기서 40년이 걸렸다는 얘기는, 먼저 요셉의 후손들이 이집트에서 300년 동안 노예 생활을 하잖아요. 그래서 모세를 따라서 나선 사람들도 대부분 노예출신들이라는 겁니다. 수십만이 넘는 노예들이 홍해를 건너 시나이 반도로 간 거예요. 그러면 이놈들은 근성이 노예근성이다 그 얘기죠. 모세가 볼 때는 그런 상태에서 이 사람들을 데리고 가나안으로 들어가면 죽도 밥도 안 된다고, 통박이 나오는 겁니다. 내가 모세라 해도 그냥 무조건 가나안 땅으로 데리고 들어가지는 않았을 겁니다. 그래서 여기 이 험준한 시나이 돌산, 농사도 안 되는 척박한 황야 같은 데서 죽지 않을 만큼 이리저리 굴리는 겁니다.

홍해를 건널 때 열 살 안쪽의 꼬맹이들이 있잖아요. 얘네들이 40년 동안 뺑뺑이 돈 후에 가나안으로 들어갈 때는 몇 살이 되었어요? (50살) 50살. 그러면 이때쯤이면 노예근성이 다 빠지게 됩니다. 그러면 서른 살 먹은 사람이 건넜다면 40년 후엔 어떻게 됐을 것 같아요? (죽어요) 늙어서 다 죽었겠죠. 그래서 이집트에서 노예로 살던 놈들은 모조리 시나이 반도에 다 묻고 간 겁니다. 노예근성 있던 놈들은 여기 시나이 척박한 땅에 다 묻혀 버렸을 테고, 반면에 시나이 반도 그 시련의 땅에서 태어난 아이들은 강력한 투사로 자랐겠죠. 그때 열 살배기 아래 꼬맹이들이 마흔, 쉰 살이 되던 해에, 노예근성이 다 빠진 사람들만 데리고 여호수아가 가나안 땅에 입성하게 됩니다. 저는 이런 역사 때문에 지금의 유대인들이 강력해졌다고 봅니다. 성경책에는 40년이 걸렸다고만 나오지, 이런 얘기들은 안 나오죠.

그래서 옛날에 『구약』을 읽을 때, 40일이면 가는데 왜 40년 동안이나 끌고 다녔을까? 처음엔 이해가 안 되고 답도 안 나왔는데, '아! 맞아. 이게 생존 능력을 강화시키려고 모세가 사랑하는 백성들을 그 척박한 시나이 반도에서 그렇게 혹독하게 교육시키고, 굴리고 했었구나' 하는 것을 알았어요. 그래서 마침내는 생명력이 고도로 강화된 사람들만 가나안 땅에 입성하도록 만들었구나!

지금부터 우리도 그렇게 해야 됩니다. 그래서 서양에 대한 열패감과 사대주의에 찌든 정신들은 이번에 전부 다 묻고, 새로운 판을 만들어야 되겠다. 저는 그렇게 생각하고 있어요. 그렇게 되겠어요, 안 되겠어요? (됩니다) 되는 겁니다. 우리는 억지로 끌고 다니면서 땅에 묻지 않아도 됩니다. 한 60년 기다리면서 묵은 기운으로 덮여있는 낡은 판을 갈아엎는 농사를 꾸준히 짓다보면 노예교육과 외래사상에 찌들고, 열등감과 사대주의에 물든 정신을 다 묻을 수 있다는 겁니다. 60년이면 충분해요. 그 안에 천지자연이 다 땅에 묻을 것 아닙니까?

그래서 지금부터라도 자라나는 아이들에게 자연의 순환 정신을 가르치고, 민족정기를 집어넣어서 새로운 문명을 창조하는 역군으로 쓰겠다 그 얘기죠. 이게 가능하다니까요. 저는 꿈이 그겁니다. (일동 박수) 그래서 제가 요서 지방과 요동 땅을 가려고 지금 준비하고 있어요. 그런데 요동 땅으로 가는데 그냥 간다고 뭐가 되지가 않아요. 대륙을 경영할 수 있는 인재를 양성하지 않으면 못 가는 겁니다. 그래서 먼저 인재들을 길러야겠다. 그러려면 우리 어른들이 건강하지 않고는 절대 불가능하다는 걸 이미 20년 전부터 알았습니다.

그래서 우리 아이들에게 단순히 돈 몇 푼에 목매는 월급쟁이 공부만 시킬 게 아니라, 옛날 고구려의 선조들이 거대한 대륙을 경영했던 그 기상을 심어줘야 되겠다는 겁니다. 하지만 서둘 건 없고, 일단은 엄마들부터 건강하게 만들어야겠죠. 우리 아이들을 대륙을 경영할 수 있는 웅대한 기상을 가진 인물들로 길러내려면 여기 있는 엄마들이 정신 똑바로 차려야 됩니다. 여기 이 좁아터진 한반도 그것도 반 토막에서 뭘 할 수 있겠습니까? 여기 반도에서 그것도 반쪽 땅에서는 역사 공부도 안 돼요. 여기선 되는 일이 없고 큰 무대로 나가야 합니다. 지금은 중국이 통일되어 있지만 대륙의 정치구도를 보면 앞으로 반드시 분열될 수밖에 없고, 우리는 단군 할아버지 이후로는 계속 분열된 채로 여기까지 왔기 때문에 결국엔 통합될 수밖에 없습니다. 그런 기운이 바로 우리 앞에서 준비되고 있어요. 통일된 건 분열되고 분열된 건 통일되는 게 역사의 법칙입니다.

손바닥 건조증, 치국 평천하 하기 전에 수신부터 해야 한다

자, 오늘은 여기까지 하고 질문 받겠습니다.

질문 : 손바닥이 너무 말라서 운전할 때는 물을 묻히고 운전해야 되는데, 그것도 심포 삼초가 문제가 있어서 그렇습니까?

대답 : 네, 손이 너무 건조한 그것도 심포 삼초증이에요. 사실은 여러분들이 이 교재를 여러 번 읽어야 됩니다. 우리가 만주를 경영하기 이전에 나부터 건강하게 하는 게 급선무입니다. 그러다가 나중에 어떤 기운이 만들어지면, 그때의 역사는 한 사람이 이루는 거예요. 예수 하나를 만들기 위해서 이스라엘 사람들이 기나긴 역사 시간 동안 준비를 해왔듯이, 우리도 민족의 위대한 지도자 하나를 만들기 위해서는 지금 사는 우리들이 준비해야 된다 그겁니다. 준비하지 않으면 그런 영웅은 만들어

지지 않습니다. 지금부터 우리들이 그걸 예비해 나가야 돼요. 저는 그래서 그 일환으로 계속해서 우리의 9천년 역사를 얘기하고, 한웅 할아버지 이야기를 하고, 배달겨레를 이야기하고 있는 겁니다. 사실 그 이야기를 민족종교 하는 분들이나 우리 말고 누가 하겠어요? 우리들이 아니면 할 사람이 없습니다. 제도권 학교 안에서? 아니면 거대 기성종교에서? 말하는 곳이 없습니다.

그리고 여기는 이상한 단체는 절대 안 만들 거니까. 그 동안에도 안 만들었고, 우리 선생님도 30년 동안 이걸 하시면서 일절 단체를 안 만들었어요. 왜? 전 민족과 더불어 가려면 특정한 색채를 띤 단체를 만든다든지, 종교 집단을 만든다든지 하는 건 안 되기 때문입니다. 우리한테는 정서를 공유할 수 있는 무언가가 분명히 있거든요. 한민족으로서, 배달겨레로서, 단군의 자손으로서 우리들에게는 분명히 공통분모가 있습니다. 그런데 외래 종교에 빠져서 그런 역사나 민족을 이야기하는 것이 싫다면 할 수 없죠. 그런 사람은 자기 가족과 이웃을 건강하게 해주는 것만 해도 큰일을 하는 거예요.

또 우리가 사람을 무조건 다 살릴 수는 없잖아요. 맥을 보면 생명력이 거의 소진되어서 얼마 안 있어 돌아가실 분들이 있어요. 그분들까지 살리려고 애쓰면 안 된다는 겁니다. 천명이 다하고, 운명을 마감할 때가 얼추 다 된 분들한테선 사맥(死脈)이 나옵니다. 그러면 우리가 그걸 구분할 줄 알아서 나이가 많아서 사맥 나오는 분들은 남은 생을 잘 갈무리 할 수 있도록 도움을 주면 되거든요. 그런데 택도 없이 안 되는 사람을 살린답시고 배 가르고 하는 등의 얼척 없는 짓을 하면 안 된다는 거죠. 그건 유족들에게 돌아갈 재산을 다 갉아먹는 행위나 다를 바가 없습니다.

그래서 내일은 사맥에 대해서 공부를 하고 맥 연습도 하면서, 시간이 되면 임신맥까지 할 겁니다. 임신한 사람들은 어떻게 생명을 관리해야 되느냐? 앞으로 우리 후손들이 다 자식을 낳을 텐데, 그렇게 보자면 임신을 하는 문제는 진짜 중요한 문제 아닙니까? 태어난 이후의 삶도 거의 80%는 엄마 뱃속에서 결판이 납니다. 그래서 그걸 내일 하기로 하고, 오늘은 여기서 마치겠습니다. 고맙습니다. (일동 박수 짝짝짝)

심포 삼초 鉤三脈편 제2강

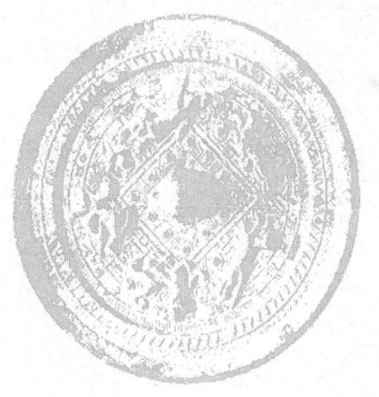

심포 삼초 鉤三脈편 제2강

요실금의 해결책, 생리의 의미, 여자가 남자보다 더 진화된 몸을 갖고 있다

다 같이 인사하겠습니다. 안녕하세요. (안녕하세요) 진도 나가기 전에 어제했던 것 중에서 궁금한 것이 있으면 질문 받겠습니다.

질문 : 심포 삼초가 안 좋으면 요실금이 생긴다고 했는데, 수술했으면 더 안 좋아지는가요? 그리고 이때는 짠맛과 떫은맛을 더 먹으면 좋아질 수 있나요?

대답 : 요실금일 경우는 수술을 해도 답이 없어요. 허약해져서 생긴 건데 수술한다고 튼튼해지겠습니까? 그건 심포 삼초 생명력하고 신장 방광이 주관하는 생식기, 근육을 주관하는 간담을 함께 영양하면 되는 겁니다. 요로가 방광에서 나오잖아요. 그 요로관에 수많은 근육 조직이 있어요. 그건 내가 닫아라 명령할 때 닫혀야 되잖아요. 아무리 오줌이 마려워도 내가 그 괄약근(括約筋)을 열어주지 않으면 안 나와야 되는 게 정상입니다. 그건 자율신경이 아니라 내 명령에 따라 움직이는 근육이기 때문이죠. 그런데 신방광이 허약하여 석맥이 나오면 자신도 모르게 반대로 생각을 하게 되고 행동도 반대로 나옵니다. 또한 심포 삼초가 약해지면 내 생각대로 안 움직이고 나도 모르게 그게 흔들려서 소변이 찔끔찔끔 나오게 됩니다. 나는 오줌이 안 나왔으면 해서 열지 말라고 했는데도

열리는 거예요. 조여 주는 힘을 조절하는 심포 삼초가 약해져서 그런 건데, 지금 그런 사람들이 굉장히 많아요. 남성들도 많지만 여성들은 더 많습니다. 이때는 떫은맛과 짠맛 그리고 신맛을 먹어야 됩니다.

여성들은 매달 생리를 하는데, 생리라는 건 생명주기를 조절해서 한 달에 한 번씩 판갈이를 하는 겁니다. 묵은 기운을 매달 한 번씩 밖으로 쏟아내고 새로운 기운을 만드니까 여성들은 남자들보다 생명력이 강하다고 봐야 돼요. 남자는 그걸 못하니까 한번 탁해지면 계속 그 묵은 기운을 갖고 살아야 되잖아요. 그러니까 남자가 여성에 비해 몸이 더 단순하다고 할 수 있겠죠. 생명 진화적 측면에서 보면 여성의 몸이 남자의 몸보다 훨씬 더 진화가 된 몸입니다. 「창세기」를 보더라도 조물주가 남자를 먼저 만들고 난 후, 한참을 살펴보니까 이놈만 갖고는 도저히 뭐가 안 될 것 같아서 할 수 없이 남자의 생명(아담의 갈비뼈)을 떼어다가 다른 존재를 만들었다고 나오잖아요. 그 존재가 바로 여자인 하와죠. 뒤에 만들어졌으니까 아무래도 남자보다 더 완벽에 가까운 존재로 만들어졌다고 볼 수도 있어요. 그래서 그런 기운 때문에 공부도 똑같이 하면 여성들이 먼저 깨닫고 먼저 알아요. 대신 여자는 오랜 기간 집중하는 힘은 남자보다 떨어집니다. 그것도 매월 하는 생리 때문인데, 고도로 집중이 됐다가도 생리를 할 때는 집중하는 그게 흐트러지니까 그런 겁니다. 그래서 깊은 정신세계 이런 분야에는 남자들이 더 뛰어난 성취를 보이는 게 사실이죠. 하지만 순간순간 집중하고, 섬세한 면은 여성들이 훨씬 나아요. 생명적 관점에서 보면 그렇다는 겁니다.

옥수수나 녹두, 콩 등은 언제 먹는 것이 가장 좋은가, 역사는 늘 진보한다

심포 삼초를 좋게 하기 위해서는 떫은 걸 꾸준히 드셔야 됩니다. 진안에서 오신 분들은 옥수수 농사를 잘 지어서 옥수수가 딱딱하게 되기 전, 깨물면 말랑말랑하고 풋풋할 때 있죠? 그때 맛을 보면 달착지근 하면서도 떫은맛도 있어요. 그때가 옥수수의 생명력이 가장 좋으면서도 흡수도 잘 될 때입니다. 그놈을 수확해서 먹어야 됩니다. 녹두 같은 것도 농사지어서 심포 삼초증이 생길 때 쓰면 돼요. 심포 삼초를 좋게 하려면 녹두라든가 옥수수 그리고 심장이 안 좋을 때는 수수가 좋아요. 수수도 아주 여물기 전 말랑말랑할 때 먹어야 흡수가 잘 됩니다. 그래서 협심증이다, 심근경색증이다 하는 심장 질환이 있는 사람은 수수를 그렇게 쓰면 될 것이고 또 석맥 나오는 사람들도 마찬가지로 콩이 딱딱하기 전 약간 물기가 있을 때 따서 쓰면 효과가 좋습니다.

『황제내경』에 보면 웬만한 병은 10일 만에 고쳤다는 기록이 있습니다. 『황제내경』은 황제가 물어보고 기백(岐伯)이 대답하는 문답체로 되어 있는데, 그 기백이라는 도사가 4600여 년 전에 황제한테 말하는 대목 중에 어떤 게 나오느냐 하면 '과거에는 몸이 깨끗하고 오염이 안 되어서 열흘이면 병을 고쳤는데, 지금은 오염이 많이 되고 사람 몸이 정갈하지 않아서 두 배 더 걸립니다' 하는 대목이 나와요. (웃음 하하하)

그러니까 어떤 세대를 막론하고 어른들은 항상 '아이고 세상 말세여!' 그러셨잖아요. 항상 그래 왔어요. 4600년 전이나 2천 년 전이나 지금이나 어른들은 맨날 '세상 말세여. 요즘 젊은 것들은 싸가지가 없어' 그러고 있는 겁니다. 어제 싸가지가 뭔지 이야기했는데, 그런 생각은 옛날부터 계속 있었어요. 달리 보면 역사는 항상 진보하는 겁니다. 그래서 요즘 아이들이 하는 걸 무조건 부정적으로만 보시면 안 됩니다. 생식원에 오는 아이들을 보면 우리 때와 비교해서 지식이 과할 정도로 많은데, 그건 요즘 애들이 그 전 세대에 비해서 진보되었다는 증거이기도 합니다. 그러면 지식뿐만 아니라 정기신도 정갈하게 잘 간직할 수 있도록 어른들이 잘 이끌어줘야 될 필요가 있다는 거죠.

지금 사람들은 죄다 인영맥이 커져 있기 때문에 지식 습득 쪽으로 너무 일방적으로 나가면 안 됩니다. 그리고 선조들로부터 내려오는 근본을 상실해도 안 돼요. 근본도 지키고, 정기도 잘 관리하면서 지식도 습득해야 되겠죠. 제가 자꾸 옛날 우리 조상들 살림살이 이야기도 하고, 지나간 역사 이야기도 하는 것은 절대로 근본을 상실해서는 안 된다는 믿음이 있기 때문입니다. 그리고 사실 우리가 어디가도 그런 근본에 관한 이야기는 잘 듣지 못하니까, 여기서라도 동네 아저씨가 옛날이야기 해주듯이 얘기해 주려고 하는 겁니다.

언론에서 떠드는 이야기는 거의 이치에 안 맞는 소리다, 복분자는 신맛이기 때문에 간에 좋다, 살이 찌는 이유

질문 : 텔레비전에 보면 무슨 음식이 몸에 좋다고 하면서 나오는 프로가 있잖아요. 언제 본 건지는 모르겠는데 불임에 복분자가 좋다고 나온 프로가 있었어요. 실제로 복분자가 불임에 좋은 겁니까?

대답 : 텔레비전에 누가 나와서 하는 얘기는 사람의 체질도 안 따져보고, 맥도 안 따져보고 그냥 떠드는 소리에 불과해요. 그러면 불임인 사람한테 뭐는 안 좋겠어요? 풋고추는 안 좋겠고, 오이는 안 좋겠고, 당근은 안 좋을까요? 복분자가 이 세상에 나와서 히트 친 게 얼마 안 됩니다. 그 전에는 오가피가 좋다, 홍화씨가 좋다고 하니까 사람들이 거기로 막 몰려들고 또 그 전에는 지리산 근처 어디의 고로쇠나무 물이 좋다고 하니까 다들 그거 마신다고 난리치고 그랬잖아요. 그건 학자들도 아무것도 모르고 그냥 떠드는 이야기에 불과한 겁니다. 그게 학문에 근본과 이치가 없어서 그러는 거죠.

복분자는 먹어 보면 신맛입니다. 누가 먹어도 그걸 맵다 라거나 짜다 라고 할 수는 없잖아요. 누가 먹어 봐도 그건 신맛이 많아요. 그러면 우린 그걸 목기(木氣)로 보는 거죠. 현맥이 6~7성 이상으로 굉장히 크게 나오면 임신을 못할 수도 있습니다. 이러한 경우에 복분자가 약간 효과가 있을 수 있겠지만, 간 고치기도 바빠 죽겠는데 간이 크게 병든 사람이 무슨 임신이 급하겠습니까? 아주 틀린 말은 아니지만 불임관계는 크게 보면 심포 삼초(상화)와 수와 화 관계에요. 그러니까 복분자가 불임에 좋니 하는 이야기는 거의 근거가 없는 소리로 보면 됩니다. 우린 그걸 신맛으로 분류해서 간담을 영양하는데 쓰는 게 제일 무난해요. 사실 세상 사람들은 맛이 뭔지도 몰라요. 또 질문하세요.

질문 : 가슴은 폐대장이 지배한다고 하셨는데, 목(모가지)은 어느 장부가 지배하는 겁니까?

대답 : 목은 간담이 지배합니다. 목에 이상이 있다면 일단 신맛과 떫은 맛을 드세요.

질문 : 그런데 목 아래 부분이 살이 찐 것처럼 불룩하게 나온 것은 왜 그런 겁니까?

대답 : 그건 거기가 식은 나머지 식지 않도록 따뜻하게 보온을 하려고 지방질이 쌓여서 그렇게 된 겁니다. 우리도 몸이 추우면 옷을 입고, 이불을 덮잖아요. 그것처럼 그곳이 이불을 덮지 않으면 안 될 정도로 식어 있으니까 심포 삼초 생명력이 보온덮개를 만드는 거예요. 그건 그곳에 지방질을 만들 정도로 그 내부가 나빠졌다는 것을 의미합니다. 살이 찐 사람은 그만큼 몸이 안 좋다고 생각해야 돼요. 그러니까 그런 사람은 맥대로 체질대로 영양하고 목운동을 많이 해서 에너지 순환이 잘 되도록 해야 됩니다.

복부비만이 많은 건 복부 내부의 열이 식어서 그런 겁니다. 복부 수술을 하고 나면 그곳의 열이 식어 버리잖아요. 그러면 거기가 식지 않게 하려고 단열재 같은 걸 넣어야 돼요. 뱃속에 생기는 노란 기름기라는 게 열을 간직하기 위해서 몸이 만든 일종의 단열재에요. 그렇게 단열재를 깔아놓으면 만들어진 열이 다른 곳으로 가는 걸 차단하기 때문에 그 부위가 덜 식게 되는 거죠.

우리 몸은 하느님이 거하는 성전(聖殿)이다, 이웃 사랑은 내 몸 사랑을 근본으로 한다

우리 김 선생님도 어깨 뒤가 나왔잖아요. 집에서 뿐만 아니라 회사에서 일하실 때도 곡식자루를 데워서 어깨에다 올려놓으세요. 그러면 어깨도 편안해지고 머리도 시원해질 뿐만 아니라 열이 퍼져 나가면서 심포삼초도 좋아집니다. 어깨에는 대장경, 소장경, 삼초경이 요렇게 지나가거든요. 그리고 기경팔맥에 속하는 양유맥과 양교맥이 지나갑니다. 그래서 어깨가 식으면 그곳이 다 땡기니까 항상 짐 진 것 같이 느껴지는 거예요. 그리고 아무것도 안 누르는데도 뭔가 찍어 누르는 것 같아요. 하지만 거기를 따뜻하게 하면 짐 진 듯한 느낌이 사라집니다.

누가 '어깨에 짐 진 자들아! 다 내게로 오라' 그랬지요. (웃음 하하하) 그래서 사람들이 거기로 다 가는 거예요. 예수님이 '어깨에 무거운 짐 진 자들아 다 내게로 오라. 내가 너희를 편히 쉬게 해 주겠다' 그랬는데, 그 전에 무엇을 하고 오라고 그랬어요? 오기 전에 어떻게 하라고 했거든요. 그런데 그런 얘기는 못 듣고 오라고 하니까 죄다 몰려가서 뭘 해달라고만 하는 겁니다. 예수는 '네 안에서 구하라' 그랬어요. 네 안에서 구해서 해결한 연후에 와라. 또 사도 바울은 '우리 몸은 하느님이 사는 집이다' 그랬어요. 바울의 말은, 빨간 벽돌 쌓아놓고 십자가 걸어놓은 집이 성전이 아니란 거예요. 그러니까 까불지 마라 그 얘깁니다. 성서의 말씀을 제대로 알아보라 그거예요. 그런데 여태껏 그걸 얘기해 주는 자가 단 한 놈도 없었어요. 그렇게 얘기하면 장사 조지니까 말을 못

하는 거죠. 교회 와서 헌금 낼 놈이 하나도 없게 되니까. (웃음 하하하)

하느님이 사는 집은 큰 건물을 가리키는 게 아니에요. 거룩한 성전은 내 몸 안에 있습니다. 이건 성서에 나오는 이야깁니다. 그러니 내 몸을 하느님이 거하는 집으로 만들려면 먼저 자신의 정기신을 잘 만들어야 되겠죠. 예수의 가르침을 총 정리하면 뭐냐? 한 줄로 딱 정리하면 '네 이웃을 네 몸처럼 사랑하라'는 겁니다. 그런데 이웃을 사랑한답시고 다들 몰려다니면서 봉사활동을 한다고 야단이잖아요. 하지만 알고 보면 지금 교회에서는 이웃을 사랑할 수 있는 길이 거의 없습니다. 교회에서 이야기하는 수준을 보면 그래요. 예수가 이웃을 내 몸처럼 사랑하라고 했는데, 정작 자신의 몸을 사랑하는 방법조차 모르잖아요.

내가 무르팍이 아프면 이놈을 사랑해서 어떻게 하든 튼튼하게 만들어야 되는데, 그걸 모르니까 죄다 병원에 달려가서 수술 받고 그러고 있잖아요. 그건 자기 몸을 스스로 망가트리는 짓입니다. 내 몸을 사랑하듯이 이웃을 사랑하라 했으면 먼저 내 몸을 사랑하는 방법을 알아야 되잖아요. 신(神)이 거주하는 성전을 튼튼하게 하는 방법을 알아야 되겠죠. 지금 다른 사람 몸에도 하느님이 살고 있잖아요. 그러면 그 성전을 고칠 수 있는 길을 알려줄 수 있어야 돼요. 여기는 그것을 알려줄 수 있기 때문에 진정으로 예수의 가르침을 이야기하고 실천하는 곳이라 할 수 있어요. 내 몸을 사랑하는 방법을 알고, 실제로 내가 내 몸을 고치고 나면 그걸 바탕으로 해서 다른 사람을 사랑할 수 있다는 겁니다.

진리는 믿는 것이 아니라 인정하는 것이다, 기초반 강의가 더 편하다

예수께서 또 말했어요. "귀 있는 자는 들어라." 그런데 귀 껍데기로만 듣는다고 듣는 건 아니잖아요. 전부 다 한 귀로 듣고 한 귀로 흘리고 마는데 그게 듣는 겁니까? 그런데 여기서 이야기하는 것들은 실제로 내 몸을 사랑하는 법도니까 들어 봐서 경우와 이치와 사리에 맞다 그러면 그건 믿는 게 아니고, 인정하고 실천하면 되는 겁니다. 지금 종교를 보세요. 얼마나 자신이 없으면 믿어 달라고 사정을 하냐구요. 얼마나 자신이 없으면 예수를 믿어라, 여호와를 믿어라, 하느님을 믿어라 그러겠습니까. 진리는 그런 식으로 무지막지하게 믿는 게 아닙니다.

그분들의 말씀이 진리이고 경우와 이치와 사리에 합당하다면 그건 내 스스로 인정하고 행하면 되는 거예요. 그런데 사람들은 종교의 가르침이 경우와 이치와 사리에 합당한지 안 한지 분별을 안 해요. 그러다 보니까 전부 혹세무민이 되어버리는 겁니다. 만약에 믿고 따르라는 그 지도자라는 사람들이 잘못된 놈들이라면 어떡할 겁니까? 그러면 그 사람을 따른 신자들은 인생 끝나버리게 되는 겁니다. 지금 잘못된 사이비 종교 교주를 만나서 인생 조진 사람이 어디 한둘인지 아십니까? 그건 혹세무민한 그놈도 그렇고, 맹목적으로 따른 자신도 그렇고, 두 사람 모두 책임이 있는 겁니다.

그래서 여기서 제가 첫날부터 말씀드린 거지만, '내 말을 덮어놓고 믿지 마라. 내 말을 들어보고 그것이 경우와 이치와 사리에 맞는지 생각을 해 봐라. 해 보고 안 맞으면 올 필요 없다'고 자신 있게 말하는 거예요. 한 시간 딱 들어보고는 '안 맞는 것 같다. 저놈 혹세무민하는 것 같다'고 해서 겁먹고 안 오는 사람도 있잖아요. 그건 할 수 없어요. 그게 그 사람 인생이니까.

저는 요법사 공부할 사람이 없다고 하면 사실 편합니다. 이렇게 하루에 다섯 시간씩 입에 침이 마르게 말 안 해도 되잖아요. 살살 기초반만 하면 더 좋아요. 하루에 90분씩 해서 8일 동안 하는 게 기초반이거든요. 기초반만 하면 쉬울 뿐만 아니라 생식도 더 잘 팔려요. '옥수수 갈아 먹어라. 녹두 갈아 먹어라. 콩은 언제 따서 먹는 것이 좋다' 이런 애긴 일절 않고 '상화 생식 먹어라. 토 생식 먹어라'는 말만 하면 되거든요. 사실 기초반만 할 때는 자세한 걸 따질 시간도 없어요.

제가 강의를 처음 할 때는 경험과 실력이 부족해서 자연의 원리 기초반만 했어요. 요법사 강의가 방대하니까 그 분량을 줄여서 누구라도 듣고는 그대로 실천할 수 있도록 한 것이 기초반인데, 선생님의 수많은 제자들 중에서 제가 처음으로 교재를 정리해서 기초반 강의를 한 거예요. 그래서 우리 사부님한테 인정받게 되었던 겁니다. 나중에 가니까 저보고 '세상에 저런 놈이 다 있나!' 그러시더라니까요.

협심증, 부정맥, 대맥, 전관절염(모든 관절), 일체의 어깨 관련 증상들

교재의 94페이지. 소변곤란까지 했나요? (네) 협심증이 거기 나오네요. 심장을 감싸고 있는 관상동맥이 좁아져서 생기는 협심증이 있는 사람들은 대개 부정맥이나 대맥이 나옵니다. 협심증이 생기면 심장이 펌프질을 할 때 그 안에 있는 판막이 정확하고 일정하게 열어주고 닫아주지를 못하고 흔들리게 돼요. 피가 나갈 때 정상적일 때처럼 나가 주지 못하니까, 협심증이 있는 사람들은 대개 대맥이 나옵니다. 그러면 그건 심장에 이상이 온 거니까, 쓴 것과 떫은 것을 먹으면 해결이 됩니다. 맥대로 체질대로 생식하면 그냥 낫는 거예요. 석맥이 나오더라도 쓰고 떫은 걸 먹은 다음에 짠 것을 추가하면 됩니다.

그 다음에 부정맥, 대맥. 부정맥은 맥이 가다가 한 번씩 거르는 걸 얘기한다고 했죠? (예) 그리고 대맥은 맥이 일정하지 않은 것을 말합니다. 맥박의 속도가 일정하지 않거나 힘이 일정하지 않거나 하는 것을 말하는데, 이때는 떫은맛을 꾸준히 먹어야 된다고 했습니다. 전에 심소장편에서 정리 다 해 드렸죠? (예) 자석테이프를 심포경의 중충과 삼초경의 관충 그리고 내외관과 사관에 꾸준히 붙이면 다스려집니다.

전관절염은 모든 관절을 말합니다. 뼈마디가 속속속속 쑤시는 거예요. 그래서 '온 삭신이 아파' 그렇게 말하죠. '안 아픈 데가 없어' 그렇게 말합니다. 이때는 뭘 어떻게 먹어야 되느냐? 떫은 것을 먹는데 거기다가 단맛을 추가해야 됩니다.

견관절염은 어깨 관절이라서 심포 삼초가 지배합니다. 어깨가 짐 진 것처럼 무겁고, 어깨가 뻐근하고, 어깨에서 소리 나고, 어깨가 땡기고 하는 것 있죠? 오십견처럼 팔이 안 올라가고 하는 것 있죠. 그러면 관충, 중저, 외관에 자석테이프를 붙이고, 염증이니까 짠맛과 떫은맛을 먹고, 곡식주머니로 어깨를 뜨겁게 찜질하면 바로 풀립니다. 이렇게 해서 어깨가 어느 정도 부드러워진 뒤에, 그때부터 어깨운동을 천천히 꾸준히 하면 다 해결이 되는 거예요. 운동을 안 하면 어깨를 감싸고 있는 근육이 굳어지게 되고, 기운도 소통이 안 되기 때문에 결국은 운동을 해야 고칠 수 있습니다.

곡식자루의 효능, 곡식자루 만들 때 곡식을 넣는 비율, 상화는 생명의 질료

하여튼 저 곡식자루는 엄청난 겁니다. 저게 생식보다도 더 히트 상품이 됐어요. 저게 한 장에 2천원이거든요. 저걸 만들어 주시는 할머니가 있어요. 전에는 허드레 천을 구해다가 죽죽 박아서 천오백 원씩에 만들어 주셨는데, 우리가 쓰는 양이 많아지니까 천을 어디서 끊어 갖고 와서 만들어주나 봐요. 그래서 지금은 천 값이 들어가니까 2천원으로 올려 달라고 해서 그렇게 해주고 있어요. 50장씩, 100장씩 만들어지는 대로 가지고 오시거든요. 그러면 그걸 가져다가 우리 생식원 식구들이 나눠 쓰는 거예요.

제가 하나 만들려면 2천원 더 들어갑니다. 천도 사와야 되고 집에 재

봉틀도 있어야 되니까요. 어떤 학교의 선생님은 저걸 스무 장씩 사다가 주변 사람들한테 나눠주고 그래요. 어른들은 자루만 갖다 드리면 뭔지 몰라서 잘 안 씁니다. 그래서 어른들한테는 곡식을 넣은 후에 전자레인지에 5~6분 정도 직접 데워서 갖다 드려 보세요. 그러면 그 다음부터는 아예 그 놈을 끌어안고 살아요. 할머니 할아버지들은 일년 내내 그래요. 그러면 효자보다도 그놈이 훨씬 나은 거라. (웃음 하하하)

질문 : 그분들의 맥이 뭔지 모를 때는 거기다가 다섯 가지 곡식을 똑같은 비율로 넣어야 되나요?

대답 : 네 그렇게 해도 되구요. 요즘은 기본으로 옥수수를 넣고 또 거의 다 석맥이니까 콩을 넣어주면 돼요. 현대인들은 수기가 부족해서 신장 방광이 다 약해져 있거든요.

질문 : 옥수수와 콩만 넣으면 된다는 건가요?

대답 : 네, 모를 때는 그렇게 하고, 그 사람이 확실한 석맥이다 그러면 보리 1킬로에 콩 1킬로. 그러면 수목(水木)이 들어가잖아요. 거기다가 옥수수까지 해서 3분의 1씩 넣어도 되구요. 하지만 예를 들어서 석맥이 나오는데 기장이나 쌀을 넣게 되면 토극수 해서 더 안 좋아지겠죠. 또 현맥이 나오는 사람한테 현미를 넣으면 안 좋습니다. 현미는 금이 강해서 금극목을 하니까 그래요. 제가 현미자루를 써봤는데 불편해서 못 써요. 누가 곡식자루에다가 현미를 담은 걸 선물로 줘서 써봤는데, 현미에 열을 가하면 매운 기운이 나오거든요. 그러니 눈이 따가워서 잘 수가 없고 또 편도도 이상해지고 해서 이게 왜 그런가 봤더니 현미에서 나오는 매운 기운 때문에 그렇다는 걸 알았어요. 그래서 자루를 바로 뜯어서 현미를 버리고, 저에게 맞는 수수하고 보리를 넣었더니 그렇게 좋은 거예요. 원래는 다른 단체에서 현미만 넣어서 썼다고 그래요. 누가 현미가 좋다고 해서 현미만 넣어서 했는데, 그걸 우리가 각자의 체질에 맞게 가

져다가 쓰는 거죠. 이런 식으로 체질과 맥에 맞춰 여러 곡식을 활용하여 온열찜질을 하는 것은 아마 우리가 처음일 겁니다.

질문 : 현맥이 나오는 사람은 수수하고 보리만 넣으면 된다는 말씀인가요?

대답 : 그렇죠. 현맥이 나오면 수수하고 보리만 넣으면 됩니다. 구맥은 수수하고 쌀. 수수는 화고 쌀은 토에요. 맥이 뭔지 모르겠다 그러면 보리, 쌀, 콩 요 정도만 넣으면 대개 통해요. 아니면 오곡을 골고루 다 넣어도 되고. 밀은 목에 속하는데 써보니 밀보다는 보리가 훨씬 낫더라구요. 팥보다도 보리가 낫고. 팥도 넣어 봤는데 팥은 열을 담고 있는 시간이 짧아서 빨리 식어 버립니다. 그런데 열을 담아두고 있는 것과는 무관하게 쉬기는 보리밥이 빨리 쉬어요. 여름철 밥을 해서 놔두면 보리밥이 쌀밥보다 빨리 쉬잖아요. 그게 부드럽게 하는 목기가 많아서 그런 겁니다. 금기인 현미밥은 밥을 해 놓으면 굉장히 더디게 쉽니다. 아무튼 간담에는 보리쌀을 넣는 것이 값도 싸고 좋아요. 신장 방광이 안 좋을 때는 콩을 넣고.

질문 : 쥐눈이콩은 어떻습니까?

대답 : 쥐눈이콩은 너무 작아서 금방 식으니까 그냥 까만 콩을 넣는 것이 좋습니다. 그런데 이렇게 좋은 것을 알려줘도 귀찮아서 안하는 사람들이 거의 반이에요. 우리 회원들이라고 해도 이렇게 와서 공부를 같이 않는 사람들은 곡식자루의 중요성을 모릅니다. 어디 의료기 판매하는 곳에 가면, 전기 넣으면 뻘건 불 들어오는 것 있잖아요. 가서 그런 것이나 하고 있더라구요. 그런데 그게 얼마나 불편합니까? 그렇지만 곡식자루는 만들어 놓으면 누워 있든, 어디 기대어 있든, 앉아 있든 어떤 자세에서도 유용하게 쓸 수 있습니다.

폐대장에는 현미, 비위장에는 쌀을 넣습니다. 기장이 더 좋은데 기장은 국산 기장을 구하기도 어렵고, 알갱이가 너무 작아서 끌어안고 있는 열의 양이 얼마 안 되어서 빨리 식더라구요. 그래서 백미인 쌀을 그냥 쓰는 거예요. 쌀도 토기니까. 그리고 심소장이 허약한 사람은 수수를 넣습니다. 뭔지 모르겠다면 요즘은 거의 석맥이 80% 이상이니까 콩과 보리쌀을 1 : 1씩 넣으면 무난합니다.

옥수수(상화)를 뺀 나머지 오곡을 똑같은 양으로 섞으면 어떤 기운이 돼요? 각각의 장부를 영양하는 힘들이 서로 상생상극 조화를 이뤄서 생명력을 튼튼하게 하는 담백한 기운이 됩니다. 신맛, 쓴맛, 단맛, 매운맛, 짠맛 이게 오미(五味)잖아요. 이 오미가 아닌 걸 상화라고 했습니다. 떫은맛, 생내나는맛, 아린맛, 텁텁한맛, 담백한맛, 흙내, 먼지내나는 맛이 있잖아요. 이러한 맛을 시다고 할 수 없고, 맵다고 할 수도 없잖아요. 그런 것은 상화에 들어간다 그겁니다. 그래서 생명력인 심포 삼초를 좋게 하는 먹거리가 지구상에 가장 많은 겁니다. 물은 무슨 맛에 속해요? (상화) 물은 맛이 없잖아요. 그러니 상화에 들어갑니다. 공기도 마찬가지로 상화에 속해요. 생명을 탄생시킬 수 있는 가장 근본적인 질료가 공기와 물입니다. 맛과 색과 향기가 없는 공기와 물을 질료로 해서 생명이 탄생하잖아요.

그러니까 『부도지』에 나오는 지유(地乳)는 공기와 물과 햇빛만 모여서 만들어진 텁텁하고, 담백하고, 떫은맛이 나는 자양분이 아닐까 생각하는 거죠. 오미가 생기기 이전의 맛. 그런데 사람의 개체수가 늘어나면서 지유가 부족해지자, 지유를 차지하지 못한 사람들이 어떻게 하든 살아남아야 되잖아요. 그래서 그때 사람들이 최초로 신 것을 먹게 된 것을 『부도지』에서는 오미의 변(變)이라고 했던 거예요. 하지만 그 오미의 변을 부정적으로 해석할 수만은 없습니다. 신맛을 먹지 않았다면 눈이 열리지 못했을 것이고, 인류 역사가 시작되지 못했겠죠. 그리고

4650년 전에 나온 『황제내경』에 보면 '옛날에는 10일이면 나았는데 지금은 세상이 하도 혼탁해져서 낫게 하는데 배가 걸린다'는 말이 나오는데 그것도 일종의 변(變)이에요. 생명의 역사는 그렇게 변고를 겪으면서 발전해 나갑니다. 이 오미를 똑같은 비율로 섞으면 텁텁한맛, 상화가 된다 그 얘기죠.

옛날 못 살던 때 동경의 대상이었던 흰쌀밥, 오곡밥은 조상대대로 내려온 섭생법, 신시 배달국 시대 때의 섭생법을 재현하신 현성 스승님

질문 : 전 번에 설명하실 때 쌀은 상화라고 하셨는데요?

대답 : 쌀은 상화도 있지만 토도 많습니다. 그래서 쌀밥을 먹으면 저절로 많이 먹게 되는 겁니다. 토기(土氣)는 위장에 힘을 생기게 하거든요. 사람들이 쌀밥을 많이 먹는 게 그래서 그런 거예요. 잡곡을 넣은 오곡밥을 해서 먹어 보세요. 많이 안 먹힙니다.

우리가 오곡밥을 일 년에 한번 먹는 날이 있죠. 그게 언제죠? (정월 대보름) 이때 오곡밥을 먹는데, 처음에 우리 조상들은 잡곡밥을 많이 먹었을 겁니다. 그런데 사실 먹기엔 잡곡이 뻣뻣하고 까칠까칠 하죠. 그래서 어린아이라든지 연로한 분들은 위장이 허약해서 먹기가 불편한 건 사실입니다. 또 옛날에도 부자와 가난한 사람이 있었을 것 아닙니까? 부자들은 먹기도 좋고 기름기도 좔좔 흐르는 흰쌀밥을 갖다 먹으니 얼마나 좋아요. 그래서 옛날엔 서민들의 꿈이 고깃국에 흰쌀밥 한 그릇 말아먹는 거였어요. 그런데 쌀이 원래는 백미가 아니라 현미거든요. 현미를 깎아내면 백미가 되는 거예요. 벼 껍질을 바로 탁 까면 그게 현미가 되는데, 그건 씹어보면 착착 감기는 맛도 없고, 입안에서 따로 놀고 뻣뻣합니다. 그래서 임금님이라든가 고관대작들은 그 까칠한 현미의 표면을 깎아 먹었던 겁니다. 옛날에는 지금으로 치면 도정기 격인 디딜방아 같은 걸 갖고 현미를 깎아서 백미를 만들었겠죠. 그런데 디딜방아도 없던 더 옛날에는 하얀 쌀을 조금 만드는 것도 보통 일이 아니었을 겁니다. 잘못하면 으깨지기 때문에 안 으깨지게 가는 것이 쉬운 일이 아니었거든요. 그러니 그거 하나 만들기 위해서 노비들, 머슴들이 죽어나는 겁니다. 맨날 잡곡밥, 꽁보리밥 같은 거나 먹던 머슴들이 볼 땐 백미를 먹는 사람들이 얼마나 부럽겠냐구요. 김 모락모락 나는 흰쌀밥 한 그릇을 보면 평민들은 환장을 했던 겁니다.

  사실 최근 한국전쟁 이후까지만 해도 사람들 소원이 흰쌀밥 한 그릇 배불리 먹는 거였어요. 그래서 돈만 생기면 쌀을 한 됫박 사다가 그걸 자기 부모님이나 집안에 어른들 드시게 했던 겁니다. 그리고 자기 자식들 생일날 흰쌀밥 한 그릇 김 모락모락 나게 해서 주는 것이 서민 부모들의 꿈이었어요. 지금 돈 많이 벌어서 큰 집으로 이사 가는 것, 고급승용차 사서 타고 다니는 것과 맞먹을 정도로 옛날에는 흰쌀밥 한 그릇 먹는 게 소원이었다니까요. 그렇게 있다가 경제가 발전하고 사람들 살림이 조금 풍족해지니까 이제는 흰쌀밥을 구하기가 쉬워진 거예요. 거기다가 도정기술도 진보해서 이제는 기계로 다 도정을 하니까 흰쌀을 훨씬 많이 만들어낼 수 있게 되었습니다.

  (제가 어렸을 때만 해도 도정기가 발달이 덜 되어서 싸래기 쌀이 많이 나왔습니다)

  자꾸 깨지니까 싸래기 쌀이 많이 나왔던 겁니다. 그래서 디딜방아로 깨지지 않게 흰쌀을 만들려면 머슴들이 죽어났다고 했잖아요. 사실 옛날엔 흰쌀밥뿐만 아니라 모든 쌀이 다 귀했어요. 그래서 일 년에 한번 날을 잡아서 골고루 먹게 할 필요가 있었던 거지요. 제가 딱 보니까 옛날 어떤 할아버지가 장부를 골고루 영양하는 법을 알아서 그걸 일 년에 한 번이라도 먹게 한 것이 정월대보름날 먹는 오곡밥의 유래가 아닌가 싶어요. 사실 사람들이 간을 좋게 하려면 팥이나 보리를 먹어야 되고, 심장을 좋게 하려면 수수를 먹어야 되고, 비장과 위장에 병이 나서 트림을 하고 구취가 나고 무르팍이 아플 때는 기장이나 피쌀을 먹어야 되고, 폐와 대장이 허약해졌을 때는 현미밥이나 율무를 먹어야 되고, 신장 방광에 병이 나면 콩 같은 걸 먹어야 되잖아요. 그런데 옛날에는 모든 곡식이 풍족하지 못했기 때문에 매일 먹을 수는 없고, 일 년에 한번 정도 날을 정해서 오곡밥을 먹도록 했던 것 같습니다.

무량한 옛날, 어떤 나라에 도사 한분이 나타나서 오곡밥 먹는 걸 잊어버리지 않기 위해 각 마을의 촌장들과 장로들을 다 불러 모아서 '우리가 일 년에 한번은 오곡을 먹는 날을 정하자. 지금 사람들이 오곡이 뭔지, 오장을 영양하는 것이 뭔지 모르지만 1년에 한 번만이라도 오곡밥을 먹는 기념일을 정하면 무량한 세월이 흐른 뒤에 오곡의 중요성을 깨닫는 사람이 태어나서 그것을 사람들한테 널리 알릴 것이다' 라고 말씀을 하신 적이 있었어요. 그렇게 말한 그 도사가 윤회를 거듭해서 다시 태어났는데 그 도사가 바로 나여! (폭소 하하하) 웃자고 하는 소리고. 그래서 일 년에 딱 하루 그 날만이라도 열두 가지 나물로 열두 장부를 보양하고, 오곡밥의 오미로 오장을 영위하는 밥을 먹게 된 겁니다. 이런 것은 누가 말 안 해도 한민족이라면 미국에 이민 가서 살든, 유럽으로 이민 가서 살든 다 알잖아요. 정월대보름이라고 그러면 뭔지는 몰라도 오곡밥을 먹는구나 하고 생각하는 사람이 바로 단군의 후예들입니다. 우리 유전자 속에, 뇌세포 속에 거기에 대한 정보가 담겨져 있다는 거예요. 조상으로부터 면면히 내려왔던 섭생법이 우리 무의식 속에 내재되어 있는 겁니다.

이러한 식사법은 우리가 아득한 옛날부터 실천해 왔던 것이라서, 제가 지금 말씀을 드리면 여러분들은 그냥 탁 아실 겁니다. 사실 정월대보름날 오곡밥을 해서 먹는 건 다른 이유가 없습니다. 올 한 해 동안 건강하고 튼튼하게 살았으면 하고 먹는 겁니다. 오곡밥을 먹는 이치와 그 의미가 그동안 근대화, 서구화로 인해서 다 망실되어 버렸는데, 신시 배달국 시대 때 일반화되었던 식사법과 건강법을 5천년 만에 우리 현성 선생님이 재현해 놓으셨어요. 새로운 건강법과 식사법을 창시한 게 아니라, 우리 조상들이 향유했던 식사법 등을 완전하게 정리를 해서 다시 재현하셨다 그거예요. 그래서 어제 제가 신시 문화 이야기를 했던 겁니다.

지금이 단기 4341년이니까 배달국 1565년을 더하면 5906년이 나옵니다. 우리 한민족의 역사를 반만년의 유구한 문화와 전통을 자랑하는 역사라고 하잖아요. 반만년이라고 해서 딱 5천년을 가리키는 게 아니라 5천년 전후해서 위아래로 얼마간의 기간은 감안해야지요. 우리가 단군을 신화로 배웠지만 사실은 실제 역사입니다. 그렇지만 그 단군 역사의 주인공은 단군이 아니라고 했잖아요. 누구라고 했어요? (한웅) 한웅 할아버지라고 그랬잖아요. 한웅 할아버지가 그 역사의 주인공이 되어서 열여덟 분의 한웅 천황들이 나타나서 신시 배달국 1565년의 역사를 다스렸던 겁니다. 신시 문명 이때에 기라성 같은 인물들이 대거 나타났어요. 자부선인, 치우천황, 염제신농씨, 태호복희씨, 발귀리선인 같은 분들이 모두 이때 나타나게 됩니다.

오곡과 쌀밥을 섞는 비율, 병을 다스리는 오곡밥 처방

질문 : 오곡밥을 할 때 현미는 금기이고, 백미는 상화와 토기라고 하셨는데 거기다가 콩, 기장, 수수는 어느 정도의 비율로 넣어야 좋습니까?

대답 : 기본 비율은 먼저 백미를 5할 정도 넣고 거기에 오곡(보리, 수수, 기장, 현미, 콩)을 전부 1:1:1:1:1의 비율로 넣습니다. 우리도 처음에는 쌀을 안 넣고 잡곡만 1:1로 한 뒤에 옥수수는 조금 많이 넣

어서 먹어봤는데 껄끄러워서 못 먹어요. 밥을 해보면 완전히 따로 놀아요. 그래서 잡곡밥이 먹을 만하려면 쌀을 5할 정도 넣고 나머지를 각각 1할의 비율로 넣는 것이 제일 좋습니다. 저희도 집에서 가끔 이렇게 잡곡밥을 해 먹거든요. 살다보면 생식 먹기 싫은 날도 있을 것 아닙니까. 맨날 생식만 먹으면 뭔 재미로 사냐구요. 그래서 밥 먹고 싶으면 이 비율로 잡곡밥을 해서 먹기도 합니다.

흰쌀과 오곡을 이 비율로 섞은 걸로 밥을 해서 한 공기 딱 뜨면 전체가 5:5가 되잖아요. 그렇게 해서 먹으면 먹기도 편하고 좋아요. 그렇게 먹다가 적응이 되면 나중에는 쌀밥 비율을 조금씩 줄이면 되겠지요. 나는 근기가 있다 그래서 흰쌀을 5로 하지 않고 1로 해서 먹겠다고 한다면 그렇게 껄끄럽게 해서 한번 드셔 보세요. (웃음) 이렇게도 먹어 보고, 저렇게도 먹어 보면 자기한테 맞는 입맛을 찾을 수 있습니다. 제가 여기서 하라는 대로 하는 게 아니라, 한 숟갈 덜 넣고 더 넣을 수도 있잖아요. 입맛은 식구들 입맛에 맞춰서 조절해야 됩니다. 아무리 좋은 것도 먹기 불편해서 못 먹게 되면 소용이 없습니다.

이번에는 오곡밥으로 병을 고치고, 건강해지고, 오래 살 수 있는 처방을 해보겠습니다.

먼저 목기인 팥이나 보리는 간담을 좋게 합니다. 화기인 수수는 심소장을, 토기인 기장은 비위장을, 금기인 현미는 폐대장을, 수기인 콩은 신방광을, 상화기인 녹두나 옥수수는 심포 삼초를 좋게 하는데 이놈들을 같은 비율로 하는 겁니다. 이렇게 혼합한 육기 잡곡을 7할 그리고 백미를 3할 정도 하면 육장육부가 골고루 영양이 되므로 가장 훌륭한 식사가 되는 거죠. 이렇게 한 다음에 그 사람의 체질이나 맥에 맞춰서 해당 곡식을 더 추가하면 병치(病治) 오곡밥이 만들어지는데, 그 처방은 골고루 육기 잡곡밥에다가 다음과 같이 하면 됩니다.

금형이거나 현맥이 나올 때는 팥이나 보리, 수수를 2할 정도 추가합니다.
수형이거나 구맥이 나올 때는 수수, 기장을 2할 정도 추가합니다.
목형이거나 홍맥이 나올 때는 기장, 현미를 2할 정도 추가합니다.
화형이거나 모맥이 나올 때는 현미, 콩을 2할 정도 추가합니다.
토형이거나 석맥이 나올 때는 콩, 팥이나 보리를 2할 정도 추가해서 꾸준히 식사하면 체질도 개선할 수 있고, 맥도 고쳐서 건강한 삶을 누릴 수 있게 됩니다.

지금의 생식 제품들이 만들어지게 된 유래, 임신했을 경우 특정한 음식이 땡기거나 혹은 안 땡기는 이유

현성 선생님이 처음 생식을 만들 때는 이름을 팥생식, 수수생식, 이런 식으로 하시다가 나중에는 간담생식, 심소생식, 비위생식 등으로 바꿔 불렀어요. 그런데 간담생식에는 거의 팥만 들어 있기 때문에 팥 냄새, 그 생내가 막 났어요. 신방생식, 신장 방광 생식은 콩의 날비린내가 보통이 아니어서 위장이 안 좋은 사람은 토할 정도였어요. 그래도 그걸 한두 달 열심히 먹으면 눈에 띄일 정도로 몸이 좋아졌습니다. 그런데 아무리 좋은 것도 먹으려고 뚜껑을 열었을 때, 곡식 쩐내나 군내가 역겨우면 못 먹는 겁니다. 그래서 현성 선생님께서 '야! 이건 사람 살리는 게 아니다. 빨리 고치려고 할 게 아니라 천천히 안전하게 고치자' 해서 지금의 생식이 만들어지게 된 겁니다.

질문 : 우리가 임신했을 때 몸에서는 수기운이 부족해서 콩을 먹어야 되지만, 입맛에서는 그걸 거부하기도 하는데 그건 왜 그렇습니까?

대답 : 임신하게 되면 생명이 두 개인데다가, 새 생명을 만들어야 되기 때문에 평상시보다 많이 먹어야 됩니다. 이때 뱃속에 있는 태아는 엄마

를 일절 봐주지 않습니다. 엄마가 영양분을 섭취해서 탯줄로 안 넣어주면 엄마가 죽거나 말거나간에 엄마 몸에 있는 것, 뼈에 있는 것, 간에 있는 걸 다 빼서 자신의 몸을 만듭니다. 뱃속에 있는 애기는 절대로 엄마를 안 봐줘요. 그러니까 옛날에 가난했을 때 엄마가 자기 새끼보고 그러잖아요. 저게 내 골수 다 빼먹고 나온 놈이라고.

임신하게 되면 경우에 따라서 어떤 특정한 에너지를 굉장히 필요로 하게 돼요. 그런데 임신부가 위장이 약해졌다, 심포 삼초가 약해졌다 그러면 정말 필요한 것도 역겨울 수가 있고 거부감도 들 수 있어요. 그래서 가령 수기가 필요해서 콩을 먹어야 되는데 냄새가 역겹다면 콩을 먹지 말고 미역국을 먹는다든지, 젓갈을 먹는다든지, 장아찌를 먹는다든지 해서 신장 방광을 서서히 영양해 나가야 된다는 거예요. 수기를 영양하는 게 어디 콩 만일까요? 간담을 영양하는 게 팥과 보리 만일까요? 다른 것도 많죠. 임신부 자신의 입맛에 맞는 걸로 먼저 기운을 보강한 다음에 콩을 먹어도 됩니다. 콩을 먹어야 되는데 먹기가 거북하다면 다른 수기가 있는 걸 먼저 먹어도 된다 그겁니다.

현미는 당뇨에 좋을 수도 안 좋을 수도 있다, 단군의 후예들은 태어나면서부터 다 도인(道人)

질문 : 현미가 당뇨병에 좋다고 그러는데 어떠한 이치에서 그런 겁니까?

대답 : 현미는 홍맥 당뇨에는 좋지만, 석맥 당뇨일 때는 별로입니다. 당뇨병은 원래 다음 토기 할 때 나오는데, 말 나온 김에 당뇨병 고치는 것도 하고 갑시다. 만약에 당뇨병 환자가 홍맥이 나온다면 그건 목극토하여 비위장이 허약한 때문이죠. 이때는 현미가 효과가 있습니다. 현미는 매운맛 금기이기 때문에 목극토가 안 되도록 금극목을 해요. 그래서

이때는 현미가 좋다는 게 일정 부분 맞아요. 그렇지만 현미가 좋다고 말한 그 사람은 그런 이치는 모르고, 대충 돌멩이 하나 던졌는데 운 좋게 맞은 겁니다. 하여튼 오행이니까 다섯 개 던지면 그 중 하나는 맞게 되어 있습니다. 수수가 건강에 좋다 그러면 다섯 개 중에 하나는 맞아요. 심장이 안 좋은 사람한테는 맞다 그겁니다. 그래도 그게 서양의학보다는 확률이 높아요. 그렇게 보면 오곡밥이 서양의학보다 확률이 훨씬 높은 거예요. 최소한 20%나 되니까 이건 굉장한 겁니다.

　오곡밥 먹는 이치를 알아낸 사람은 도인이었어요. 그래서 대한민국 사람들은 원래부터 다 도인(道人)이 되는 겁니다. 대한민국은 삶의 판 자체가 온통 도판(道板)입니다. 아닌 것 같아요? (??) 우리나라가 팔도로 되어 있죠? 그러면 우리 박 선생은 어디에서 나셨어요?

　(전라북도에서 태어났습니다)

　그럼 전라북도인이죠? 전라도인(全羅道人)이라고 도인(道人)이 맞는 겁니다. (웃음 하하하) 우리 이 여사님은 제주도 사람이잖아요. 그러면 제주도인이에요. 저는 충청도 사람이니까 충청도인이고. 윤 선생은 경기도인이죠? (예) 다들 그 판에서 태어난 겁니다. 우리 모두는 아예 처음부터 도판에서 태어났다니까요. 그런데 대부분 사람들은 그 사실을 몰라요. 김 선생님은 시댁이 경북 상주 맞습니까? (예) 그러면 시댁 어른들은 전부 경상도인이잖아요. 아니라고 할 수 있습니까? (웃음 하하하) 아니라고 할 수 있냐구요. 도라는 글자도 꼭 이 도(道)를 씁니다. 그러니 우리 조선사람 모두는 태어나는 순간 저절로 도인이 되는 겁니다. 그러니까 우리가 우리의 정체성을 알아야 된다는 거예요. 도라는 말은 그 당대에서도 최고 도력이 높은 석학이 지은 말이에요. 우리 전부는 처음부터 도인으로 태어났기 때문에 제가 설명하면 '아 그렇구나!' 하고 절로 알게 되는 거예요. 그래서 우리는 살면서 도인 값을 하면서 살아야 된다 이겁니다.

그렇게 다 도인으로 태어났는데 또 헛도를 닦겠다고 난리 염병을 치니까 헷갈리는 거예요. 이미 다 되어 있는데, 도인(道人)들 각자(覺者)가 알아서 행하기만 하면 되는데, 뭘 또 배웁니까? 다 알았는데. 그래서 인연이 무르익은 도인은 여기서 제가 한 말을 듣는 순간 그냥 한방에 깨닫게 되는 겁니다. 우리는 도판에서 태어난 도인이기 때문에 각자(覺者) 살다가 때가 되면 우주로 회귀하면 돼요.

죽음이란, 동기(同氣)의 의미, 병을 고치면 모든 일이 형통 해진다

우리는 죽음을 돌아가셨다고 표현합니다. 그러니까 죽게 되면 우리의 영혼은 지구라는 별을 벗어나서 우주적인 존재가 되는 거예요. 태어나고 죽는다는 것은 우주에 있다가 다시 지구인 이 도판으로 내려와서 삶(生) 속에서 깨달으며(覺) 한 생을 살다가 다시 광대한 우주로 돌아가는 겁니다. 본래 왔던 곳으로 회귀하는 거죠. 우주 전체에서 보면 태어나고 죽는 것이 매한가지가 되셨죠. 그래서 우리는 죽음을 '죽었다, 종쳤다, 끝났다, 끝이다, 없어졌다'가 아니라 돌아가는 것으로 본 겁니다. 돌아가셨다는 얘기는 어디로 갔다는 거예요? (원래 왔던 곳으로)

온 곳으로 가는 게 돌아가는 거죠. 내가 우주에서 왔다 그러면 어딘지도 모르는 곳으로 가는 게 아니고 본래 왔던 근본자리로 가는 겁니다. 온 자리로. 그러니까 죽는 걸 두려워하지 말자는 겁니다. 내 본향으로 가는 것이기 때문에 저는 내일 당장 죽어도 무섭거나 두렵지 않습니다.

다만 이번 생에 인간의 몸을 받아 태어난다는 것이 웬만한 인연 갖고는 안 되는 거니까. 저 우주에 있다가 사람 몸을 받아 나온다는 것이 쉬운 일이 아니잖아요. 삶이라고 하는 것은 내 영혼을 진화시키고 내 영혼의 값을 상승시킬 수 있는 좋은 기회입니다. 그래서 한 생을 진짜 가치 있고 멋지게 살아야 된다는 거죠. 이러한 것을 알았기 때문에 고조선의 단군 할아버지는 창생들에게 홍익인간 할 줄 아는 인간으로 거듭나라고 하신 것이 아니었겠는가 하는 거죠. 생을 정말로 가치 있게 살아야 된다고.

그러고 나서 다시 우주로 돌아가면, 거기에도 동기(同氣)들이 있을 거 아녜요. 같은 기운들이. 우리 어른들께서는 늘 자식들한테 '동기간에 우애(友愛) 있게 지내라. 동기간에 화목하라'고 가르치셨어요. 우리 부모님이 생을 마감할 때 자식들에게 일구월심 가장 바라시는 게 뭐겠습니까? 동기간에 우애(友愛) 있게 지내는 것을 가장 바라셨어요. 서로 사랑하고 도와주라고.

한번 볼까요? 음양으로 부모님이 있다면 두 분의 생명기운이 하나로 합쳐져서 새로운 생명을 탄생시킵니다. 자녀를 낳는데 나온 순서에 의해서 형과 아우가 있습니다. 그런데 이 형제(兄弟)도 부모 입장에서 보면 똑같이 자신의 기운을 받은 자식들이에요. 부모로부터 받은 생명의 기운이 같다 그 얘깁니다. 그래서 이 세상에서 기운이 가장 가까운 사람이 누구냐 하면 바로 동기간(同氣間) 입니다. 그보다 더 가까운 사람이 있으면 나와 보라고 해요. 내 동기간보다 생명기운이 가까운 사람이 없잖아요.

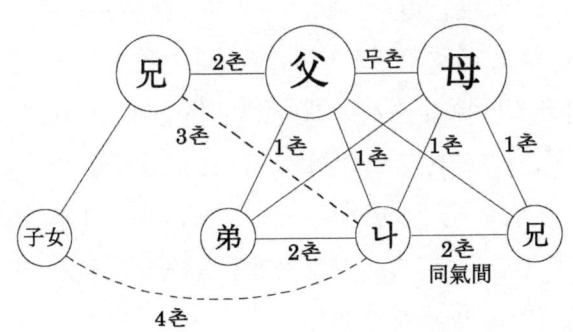

그림 부모와 동기간 형제

여기서 보면 사촌 이건 굉장히 먼 거예요. 한 촌 차이가 이게 엄청나게 먼 거리입니다. 아무리 찾아봐도 이촌 차이(형제간)보다 기운이 더 가까운 사이가 있을 수가 없어요. 그래서 우리 부모님들은 동기간에 우애 있게 지내라 하신 겁니다. 그리고 우리 할아버지 할머니가 돌아가실 때도, 부모님이 돌아가실 때도 항상 유언으로 남기시는 말씀이 동기간에 우애 있게 지내라는 거였어요. 우애라는 건 서로 돕고 사랑하라는 뜻이에요. 이웃을 사랑하기 전에 먼저 동기간에 서로 돕고 사랑하라는 것이 우리 조상님들의 가르침입니다.

그런데 지금은 사람들이 대부분 병이 나 있는 바람에 형제들 간에도 서로 반목하고, 서로 미워하고, 제 욕심만 챙기려고 들잖아요. 하지만 그 병을 고치고 정기신(精氣神)을 건강하게 만들면 본성을 다시 회복하게 됩니다. 정기신이 건강해지면 일단 가정이 화목하게 돼요. 가족이 화목해야, 가화(家和)가 되어야 만사(萬事)가 잘 이루어지게(成) 됩니다. 또 가정이 조화를 이루어야 밖에서 이루어지는 것이 형통해지게 되셨죠. 그래서 먼저 동기간에 화해하세요. 사실은 저도 않고 있는데. (웃음 하하하)

원래 그래요. 공자님도 마누라 하나 간수 못하고 맨날 바가지나 긁게 만들었잖아요. 공직에 있다가 때려치우고 나오는 바람에 집구석에 월급도 못 갖다 주고, 맨날 밖으로 제자들을 데리고 돌아 댕기기만 하고. 집에 생활비를 갖다 줘야 여자가 새끼들을 키우잖아요. 그런데 공자님은 부인에게 월급봉투를 안 갖다 줬어요. 공자고 소크라테스고 간에 남자들이 우주가 어떻고, 군자가 어쩌구, 도가 어쩌구 하는 거대담론을 아무리 늘어놔봐야, 현실적으로 먹고 사는 문제인 살림을 주도하는 마누라 입장에서는 생활비 못 벌어 오면 귀신 씨나락 까먹는 소리로 밖에는 안 들립니다. 공자님이 맨날 그렇게 천하를 주유하니 공자님 부인은 얼마나 살기 어려웠겠냐구요. 그러니까 바가지만 박박 긁고. 제가 공자님 마누라라고 해도 바가지 긁었을 것 같아요.

(공자님이 여자를 싫어했잖아요)

맨날 바가지만 긁으니까 싫어했던 것 같아요. 하여간에 결혼했으면 무조건 남자는 여자 말을 잘 들어야 됩니다. 또한 여자는 남자 말을 존중해 줘야 돼요. (하하하) 일단 서로 인정하고 존중을 해줘 봐요. 그러면 만사에 탈이 없게 돼요. 그런데 그걸 안 해주니까, '저 인간 만나서 내가 이 모양 이 꼴이다' 하면서 서로 타박하게 되고, 맨날 그렇게 사니까 집구석이 뭐가 되겠냐구요. (웃음 하하하) 그만 웃고 당뇨병이나 고치자구요.

혈당수치를 낮추는 것과 당뇨병을 고치는 것은 일절 무관하다, 당뇨병이 고쳐졌다고 하기 위해서는

당뇨병(糖尿病)이야말로 현대인들의 불치병이죠. 글자 그대로 보면 오줌 속에 당이 많은 병이 당뇨병입니다. 내 몸에서 써야 될 영양분이 오줌 속으로 빠져 나가기 때문에 당이 많아지는 거죠. 그러면 왜 나가느냐? 그 영양분을 내 세포가 쫙 흡수해서 쓸 수 있는 상태로 가공해야 되는데, 그 과정에서 세포가 빨아먹을 수 없는 상태로 변하기 때문에 그렇습니다. 흡수가 안 된 영양분이 혈관을 타고 돌다가 일부는 혈관 벽에 달라붙고, 나머지는 몸 밖으로 빠져나가는데 나갈 때는 오줌으로 나갈 수밖에 없겠죠.

현대의학에서는 췌장에서 인슐린이라는 생명물질을 만든다고 합니다. 인슐린을 생성해서 그놈을 써야 되는데, 췌장의 기능이 약해지면 인슐린 분비가 잘 안 된다고 보는 겁니다. 혈당계로 체크를 하면 피 속에 있는 수치가 나오겠죠. 수치를 체크했더니 어떤 사람은 수치가 높고 어떤 사람은 낮다. 그 수치를 그대로 기록해서 넘겨주면 누가 읽는데 그게 진단입니다. 요당이나 혈당수치 읽는 것 말고 또 있으면 얘기해 보세요.

우리 박 선생님이 당뇨병으로 20년 넘게 고생하셨거든요. 인슐린 약 계속 드셨어요? (예) 그러면 그동안 의사가 했던 말이 있을 것 아닙니까? 뭐라고 얘기해요?

(식사 조절하라, 단맛을 피하라, 짠 것 먹지 마라, 운동해라 그 얘기를 하죠)

그렇게 해도 계속 약 드셔야 되죠? 그러니까 그건 올바른 처방이 아니라는 겁니다. 약을 못 끊게 하는 한은 치료를 못한다고 봐야 됩니다. 그런데 서양의학으론 약을 안 먹고 정상적으로 살 수 있게 하는 방법이 없습니다. 당의 수치를 읽는 것을 진단이라고 했죠. 진단과 동시에 처방이 나옵니다. 모든 의사의 처방이 똑같아요. 처방이 뭐냐? 약 먹어라, 주사 맞아라. 그리고 운동하라, 식사 조절하라. 단 것 먹지 마라, 짠 것 먹지 마라 하는 게 다입니다.

그런데 단 것 믹시 마라, 짠 것 먹지 마라고 하면 당뇨병은 죽었다 깨어나도 못 고치고 죽을 때까지 약이나 주사를 맞아야 됩니다. 약을 먹고도 개선이 안 되면 어떤 사람은 발가락이 썩고, 어떤 사람은 류머티스가 오고, 어떤 사람은 시력이 떨어지고 또 어떤 사람은 혈압이 높아지게 됩니다. 이런 증상들이 일반적으로 당뇨합병증이라 부르는 것들입니다. 피 속에 있는 영양분을 세포가 정상적으로 흡수를 못하고 있으니까 이런 일이 생기는 겁니다.

그러면 이걸 어떻게 해야 되느냐? 서양의학에서는 인슐린을 제대로 만들어내지 못하는 허약한 췌장은 그냥 놔둔 채, 인슐린을 강제로 잘 나오게 하는 약이나 인슐린 비슷하게 만들어진 주사액을 몸에다 집어넣어서 혈당수치를 일시적으로 조절하는 방법을 씁니다. 사실 그렇게 해서 잠시 혈당이 조절되면 뭐가 되는 듯하죠. 그리고 음식조절을 하라고 그럽니다. 우리가 살기 위해선 음식을 먹어야 되죠. 그러면 먹은 음식으로 에너지를 만든 뒤에 사용하고 남은 영양분은 소변으로 나가게 됩니다. 그 소변을 체크하면 색깔과 수치가 나오죠. 그런데 이런 서양의학에서 쓰는 방법을 가만히 보면 소변의 상태를 고치는데 국한되어 있습니다. 즉 오줌수치를 고치면 된다고 생각한다 그겁니다. 하지만 이런 소변수치나 고치는 것 갖고는 당뇨병을 절대 못 고칩니다. 오줌수치를 고치는 것과 당뇨병이 낫는 건 일절 무관해요.

  의사가 단 것 먹지 마라고 해서 단맛을 먹지 않으면 그때는 요당수치가 떨어지겠죠. 떨어지니까 개선되었다고 착각하는데 그렇게 하면 답이 없어요. 오줌수치라고 하는 건 그날 저녁에 집에 가서 감 두 개만 먹어도 싹 올라가잖아요. 그런데 감을 먹는 게 몸에 해로운 게 아니잖아요? 호박죽이나 고구마가 단맛인데 그게 몸에 해롭다는 건 말이 안 되는 소립니다. 그런데 분명한 사실은 그걸 먹으면 소변수치가 올라간다는 거예요. 그러니까 몸을 갖고 판단해야 되는데, 배설물인 오줌을 갖고 따지니까 답이 없다 그거죠. 그러면 뭘 고쳐야 되느냐?

  여기에 빗금 친 게 췌장입니다. 그러면 왜 오줌수치가 올라가느냐? 그건 췌장이 인슐린을 생성하고 분비하는 일을 제대로 못하고 있기 때문입니다. 우리가 단맛을 100을 먹었는데 그 100을 세포에서 전부 사용하게 되면 혈당수치는 변함이 없을 겁니다. 그런데 만일에 췌장이 인슐린을 분비해서 그 단맛을 80%만 흡수했다 하면 80%만큼 힘이 생긴 거죠. 그러나 나머지 20%는 계속 혈관을 도니까 요게 수치를 올리는 겁니다. 그렇기 때문에 일단 오줌 속의 당수치가 올라갔다 그러면, 췌장이 좋아졌거나 말았거나는 따지지도 않고 단것 먹으면 안 된다고 말하는 게 기존의 미개한 학문이다 이거죠.

진짜 당뇨병 세 가지, 당뇨병 치료의 핵심은 췌장을 건강하게 하는데 있다

이런 방식으로 해서는 절대 당뇨를 못 고칩니다. 그래서 우리는 이러한 문제점들을 한번 재고해 보자는 겁니다. 자연의 원리에서는 다음의 세 가지 경우에 한해서 진짜 당뇨병이라고 합니다.

진짜 당뇨병의 첫 번째 사례는 환자가 물을 많이 먹습니다. 얼마나 많이 먹느냐 하면 하룻저녁에 한 주전자씩 먹어요. 밤에 물을 많이 안 먹으면 당뇨병이 아닙니다. 두 번째로는 오줌을 손가락에 한 방울 묻혀서 이렇게 늘려보면 엿처럼 쭉 늘어납니다. 오줌에 당분이 많아서 끈적끈적 늘어나는 것이지요. 요것도 진짜 당뇨병입니다. 세 번째로는 양변기 같은 데 오줌을 누면 거품이 넘칠 정도로 부글부글 끓는 경우가 있습니다. 이 세 가지 모두 오줌에 당분이나 영양분이 많다는 거죠. 당분(포도당)을 몸에서 사용했어야 되었는데 제대로 사용하지 못하고 거의 오줌으로 모두 빠져나가기 때문에 이런 현상이 생기는 겁니다.

그러면 어떻게 헤아 되느냐? 당뇨병은 거의 놀고먹어서 오는 거예요. 혈당수치가 높게 나오는 사람한테 관악산 정상에 올라가서 수치를 재보고, 전력을 다해서 운동장을 열 바퀴 돈 다음에 수치를 재라고 해보세요. 그냥 수치가 뚝뚝 떨어집니다. 당뇨병은 맨날 놀고먹어서 오는 건데, 몸을 쓸 생각은 않고 가만히 있으면서 혈당계로 수치나 재고 자빠져 있으니, 언제 당분을 소모시킬 수 있겠습니까? 그러니 지금 서양의학에서 하는 당뇨병 진단법으로는 몸 상태를 정확히 읽을 수 없습니다.

혈당계로 수치를 재어서 그 수치가 높다 낮다 하는 것은, 췌장을 좋게 하고 당뇨병을 고치는 것과는 일절 무관하니까 혈당계를 없애야 됩니다. 혈당계가 없었을 때는 당뇨병이 지금처럼 창궐하지 않았어요. (그렇습니다) 그래서 혈당계를 없애고 일단 내 몸에 있는 췌장만 보자는 겁니다. 이놈만 건강하게 해 놓으면 다 해결이 되는 건데 뭐가 어렵냐 이거에요. 근본적인 원인은 췌장에 있었으니까 췌장을 어떻게 해야 됩니다. 췌장을 살살 달래든지, 좋아하는 것을 먹여서 꼬시든지, 아니면 꼬집어 뜯든지, 겁박을 하든지 혹은 줘 패든지 좌우지간 췌장을 정신 차리게 해서 인슐린만 잘 분비하도록 만들면 된다는 겁니다. (폭소 하하하) 왜 이렇게 쉬운 방법은 놔두고 빙빙 돌아서 노폐물인 오줌수치만 갖고 육갑을 떠냐 이겁니다. 그게 말이 돼요? (안 돼요)

그러니까 의학이 발달된 것 같지만 오히려 퇴보되었다고 할 수 있는 겁니다. 착각하지 말자 이거에요. 우리 아이들이 이런 이야기들을 잘 정리하고 새로운 이론을 정립해서 당뇨병을 100일 안에 고칠 수 있게 하면 노벨의학상 열 개 정도는 받을 겁니다. 이것도 하나 못 고치면서 어떻게 노벨의학상을 타러 가냐 이겁니다. 낯짝이 두껍기가 이루 말할 수 없을 정도에요. (웃음 하하하) 그렇잖아요. 그 자들은 당뇨병 하나 못 고치면서 학자니, 세계적인 권위자니 하면서 거들먹거리고 있는 겁니다. 그리고 그 사람들이 뭐라고 한마디 뻥긋하면 인간들이 다 기가 죽어요. 노벨의학상 수상자가 무슨 말했다 하면 그놈 말을 빌려서 뭘 만들어서 장사나 하고 그러잖아요. 그래서 우린 절대 그런 말에 혹하면 안 되고 오로지 췌장만 보자는 겁니다.

홍맥 당뇨의 특징

첫 번째 당뇨병 환자를 보면 홍맥 인영 4~5성이 나오는 사람이 있습니다. 이 사람은 홍맥이니까 얼굴이 누렇게 뜬 게 특징이고, 양변기에 소변을 보면 거품이 많이 일어납니다. 여기에는 당뇨병에 걸렸을 때 인영이 큰 사람이 있고, 촌구가 큰 사람이 있어요.

인영맥이 큰 사람은 대개 물을 많이 마십니다. 하룻저녁에 물을 한

주전자 정도 마셔요. 그걸 소갈증이라 그럽니다. 옛날에도 소갈증이 있었는데 지금 말로 당뇨병이라고 하는 거죠. 이 사람은 목극토가 이루어지니까 밥을 많이 먹어도 금방 소화가 되고, 물도 많이 마시게 되고 또 영양분이 다 빠져 나가니까 갈수록 체격도 왜소해지고 마르게 됩니다. 또 홍맥이 나오다 보니까 비위장이 허약해서 생기는 제증상들이 나오게 됩니다. 그래서 무릎이 아프고, 입술이 벗겨지거나 마르고, 발뒤꿈치가 꾸덕꾸덕해지고 갈라지기도 하고, 트림을 한다든지, 입에서 냄새가 난다든지 하는 증상도 나타나게 돼요(이들 증상들 중에서 일부가 나옴).

이것 말고 당뇨병 환자가 홍맥이 나오면서 촌구가 4~5배 큰 경우도 있습니다. 이 사람은 인영이 큰 사람보다는 물을 적게 마십니다. 위에서 말한 인영이 큰 사람은 어디를 가도 항상 물통을 가지고 다니면서 물을 마시기 때문에 소변도 자주 보죠. 그런데 촌구가 큰 이 사람은 물을 적게 마시고, 앞의 경우와는 반대로 살이 쪄서 비만이 됩니다. 그래서 촌구가 클 때는 인영을 크게 하고, 인영이 큰 사람은 촌구를 크게 해서 일단은 음양을 같게 만들어야 됩니다.

비위장이 허약해서 나온 홍맥이니까 우리는 병명에 관계없이 일단 비위장을 영양하면 되겠죠. 무슨 맛으로? (단맛) 그렇죠. 단맛으로. 비만이고 촌구가 큰 사람에게는 인영맥을 크게 하는 강력한 보기제인 꿀과 인삼이 아주 좋습니다. 그런데 꿀하고 인삼을 먹으라고 했더니 그 얘기만 듣고 동네방네 다니면서 '야, 당뇨병 환자한테는 꿀하고 인삼이 좋다더라' 하면서 무대포로 떠들면 안 된다는 거죠. 꿀하고 인삼을 인영이 큰 사람에게 주면 큰일 납니다. 꿀과 인삼을 장복을 시키면 인영이 더 커져서 안 돼요. 그래서 인영맥이 큰 이 사람은 꿀과 인삼 대신에 엿이나, 호박이나, 감이 좋습니다. 여름철에는 참외 같은 것이 좋고, 대추차 같은 것도 인영을 크게 하지 않습니다.

인삼은 촌구가 큰 사람에겐 상약(上藥), 인삼의 기운을 다 뺀 것이 홍삼이다

꿀과 인삼은 강력한 보기제라서 인영을 크게 하는데, 특히 인삼 대가리 같은 건 인영맥을 굉장히 크게 합니다. 촌구맥이 크고 비만인 사람들은 인삼머리를 쓰면 인영맥이 커져서 살이 잘 빠집니다. 진안이나 금산 같은 데는 인삼 농사를 많이 짓는데, 인삼 수확할 때 보면 인삼 대가리를 잘라서 버리는 경우가 있어요.

질문 : 인삼 뇌두부분을 말씀 하시는 겁니까?

대답 : 그렇죠. 그건 촌구가 크고 인영이 작은 사람들이 먹으면 되게 좋습니다. 반대로 촌구가 작고 인영맥이 큰 사람이 그걸 먹으면 더 상기되어서 어지럽거나 구토가 나기도 하거든요. 그래서 맥도 모르는 이 시대의 한의학은 인삼 뇌두가 위험하다고 해서 지금은 거의 사용하지 않고 버립니다. 그건 값도 저렴하니까 그걸 사다가 말려갖고, 갈아서 티스푼으로 한 숟가락씩 먹으면 인영맥이 커지면서 살도 잘 빠져서 비만치료제로 써도 훌륭하다는 거죠. 이 인삼가루를 언제까지 먹느냐? 인영맥과 촌구맥이 같아지면 더 이상 먹지 말아야 합니다. 요건 촌구가 큰 사람한테만 굉장히 좋은 약이 되는 겁니다. 준범이 같은 애들은 먹어도 돼요.

질문 : 준범이가 당뇨 걸릴 확률이 높다고 하는데요?

대답 : 애네들은 촌구가 커서 먹어도 됩니다. 먹으면 머리로 에너지가 잘 가니까 공부도 잘 되고, 생각도 가지런해지고, 머리도 맑아지게 돼요. 그리고 인영맥이 작은 김 선생도 드셔도 됩니다.

질문 : 홍삼은 어떻습니까? 홍삼은 위험하지 않다고 그러던데요?

대답 : 홍삼은 인삼을 가공한 겁니다. 수삼을 여러 번 쪄서 인삼의 기운을 얼추 다 뺀 거죠. 그러니 그건 보기제로서는 인삼만큼은 안 좋아

요. 장사꾼들이 그놈을 비싸게 팔아먹기 위해서 무슨 성분이 있니 없니 하면서 떠드는데 실제 기운상으로 보면 인삼만도 못한 겁니다. 인영맥이 큰 사람은 인삼으로 효과를 못 보니까, 그 기운을 쫙 빼서 보기(補氣)의 효과를 없게 만들어서 비싸게 파는 게 홍삼이에요.

질문 : 해롭지는 않다고 그러던데요?

대답 : 보기제도 아니고, 보혈제도 아닌 보중제에 가까우니까 해는 없어요. 해가 없으니까 느낌상이나 기분상으로 좋은 거구나 하는 겁니다. 그게 다 장사논리지 실제 인삼의 본래기운과는 무관하다 그겁니다.

질문 : 그럼 누구나 먹어도 되는 겁니까?

대답 : 아무나 먹어도 해가 없지만 효과도 그다지 없어요. (웃음 하하하) 차라리 당근 말린 걸 먹고서 운동하는 것이 더 좋습니다. 그걸 왜 비싼 돈 주고 사다가 먹습니까? 그 돈으로 차라리 생식 사다 먹는 게 낫습니다. 나도 좀 먹고 살게. (웃음 하하하) 산삼도 솥에 넣고 여러 번 쪄 봐요. 기운 다 빠지잖아요. 호랑이도 솥에다 넣고 아홉 번 찌고 말려 봐요. 기운이 다 빠져서 히바리(힘아리)가 없게 돼요. (웃음 하하하)

인삼은 인영맥이 큰 사람에게는 독이 된다, 한 사람 공부시키기가 그렇게 어렵다

옛날 농경 시대 때는 생명에너지가 머리 쪽보다는 몸 쪽으로 많이 갔기 때문에 대부분 촌구맥이 컸다고 그랬잖아요. (예) 남녀노소 신분의 귀천을 불문하고 다 걸어 다니고 몸을 많이 썼으니까 인영맥 큰 사람이 거의 없었어요. 그래서 병이 났다 하면 다 촌구가 커서 병났던 거였어요. 그 때는 기운을 끌어 올려서 인영맥을 크게 해줄 필요가 있었는데, 그 대표적인 약제가 인삼과 녹용입니다. 그러니 옛날에는 인삼과 녹용이 굉장히 귀하고 좋은 약이 됐던 거죠. 돈 없는 사람은 먹지도 못

했습니다.

질문 : 말려서 먹는 것하고 수삼으로 먹는 것하고는 어떤 차이가 있습니까?

대답 : 수삼은 굉장히 강력합니다. 수삼은 즙 같은 게 많이 들어 있어서 많이 먹으면 두통이나 설사 같은 것도 할 수 있어요. 그러니까 말려서 먹는 것이 일단 기운이 순화도 되고 해서 안전하다고 보는 겁니다. 건삼이든 수삼이든 좌우지간 인삼은 인영맥을 크게 합니다. 그러니까 인영맥이 큰 사람이 먹으면 독을 먹는 것과 같다고 보는 거죠.

질문 : 제가 어렸을 때 친정어머니께서 몸 튼튼해지라고 닭에다가 인삼을 넣어서 많이 먹였거든요. 그래서 제가 이렇게 인영이 커진 것 같은데요?

대답 : 이 여사님은 그래서 인영맥이 커졌다고 볼 수도 있어요. 그러니 몸 좋게 한다고 한 것이 거꾸로 망가뜨려 놓을 수도 있다는 거죠. 의학하는 사람들이 맥도 모르고 치료한다고 날뛰는 지금 세상은 생명 입장에서 보면 안 좋은 세상이에요. 처음에 왔을 때 인영맥이 하두 크게 나와서 윤 선생이 깜짝 놀라서 나한테 맡길 정도였어요. 그래서 맥을 보니까 뻣뻣한 인영맥이 어마어마하게 큰 나머지 저도 처음엔 엄두가 안 났습니다. 그래도 사맥(死脈)은 아니니까 고쳐봐야지 하고 생식을 처방해 드린 겁니다. 사맥이면 어떻게 될지 모르니까 생식을 안 주거든요. 여기 오시기 전에 엄청나게 고생했어요. 맥이 저렇게 크면 굉장히 힘들고 고생을 많이 하는 겁니다. 그래도 지금은 그동안 맥을 많이 다스려 놓으니까 말도 잘하고 저렇게 앉아서 공부도 하는 겁니다. 공부 시키는데 3년 걸렸다니까요. 3년 만에 여기 앉혀 놓은 거예요. (웃음) 그러니까 사람을 하나 설득해서 이 자리에 앉히는 게 보통 일이 아닙니다.

(저는 6개월 만에 왔으니까 빨리 온 거네요.)

김 선생은 6개월 걸려서 온 거니까 그래도 빨리 온 거죠. 저기 과천 두 분은 얼추 2년 걸렸나요? 진안 사람들은 선택의 여지없이 바로 된 것이고.

이화님 : 준범이하고 청원이는 딱 하루 만에 왔어요. (폭소 하하하)

대답 : 그러니까 저놈들은 조상님들의 공덕이 많은 거죠. 저 두 놈은 옛날 조상님들이 공을 많이 들여놓아서 한방에 온 거예요. (그런 것 같아요) 어떤 분은 여기 오기 위해서 20년을 헤매다 왔잖아요. 우리 박선생님 같은 분은 당뇨를 20년 앓고 오셨는데, 그건 거의 평생을 헤매다가 오신 거나 마찬가지예요.

단맛은 비위장이 병난 당뇨병(홍맥 당뇨) 환자에게는 약이다, 홍맥 당뇨를 고치는 방법

자, 그러면 여기를 보세요. 비위장을 영양하는 단맛은 굉장히 많습니다. 꿀과 엿을 비롯해서 연근도 있고, 감과 대추도 있고, 호박도 있고, 무화과도 있고 참외도 있고, 셜딩도 있고 또 고구마도 있고 먹을 게 천지입니다. 병원에 가면 전문가라는 사람들이 단맛이 나는 것들은 먹지 말라고 합니다. 그런데 이것들을 우리가 지난 수백 년, 수천 년 동안 먹어왔지만 이것 먹고 사람이 잘못됐다는 보고서나 기록은 단 한 건도 없습니다. 그러니 이러한 먹거리가 잘못됐다고 우기면 안 된다는 거예요. 고구마나 식혜, 조청(물엿), 연시, 홍시감 같은 단맛이 왜 당뇨병 환자에게 나쁜지 과학적인 근거를 대 보라는 겁니다. 과학적인 근거도 없이 그런 미신 같은 말을 우기고 있으니 답답하다고 하는 거예요.

이러한 단맛을 가지고 있는 먹거리들이 당뇨병을 유발시킨다는, 말도 안 되는 학설을 유포시키는 자들이 도대체 누구예요? 그게 혹세무민하는 것이고 사기를 치는 거다 그거죠. 그러니 그걸 믿고 따르는 사람은 과학적 근거가 전혀 없는 미신을 믿는 겁니다. 이에 비해 여기서 말하는 내용은 진짜 과학입니다. 제가 말하는 음식들은 수천 년 동안 일상생활을 통해서 모든 사람들이 먹어보고선 해롭지 않는 것으로 입증했어요. 그렇기 때문에 우리 조상들은 이러한 먹거리들을 음식으로 삼은 겁니다.

홍맥이 나오는 당뇨를 고치려면 단맛인 음식들은 부식으로 먹고 3개월 내지 6개월은 주식(主食)으로 생식만 먹어야 됩니다. 당뇨병 환자는 다른 것 일절 먹지 말고 생식만 먹으세요. 그리고 운동을 하세요. 처방대로만 하면 100일이면 고칩니다. 그런데 지금 사람들은 근기가 약해서 '100일 동안 생식 먹어야 됩니다' 그러면 해보지도 않고, 바로 '아이구 어떻게 생식만 100일을 먹어요?' 그럽니다. 제가 선생님한테 처음 생식을 배웠을 때는 세 끼 다 안 먹을 거라고 하면 아예 생식처방을 해주지도 않았습니다. 그렇게 안하면 잘 낫지도 않고 시간도 많이 걸리거든요. 사실 '나 언제까지 생식 먹어야 돼요?' 하고 물으면 대답하기도 징그럽고, '아! 저 사람은 병 고치기는 글렀다' 싶어요. 그러면 차라리 지금처럼 살도록 놔두는 게 낫죠. 제가 고생을 안 하려면 생식을 세 끼 다 안 먹을 사람과는 아예 대화를 않는 게 편해요. 그렇게 안 먹으면 안 되니까.

당뇨병에 걸린 사람이 그 병을 고치려고 마음을 먹었으면 조금 더 노력해서 병 고치는 행위를 하자는 겁니다. (그렇습니다) 그러면 어떻게 하면 돼요? 먼저 골고루 먹어야죠. 그게 뭡니까? 골고루 생식인 자하생식을 주는 겁니다. 그리고 생명력을 좋게 해서 흡수 능력을 강화시켜야 되겠죠. 생식을 몸 안에서 흡수하는 게 상화인 심포 삼초입니다. 그래서 상화생식도 준 다음에, 끝에 가서는 홍모맥이니까 토생식이나 금생식을 주면 됩니다.

그리고 생식만 먹어서는 배가 고프니까 간식으로는 기원을 토, 금,

상화로 주는 겁니다. 세 끼를 생식을 다 먹고 기원은 간식으로 먹는 거죠. 그러면 배고프지 않습니다. 홍맥이 나온 원인은 목극토죠? 목극토니까 금극목으로 잡아야 되겠죠. 그래서 매운맛인 금기를 주는 겁니다. 이렇게 세 끼를 다 먹고, 다른 것은 일절 먹지 말고, 반찬도 안 먹는 게 유리합니다. 병을 고칠 때는 다른 먹거리를 넣지 않고, 병 고칠 수 있는 필요한 에너지만 갖고 병을 고쳐야 됩니다. 다른 불필요한 것이 자꾸 들어오면 그놈들을 소화시키는데 생명력이 낭비되는 거예요. 다른 것 먹지 말고, 김치도 한 조각만 먹고, 좋아하는 과일도 입가심 정도로 한쪽만 먹는 것이 수십 배 유리합니다.

그런 후에 반드시 운동을 해야 됩니다. 사실 당뇨병은 영양분을 섭취한 후 그놈을 전부 사용하지 못해서 생기는 병이잖아요. 과거 가난한 시절에는 못 먹고 많이 움직였기 때문에 당분이 남아 돌 수가 없었어요. 이에 비해 현 시대는 과도한 영양섭취를 하는 반면, 몸은 움직이지 않고 앉아서 머리만 사용하기 때문에 거기서 오는 부작용이 너무나 많습니다. 그 중에 하나가 바로 당뇨병인데, 이 병은 사실 소식을 하고 운동만 열심히 해도 80%는 고쳐지는 겁니다. 여기에다가 비위장이 허약해서 홍맥이 나온다면, 단맛으로 영양하고 비위장을 튼튼하게 하는 운동을 하면 확실하고 완벽하게 췌장의 기능을 회복할 수 있습니다. 운동은 어떻게 하느냐 하면, 먼저 골고루 전신운동을 하고 난 후에 무릎운동, 배운동, 윗몸일으키기 같은 걸 합니다. 그걸 하면 복부운동이 되잖아요. 그리고 앉았다 일어났다를 식후 30분 정도 천천히 해주면 돼요. 이렇게 해서 100일 정도 되면 약을 딱 끊고 살 수 있습니다. 해보니까 20년 정도 당뇨 앓은 사람도 100일 하면 약 다 끊고 살더라구요. 발가락 망가지기 시작한 사람들도 약 끊고 살 수 있습니다.

신장 방광이 병나서 오는 당뇨(석맥 당뇨)와 그것을 고치는 방법

두 번째로 인영이나 촌구에서 석맥 4~5성이 나오는 당뇨병이 있습니다. 요건 토극수 하여 신장 방광이 병나서 생기는 당뇨병이죠. 석맥 당뇨가 나오는 사람은 얼굴색이 탁하고 검은 것이 특징입니다. 그리고 소변에 흰 침전물이 생깁니다. 앙금이 생긴다 그거죠. 3일이고, 5일이고 요강 같은데다가 소변을 받아 보세요. 그러면 밑에 앙금이 가라앉습니다. 그게 뭐냐 하면 전부 사람 몸속에서 써야 할 뼛가루 같은 생명물질이 소변으로 다 빠져 나간 것들이에요. 그러니까 피를 걸러서 재활용할 게 엄청나게 많은데, 신장이 망가지는 바람에 재활용할 거리가 다 빠져 나가 버린 거죠.

석맥이 나오고 인영이 4~5배로 크면 침이 끈적거리고, 얼굴이 까매지고, 살이 바싹 마릅니다. 어떤 사람은 당뇨병인 것이 확인이 되고서 한 달 만에 10킬로가 빠졌다고 하잖아요. 빼빼 마르게 되는 당뇨는 거의 석맥 당뇨입니다. 석맥이니까 물도 홍맥 만큼 많이 안 먹습니다. 그러니 모든 당뇨를 다 똑같은 당뇨로 보면 안 된다는 거죠. 요즘은 1형 당뇨, 2형 당뇨 하면서 당뇨를 분류하는데 맥을 통해서 봐야, 해당하는 장부를 정확하게 고칠 수 있습니다. 환자의 말만 듣고는 1형 당뇨인지 2형 당뇨인지 잘 몰라요. 그리고 그렇게 분류를 해봤자 대처방법도 없습니다. 병원에서는 '주사 맞아라, 약 먹어라'는 말밖엔 못하니까요.

그런데 우리는 맥과 인영 촌구를 따져서 각자에 맞게 이야기를 해줄 수가 있습니다. 가령 인영이 크면 이 사람은 하체운동을 많이 해야 되고, 촌구가 큰 사람은 상체운동을 많이 해야 된다고 말할 수 있다 이겁니다. 호흡도 맥대로 조절할 수 있죠. 인영이 크니까 들숨을 길게 해서 음양을 조절하고. 일단 음양을 조절해 놔야 빨리 병을 고칠 수 있습니다. 또 MT도 써서 인영이 크면 음경에 MT를 붙이고, 촌구가 크면 양경에 MT를 붙여야 전신에 에너지가 골고루 보내져서 대사 작용을 하는데 유리해진다 그 얘기죠. 그렇게 하면 음양이 맞아져서 기운이 한쪽으로 몰리지 않게 되거든요. 이런 식으로 인영이 4~5성인 경우에는 그에 맞는 호흡법이 나오고, 운동법도 나오고, MT를 쓰는 법도 나옵니다.

사람한테서 나오는 소변의 침전물 속에는 이런저런 성분들이 많게는 2백에서 220종까지 있다고 그럽니다. 올림픽 같은 걸 하면 도핑테스트라고 해서 선수들의 소변을 검사하잖아요. 그건 오줌 속에 사람 몸을 구성하는 질료가 거의 다 들어 있기 때문에 하는 겁니다. 그걸 콩팥의 사구체에서 걸러서 몸에서 다시 쓰도록 해야 되는데, 콩팥이 망가지게 되면 못 거르게 되어서 다 새어나가 버리게 됩니다. 단백질이고, 뼛가루고, 인이고, 마그네슘이고 간에 다 빠져 나가버리는 거죠. 또 신장이 약해서지면 필요한 것도 못 거르지만, 반드시 걸러야 할 노폐물들도 못 거르게 됩니다. 노폐물을 제대로 못 거르니까 탁한 피가 도는 것 아닙니까? 그때 피를 뽑아서 혈당계로 재보면 당이라는 성분도 많이 검출될 수 있겠죠. 사실 오줌을 검사해서 나오는 수많은 것들 중에서 한 가지가 당이잖아요. 수많은 것들 중에서 당도 많이 빠져나가고 있는 상황이니까 오줌을 검사 해보면 당연히 수치가 올라가겠죠. 병원에서는 1형이니 2형이니 나누면서, 우리가 볼 때 석맥이 나오는 사람은 인슐린 비의존성 당뇨라서 약이나 주사를 안 맞히고, 홍맥이 나오는 당뇨는 인슐린 의존성 당뇨라서 약 같은 걸 먹게 합니다.

하지만 우리는 그렇게 하지 말고, 맥을 통해서 보게 되면 당뇨병의 원인이 이렇게 자명해지니까 맥대로 하면 됩니다. 석맥 당뇨가 나오는 사람은 후두통이 생기고 눈알이 뻑뻑해집니다. 눈알이 빠질듯하고 허리가 약해지고, 치아에 이상이 생기고, 이빨이 까맣게 된다든지, 누렇게 된다든지, 썩는다든지 할 수도 있어요. 그리고 발목이 약해지고, 종아리가 아프고, 새끼발톱이 문드러지고, 머리카락이 빠진다거나 윤기가 없고 가늘어지기도 하고 또 생식기에 이상이 오기도 합니다. 소변색이 진하고, 혈압도 높아지고, 목이 뻣뻣하고, 이명 같은 것도 있을 수 있습니다. 석맥이 나왔을 때의 제증상 중 일부가 수반되는 겁니다. 홍맥 당뇨일 때는 당연이 홍맥이 나왔을 때의 증상들이 나타나구요.

우리가 책을 펴놓고 확인해 보면 제증상 중 어느 쪽이 많은가 하는 게 확연하게 나오겠죠. 그러면 석맥 나오는 이 사람은 골고루에 짠맛을 더 먹어야 됩니다. 그런데 지금 의학에서는 '짠 것 먹지 마. 단 것 먹지 마' 하기 때문에 그 사람은 죽을 때까지 이러한 당뇨병은 절대 못 고치게 되어 있어요. 그러면 짠맛에는 뭐가 있느냐? 다시마, 김, 미역 이런 게 짠맛인데 이게 왜 몸에 해롭냐 이겁니다. 지금 '임신한 사람은 짠 것 먹지 마. 단 것 먹지 마!' 해서 임신당뇨 걸리게 하는 바람에 이상한 애들이 많이 만들어지고 있어요. 소아당뇨 있죠. 그게 왜 생깁니까? 아기들이 짠 게 부족하면 요게(석맥 당뇨) 생기고, 단 게 부족하면 이게(홍맥 당뇨) 생기잖아요. 이런 아이들(홍맥 당뇨 걸린 애들)은 단 걸 주면 잘 먹고, 이런 애들(석맥 당뇨 걸린 애들)은 소금 훔쳐 갖고 다니면서 먹는다니까요.

그런데 그걸 몰라서 이상한 약을 먹이고 해서 애들이 완전히 망가지게 되는 겁니다. 어떤 때 보면 초등학교 1,2학년 애들이 당뇨에 걸려서 이빨이 다 삭아갖고 와요. 이 석맥 당뇨에는 먹을 게 많죠. 아까 말한 것 외에도 소금, 간장, 된장, 각종 젓갈, 모든 장조림, 콩자반, 각종 장아찌, 수박, 밤, 각종 건어물, 각종 해초류 등등 해서 신장 방광을 영양하는 음식은 이루 헤아릴 수 없이 많습니다. 콩이나 두부도 다 이쪽이죠.

이 사람에게 생식을 처방할 경우에는 먼저 골고루 생식으로 육장육부를 균형 있게 영양하도록 하는 한편, 심포 삼초를 튼튼하게 하기 위해서 떫은맛인 상화생식을 줍니다. 사람의 육장육부에서 심포 삼초 생명력을 보강해 주는 게 우선이니까. 좋은 길로 갈 수 있는 상태를 먼저 확보해 놓고 좋은 길로 가야 되는 것이지, 그것도 안 만들어 놓고 좋은 길로 가려면 발이 엉킨다 그 얘깁니다. 그리고 상화를 안 먹은 경우에 명현 반응이 빨리 나타날 수 있어요. 사람들은 명현 반응이 너무 빨리 오면 부작용이라고 생각해서 겁을 냅니다.

석맥 나오는 사람들이 생식 먹고 하면 장딴지 같은데 뭐가 막 나고 그래요. 열꽃 같은 것도 없었는데 반점 같은 것이 막 생기고 그러거든요. 겁이 나니까 '야! 생식 이건 내 체질에 안 맞는가 보다' 하면서 포기하는 사람이 수두룩합니다. 그러니까 그걸 완화시키고 대사기능을 촉진시키기 위해서 먼저 상화를 주는 겁니다. 조금 천천히 가자는 거죠. 여태껏도 그냥 살았는데 천천히 꾸준히 가야지 뭐가 급하냐 이겁니다.

그리고 허약해진 신장 방광을 보(補)하기 위해 짠맛인 수생식을 주고, 토극수의 원인이 된 비위장의 기운을 사(瀉)하기 위해서 신맛인 목생식을 처방(木克土)하는 겁니다. 그리고 생식 중간 중간에 간식으로 기원을 줍니다. 이때 수, 목, 상화기원을 줍니다. 운동은 끝고부 전신운동을 한 다음에 허리운동이 콩팥을 좋게 하는데 최고예요. 허리 돌리기, 발목 돌리기, 종아리운동 또 목운동을 합니다. 그리고 자세를 바르게 하고 걷는다든지 절 운동을 하는 건 당뇨에는 아주 효과만점입니다.

호흡으로는 인영맥이 크면 들숨을 길게 하고, 촌구맥이 크면 날숨을 길게 하면 인영맥과 촌구맥이 같아져서 음양조절이 더욱 잘 됩니다. 이렇게 한 다음에 침을 쓰고 싶다면, 석맥 인영 4~5성이면 양교맥을 통제하는 신맥혈을 사하고 MT는 조해를 보합니다. 반대로 석맥 촌구 4~5성이면 음교맥을 통제하는 조해혈을 사하고, MT는 신맥혈을 보하면 되겠죠(구궁팔괘침법). 내경침법은 인영이 크다면 방광경 2개혈을 사하고, 신장경 1개혈을 보하면 됩니다. 그리고 촌구가 크다면 신장경 2개혈을 사하고, 방광경 1개혈을 보합니다.

생식(生食)과 화식(火食)의 차이, 생식의 장점

질문 : 우리가 곡식에 열을 가해서 삶거나 찌거나 하면 효과가 전부 없어지나요? 그리고 익히지 않은 생식은 어느 정도 효과가 있습니까?

답변 : 생식은 화식의 다섯 내지 여섯 배의 효과가 있습니다. 그리고 익혀도 효과가 있어요. 효과가 조금은 있기 때문에 지금 다 그렇게 먹어도 잘 살고 있는 겁니다. 우리가 삶거나 찌거나 하면 솥단지에서 김이 빠져 나가잖아요. 김이 뭐예요? 기운의 준말이잖아요. 김샜다 그러죠? 김이라는 건 음식에서 기운(영양분)이 빠져 나가는 거예요. 그러니까 그 기운을 빼지 말고 우리 몸속에 솥단지(위장)가 또 있으니까 여기(위장)에서 삶자는 겁니다. 그렇게 하면 기운을 우리 몸에서 그대로 다 흡수할 수 있으니까 5분의 1만 먹어도 된다는 겁니다. 생식을 먹는 연습을 꾸준히 하면 나중에 만일 격변이 오더라도 식량의 5분의 1만 가지고도 정상적인 생활을 할 수 있게 됩니다. 격변이 온다고 할 때 우리는 한 가마니만 준비해도 다른 사람이 다섯 가마니 준비한 것과 같아져요. 지금부터 연습을 해서 몸을 그렇게 만들어 놓으면 되겠죠.

지금 사람들이 먹는 걸 보면, 사는데 지장이 없을 만큼만 먹어야 되는데, 그 이상으로 쓸데없이 많이 먹고 있습니다. 지금 보면 죄다 배터지게 먹고 똥 만들기 바빠요. 만약 격변이 난 뒤에 살아남게 되면 가급적 에너지를 쓰지 마세요. 생각도 반만 하고, 눈도 반만 떠. (폭소 하하하) 숨도 조금만 쉬고 말도 하지 마세요. 숨을 천천히 쉬면 에너지 소모가 덜 될 것 아닙니까? 마고 시대 때처럼 잠자는 듯 마는 듯. 그때 지유 먹고 살았을 때는 귀도 안 들리고, 눈도 안 떴을 때였죠. 그러니까 그때는 아주 조금만 먹어도 되었을 겁니다. 그리고 격변 후에는 어디에 돈 벌러 갈 일도 없고 땅 팔 일도 없잖아요. 단전호흡을 하면서 가만히만 있으면 됩니다.

아주 극한 상황에서는 지금 일반인들 식사량의 15분에 1 정도의 식량으로도 생명을 유지할 수 있습니다. 우리가 매일 먹는 자하생식 35그램짜리 한 봉지만 갖고도 하루를 살 수 있어요. 우리가 벌써 다 시험해 봤는데 정말로 사는데 아무 지장 없어요. 한 박스에 백 개 들어 있으니까 그거 한 박스면 우리는 최대한 백 일을 살 수 있습니다. 열 박스 35킬로면 천일, 3년을 살아요. 70킬로면 5년을 살고. 그러니 뭐가 걱정입니까? 한 가마니만 갖고도 이렇게 살 수 있는데. 그 정도로 소식을 하게 되면, 다 태워서 쓰게 되니까 똥도 별로 안 나올 것 아닙니까. 그때 호흡을 천천히 고요하게 하면 몸에서 열이 잘 만들어집니다. 그러면 나중에 가서 그 생명의 온기가 천지와 합해져서 천지인 합일을 이룰지 누가 알겠냐 이겁니다. 그렇게만 된다면 신선이 따로 없게 되는 거죠.

단식 수련한다고 밥도 안 먹고 물만 먹고 40일씩 굶는 사람들 있잖아요. 그게 어째서 가능할까요? 우수에서 내려오는 기운도 먹기 때문에 가능하다 그거죠. 천기와 지기의 기본적인 것만 들어가도 버틸 수 있는 겁니다. 사람 몸속에 있는 위대한 생명이 그렇게 멍청하지 않거든요. 극한 상황이 되면 버텨낼 수 있는 능력이 나옵니다. 그러니까 나중에 뭣 하면 자하생식 저것 한 봉지 갖고도 3일을 버티지 않겠는가 그렇게 보는 거죠. 곡기 한 숟가락만 넘겨도 사람이 안 죽습니다. 노인들 돌아가시기 전에 곡기 한 숟가락만 입에 넣고 우물우물해서 넘기기만 해도 목숨이 안 끊어져요. 격변 때는 그런 초능력도 나오지 않겠는가 하는 겁니다.

심포 삼초가 허약할 경우 나타나는 당뇨(구삼맥 당뇨)의 증상, 수치에 연연하는 미개한 서양의학

세 번째는 구삼맥이 나오는 심포 삼초성 당뇨가 있습니다. 이때는 인영이나 촌구에서 구삼맥 4~5성이 나옵니다. 당뇨병은 운동을 하지 않으면 절대 못 고치는 병이에요. 운동을 하지 않으면 몸이 활성화가 안되고, 에너지 흡수가 안 되고, 몸속에서 대사 작용이 잘 안 일어납니다. 호르몬 조절능력이 약해져서 계속 약 먹어야 되고, 따라서 병이 깊어지게 됩니다. 그래서 당뇨병 환자는 운동만 꾸준히 잘 해줘도 악화는 잘 안 됩니다. 그야말로 운동이 보약인 셈이죠.

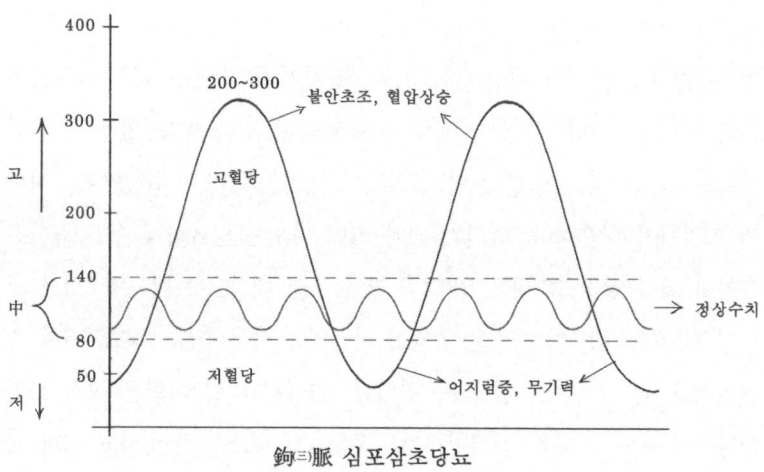

그림 혈당수치가 갑자기 오르고 내리고

가늘고, 길고, 연하고 말랑말랑하고 꼭꼭 찌르는 것 같은 구삼맥이 나오면 심포장과 삼초부가 제일 약해진 것이라고 말씀드렸죠. 이건 뭐냐 하면 생명의 조절능력이 총체적으로 떨어져서 혈당의 수치가 갑자기 올랐다 내렸다 하는 걸 이야기합니다. 혈당수치가 춤을 춰요. 어떤 때는 저혈당이었다가 어떤 때는 고혈당이었다 합니다. 혈당수치가 300으로 올라갔다가 갑자기 80으로 뚝 떨어지면 사람이 맥없이 쓰러지기도 해요.

이러한 사람은 늘 초조하고 불안해합니다. 신경이 예민하고, 매사에 민감하다고 그럽니다. 이랬다저랬다 변덕이 팥죽 끓듯 하고, 무기력해하고, 우울해 합니다. 또 육체적으로는 현기증 같은 것들이 생겨서 어지럽다고 합니다. 그리고 한열왕래가 있어요. 열이 확 났다, 확 식었다 하는 것 있죠? 춥다고 하다가 금방 덥다 그래요. 또 통증이나 저림증이 이동합니다. 여기 아팠다 저기 아팠다 그래요. 스트레스를 잘 받고 신경 쓰면 증세가 더 합니다. 신경 좀 쓰면 혈당수치가 확 올라가고, 혈압도 높아지고, 소화도 잘 안됩니다. 자율신경계가 약해지고, 저항력이나 면역력도 약해집니다. 각종 신경계 질환을 갖고 있을 수도 있겠죠. 이런 사람의 혈당수치는 신경 쓰면 올라갔다가 차분해지면 내려왔다가 하면서 일정치가 않습니다. 앞의 홍맥과 석맥 나오는 당뇨의 경우는 높아진 수치가 거의 일정하거든요. 내려와 봤자 조금 내려오고 마는데, 심포 삼초성 당뇨를 가진 이 사람은 혈당이 너울너울 춤을 춥니다. 그러니까 병원에서도 왜 이러는지 감을 못 잡아요. 그래서 이런 사람은 신경 쓰면 혈당이 더 올라가니까 '신경성 당뇨 혹은 스트레스성 당뇨'라고 하자 이렇게 된 거예요.

요즘 1형, 2형, 3형 해서 제3의 당뇨도 있어요. 이런 사람들은 갑자기 급격하게 저혈당의 상태로 내려가면 길 가다가도 쓰러져요. 몸속에 당분이 갑자기 부족해지니까 눈앞이 캄캄해지는 거죠. 이건 에너지의 절대량이 부족해서 쓰러지는 겁니다. 그러면 잘난 학자들은 뭐라고 하느냐? 평상시에 사탕 하나 넣어갖고 다니다가 비상시에 먹으라고 그럽니다. (실제로 그렇게 하라고 합니다) 그러면 당분을 평상시에 못 먹게 하고 왜 꼭 쓰러지면 먹이냐 이겁니다. 쓰러지기 전에 미리 단맛을 먹도록 했어야지. 단맛을 제대로 잘 먹도록 해서 췌장을 건강하게 하고 인슐린도 잘 만들게 해야 되는데, 평소에 못 먹게 하니 못 고치는 겁니다.

오줌수치 고치려고 그 수치 올라갈까봐 겁나서 단 것을 못 먹게 하는 것이 현재의 의학입니다. 인슐린을 만들고 조절하는 췌장을 고치려고 해야지, 왜 오줌수치를 갖고 지랄하냐 이거에요. 언제까지 그럴 겁니까? 이게 지금 몇 십 년을 넘어서 반세기 넘게 이러고 있는 겁니다. 거대 다국적 자본이 지배하는 제약회사 입장에서는 당뇨병 환자가 죽을 때까지 약을 먹어줘야 항구적인 이익이 발생합니다. 그러니 체질에 따른 음식으로 영양하고, 운동을 해서 당뇨병 환자가 약을 안 먹고도 정상적인 생활을 할 수 있게 하는 이 법이 널리 퍼진다면 제약회사, 처방자인 의사, 판매해서 이익을 얻는 약사 입장에서는 반가운 일이 아니겠죠.

우리는 수치가 올라가는 것에 대해 너무 신경 쓰지 말자 이거에요. 일반인들도 호박죽을 먹으면 대부분 당수치가 올라갑니다. 꿀 한 컵을 먹고 혈당을 재 봐요. 당장 수치가 올라가요. 그런데 호박이나 꿀이 왜 나쁘냐 이겁니다. 무엇을 먹었느냐에 따라서 수치가 올라갔다 내려갔다 하는 게 정상인데 그 수치를 일정하게 유지하려고 하는 게 말이 안 된다는 겁니다. 그게 말이 돼요? 그러니 지금 의학은 진정한 의학이 아니라고 하는 겁니다.

지금 사람들은 얼척없는 서양의학에 다 세뇌된 나머지 죄다 잘못된 길을 가고 있어요. 그러니 이제는 생명의 본바탕인 자연으로 돌아가서 생각을 해볼 필요가 있습니다. 그래서 혈당계 없이 한번 살아보자는 겁니다. 그래도 되거든요. 그런데 그놈의 혈당계 때문에 아침에 재고, 일하다 말고 재고, 저녁에 재고 하는데 그건 안 된다는 거예요. 그 시간에 몸을 써서 운동하는 게 더 낫지. 혈당계로 재서 수치가 팍 올라가면 '아이고 큰일 났다! 내가 아까 뭘 먹었지?' 하면서 '그것 먹으면 안 되겠다' 이렇게 생각하니까 절대 못 고치는 겁니다. 호박죽 먹고 고구마 먹은 게 뭐가 잘못이냐 이겁니다. 연시감 두 개 더 먹은 게 뭐가 잘못이죠? 잘못 아니죠? (예) 당뇨병 걸린 사람들 보면 홍시감 그거 하나 먹고 싶어서 몸살이 납니다. 그냥 저것 하나만 마음껏 먹었으면 하고 있잖아요.

표 당뇨병의 종류

종류(맥)	장부		주요 증상	운동	영양하는 맛
土 (홍맥 4~5성 이상)	비장 위장	인영 大	물을 많이 마시고, 소변이 엿처럼 늘어남. 몸이 마르고 왜소함.	절운동 무릎, 대퇴부 윗몸일으키기, 걷기 등	단맛 기장쌀 감, 호박, 엿, 설탕, 꿀, 인삼, 고구마, 연근, 식혜, 대추, 참외, 곶감 등
		촌구 大	물은 적게 마시고, 비만임.		
水 (석맥 4~5성 이상)	신장 방광		얼굴이 검고 소변에서 흰 침전물이 생김. 소변에서 냄새. 갑자기 체중이 급감. 허리, 발목, 생식기에 이상. 후두통, 눈알 빠질 듯 하며 그밖에 신방광이 허약할 때의 제증상이 나타남.	절운동 허리돌리기 종아리 목운동 걷기 등	짠맛 콩, 김, 미역, 파래, 감태, 다시마, 젓갈, 장아찌, 장조림, 두부, 소금, 된장 등
相火 (구삼맥 4~5성 이상)	심포 삼초		혈당의 수치가 수시로(갑자기) 올랐다내렸다 함. 한열왕래, 통증과 저림증이 이동. 초조, 불안, 무기력, 예민, 우울, 자율신경 저하, 면역력 저하, 어깨가 천근만근 등 심포 삼초가 허약할 때의 제증상이 나타남.	절운동 어깨돌리기 손운동 전신운동 걷기 등	떫은맛 옥수수, 녹두, 토마토, 도토리, 감자, 보이차, 당근, 콩나물, 양배추, 버섯, 우엉, 아욱, 오이 등

우리 박 선생님 같은 분도 드시면 돼요. 먹고 힘만 생기면 되지. (저는 음식을 그렇게 가리고 하지는 않았어요) 그러니까 20년을 잘 버틴 겁니다. 그리고 몸 쓰는 일을 하셨잖아요. 그런데 철저하게 단 것을 안 먹는 사람들이 있거든요. 철저하게 안 먹는 사람은 벌써 여기저기 맛이 가 있어요. 박 선생님은 입맛대로 드시고, 꾸준히 운동을 하셨기 때문에 그나마 힘을 유지한 겁니다.

그러면 심포 삼초성 당뇨가 있는 사람은 어디가 아프냐? 늘 어깨가 무거워요. 감각기능에 이상이 오고, 통증이나 열이 왔다리갔다리 합니다. 그리고 손에 땀이 난다든지 뻣뻣하고 갈라진다든지 합니다. 또 전신통 같은 게 오거나 모든 관절 뼈마디가 힘이 없고 아프다고 합니다. 각종 신경성 질환, 각종 심인성 질환 그런 것도 생기고, 저항력이나 면역력이 약해집니다. 감기에 한번 걸리면 오래 갑니다. 이런 사람들은 골고루에다가 떫은맛을 더 먹어야 됩니다. '토마토를 먹었더니 당뇨병 나았어' 하는 사람 있죠. 바로 토마토가 떫고 아린맛이 있기 때문에 그런 겁니다. 당근즙을 녹즙해서 먹었더니 좋아졌다는 사람이 있는데 그건 당근이 상화라서 그런 거예요. 오이는 생내나는맛, 감자는 아린맛이고 감잎차, 누에가루는 떫은맛입니다.

녹즙 섭취의 실상, 위장 대장 병에 녹즙은 독약, 생식을 하면 장수(長壽)한다

일반적으로 녹즙은 거의 쓴맛입니다. 그러니 쓴맛 나는 녹즙은 현맥이나 구맥 나오는 사람한테는 좋지만, 홍맥이나 모맥 나오는 사람한테는 화극금을 하니까 거의 독입니다. 어떤 사람이 간이 안 좋다면 금극목 해서 간이 안 좋은 거잖아요. 그런데 대개 녹즙은 쓴맛이니까 화극금을 해서 금극목을 못하게 만들어요. 그러므로 간이 안 좋아서 현맥 나오는 사람들한테는 상당히 효과가 있는 겁니다. 옛날에 한때 체질과 맥은 따지지도 않고, 무조건 녹즙이 좋다면서 엄청 유행한 적이 있었어요. 심지어는 녹즙 배달까지 했어요. 녹즙기 사다가 아침저녁으로 온 식구가 정신없이 다 갈아먹고 해서 화극금의 여파로 위장병, 대장병, 직장병, 항문병에 걸린 사람이 한둘이 아니었습니다. 위장에 빵구 난 사람도 있었어요. 대장이 허약해져서 대장에 혹이 생기고 구멍이 났는데도 녹색이 좋다고 또 먹습니다. 대장이 허약하면 매운맛을 먹어야 하는데도 불구하고, 시중의 얼척 없는 사이비 학자들이 TV, 라디오, 신문에서 매운맛은 해롭고 녹즙은 좋다고 떠들어 대면 생각 없이 사는 사람들은 죄다 몰려들어서 자기 죽는 줄도 모르고 그 쓴맛을 인상 찡그리면서 먹고 그랬습니다.

하지만 꼭 쓴 것만 먹으란 법은 없죠. 녹즙도 양파를 넣어서 만들 수도 있잖아요. 꼭 파란 것만 넣어야 돼요? 당근도 넣을 수 있고, 고구마도 넣을 수 있고, 사과도 넣을 수 있어요. 폐대장이 안 좋아서 매운맛이 필요한 사람은 양파, 호파, 쪽파, 무, 배추, 생강, 마늘, 배 등을 갈아서 먹을 수 있다는 겁니다. 다른 장부를 영양할 때도 그 장부를 영양하는 야채나 근과, 과일 등을 갖고 만들어서 먹으면 됩니다.

감자 같은 건 생명력을 활성화 시키는데 굉장히 좋은 겁니다. 삶아 먹지 말고 그냥 생으로 먹어 보세요. 요만한 감자를 껍질을 벗겨서 작게 몇 토막으로 잘라서 된장이나, 고추장이나, 양념장에 찍어서 먹으면 굉장히 맛있어요. 원래 감자나 고구마는 다 생으로 먹었어요. 솥단지를 만들기 이전에는 전부 날로 먹었다 그거예요. 생식을 하던 그때는 천년 씩 살았다는 기록이 있습니다. 그러면 어떻게 천년 씩 살았냐고 또 의심합니다. 『구약』의 「창세기」에 보면 어떤 할아버지는 8~9백년 살았다는 기록이 나오잖아요. 그때는 솥단지가 없어서 불에 익혀 먹고 구워 먹고 하지 않고, 그냥 날 것으로 먹었기 때문에 가능한 일이었어요. 기록된 역사가 말해주고 있잖아요. 그런데 사람들은 누구를 믿으면 천당 간다는 말도 안 되는 소리나 믿으면서 정작 그 이야기는 믿지 않고 있는 겁니다. 경전이랍시고 옆구리에 끼고 맨날 읽고 믿는다고 하면서도 의심해요. 남들이 믿거나 말거나간에 우리는 한번 구약 시대 사람들처럼 생식을 해보자는 겁니다. 구약의 창세기 시대가 지금으로부터 대략 6천 년 전쯤 된다고 하죠. 그 시대는 우리에게는 한인 시대에서 한웅께서 다스리는 신시 배달국 시대로 넘어올 무렵이 됩니다.

심포 삼초를 좋게 하는 음식들과 운동법과 호흡법 그리고 침법

구삼맥 당뇨병에 좋은 먹거리로는 감자, 당근, 오이, 가지, 옥수수가 있습니다. 옥수수염을 삶아 먹었더니 당뇨병이 나았다는 사람 있죠. 누에가루를 먹었더니 당뇨가 나았다고 그러죠. 그게 다 상화에 속하는 겁니다. 누에가 떫잖아요. 감잎차나 도토리, 상황버섯 같은 게 다 떫은 맛이에요. 상황버섯이라고 하면 귀가 번쩍하는데 그것보다 더 좋은 게 옥수수고, 오이고, 가지고, 아욱입니다. 떫은맛은 심포 삼포를 건강하게 하는 거죠. 그리고 고사리도 굉장히 좋은 겁니다. 고사리를 봄에 뜯어다가 말려서 양념해서 반찬으로 먹으면 이것보다 더 좋은 게 없어요. 최고로 좋은 녹두도 있고. 녹두농사 지으면 알갱이가 여물기 시작할 무렵, 녹두에 물이 들어 있어서 말랑말랑할 때 그놈을 이렇게 밥숟가락으로 한두 숟가락씩 믹서기로 간 다음에 소금으로 간을 합니다. 생식 먹으면서 간식으로 그런 걸 먹어주면 심포 삼초가 팍팍 좋아져서 그냥 날아다닙니다. 어지간한 병은 다 나아요.

이 사람에게 생식을 처방한다면 골고루 생식에다가 상화생식이나 상화기원을 주고 체질에 맞는 걸 하나 더 주는 겁니다. 구삼맥인데 만일에 목형이다 그러면 목극토를 하니까 토생식이나 금생식을 하나 더 주는 거죠. 금형이다 그러면 금극목을 하잖아요. 그러면 목생식이나 화생식을 하나 더 준다든지. 기원도 상화기원에다가 그 사람한테 현재 필요한 것. 심포 삼초가 안 좋으면서 위장도 안 좋으면 토를, 심포 삼초가 안 좋으면서 신장 방광이 안 좋다 그러면 수기원 하나를 더 주는 겁니다. 그리고 운동은 전신운동과 전관절 돌리기를 하면 되겠죠. 그리고 어깨운동을 하고 손운동을 합니다. 호흡은 앞에서 말한 것처럼, 인영맥이 크면 들숨은 길게 하고 낼숨은 짧게 합니다. 반대로 촌구맥이 크면 들숨은 짧게 하고, 낼숨은 길게 하면 됩니다.

구삼맥 침법으로는 다음과 같습니다. 구삼맥 인영 4~5성일 때는 양유맥을 다스리는 외관혈을 사하고, 음유맥을 다스리는 내관혈을 보합니다. 물론 양경인 삼초경의 관충과 중저를 2사하고, 음경인 심포경의 중충을 1보해도 됩니다. 구삼맥 촌구 4~5성일 때는 내관을 사하고 외관을 보합니다. 또한 심포경의 중충과 노궁을 2사하고, 삼초경의 관충을 1보해도 됩니다.

당뇨병 치료의 핵심은 소식과 운동이다

그리고 그 밑에다 적으세요. 굉장히 중요한 겁니다. 당뇨병 환자는 식후 30분 이내에는 앉거나 눕거나 하지 말고, 땀이 날랑말랑 할 정도로 운동한다. 30분 정도 무슨 운동인가 하면 열이 납니다. 10분 정도 하면 열이 안 만들어지는데 20분 이상 무슨 일인가 하면 열이 나죠. 지금 식사 했잖아요. 밥 먹고 바로 앉거나 누우면 당뇨병은 절대 못 고칩니다. 생식 먹은 효과가 3분의 1밖에 안 나타나요. 그런데 숟가락 놓고서 바로 앉지 말고, 허리돌리기를 30분 한다든지 하면 허리에서 열이 나겠죠. 또 어깨운동을 30분 한다든지, 어깨운동과 무릎운동, 허리운동을 각 10분 한다든지. 아니면 밖에 나가서 산책이나 조깅을 한다든지 하면 열이 만들어집니다.

그러면 방금 흡수한 에너지가 전신을 타고 돌아서 비위장이면 비위장, 신방광이면 신방광을 영양해서 그 기능을 회복시키는 겁니다. 그걸 100일만 해보자 그겁니다. 그러면 당의 수치가 호전되어 약을 끊고도 정상적으로 살 수 있습니다. 직접 처방을 해보니까, 당뇨병 약을 안 먹은 사람들 중에는 한 달 만에도 완전히 좋아진 경우도 있었어요.

또 줄 바꿔서 적으세요. 당뇨의 치료는 약이나 주사로는 절대 불가능하고, 원인을 찾아 해당하는 장부를 영양하고 운동을 해서 서서히 허약해진 장부의 기능을 회복해야 한다. 대사 작용이 둔화된 장부의 대사 작용을 다시 활발하게 해주는 거예요. 그러면 그 기능이 회복되는데, 이를 다른 말로 병을 고쳤다고 하는 겁니다. 우리는 병 고치는 사람들이 아니라 원래 육장육부가 하고 있었던 그 기능을 회복시키는 사람들입니다. 그렇기 때문에 말도 안 되는 얍삽한 혈당계 따위로 진단하는 것을 얼토당토 않는 행위로 보는 거예요.

다시 줄 바꿔서, 당뇨병 환자의 가장 큰 보약은 소식과 운동이다. '소식해서 배고프면 어찌합니까?' 하고 걱정들 하시는데 걱정하지 마세요. 배고프면 또 먹으면 되는 거죠. 소식을 해야지만 소화, 흡수, 배설이 용이해지게 됩니다. 반대로 배터지게 먹고 자빠져 있으면 당뇨병 고치기는 글렀고, 평생 약 먹거나 주사 맞고 사는 신세를 벗어날 길이 없게 됩니다.

또 줄 바꿔서, 양변기에 소변을 봐서 거품이 과다하게 일어나면 당뇨병이 있는 것으로 보고 약간 있는 것은 정상이다. 양변기에 소변을 봐서 하이타이 푼 것처럼 거품이 부글부글 일어나는 것은 신장이나 췌장의 기능이 허약한 것으로 보고, 약간 자잘한 것은 정상으로 봐라 그 얘기죠.

당뇨병 - 질의응답, 소변에 거품이 일어나는 당뇨(홍맥 당뇨)

질문 : 홍맥 당뇨가 있는데 이것을 안 고쳐 놓으면 나중에 석맥 당뇨로도 갈 수 있는 겁니까?

대답 : 예, 홍맥이 나오는 당뇨병이 오래되면 당연히 석맥으로 가죠. 처음 당뇨병이 홍맥으로 왔다가 오래되면, 생명력은 안 죽으려고 토극수의 방향인 석맥으로 옮겨 갑니다.

질문 : 홍맥 당뇨와 석맥 당뇨가 다 있는 사람도 있습니까?

대답 : 그럼요. 홍맥 제증상과 석맥 제증상이 같이 나오고, 맥상도 홍맥처럼 굵고 넓은 것 같으면서도 그 안쪽에 단단하고 걸쭉한 모양의 맥상이 나오는 경우도 있습니다. 이때는 병마가 비위장에서 신장 방광으로 넘어온 상태입니다. 그러면 현재 석맥이니까 짠 것을 먼저 줘야 됩니다. 석맥을 다스리고 나면 홍맥 증상이 드러나거든요. 그런 뒤에 토기와 수기를 1:1로 먹어주면 동시에 양쪽을 좋게 할 수 있습니다. 그런데 단맛과 짠맛을 동시에 먹을 경우 단맛으로 인해 토극수가 되면 어떻게 하느냐 염려할 수 있어요. 하지만 짠맛과 단맛을 같이 먹어주면 우리 몸 안에서 상극작용을 일으키는 게 아니라 그냥 혼합되어 버립니다. 거기다가 융화시키는 떫은맛, 상화를 먹어주면 조화와 균형을 이루게 되는 거죠.

질문 : 당뇨병이 있으면서 현재 현맥이 6~7성으로 크게 나오면 어떻게 해야 되나요?

대답 : 그런 경우는 병마가 상극의 방향으로 몇 바퀴 돌고 돌았다고 봐야 됩니다. 누가 이런 당뇨 있어요? (제가요) 아! 여사님은 옛날에 오래 동안 위장이 안 좋았잖아요. 그러니까 소변에서 거품이 일거나 말거나간에 지금처럼 맥대로 체질대로 천천히 하시면 되는 겁니다.

질문 : 당뇨가 있으면서 홍모맥 인영 6~7성일 경우 어떻게 하면 되나요?

대답 : 그건 홍맥 당뇨기 때문에 단맛과 매운맛을 처방하면 됩니다. 아까 토금을 쓴다고 그랬죠? 홍맥이나 모맥은 거의 같은 걸로 봅니다.

질문 : 저 같은 경우에는 병원에 가서 검사를 해봤는데, 당뇨는 안 나오지만 소변에 거품이 과다하게 많이 일거든요?

대답 : 병원 가던 날 몸 상태가 좋았거나 아니면 전날 몸을 많이 사용해서 당분을 얼추 사용한 상태에서 검사하면 혈당수치는 정상으로 나올 수 있습니다. 그런데 신장이 안 좋으면 당분이고 뭐고 간에 단백질 같은 게 막 빠져 나가면서 거품이 일어납니다. 그러면 뇨(尿)에 당이 있는 걸로 보는 거죠. 그걸 겁내지 말라는 거예요. 병원에서 체크하는 것은 그날 혈당이나 요당을 검사한 것인데 그게 모든 걸 말해주지는 않는다는 겁니다. 하지만 소변에 거품이 조금 일어나는 것이 아니고, 과다하게 일어나는 것은 비정상이긴 하죠.

질문 : 저는 전부터 거품이 많이 일어났는데요?

대답 : 많이 일어나니까 맥대로 해야죠. 홍맥 석맥이 같이 있으면 실제로 위장도 안 좋고 신장 방광도 안 좋으니까, 짠 것도 먹고 단 것도 먹어줘야 됩니다. 아까도 맥을 잠깐 보니까 인영맥 한쪽에선 석맥이, 다른 쪽에선 홍맥이 나왔습니다. 그러면 왜 석맥이 나왔느냐? 꿀을 많이 드셨다면서요? (예) 토극수 했잖아요. 그게 토에서 수로 왔다 갔다 하는 거예요. 현재 비위장인 토와 신방광인 수가 다른 것에 비해 허약한 상태라는 거죠. 그러니까 당연히 거품이 일 수 있다는 겁니다. 하지만 그런 건 걱정을 하지 말고 영양을 하고, 그 영양분이 소모되도록 운동을 하면 됩니다. 영양은 토금수를 영양하면 되겠죠. 병원에서는 어차피 당뇨는 못 고치는 병이지만, 우리는 상황을 살펴서 이걸 타개해 나갈 수 있습니다. 그리고 이 경우엔 촌구가 작고 인영맥이 더 크니까 들숨을 길게 하면서 하체운동을 많이 하면 됩니다. 지금 임 선생은 머리를 너무 많이

쓰시잖아요. 그러면 잠시 머리 쓰는 걸 멈추고 들숨도 길게 하고, 한 30~40분 걷는다면 기운이 아래로 끌어내려져서 훨씬 조절이 잘 된다 그 얘깁니다.

병 고치는 데는 일정한 시간이 걸리기 마련이다

질문 : 저 위에서 홍맥일 때 인영맥이 크면 물을 많이 마시고, 촌구가 클 때는 물을 적게 마신다고 했는데 다른 맥일 때도 그런 겁니까? 가령 석맥이 나오고 인영이 크다든지, 아니면 구삼맥이 나오고 인영이 크다든지 할 때도 물을 많이 마시는 겁니까?

대답 : 그건 홍맥이 나오고 인영이 클 때만 그래요. 이때 물을 많이 마시다가 아까 최우성 선생이 이야기한대로 석맥으로 넘어갑니다. 토극수 관계로. 그런데 계속 안 고치고 오래 놔두면 이놈 구삼맥까지 오게 됩니다. 오랜 세월 약을 먹게 되면 장부가 다 약해져서 홍맥, 석맥, 구삼맥까지 다 나올 수 있어요. 그래도 걱정하지 마세요. 그때는 골고루에다가 달고 짜고 떫고를 먹으면 됩니다. 결국은 병이 어디 다른데 있는 게 아니라 내 몸의 장부 안에 있는 섭니다. 그래서 다섯 가지를 골고루 꾸준히 계속 먹으면 그냥 다 낫는 거예요. 당뇨는 운동을 충분히 하면서 잡곡밥, 오곡밥만 줄기차게 소식해도 다 낫는 병입니다. 그 기능을 회복한다고 그랬죠. 다만 시간이 6개월 걸리느냐, 1년 걸리느냐, 3년 걸리느냐의 차이는 있습니다.

그런데 사람들은 뭐냐? 20년 걸려도 못 고친 사람이 1년 안에 고쳐달라는 겁니다. 기존의 방식으로는 100년을 해도 못 고치잖아요. 그런데 1년이나 2년 노력해서 당뇨병을 확실히 고쳤다면 이건 태양계 안에서 가장 빨리 고친 겁니다. 고혈압을 3년 안에 고쳤다 그러면 이 은하계에서는 가장 빨리 고친 거라니까요. 그것보다 더 빨리 고치는 방법이 있으면 우린 그걸 배워야 됩니다. 하지만 여기서 하는 방법이 시간이 몇 년이 걸리더라도 이 우주에선 가장 확실하고 빨리 고치는 방법이라는 것을 알아야 돼요. 그러니까 거두절미하고 딱 100일만 요법사가 처방해 주는 대로 생식하고, 운동하고, 호흡하면 하늘에 맹세코 당뇨병은 해결 될 수 있습니다. 그러나 약을 오래 먹은 경우에는 100일 만에 안 돼요. 이때는 시간이 더 필요합니다.

질문 : 현재 맥이 석맥 인영 4~5성인데, 나중에 맥이 바뀐 걸 모르고 기존의 처방대로 계속 먹으면 문제가 생기지 않나요?

대답 : 맥이 바뀌기 전까지는 문제가 안 생깁니다. 석맥 4~5성이 다른 맥으로 바뀌는 데는 시간이 걸려요. 맥이 오래되었다면 1년 안에는 잘 안 바뀌고, 또 중간 중간에 맥을 계속 살펴보기 때문에 거의 문제되지 않습니다.

질문 : 선생님, 밥을 먹고요 운동을 격렬하게 해도 상관없나요?

대답 : 격렬하게 하지 마세요. (폭소 하하하) 밥을 먹게 되면 위장이 늘어나서 다른 장부를 압박하게 되잖아요. 그러면 속이 비어 있을 때보다 더 힘들게 돼요. 밥 먹고 난 뒤에 운동을 천천히 해주면 밥 먹은 게 소화가 되잖아요. 그땐 청년들은 조금 격렬하게 해도 됩니다. 하지만 계속 격렬하게 하다 보면 결국 몸이 망가지게 돼요. 체육 전문가인 운동선수들이 빨리 죽는 이유도 거기에 있어요. 체육인들 평균 수명이 67세 정도인데, 그건 몸을 격렬하게 쓰는데다가 그것도 한쪽으로만 일방적으로 써서 그런 겁니다. 의료인들도 평균 수명이 일반인보다 짧아요. 아마 70세 미만일 겁니다. 그건 맨날 골방에 갇힌 채로 병자들만 상대하다 보니까 스트레스를 많이 받아서 그래요. 그런데 요즘 일반인들 평균 수명은 80세 가까이 됩니다. 시간이 다 됐네요. 생식으로 식사를 맛있게 하시고 오후 시간에 또 하겠습니다.(박수 짝짝짝)

구맥(심소장이 허약한 경우)이나 모맥(폐대장이 허약한 경우) 당뇨는 없다

식사 맛있게 하셨어요? (예) 사실 생식이 맛은 없죠. (하하하) 먹은 것 같지도 않고. 하지만 생식을 꾸준히 하시다보면 맛이 있다는 것을 알 때가 옵니다. 처음에는 맛이 없고. 생식을 처음 하시는 분들은 어떤 시점에 오면 보기만 해도 스트레스 받을 때가 있어요. (진저리도 납니다) 진저리도 나고. 그동안 수십 년 간 화식만 해온 관성이라는 것이 있습니다. 몸은 굉장히 보수적이라고 했잖아요. 현 상태를 지키려는 생명이 새로운 에너지를 흡수하는 과정에서 많은 변화가 일어납니다. 생식은 얼핏 보면 양이 얼마 안 되는데, 물에 타서 30분 정도 놔둬 보면 밥그릇 가득히 부풀어 올라요. 그리고 실제 에너지양도 보기보다 많습니다. 맛없어도 꾸준히 드셔야지 다른 방법이 있나요? 자, 그러면 진도 나가기 전에 질문 받겠습니다.

질문 : 선생님, 당뇨병에서 홍맥, 석맥 그리고 구삼맥 당뇨가 있었는데, 현맥이나 구맥, 모맥 당뇨는 없나요?

대답 : 네, 없어요. 간이나, 심장이나, 폐로 인해서 생기는 당뇨는 없는 걸로 보는 겁니다. 병의 진행 방향이 있다고 그랬죠. 만일 어떤 사람이 당뇨를 앓고 있는데 석맥으로 시작했는데, 오래 놔두면 이게 어디로 가죠? (심소장으로) 수극화 해서 구맥이 나오겠죠. 당뇨를 앓는 사람이 구맥이 나오는 거죠. 그걸 고치지 않고 그냥 놔두면 이놈이 또 어디로 가요? (폐대장으로) 화극금 해서 모맥이 나오죠. 모맥 나오는 사람은 화를 지나서 금으로 온 거죠. 그러면 여기(심소장)도 이미 허약해졌다고 보는 거예요.

병의 세력이 몸 안에서 점점 커지면서 전신에 영향을 미치고 있습니다. 사람이 살아있는 한 기운이 계속 돌아요. 모맥을 고치지 않고 그냥 방치하면 다음에는 금극목으로 넘어가서 현맥이 나옵니다. 아까 여사님이 당뇨병도 있는데 현재는 현맥이 인영에서 6~7성 이상 크게 나온다고 했죠? (예) 그러면 최초 당뇨병의 원인은 홍맥인 췌장에서 왔거나, 석맥인 콩팥에서 왔다 그 얘깁니다. 원인을 알았기 때문에 고칠 수 있다는 거예요. 결국은 병이 어디서 생겨서 어디로 가든, 그 사람의 육장육부 안에 있기 때문에 우리는 반드시 고칠 수 있다는 겁니다. 아무리 돌아봤자 저 다섯 개의 장부 안에서 도니까.

뭔지 모르겠다면 어떻게 해야 된다고 했어요? (골고루에다가 떫은맛요) 골고루에다가 상화를 처방하면 되는 거예요. 모든 처방의 기본이 골고루에다가 상화라고 했습니다. 그렇게만 꾸준히 줘도 시간이 지나면 그냥 다 낫습니다. 하지만 그 방법도 석맥인 경우에 수기를 바로 추가해준 것보다는 시간이 더 걸립니다. 그렇지만 골고루에 떫은맛만 처방해도 심포 삼초가 좋아지기만 하면 자신한테 필요로 하고, 자신이 원하는 것을 땡겨서 먹게 되어 있습니다. 오장을 골고루 영양해서 힘이 생기면, 나한테 수기가 부족하다 그러면 짠 게 먹고 싶어진다 그거죠. 짠 걸 먹게 되면 먹은 만큼 콩팥에 에너지가 보충되고, 보충된 만큼 몸이 좋아지는 겁니다. 그리고 반드시 천천히 그리고 꾸준히 운동을 해주라고 그랬죠.

엘리트 세력들의 노예로 살지 말자

빨리 좋아지려고 준범이처럼 격렬하게 하지 말고. (웃음 하하하) 애들은 병이 없으니까 조금 격렬하게 해도 돼요. 애들은 넘치는 육체의 힘을 써야만 정신이 맑아집니다. 그런데 요즘 청소년들은 넘치는 힘을 쓰지 못하기 때문에 정신이 멍~해지고 육체도 망가지게 되는 겁니다. 그 나이 때는 운동장에서 막 뛰어 놀고 해서 호연지기를 길러야 되는데. (학교에 체육시간도 없어졌잖아요) 학교에서 체육이 없어지니까 애들 건강이 다 망가지게 되는 겁니다. 국제사회를 움직이는 거대자본이, 엘리트 세력들이 지금 다 그렇게 만들어 가는 거예요. 허약해진 생명들을 대상으로 노예 교육을 시켜서 그들을 노예로 만들고, 환자로 만들려 하는 겁니다. 우리는 그걸 알기 때문에 걔네들이 뭐라고 하건 말건 그 사람들의 논리에 세뇌 당해서 그들의 노예가 되지 말자 이겁니다.

그래서 이 공부를 해서 내가 내 체질을 알고, 내 맥을 알면 절대 노예가 안 된다는 겁니다. 너는 너대로 자유롭게 살고, 나는 나대로 자유롭게 살자는 곳이 바로 이 곳이에요. 여기 있는 표상수가 여러분들을 맘대로 어떻게 할 수 있느냐? 절대 못 합니다. '표상수 니 체질하고 내 체질하고 다른데 우리는 우리대로 나갈 것이다' 이렇게 나오는데 어떻게 제가 마음대로 합니까? 그래서 여기는 어떤 요상한 단체를 만들 재간이 없는 거예요. 이 요법사 과정을 제대로 공부한 사람들은 절대 어떤 이상한 단체에 소속 되어서 일할 수가 없습니다. 각자(覺者)가 한 살림을 차려서, 이 자연의 원리를 가지고 자기가 놓여 있는 위치에서 사람을 살려 나가는 것이지, 어떤 단체에 소속되어서 그 단체의 노예로는 더 이상 살지 못합니다.

그러니까 우리는 스승이 죽어도 끄떡없어요. 왜? 스승의 체질과 맥이 내 것과 다르잖아요. 여러분들이 있기 때문에 표상수가 내일 당장 죽어도 끄떡없는 곳이 바로 자연의 원리회입니다. (그러시면 안 되죠) 수료할 때까지는 안 죽을 테니까 걱정 마세요. (웃음 하하하) 조직의 얼개가 없는 자연의 원리회는 음양중 삼태극과, 하통지리인 사상과, 상통천문인 오행 그리고 중통인사인 육기를 설명하고, 체질분류와 맥을 볼 수 있는 단 한 사람만 있어도 절대 와해되지 않고 다음 세상을 열어 갈 수 있는, 선천 역사 이래 가장 강력한 조직입니다.

만일 새로운 걸출한 인물이 나오면 저는 지체 없이 이 강단에서 물러날 것입니다. 그런 지도자가 나올 때까지는 이 일을 계속해야 되겠지요.

저는 지도자가 아니고 오로지 현성의 도법을 전하고, 이 법을 전수받을 영웅이 나오기를 기다리는 사람입니다. 새로 솟아나는 물이 먼저 솟아난 물을 밀고 거대한 강물을 만들어 흘러가는 것이 역사의 순리이고 자연의 이치니까 여기도 마찬가지다 그거죠.

죽은 뒤에 다시 잘 태어나는 방법

죽는 걸 겁내서는 안 돼요. 죽을 때 잘 죽고, 다시 태어날 때 잘 태어나면 되는 거예요. 다음 생에 잘 태어나는 방법도 현성 사부님한테 배웠는데 그걸 말하면 혹세무민한다고 할까봐 말을 못 하는 겁니다. 그걸 알고 싶은 사람들끼리 따로 모인 뒤에 '알려 주세요' 하면 따로 강의를 해 드릴게요. 하지만 간단히 말씀드리면 죽을 때 생명의 기운을 잘 갈무리 하면 됩니다. 죽기 직전에 아직까지 남아있는 생명력을 이용해서 몸속에 있는 정신(영과 혼)을 하나로 모은 뒤에 낡은 육신을 벗고 우주로 가는 겁니다. 가 있다가 그 기운을 갖고 태어나고 싶은 존재로 태어나면 된다 그겁니다. 내가 우주고 우주가 난데, 우아(宇我)가 하나인데 그걸 못해요?

질문 : 태어나기 싫은 사람은요?

대답 : 태어나기 싫으면 안 태어나면 됩니다. 지금부터 일구월심으로 다시는 태어나지 않겠다고 노력을 하면 안 태어날 수도 있겠죠. 그러려면 우주와 완벽하게 하나가 될 정도로 수행을 해야겠지요. 그러니까 내가 살아있을 때 정기신과 영과 혼에 그러한 에너지를 집중하는 연습을 하면 되는 겁니다.

저는 아직 할 일이 있어서 한번 더 태어나려고 합니다. 우리 아이들을 데리고 대륙으로 가야 되거든요. 다음에 좋은 부모님을 통해 태어나서 훌륭한 스승을 잘 만나서 가르침을 받은 후 한 번은 대륙으로 갈 생각입니다. 일단 만주로 가서 우리 고토를 수복하고, 점점 서남쪽으로 가서 거기에 있는 문화와 역사, 고대의 우리 조상들의 문물과 정신세계를 한번 확인하고 싶어요. 여기 반도에서는 못하죠. 대륙의 정신을 여기서는 알 수가 없는 겁니다.

(또 태어나실 필요 없이 이번 생에 다 확인하실 수 있습니다)

아! 그렇습니까? 이번 생에 확인할 수만 있다면 굉장한 건데, 안 태어나도 돼요? (예) 아! 그러면 이번 생에 다하고 태어나지 말자구요. (웃음 하하하) 아주 잘 됐어.

후중(後重, 실변), 소식과 따뜻하게 해서 먹는 것이 중요하다

자, 교재를 보십니다. 심포 삼초가 허약하여 구삼맥이 나오면 그 증상으로 부정맥, 대맥, 전관절염, 손관절염, 견관절염까지 했죠. 후중. 요거는 뒤가 무겁다 그 뜻이죠. 똥을 눴는데 눈 것 같지가 않습니다. 찔끔찔끔 실변처럼 나옵니다. 그래서 하루에도 열 번씩 화장실에 가는 겁니다. 아기가 심포 삼초가 안 좋으면 기저귀를 갈 때 하루에 열 번씩 갈아야 됩니다. 똥 냄새가 나서 보면 조금 쌌잖아요. 기저귀에 조금만 묻혀 놨어요. 그렇지만 안 치울 수가 없잖아요. 그래서 아기에게 후중이 생기면 기저귀가 부족해지게 됩니다.

여러분들에게 후중이 생기면 아침에 일어났는데 뒤가 무거워요. 똥이 마려운 것 같기도 하고, 안 마려운 것 같기도 하고. 그래서 화장실에 가야 되나, 말아야 되나 그래요. 안 갈 수가 없어서 가서 앉아 있으면 안 나옵니다. 기왕 화장실에 갔으니까 본전은 뽑고 나와야 되잖아요. 그래서 20~30분 정도 있는 힘, 없는 힘 다 쓰니까 찔끔찔끔 나오긴 하는 거예요. 그러다가 버스 정류장이나 지하철역 같은데 가면 화장실에 가야 될지 말아야 될지 또 고민이 됩니다. 찔끔찔끔 거리던 거라 이제 언제 또 나올지 몰라서 가서 앉아 있으면 방귀만 나오고 말고 그러잖아요. 이게 그걸 얘기하는 겁니다. 거기다 적으세요. 대변곤란 또는 실처럼 가늘게 나온다.

다음은 통증과 저림증이 이동하고. 여기저기 아프다. 여기 무릎이 아프니 무릎 주물러라, 어깨 아프니 어깨 주물러라, 손이 저리니까 손 좀 주물러라, 머리가 아프니 약 사와라, 허리 아프니 허리 주물러라 그 얘기죠. 부모님이나 어른들 중 누가 심포 삼초가 안 좋으면 여기저기 아프다고 해요. 그런 사람은 마음도 변덕이 심합니다. 심포 삼초가 병나면 이랬다저랬다 합니다. 그러니까 그런 사람들 비위 맞추기가 보통 일이 아니죠. 다른 장부가 병났을 때보다도 병수발 들기가 몇 배나 힘들어요. 이때 우리는 어떻게 해야 된다고 했어요? (떫은맛을 먹습니다) 그렇죠. 몸을 따뜻하게 하고, 당근이나 옥수수 같은 것을 갈아서 조금만. 토마토 같은 것도 조금씩만 드려야 돼요. 많이 드리면 안 됩니다. 심포 삼초가 안 좋으면 흡수와 배설 능력이 떨어지게 되는데, 그런 사람에게 많이 주면 얹히게 됩니다. 그건 병을 더 키우는 행위죠. 그러니까 조금씩 자주 먹으면 되는 겁니다.

또 먹을 때는 적어도 미지근하게 해서 먹도록 해야 됩니다. 환자는 차게 먹으면 무조건 손해에요. 냉장고에서 꺼낸 것을 바로 갈아서 먹으면 안 됩니다. 사람들이 먹는 걸 보면 녹즙을 간 후에 냉장고에 넣어 놓았다가 차가워진 그놈을 꺼내서 바로 먹어요. 그러니까 이 차가운 놈을 위장 속의 생명온도로 데우려고 용쓰다가 볼짱 다 보게 되는 거예요. 열 생산능력이 떨어져 있는 몸이 그 찬 놈을 데우다 말고, 힘드니까 설사해 버리는 겁니다. 흡수를 못해서 물똥으로 그냥 나가버리게 되는 거죠. 그래서 옛날엔 연세 드신 어른들이나 아기들이 병나면 다 조금씩 데워서 줬어요. 그래야 내 장부가 데울 일이 없이 흡수가 바로 됩니다.

전립선병 환자를 치료한 이야기, 자궁 근종

그 다음에 전립선에 병이 있고. 요건 남자들한테만 있는 병입니다. 전립선비대증, 전립선염, 전립선암 이런 것 있죠. 몇 년 전에 50대 중후반 정도 되는 조 선생이라는 아저씨가 온 적 있었어요. 기골이 아주 장대한 수형인데 석맥 4~5성이 나왔어요. 수형인 사람에게는 석맥 4~5성이 큰 병이죠. 전립선병이 있어서 왔는데 얼굴이 시커멓더라구요. 그래서 짜고 떫고를, 왕소금에 수생식에 수기원으로 수를 강력하게 처방해서 먹도록 했습니다. 콩도 갈아드시라고 하고. 그 분이 열심히 했는데 한 달 만에 효과를 봤다고 와서 입에 거품을 물고 얘기하는 거예요. 그래서 '당연히 낫는 건데 왜 그래요?' 했더니 자기가 비뇨기과 가서 고생한 얘기를 하는 겁니다.

전립선이 막혔다고 해서 고추 구멍 있잖아요. 요도 거기를 꼬질대로 막 쑤셔 넣더래요. 그러니 이게 자지러진다는 겁니다. (폭소 하하하) 막 기절한대요. 아궁이 막히면 구레질 하듯 무지막지하게 쑤셔 넣더랍니다. 거기가 무슨 하수구 막힌 곳도 아니고, 왜 뚫어뚫어 하냐구. (폭소 하하하) 미련한 놈들이지. 마취도 않고 해서 기절한대요. '참으세요' 하고 이거를 이만큼 집어넣는대요. 아이구! 내가 그 얘기를 듣는데 온몸이 오싹오싹해요. (폭소 하하하) 이렇게 쉬운 방법을 놔두고 세상에 그렇게 무지막지한 놈들이 어디 있냐고 막 거품 물고 얘기하는 겁니다. 그리고 평생 스승으로 모시겠다고 절을 세 번을 하고 가더라니까요. '아, 그러시지 말라구. 그건 짠 것 먹은 사람이 고친 거지, 나는 말밖에 더해 줬냐고. 그건 그냥 낫는 겁니다' 해도, 그게 아니라 그래요.

전립선 얘기할 때마다 그 아저씨 생각이 납니다. 그리고 꼬질대 이야기. 군대 가면 총구 청소하잖아요. 와, 어떻게 그렇게 하냐구요. 세상에 짜고 떫고만 먹으면 거저먹기로 되는 걸 갖다가, 막 쑤셔쑤셔 했으니 그래서 전립선 병은 짜고 떫고만 먹으면 무조건 되는 겁니다. 그리고 하복부를 좀 따뜻하게 해줄 필요가 있어요. 전립선 환자들은 거기에 항상 냉기가 뭉쳐 있거든요.

여성들 자궁에 근종이 있다, 물혹이 있다 이런 것 있죠. 짠 것과 떫은 것을 먹고 따뜻하게만 하면 다 해결됩니다. 제 바로 밑에 여동생이 지금은 마흔 여섯인데 여러 해 전 둘째 애를 낳을 때였어요. 임신 4개월쯤 되어서 병원에 가서 정기검진을 받았는데 아기집에 큰 물혹이 생겼다고 그래요. 그땐 제가 이걸 공부한지 2년도 안 됐을 때입니다. 1~2년도 안 됐을 때는 막 잘난 체하고 다니거든요. 만나는 사람들한테 겁도 없이 막 얘기하고, 거품 물고 밤새 얘기하고 그럴 때죠. 하기만 하면 실제로 나으니까. 그리고 그때는 정리도 제대로 안되어 있어서 두서도 없이 핏대 올리며 말할 때입니다.

그때 여동생한테 전화가 왔는데, 병원에 갔더니 자궁에 물혹이 있다면서 애를 지워야 된다고 그러더래요. 병원에서는 애를 유산시키고 치료를 해야 된다고 하면서, 잘못하면 자궁을 들어낼 수도 있다고 얘기했다면서 울어가면서 얘기하는 겁니다. 그래서 그날 저녁에 일 끝내고 윤 선생하고 같이 동생네 집으로 가서 동생에게 차분히 이야기 했어요. 뱃속의 아기도 괜찮고 너도 괜찮을 거니까 걱정하지 말라고 안심을 시키고 생식을 처방해 줬습니다. 그때 복잡하게 잔뜩 한보따리 갖고 가면 겁을 내니까 먹기 쉽게 수기원하고 소금하고 상화만 갖다 줬어요. 그리고 엉덩이와 배를 따뜻하게 해주는 걸 꾸준히 하면서 앞으로 두 달 간은 병원에 가지 말라고 그랬어요. 병원에 가면 자꾸 수술하라고 하잖아요.

그 물혹이라는 게 뭐냐 하면 물집이거든요. 농사 안 짓던 사람이 모처럼 시골에 가서 호미질을 한다거나 낫질을 한다든지 하면 손에 물집이 생기잖아요. 손을 계속 쓴 사람은 물집이 안 잡히고, 손을 안 쓴 사람은 물집이 생깁니다. 그러니 그 물집을 병으로 보면 안 된다는 겁니다. 그냥 놔둬도 없어지고 바늘로 살짝 찔러서 물만 짜도 낫는 거잖아요. 이런 이치로 따져보면 물집은 병도 아닌 아무것도 아닌 거죠. 그런 아무것도 아닌 물집이 자궁에 생긴 겁니다. 동생도 생식과 짜고 떫은맛을 먹고 아랫배를 따뜻하게 해줘서 거기가 순환이 잘 되니까 물혹이 없어진 겁니다. 두세 달 있다가 병원에 가서 초음파로 검사를 해보니까 물혹이 깨끗이 없어졌어요. 그래서 그때 오빠 아니었으면 큰일 날 뻔했다고 하면서 생식도 한 세트 사주고, 옆집 아줌마들도 소개시켜주고 그랬다니까요. 그때 낳은 애가 커서 지금 초등학교 6학년인가 그래요. 까딱 잘못했으면 그 조카딸을 못 볼 뻔 했어요. (웃음 하하하) 저도 우리 스승님한테 자연의 원리를 안 배웠으면 당연히 병원가야 된다고 얘기했겠죠.

혈소판 부족증과 빈혈의 원인과 치료

그 다음에 혈소판 부족증. 면역체계를 담당하는 혈소판은 심포 삼초가 만듭니다. 상처가 나서 피가 나올 때 혈소판이 잘 만들어지면 외부에서 나쁜 기운이 들어오는 것을 막을 뿐만 아니라, 출혈을 막는 딱쟁이도 빨리 지게 합니다. 피 속에는 생명이 필요로 하는 수백 가지 이상의 성분이 들어 있을 겁니다. 그러나 크게는 백혈구, 적혈구, 혈소판 이렇게 음양중 세 가지로 분류할 수 있겠죠. 혈액병 관련 환자들을 보면 적혈구가 부족하다, 재생불량성 빈혈이다, 백혈구 부족 또는 항진증이다, 혈소판 감소증이다 뭐다뭐다 그러잖아요.

이 중에서 심포 삼초를 튼튼하게만 하면 혈소판이 잘 만들어집니다. 그런데 보통은 혈소판이 모자란다고 몇 백만 원짜리 비싼 주사 놓고 하는데, 그래봤자 또 계속 맞아야 되니까 그거 맞아도 소용없다 그거죠.

백혈병 걸렸다 그러면 일단 그 집은 경제적으로 망하는 겁니다. 있는 돈, 없는 돈 다 끌어서 쓰다가 치료비 딱 떨어지면 그땐 죽는 거예요. 그렇게 하면 안 되고 건강한 피를 만들면 되는 겁니다. 분명한 건 내 몸이 피를 만든다는 사실이에요. 무슨 제약회사에서 백혈구 치료제를 만든다고 육갑을 떠는데, 피를 만드는 공장은 제약회사가 아니고 바로 내 몸이니까 우리는 내 몸을 건강하게 하면 건강한 피를 만들 수 있다는 겁니다. 그거 아무것도 아니에요.

백혈구는 비장에서 만드니까 단맛과 떫은맛을 주고, 적혈구는 신장에서 골수를 생산해서 만드는 거니까 짠맛과 떫은맛을 주고, 혈소판은 심포 삼초가 만드니까 떫은맛과 골고루를 준 후에 운동하고 또 인간은 온열동물이니까 몸을 따뜻하게 하면 됩니다. 이렇게 하면 되는데도 불구하고, 미개한 현대의학은 반대로 하고 있어요. 단맛, 짠맛은 먹지 못하게 하고, 몸도 더 식게 만들어 버립니다. 병원에 가서 환자들이 입고 다니는 옷을 보세요. 얇은 홑껍데기 하나 걸치고, 에어컨 틀어놓고 추워서 덜덜 떨고 있으니 생명이 제 기능을 발휘할 수가 없고, 갈수록 약해져 가는 겁니다.

재생불량성 빈혈이다 이런 것 있잖아요. 그것도 그냥 다 낫는 거예요. 아무 것도 아닙니다. 생식으로 맥에 맞춰서 영양하고 몸을 따뜻하게 하고, 천천히 그리고 꾸준히 운동하면 다 고칠 수 있어요. 재생불량성 빈혈은 적혈구가 부족해서 빈혈이 생기는 거예요. 여성들 빈혈 있죠? 그게 다 싱겁게 먹어서 생기는 겁니다. 산모들 애기 낳으면 빈혈 생기잖아요. 그걸 예방하기 위해서 엄마들 뭘 먹어요? (비콤씨) 비콤씨가 아니고 미역국을 먹죠. (웃음 하하하) 미역국을 안 먹고 비콤씨를 먹어서 피가 탁해지고 뼈가 다 병나는 거예요.

옛날에 미역국 먹었을 때는 저런 질병이 안 생겼습니다. 짠 것 먹을 때는 어지럼증이고 골다공증이고 다 없었어요. 왜 우리 조상이 한 말을 안 따르고, 양놈이 한 말을 따라 가냐구요. 옛날 한 성인께서는 환부역조하는 자는 다 죽으리라 경고 했습니다. 자신의 조상을 박대하고 조상의 가르침을 거역하고, 자신의 조상이 누군지도 모르고, 엉뚱한 남의 나라 귀신을 아버지라 부르고. 이건 살아남을 재간이 없는 거예요. 그래서 우리는 적어도 환부역조하는 자는 되지 말아야 겠다 이겁니다.

여자 아이는 백혈병이 치료가 안 될 수 있다, 남의 나라 귀신을 맹신하는 자의 어리석음

재생불량성 빈혈이니, 백혈병이니, 혈소판이 부족한 병은 남자 아이들은 거의 다 고칠 수 있습니다. 100% 장담을 해도 됩니다. 환자와 환자의 가족이나 보호자들이 우리 이야기를 듣고 그 내용이 이치와 사리에 합당하다고 인정하고, 실천만 해주면 다 낫는 겁니다. 단, 여자 아이들은 남자 아이들처럼 100% 된다고 볼 수 없어요. 오래전에 초등학교 6학년 여자아이가 왔었는데, 저기 안산에 사는 아주 예쁘장한 아이였어요. 「백혈병 어린이를 도웁시다」 하는 텔레비전 프로에도 나왔던 아이라고 그래요. 옛날에 하던 프로였는데 그 아이가 지금은 어떻게 되었나 모르겠네요.

처음 보았을 때는 애가 그동안 약을 많이 먹어서 몸이 뿌옇게 통통 부어 있더라구요. 맥이 홍모맥이 나와서 일단 단맛을 주고, 거기다가 워낙 싱겁게 먹고 자라서 짠맛도 줘야 됐습니다. 그리고 모맥이 나오니까 매운맛인 생강차를 아주 진하게 줘 봤는데, 초등학교 6학년짜리인데도 불구하고 생강차가 너무 맛있대요. 홍모맥이 나와서 달고 매운 걸 강력하게 주니까 통통 부어 있던 게 빠지는 겁니다. 그렇게 해서 생식을 먹고, 건강해져서 힘이 생기니까 6개월 정도를 잘 살았어요. 학교도 잘 다니고. 그 전에는 학교도 못 다녔대요. 맨날 병원에 입원해 있다가, 나오면 또 쓰러져서 병원에 또 실려 가고. 초등학교 저학년 때부터 그런 생활을 몇 년을 해서 집도 엉망이 됐죠.

그러던 애가 생식 먹고 건강해져서 학교를 잘 다녔어요. 그런데 애가 힘이 생기고 건강해지니까 생리를 하는 겁니다. 생리를 하는데 피가 멈추지를 않는 거예요. 그러니 또 병원에 입원을 하게 되었고, 아이 엄마는 전화로 이런 상황을 이야기 하면서 무슨 방법이 없겠냐는 겁니다. 이야기를 들어보니 혈우병 같은데, 혈우병은 지혈이 안 되는 혈액병의 일종이죠. 생리가 끝나면 혈소판의 피브린 섬유질, 끈끈이가 나와서 멈추게 해줘야 되는데, 심포 삼초가 약하니까 피가 계속 새는 겁니다. 학교에 있다가 초경을 해서 피가 멈추지 않으니까 병원으로 실려 간 거였어요. 병원에서도 피가 엄청 빠져 나가니까 수혈을 했다고 해요. 수혈을 하면 몸이 엄청 식게 되죠. 맥도 엄청 빨라지고. 그 애는 원래 맥이 엄청 빨랐었는데 그것도 몸이 차서 그랬던 겁니다. 어린 애들을 차게 키우면 나중에 큰 문제가 생깁니다. 무조건 따뜻하게 키워야 됩니다.

피가 멈추지 않고 계속 흘러나오니까 병원에서도 방법이 없잖아요. 그런 상황에서 전화가 왔어요. 전 시간에 배웠죠? 이렇게 출혈이 계속 될 때는 무슨 맛을 줘야 돼요? (쓴맛) 쓴맛하고 무슨 맛? (단맛) 그렇죠. 공부 잘하고 있네요. 애 엄마에게 쓴맛과 단맛을 아주 강력하게 먹이라고 그랬을 것 아닙니까. 설탕도 1킬로, 2킬로씩 엄청 먹이고, 꿀이 있으면 꿀을 먹을 수 있는 데까지 엄청 먹게 하고. 그렇게 먹이니까 몇 시간 만에 출혈이 딱 멈췄어요. 그야말로 대단한 초경이 끝난 겁니다. 피가 엄청 빠져 나간 후에 멈추니까 여자 아이 얼굴이 백지장처럼 허옇게 됐습니다. 다시 맥이 넓게 퍼져서 모맥이 나온 겁니다. 그래서 또 생식을 먹이고 달고 맵고를 먹이고 하니까 얼굴이 다시 발개져요. 그런 상태로 한동안 잘 살았어요. 그런데 두 달 있다가 힘이 생기니까 또 생리를 합니다. 생리를 한번 하면 멈추지 않고 계속 출혈하는 거예요. 그러면 엄마는 아이를 병원에 입원 시켜 놓고 또 전화를 하는 겁니다.

그래서 그 아이의 엄마한테 '와서 공부를 하세요. 공부를 해서 아이를 잘 살펴야 됩니다' 하고 누누이 말했습니다. 그런데 여기 와서 공부할 시간은 없고 교회 가서 기도하는 게 더 낫다고 그러면서 교회만 열심히 나가는 거예요. 안양에 있는 교회인데 거기 목사님의 사모님도 와서 공부를 했어요. 그리고 그 아이가 자기 교회 신도의 딸이니까, 목사님 사모님도 아이 엄마한테 공부하라고 말을 했는데도 말을 안 듣고 기도만 하는 겁니다. 다음에 다시 생리를 하는데 또 피가 멈추지 않는 거예요. 그래서 또 쓴 것과 단 것을 엄청 줘서 지혈을 시켰어요. 그러면 두세 달은 잘 살아요. 그런데 또 생리를 해요. 자꾸 그러니 나중에는 '나도 실력이 없어서 못하겠다' 그랬습니다. 진짜 생리 때문에 못하겠더라구요.

나중에 들어보니 그런 경우에 병원에서는 생리를 못하게 어린애의 난소를 제거하는 방법이 있대요. 난소를 제거하면 난자가 제대로 만들어지지 못하겠지요. 난소를 제거하고 계속 약물로 어떻게 하는 방법이 있나는데 어떠냐고 물어오는 겁니다. '그렇게 하는 방법이 있어서 죽지만 않는다면 의사 선생님 말을 참고해야 되겠네요' 하고 말았어요. 생명의 본질은 힘이 없으면 생리를 않고, 힘이 생기면 생리를 하는 겁니다. 생리라고 하는 건 자기와 똑같은 후손을 만들기 위해서 생명이 하는 것이잖아요. 그래서 모든 생명은 자기와 똑같은 놈을 만들려고 하는 본성을 갖고 있습니다. 콩씨를 하나 땅에 심었다면 싹을 틔워서 자기와 똑같은 놈을 만들려고 하는 본능이 있다는 거죠.

여자면 난자가 있잖아요. 힘이 생기면 난소 속에 이미 만들어져 있던 그놈이 나오게 되어 있어요. 그런데 생리 때 출혈을 하잖아요. 그 아이 같은 경우는 지혈이 안 되니까 그때 쓴맛, 단맛과 떫은맛을 더 먹어야 되는데, 본인이 스스로 알아서 하기 전에는 답이 없는 겁니다. 그래서 '여자 아이들은 안 될 수도 있겠구나' 그렇게 생각하는 겁니다. 남자 아이들은 이런 문제가 없기 때문에 100% 된다고 보는 것이구요. 그런데 여자 아이들이라고 하더라도 이게 아닌 그냥 재생불량성 빈혈은 돼요. 그건 짠맛과 떫은 것을 먹으면 되는 겁니다.

질문 : 그런 경우 여자 아이라 하더라도 생리하기 전이라면 치료가 가능하겠네요?

대답 : 그러니까 어려서 치료했어야죠. 그 아이가 초등학교 1,2학년 때라면 됐습니다. 그런데 6학년 때 데리고 왔잖아요. 초경하기 바로 전에 데리고 와서 생식 먹고 6개월은 잘 살았어요. 살도 빠지고, 예뻐져 갖고 학교도 씩씩하게 다니고. 초등학교에 입학해서 그렇게 씩씩하게 다닌 적이 없었대요. 그 다음 해에 중학교에 들어갔는데 학교 다닌 게 반, 안 다닌 게 반이라고 하던데 그 뒤론 어떻게 됐는지 모르겠네요. 그런 애들은 촌구에서 구삼맥이 굉장히 크게 나옵니다. 그럴 땐 몸을 따뜻하게 하고 내부의 기운을 잘 돌려야 됩니다. 그 방법이 사관에 MT를 붙이는 거죠. 사실 저런 병을 앓는 건 그 애의 팔자소관으로 봐야 됩니다. 자기 운명이 그렇게 타고 난 거니까 누굴 탓할 수도 없고, 사실 우리도 못하는 게 있어요.

질문 : 저런 경우라 하더라도 꾸준히 노력하면 나아질 수 있지 않습니까? 지금 그 아이도 조금씩 좋아지는 모습이 보이는 것 같았는데요?

대답 : 엄마나 아빠나 가족들이 이 공부를 하면 방법이 있기는 있어요. 장부의 허실 한열 관계를 알고서 평상시에 더 잘하면 됩니다.

질문 : 그런 방법으로 가족들이 꾸준히 관리를 해주면 가능성이 있습니까?

대답 : 그럼요. 생리 일주일 전에 미리 쓰고 단 것을 더 많이 먹어야 됩니다. 그런데 공부를 않으니 그걸 못 알아먹고 생리 터지면 병원 데리고 가고, 병원에 가서야 전화하고 그러니까 답이 없는 거죠. 그래서 자기 병은 자기 말고는 그 누구도 고쳐줄 수 없다고 하는 겁니다. 아이 엄마보고, 와서 제발 공부 좀 하라고 그렇게 간곡하게 얘기해도 안 들어먹어요. 애가 저러는 것도 다 하나님 아버지가 하는 거랍니다. 그래서 '그런 해결책 하나 말해주지 않는 신은 차라리 믿지 말아라. 그 따위 하나님이 어디 있느냐? 자기 딸 하나 있는 것도 다 죽여가면서 믿는 저게 신이냐?'고 그랬어요. 그런 신은 믿지 말아야지. 왜 자기 딸 목숨을 살리는 공부는 안하고, 날이면 날마다 교회 가서 돈 내고 지랄하냐고 그랬어요.

(환부역조하는 거네요) 그게 환부역조하는 거예요. 이스라엘 동네 신을 왜 믿고 지랄이냐구. 말이 안 되는 거지. 진짜 사람을 살리는 신이면 집을 팔아서라도 믿자 그거예요. 그런데 『구약』에 보면 이스라엘의 그 신은 허구 헌 날 사람들을 쳐 죽이라고 하는데 그게 자애로운 하느님입니까?

그래서 병은 누가 고쳐줄 수 없다고 말하는 겁니다. 자기가 고치는 것이지 누가 고쳐주고 말고 하는 게 아닙니다. 그러나 아이들의 경우에는 부모가 고쳐줘야겠죠. 우리는 지금처럼 원리와 이치를 말만 해주는 거예요. 사실 이건 사람이 사람답게 사는 법인 진법을 전하는 겁니다. 그런데 사는 법을 얘기해 줬는데도 불구하고 교회당 가서 기도만 하는데, 그놈의 신은 맨날 사람을 죽이고 앉았으니 이게 되겠냐 그럽니다. 그렇게 말해도 말귀를 못 알아먹어요. 그런 사람은 그냥 놓고 가는 겁니다. 버리고 가는 건 아니죠. 버리는 게 얼마나 힘든데. 그러나 놓고 가는 건 힘이 안 들죠.

각종 증후군과 원인 불명의 병은 거의 다 심포 삼초병이다. 루프스, 류머티스, 음식물 알레르기(알러지) 등, 심포 삼초가 지배하는 곳

이렇게 해서 육체적 증상을 쭉 살펴봤고, 그 밑에다 적으세요. 루프스, 류머티스, 각종 혈액병, 원인불명인 병, 각종 심인성 질환, 스트레스성 질환, 자율신경계에 이상이 오는 것, 자율신경 실조증이라는 것. 또 무슨 증후군이 있어요. 생리증후군, 대장증후군, 과잉행동증후군, 곰팡이증후군 등 이루 헤아릴 수 없을 정도로 증후군이 많아요. 또 꽃가루증후군, 새집증후군, 먼지증후군, 햇빛증후군, 진드기증후군, 심지어는 월요증후군, 명절증후군, 새학기증후군 등 차라리 모른다고 하는 게 나아요. 아무튼 그런 것 전부 통틀어서 다 심포 삼초증이다 그 얘깁니다. 생명력이 약해져서 생긴 거죠. 요즘 새옷증후군, 음식물 알레르기(알러지)를 비롯한 각종 알레르기가 있잖아요. 그 잘난 현대의학이 모르는 일체의 병명은 대부분 심포 삼초증입니다.

생명력만 강해 봐요. 새집 그까짓 것 좋은 집에 가서 왜 못 살아요? 잘 살라고 새집 지어놨는데 거기 들어가 못 산다면 그 생명체의 적응력이 약해졌다는 겁니다. 다 심포 삼초가 약해서 그런 것이기 때문에, 심포 삼초가 뭔지 모르면 병이 뭔지, 왜 생겼는지 도무지 알 재간이 없다는 거예요. 그래서 이런 강의를 할 때는 직접 와서 얘기를 들어야 되는데 오늘 결석해서 빠진 사람들이 너무 안타까워요. 앞으로 진도가 나가면 오늘 못 들었던 것 때문에 아무래도 지장을 초래하게 되거든요.

다음은 심포 삼초가 지배하는 곳을 살펴보겠습니다. 심포장은 음이며 흡수와 생성을 주관하고, 삼초부는 양이니까 사용과 배설을 주관한다고 그랬죠. 심포경맥은 그 힘이 심포장에서 만들어지고, 삼초경맥은 그 힘이 삼초부에서 만들어집니다. 양유맥과 음유맥은 기경팔맥에 속하고, 양유맥을 통제하는 혈자리는 삼초경맥 상의 외관이고, 음유맥을 통제하는 혈자리는 심포경맥 상의 내관이다. 그리고 견관절, 손, 임파액, 얼굴 표정 등을 주관하고 면역력, 저항력, 각종 신경계의 자율신경 등을 주관한다. 그리고 신진대사와 각종 호르몬 생성을 주관합니다.

표 심포 삼초가 건강할 때와 허약할 때의 정신적, 육체적 증상

정신적 증상		육체적 증상	
심포 삼초가 건강할 때 (본성)	심포 삼초가 허약할 때 (병났을 때)	심포 삼초가 허약할 때 (병났을 때)	
다재다능하고	불안하고	경맥 주행상 통증	어깨가 무겁고
능수능란하고	초조하며	모, 유, 합 혈통	손발 저리고
임기응변이 좋으며	신경 예민	손바닥 땀나고	신진대사 불량
천재이며	우울증	뜨겁고, 피부습진	협심증
팔방미인이고	울화가 치밀고	갈라진다	부정맥, 대맥
차분하며	부끄럽고	심계항진	전관절염
생명력이 강하고	수줍고	한열왕래	손관절염
저항력이 강하며	아니꼽고	흉만통	견관절염
순발력이 있고	창피하며	매핵	후중
정력적이며	요령 피우며	면홍	통증이 이동하고
초능력적이고	잔꾀를 쓰고	목이 붓고	저림증이 이동하고
한열에 대한 저항력	잘난척하고	임파액 뭉치고	전립선의 병
중노동에 대한 저항력	간신질하고	갈증	혈소판 부족증
병균에 대한 저항력	이간질하며	미릉골통	루푸스
중재하는 능력이 있고	집중력이 없고	요하통	류머티스
각종 호르몬 생성력	부산하다	꼬리뼈통	각종 혈액병
이 강하다	각종 저항력이 없고	소변곤란	원인불명인 병
	피곤하고	생리곤란	각종 심인성 질환
	무력하다	신경성 소화불량	스트레스성 질환
	흐느끼기를 잘 한다	각종 신경성 질환	자율신경 실조증
	변절기에 심하다	무명지, 중지 이상	자율신경계에 이상
		각종 증후군	이 오는 것

상화형 체질의 특징, 과식(過食)과 소식(小食)의 기준

또 상화형 체질은 미릉골과 태양혈이 발달되어 있습니다. 눈썹이 진하다든지 눈썹 뼈가 툭 불거진 사람들은 심포 삼초가 발달되어 있어요. 반대로 눈썹이 옅다거나 눈썹 있는 데가 쑥 꺼진 사람들은 심포 삼초가 약하다고 보는 겁니다. 준범이는 눈썹이 굵잖아요. 그러면 심포 삼초가 좋다고 하는 겁니다. 저런 애들은 심포 삼초가 좋아서 중국 뿐 아니라 어디에 던져놔도 잘 살아갑니다.

그런데 심포 삼초가 약한 사람들은 외국에 나가도 시차적응도 잘 못하고, 새로운 환경에 적응하는데도 애를 먹어요. 예를 들면 박 선생 같은 경우는 눈썹이 이렇게 빠져 있잖아요. 그건 심포 삼초가 약하다는 겁니다. 그러니까 나나 내 가족 중에 누가 어디 먼 곳으로 간다고 할 것 같으면, 미리 사관에 자석테이프를 붙이고 떫은 것을 잘 챙겨 먹도록 해야 돼요. 그러면 외국에 나가서도 사는데 훨씬 유리해집니다.

질문 : 눈썹에 MT를 붙이는 것은요?

대답 : 차라리 까만 테이프를 길게 붙이고 다니세요. (폭소 하하하)

질문 : 눈이 쑥 들어간 사람은 어때요?

대답 : 눈이 쑥 꺼진 사람들은 일단 위장이 안 좋은 겁니다. 그런 사람들은 맥을 봐서 홍맥이면 단맛을 먹어야 됩니다. 눈알이 튀어 나온 것은 석맥이니까, 이때는 짠맛을 먹습니다.

그 다음에 장부의 대소는, 심포 삼초형은 심포 삼초가 크고 다른 장부와는 무관합니다. 직업으로는 중개업. 중개업은 국제무역업 같은 걸 얘기하는 겁니다. 그래서 이런 상화형은 이 사람하고도 잘 적응하고, 저 사람하고도 잘 적응합니다. (외교 같은 것) 그렇죠. 외교 같은 것, 상담업, 언론인, 외교관 같은 것이 어울리는 직업입니다. 궁합으로는 모든 체질과 다 잘 어울립니다. 이 체질은 능수능란하고 다재다능하다고 그랬습니다. 그러니까 모두하고도 잘 어울린다 그거죠. 기호식품으로는 무엇이나 좋아합니다. 다 잘 먹어요. 많이만 안 먹으면 되죠.

상화형의 본성은 심포 삼초가 건강할 때와 동일하다. 그러니까 다재다능하고, 능수능란하고, 임기응변이 좋고, 저항력이 강하고, 순발력이 좋고, 한열이나 병균에 대한 저항력도 좋습니다. 심포 삼초가 병나거나 허약할 때의 성격은 초조하고, 불안하고, 느긋하지를 못하고, 각종 적응력이 떨어지고, 감기에 잘 걸리고, 균에 대한 저항력도 떨어지고, 한열에 대한 저항력도 떨어지고, 피곤하고, 무기력하고, 흐느끼기를 좋아하고, 여기 가서 이 말하고 저기 가서 저 말합니다. 또 누가 무슨 말하면 자기를 두고 하는 것 같아서 귀를 쫑긋해요. 저기서 누가 소곤소곤하면 자기 얘기를 하는 것 같아서 신경이 쓰입니다. 누가 자꾸 나를 흉보는 것 같아서 불안합니다. 설득하는 방법은 다양하다. 습관도 다양하다.

질문 : 선생님, 자기가 느끼기에 많이 먹은 것이 과식이에요?

대답 : 그렇죠. 배부르게 먹은 게 과식이에요.

질문 : 그러면 제가 원래 먹는 양이 많은데, 다른 사람이 보기에 제가 밥을 많이 먹는 것도 과식인가요?

대답 : 그건 과식이 아니에요. 예를 들어서 최홍만과 표상수가 있으면 둘한테 밥을 똑같이 퍼주면 안 되잖아요. 최홍만은 본인 입장에서 배부르게 먹은 게 과식이고, 표상수 입장에서도 배부르게 먹으면 과식입니다. 그러면 최홍만은 닭 두 마리는 먹어야 배가 든든할 것이고, 저는 다리 두 쪽만 먹어도 된다 이거예요. 그런데 엄마가 그걸 모르면, '옆집 애는 잘 먹는데 니는 왜 안 먹냐' 하면서 자꾸 먹이려고 그래요. 그건 과식시켜서 짜귀나게 만드는 짓이에요.

건강이란 건 누구와 상대적으로 비교하는 게 아니라, 자기 안에서의 절대적인 기준이 있다는 겁니다. 그러니까 남이 얼마만큼 먹든 말든 욕심 부리지 말고, 내가 배부르기 전에 숟가락을 놓는 것이 소식이죠. 그러니까 우린 굶어라가 아닙니다. 배부르지 않게 먹는 걸 소식이라고 하는 겁니다. 그게 경우에 맞는 거잖아요. 왜 배터지게 먹고 꾸벅꾸벅 조냐 이겁니다. 그건 다 똥 만드느라고 조는 것이거든요. 그걸 식곤증이라고 합니다. 밥을 많이 먹으면 저절로 고단해져요. 그런데 왜 비싼 밥을 먹고 고단하게 삽니까? (웃음 하하하) 눈을 번쩍 뜨고 살아야지. 어떤 사람은 하루에 세 번씩 배터지게 먹는 짓을 일 년 내내 하고 있어요. 그런데도 얼마나 목숨이 질긴지 잘 안 죽어요. (폭소 하하하) 매일 그렇게 배불러 죽겠다고 하면서 한 숟가락 또 먹잖아요. 배 터져 죽겠다는 그게 죽기 직전까지 먹은 거잖아요. (웃음 하하하) 그러니까 미리 좀 덜 먹으면 한 150년은 살지 않겠는가 그렇게 보는 거죠.

구삼맥의 변화 - 음양, 촌구가 큰 것과 인영이 큰 것의 차이, 일단 네 개의 맥을 같게 하는 것이 중요하다

지금부터는 구삼맥의 변화에 대해서 설명 하겠습니다. 먼저 음양에서 음은 구삼맥이 나오고 촌구가 크다는 뜻이죠. 여기도 똑같이 음양, 허실, 한열, 부침, 지삭, 대소, 활삽 이렇게 두 개씩 묶습니다. 이것을 이번 주까지 하면 세 번째 설명하는 겁니다. 그렇게 반복해서 설명해도 모르겠다 그러면 앞으로 홍맥의 변화, 모맥의 변화, 석맥의 변화까지 세 번을 더 설명하면 알아지겠죠. (기억력이 없어서) 기억력이 없어서 모르겠다면 책을 반복해서 읽으면 알아집니다.

자, 그러면 구삼맥이 나왔는데 촌구가 더 크다면 병재(病在) 심포. 병은 심포장에 더 있고 그 뜻이죠. 4~5배 성대하면 즉 촌구가 4~5성이면 음유맥에 병이 있습니다. 음유맥에 밑줄 치고, 기경팔맥이라고 쓰세요. 이때는 떫은 것을 더 먹고, 촌구가 더 크니까 낼숨을 더 길게 하고, 상체운동을 많이 해야 됩니다. 그리고 음유맥을 통제하는 혈자리는 심포경의 내관이라고 했어요. 내관에 '사(瀉)'라고 쓰세요. MT 보법은 삼초경의 외관을 보(補)한다. MT는 외관에, 침으로 하는 사법은 내관입니다. 뭔지 모르겠다면 MT를 내관과 외관에 다 붙입니다.

줄 바꿔서, 구삼맥이 나오고 인영이 크면 병재 삼초. 병은 삼초부에 더 있고. 인영이 크면 머리로 피가 많아 가서 통증이나 저림증을 금방금방 느낍니다. 그래서 통증으로 오는 병은 거의 인영에서 온다는 말이 있어요. 반면에 촌구가 큰 사람은 머리로 피가 덜 가니까 어디가 아파도 아픈 줄을 몰라요. 감각이 둔해진 거죠. 그래서 촌구가 크고 인영이 작은 사람은 '나 아픈 데도 없고 건강하다' 그럽니다. 하지만 인영이 큰 사람들은 잘 느끼기 때문에 크게 아프지 않는데도 '여기 아파, 저기 아파' 하는 겁니다.

거기 적으세요. 인영맥이 크면 통증이 많고, 촌구가 크면 통증을 잘 못 느낀다. 심포장이 병나서 촌구가 큰 사람들은 몸이 무겁고, 기력이 빠지는데도 불구하고 자기는 아픈 데가 없다고 착각합니다. 그런데 삼초부가 병나서 인영맥이 큰 사람들은 뇌세포로 피가 많이 가니까 즉시 알아차립니다. 머리로 피가 많이 가냐, 적게 가냐를 말하는 것이 바로 인영 촌구의 대소 차이라고 했죠.

구삼맥이 나오고 인영이 4~5배 성대하면 양유맥의 병입니다. 양유맥도 기경팔맥인데 침으로는 외관을 사하고, MT는 내관에 붙입니다. 인영맥이 크니까 이 사람은 들숨을 길게 해야 되겠죠. 또 하체운동을 많이 해야 되고, 골고루에다가 떫은 것을 더 먹어야 됩니다. 그러면 인영 촌구가 조절됩니다. 언제까지 하느냐? 인영 촌구가 같아질 때까지 한다. 맥을 봐서 인영맥과 촌구맥이 같아지면 그만해야 되겠죠. 구삼맥이 없어지고 음양이 같아지는 날, 구삼맥으로 생긴 모든 병들이 한방에 없어집니다. 큰 병은 다 해결이 돼요.

질문 : 병이 약하든 크든 상관없이, 무조건 맥이 같아지기만 하면 된다는 말인가요?

대답 : 예, 음양 즉 인영맥과 촌구맥이 같아지면, 크든 작든 웬만한 병은 거의 다 해결이 됩니다. 네 개의 맥이 같아진 상태에서는 석맥이 나오면 짠 것을, 현맥이면 신 것을 조금만 먹어도 에너지가 확확 돌아갑니다. 음양의 질서를 잡아놨기 때문에 그런 겁니다. 음양의 질서를 맞춘 다음에 오행의 조화를 맞추는 건 거저먹기죠. 동양학에서는 음양중이 먼저입니다. 그런 연후에 오행을 다스리는 거예요. 음양을 먼저 잡아 놓으면 만사가 쉬워지게 됩니다. 현성 선생님께서도 이걸 정리하실 때 음양이 제일 중요하기 때문에 그걸 제일 앞에 놓으셨어요.

천기누설급의 말씀들을 쉽게도 쏟아내신 현성 스승님, 현성 사부님의 화천(化天)

그러니 현성 스승님이 얼마나 대단하시냐 이겁니다. 살아 계실 때 말씀하시는 걸 들어보면, '아이구! 저 양반이 신이여, 사람이여?' 하는 생각이 들 정도였어요. 말씀하실 때마다 천지의 이치를 다 열어 버리니. 다른 동네에 가면 그 한마디 한마디가 다 천기누설급입니다. 천기누설급 이야기를 이 어른은 일상 언어로 그냥 다 했어요. 그래서 언제부턴가는 겁이 덜컥 나더라니까요. '야~아, 저 양반 저렇게 하늘의 이치와 땅의 이치 그리고 생명의 이치를 다 까발려 놓으면 하늘이 저 분을 그냥 놔둘까? 빨리 데려갈 것 같은데...' 하고 제자들끼리 걱정을 했다니까요. 아니나 다를까. 60에 탁 돌아가시더라구요. 제가 볼 때는 할일 다 하시고 가신 겁니다. 크게 앓지도 않고. 돌아가신 그해 8월 달까지 연수원에서 제자들을 가르치셨습니다. 그 마지막 기수를 우리 아들 건우가 갔다 왔어요. 그리고 9월, 10월 두 달 잠깐 앓고 10월 마지막 날에 돌아가셨어요. 누워서 앓지도 않으시고. 그러니 제자들이 그냥 뻥 쪄버린 거예요. 왜냐하면 8월 그 더운 여름에도 제자들을 직접 지도했을 정도로 건강하셨으니까요.

우리 선생님께서 힘이 얼마나 좋으셨나 하면, 물구나무를 서서 연수원 그 넓은 마당을 몇 바퀴를 도실 정도였어요. 힘도 장사였습니다. 모래주머니를 양팔에 각각 5킬로, 양다리에 각각 5킬로를 매달아요. 그럼 20킬로를 매달았죠? 20킬로를 매달고 운동을 하시는데, 옛날 무사들이 무술 하듯이 능수능란하게 몸을 쓰는 그 모습이 참으로 아름다워요. 우리는 1킬로씩 4킬로만 매달아도 헉헉거리는데, 팔다리에 각각 5킬로를 매달고 몸을 쓰면 그 율동이 아름답기가 그지없어요. 그러니까 제자들이 찍소리 못하는 겁니다. '노인네도 이러는데 너희들 젊은 놈들이!' 그러시면, 우리 젊은 제자들이 할 말이 없어요. 그런 양반이 마지막 기수 수료를 딱 하시고 두 달 만에 깔끔하게 본래 자리로 가시는데 역시 우리 선생님답더라니까요. 그래서 '나도 저 정도는 된 상태에서 가야 될 텐데' 하는데 그게 숙제입니다. 저는 걸어가다가 본래자리로 돌아갈까 하는데, 될지 모르겠습니다.(웃음 하하하)

생명력을 한꺼번에 써버리면 모맥이 나타날 수도 있다, 이 시대에는 한열 문제에서 죽고 사는 것이 결판난다

그 다음에 허실(虛實)에 대해서. 이건 심포 삼초가 허약하다는 뜻이죠. 육장육부의 음양 허실 한열의 균형이 깨지거나 수극화 하여 구삼맥이 나타나면 떫은맛을 더 먹어야 합니다. 반대로 심포 삼초가 너무 실하면 화극금을 합니다. 우리가 생명력을 집중해서 쓰면 사람이 팍 퍼져 버립니다. 전력을 다해서 마라톤을 했다, 전력을 다해서 무슨 경기를 했다, 100미터를 전력 질주했다 그러면 기운이 확 풀어지잖아요. 생명력을 극대화해서 쓰면 화극금이 되어서 모맥이 나타나게 되는데 이때는 뭘 먹으면 돼요? (매운맛) 얼큰한맛, 매운맛을 먹으면 됩니다. 항상 모맥이 나타나는 사람은 매운 것을 먼저 챙길 줄 알아야 됩니다. 현미나 율무 그리고 생강차나 계피차 같은 것. 그런 사람은 고추장 한 숟가락을 더 넣고 비벼 먹으면 좋습니다. 깍두기가 매운맛이고, 겉절이가 매운맛이고, 떡볶이가 매운맛이죠. 그런데 그 매운맛이 왜 해롭냐 이겁니다. 조상 대대로 먹어온 매운맛, 짠맛을 제깟 놈들이 뭔데 자꾸 먹지 마라고 하냐 이거에요.

우리가 점심 때 맛있게 먹은 갓김치는 진안에서 오신 박 선생님이 보내주신 거예요. 매콤하고 짭짤한 것이 굉장히 맛이 좋아요. 박수 한번 보내드립시다. (짝짝짝) 젓갈도 맵고 짭짜름한 맛이죠. 맨 뒷줄에서 열심히 공부하시는 문 선생님이 우리나라 굴지의 금융그룹회사의 이사이신데, 그걸 드시고는 아주 좋아 죽어요. 이렇게 맛있는 건 처음 먹어봤다 그래요. 그 분이 목화형이니까 맵고 짠 게 필요하잖아요. 그러니까 입맛에 딱 맞는 겁니다. 금수형이 볼 때는 좀 짭짜름한데 그 분은 아주 맛있다고 그럽니다. 그러니 사람마다 각기 체질에 따라서 입맛도 다르다는 거죠. 문 선생님은 맵고 짠 갓김치 그게 꿀맛이래요.

그 다음에 한열(寒熱). '한열은 이 시대에 제일 중요함'이라고 적으세요. 이 시대에는 한열관계로 인해 생사가 결판납니다. 우리 선생님이 살아 계실 때 이 한열관계를 설명하시면서 장차 10년 정도 지나면 거의 모든 사람이 이 한열관계가 깨져서 병마에 빠져들 거라 했습니다. 몸이 식으면 일단은 저항력이 떨어집니다. 그리고 몸이 식은 사람들은 생명력의 순환이 잘 안 되잖아요. 그러면 앞으로 큰 일이 벌어질 때 다 자빠질 수 있다는 겁니다. 앞으로 10년 이후에는 사람들은 수기와 이 한열문제로 인해 병마에 시달리게 될 거라 하시면서, 철저하게 따뜻하게 해야 된다고 하셨어요.

제자들도 그때 당시엔 그게 무슨 말씀인지 잘 몰랐는데 우리 선생님 돌아가시고 5, 6년 지나니까 몸이 식어서 생긴 병들이 굉장히 사나워지더라 이겁니다. 과거에는 고혈압, 당뇨 같은 건 생식만 먹어도 그냥 다 나았어요. 몸이 차지기 전에는 병 고치기가 쉬웠습니다. 허실의 균형이 깨진 상태에서는 허실의 균형만 잡아주면 낫잖아요. 그런데 몸에 냉기가 들어가서 온기가 상실되니까 병이 잘 안 낫는 겁니다. 그걸 해결하기 위해서 우리가 별짓을 다했어요. 몸에 열을 만들기 위해 운동도 같이 하고 호흡도 시켜 보고. 그런데 그런 방법으로는 열이 만들어지는데 시간이 많이 걸리다 보니까 사람들이 징그러워서 못하고, 다 나가떨어지는 겁니다. 또 물주머니, 곡식자루 데워서 어떻게 해보고, 족욕도 시키고, 반신욕도 시키고 별짓을 다했는데도 냉기해소가 안 되는 거예요.

효소통을 갖다 놓게 된 사연, 효소통을 이용해 장인어른을 치료하다

환자들은 맥이 빠르고 급하니까 진통제 쓸 때처럼 빨리 효과를 보고 싶어 하거든요. 그런데 냉기 때문에 금방 안 되니까 또 다른 데로 찾으러 다니는 거예요. 그러다가 얼마 지났는데 대천에 김현근 선생님이라고 우리 사형(師兄)이 계시거든요. 이 분한테서 전화가 왔어요. '어이, 표 선생 한번 내려오시게' 그래요. '뭔 일인데요?' 물으니까 '좋은 것 갖다 놨어' 그래요. 주말에 내려갔더니 효소통을 갖다 놓은 겁니다. 그 당시만 해도 초기라서 냄새가 엄청 났습니다. 효소통을 갖다 놓고 자랑을 하시는데 입에 거품을 물고 하시는 거예요. '야, 이거 있으면 병 다 고친다. 냉기 든 사람도 여기(효소통)에 넣고 쪄대면 한열관계는 그냥 다 정리된다'는 겁니다. 그러면서 정보 입수한 것, 그동안 공부하고 정리한 것들을 막 설명을 하시는 거예요.

그러면서 '자네 한번 해 볼라나?' 그래요. '한번 해 봅시다' 해서 옷을 다 벗고 거기를 들어가 봤어요. 효소통에 들어가서 누워있는데 진짜 따끈따끈하고 좋더라구요. 전신을 뜸뜨는 것 같은 느낌이 들면서 땀이 비 오듯하는 겁니다. 저는 항상 운동을 해왔던지라, 거기 들어가 있으니 기혈 순환이 얼마나 잘 되겠습니까? 생식을 10년 가까이 먹고, 운동과 호흡을 꾸준히 해왔던지라 우리는 금방 되는 거죠. 그래서 '야, 이건 굉장하다!' 싶었는데 냄새가 너무 나더라구요. 예를 들어서 여기 생식원에다 효소통을 갖다 놓으면 생식원 바로 앞 버스정류장에서부터 냄새가 날 정도로 냄새가 고약했습니다. 서울에서는 고약한 냄새 풍기면 안 되잖아요. 그래서 겁이 나서 도입을 못하고 그냥 김현근 선생님이 효소통을 갖다 놓고 1년7개월 동안 하시는 걸 지켜만 봤어요.

그 와중에 우리 장인어른을 효소 시켜 드리러 대천에 갔다 오기도 했습니다. 그때 장인어른이 교통사고를 당하셔서 갖고 한쪽 팔이 마비되어서 못 쓰게 생겼어요. 그래서 한참 고민을 하고 있는데, 병원에서는 하루라도 빨리 수술을 해야 된다고 해서, 수술을 시켜 드리려 처남들이 여의도 병원으로 모시고 갔습니다. 가서 입원수속까지 다 밟았어요. 내일 수술하려면 하루 전에 입원해야 되잖아요. 제가 우리 윤 선생하고 같이 병원에 가서 정형외과 전문 주치의랑 수술 직전 상담을 하는데 이 사람이 뭘 모르는 거예요. 전에 그 병원에서 두 번이나 MRI를 찍은 결과 경추(목뼈) 세 번째 마디가 눌려서 팔에 마비가 왔으니 그곳을 수술해야 된다고 진단을 내린 것인데, 의사도 헷갈려 하더라구요. 수술 날짜는 다 잡아놨는데 어디를 수술해야 될지를 몰라요.

수술해야 될 세 번째 목뼈 연골이 눌리면 팔이 안 올라가야 되는데, 우리 장인어른은 잘 올라가니까 의사가 고개를 갸우뚱 하면서 환자에게

'고개를 이리저리 돌려 봐라. 팔도 올렸다 내렸다 해보라' 하면서 차트에 이리저리 적으면서 이상하다는 겁니다. 그러면서 어디가 어떻게 아픈지 환자분이 정확하게 말을 해줘야 수술부위를 정한다는 거예요. 수술 날짜가 내일인데 그때까지도 어디를 수술해야 될지를 모르고 있는 겁니다. 이런 사항을 일반인들이 보면 그냥 의사가 다 알고 하는 줄로만 생각해요. 그런데 저는 이 의사라는 사람이 하는 행위를 보고서는 이 사람이 알고 말하는지, 모르고 말하는지 알았던 거죠. 그래서 아무리 생각해도 안 되겠다 싶어서 의사한테 물어봤어요.

"수술하는 부위에 MRI를 두 번이나 찍었는데, 정확하게 나온 것이냐?"

그러니까 의사 말이 MRI도 정확하지 않다는 거예요. 그래서 '무슨 소리냐? 정확하지 않는데 어떻게 수술날짜를 잡느냐? 지금 보니까 어디를 수술해야 될지도 모르는 것 같은데…' 그렇게 말하니까, 저를 이렇게 쳐다봐요. 뭐 좀 아는 놈 같이 보였던가 봐요. 그 의사가 뭐라고 하느냐 하면 자기도 MRI로 찍으면 디스크로 나올 수 있답니다. 모든 사람이 이렇게 제자리에서 쿵쿵 두세 번 뛰고 MRI를 찍으면, 연골이 스펀지처럼 탄력이 있으니까, 척추가 눌려 있는 것으로 찍힌답니다. 그러면서 그냥 슬그머니 나가는 거예요. 그러니 이건 수술 안 해도 된다는 말과도 같다는 생각이 들더라구요.

그런데 큰 병원 같은 데는 병실을 얻기가 어렵고, 대기하고 있는 사람들이 많아서 입원날짜를 빨리 잡기가 어렵잖아요. 칼 맞으려고 줄서서 대기하고 있는 사람들이 쫙 있거든요. (웃음 하하하) 그게 처갓집 친척 누구 빽으로 해서 입원 날짜 일찍 받아 들어간 건데, 생각다 못해 밖에 나와서 우리 윤 선생한테 얘기했어요.

"이건 수술하면 안 된다. 모시고 나가자."

그러면서 '내가 말할까, 당신이 말할래?' 하고 물으니, 자기가 말하겠대요. 그래서 말씀을 드리니까 안 들어요. 장인어른은 수술만 받으면 낫는 줄 알고 며칠을 기다렸기 때문에, 우리가 그만두자고 하니 안 듣는 거예요. 의사들은 무조건 수술만 받으면 낫는다고 하니까 그 말만 믿는 거죠. 그런데 깨지고 부서진 게 아니라 충격을 먹은 거니까, 의사도 도대체 어디를 수술해야 될지 모르는 상황에서 급하게 수술 날짜를 잡아준 겁니다. 그래서 윤 선생이랑 어떻게 해서 말을 맞췄냐 하면 '설이나 쇠고 수술 받게끔 설득하자. 지금이 설 직전인데 수술 받으면 식구들이 전부 여기 병원에 와서 설을 쇠야 되는데 말이 안 되지 않느냐.' 장인어른이 말을 들어보니까 그게 경우에 맞거든요.

그래서 일단 퇴원시키고, 우리 집으로 모시고 온 거죠. 모시고 와서 우리 회원 중에 경락마사지 하는 사람, 카이로 하는 사람들한테 연락을 취해서 우리 집으로 오시게 해서 장인어른을 치료하게 해봤는데 안 돼요. 고치려고 별짓을 다 해봤어요. 침도 놓고, 뜸도 떠보고, 부항도 해보고, 경락마사지, 천안에 대체의학 연구소에서 하는 전기로 지지는 전통(電通) 치료도 해봤는데도 안 되고, 카이로도 해보고. 그런데도 안 되는 거예요. 사고 나던 날 술 드시고선 밤에 오토바이 타고 오시다가 넘어지는 바람에 새벽까지 그 추운데서 쓰러져 있었거든요. 그때 차가운 콘크리트 바닥에서 몸이 식으면서 굳어져 버린 겁니다.

그렇게 며칠을 있다가 보령에 사시는 사형한테 전화를 걸어서, '형님! 우리 장인어른이 이만저만 하신데 그거 효소 찜질하면 좋아지겠어요?' 그러니까 쉽게 '아, 그거 무조건 되지' 그러시는 겁니다. (웃음 하하하) 도사(道士)들은 원래 거침이 없어요. 그거 무조건 되는 거라 자신 있게 말씀을 하시길래, '그럼 내가 모시고 갈게요.' 설 때 모시고 가면서 '형님, 몇 달이면 효과를 봅니까?' 그러니까 두 달이면 된대요. 가서 효소

비도 다 냈어요. 그리고 설 쇠고는 장인어른한테 이야기를 했어요.

"효소 비용 다 냈으니까 그거 안 하면 낸 돈 다 날아갑니다."

예산에서 대천까지는 기차로 한 40분 걸립니다. 거기다가 장인어른 계시는 곳이 시골이니까 기차역까지 한참을 또 가야 되잖아요. 시골은 서울 같지 않아서 왔다 갔다 하는 일이 보통이 아닙니다. 빠지지 않고 75일을 다녔는데, 45일까지는 거의 차도가 없더라구요. 말이 그렇지 45일을 다니면 일요일을 빼고 거의 두 달을 다닌 거잖아요. 그러니 그 겨울에 노인네 고생만 시키는 것 같아서 불안한 마음도 들더라구요. 그래서 김현근 선생님한테 전화했죠. "형님 어떻게 좀 돼 가요?" 그러니 '아, 맥은 무지 좋아졌어' 그러시는 겁니다. 우리는 어떤 증상이나 상태는 참고만 하고 맥으로만 얘기하니까. '어르신 맥은 많이 좋아졌어. 걱정하지 말어. 조금 있으면 될 거여' 그래요.

그래서 한 15일 정도를 더하니까 풀리기 시작하는데 한번 풀어지니까 급격하게 풀어지는 거예요. 그러니까 얼음을 녹일 때 처음에는 잘 안 녹잖아요. 그런데 한번 녹기 시작하면 확 녹아 버리잖아요. 라면 물을 끓일 때 처음엔 잘 안 끓잖아요. 그런데 보글보글 끓기 시작하면 확 끓어 버리잖아요. 자연의 원리도 그와 같습니다. 그래서 그때 거르지 말고, 연속해서 하는 것이 중요하다는 것을 처음 알았던 겁니다. 그렇게 해서 우리 장인어른이 냉기 들어서 굳었던 몸이 다 풀어졌습니다.

처음에는 오른쪽이 마비되어서 단추도 못 끼고, 젓가락질도 못했어요. 그러던 것이 몸속의 냉기가 다 빠져나오면서, 굳어있던 팔이 풀어져버린 겁니다. 효소욕을 오랫동안 하신 덕택에 전신이 다 환골탈태가 되어버렸어요. 그걸 치료하고 나서는, 장작 쟁겨 둔 걸 도끼로 다 빼개서 산더미같이 쌓아놓고, 그해 경운기 끌고 다니면서 농사 다 지었다니까요. 지금까지도 경운기 끌고 농사짓고 있어요. 그러니까 효소하는 와중에 옛날에 있었던 문제까지 다 해소가 되어버린 겁니다. 효소욕을 통해 좋아진 모습을 보고 제가 놀랐습니다.

효소통을 분양 받아서 아토피 환자를 고치다, 한열관계는 앞으로의 생존을 좌우하는 관건이다, 천지는 결코 인자하지 않다

그때 그런 일을 겪으면서 효소욕에 대해서 더 공부를 했습니다. 당시에 생식원에는 몸이 차서 생식 갖곤 잘 안 되는 회원이 몇 명 있었어요. 처음에는 대천까지 내려 보내서 효소찜질을 받게 하려고 했는데 몇 가지 문제가 생겨서 포기하고, 차라리 여기서 해야겠다 싶어서 효소통을 분양 받았어요. 저 효소통의 역사가 그렇게 해서 시작되었습니다. 그래서 그 이후로 한열관계의 균형이 깨져서 고생하고 있던 사람들이 엄청난 효과를 본 겁니다. 아토피 같은 건 거의 다 낫고.

질문 : 아토피도 됩니까?

대답 : 아토피는 해보니까 1년은 해야 돼요. 그건 피부가 완전히 바뀌어야 됩니다. 피부의 질을 완전히 바꾸지 않으면 아토피는 또 나타나거든요. 그러니까 근본적으로 해결하지 않으면 안 되는 거죠. 우린 아토피 환자들이 오면 그렇게 얘기해요. 아까 고등학교에 다니는 그 학생 봤죠? 그 학생도 처음에는 완전 오그라든 데다가 피부도 피떡이 되어서 생식원에 왔었어요. 따뜻하면 잘 크지만 추워서 오그라들면 애들이 못 크거든요. 그런데 지금은 효소를 한 덕분에 피부도 환골탈태가 되고, 키도 커졌어요. 그렇게 사람을 하나 살려놓으면 마음이 흐뭇해집니다.

그래서 이 한열관계는 앞으로 사람이 살아가는데 최대관건이라고 하는 겁니다. 면역력을 기르고 싶다면 심포 삼초를 건강하게 해야 되거든요. 그러니 어린 아이들한테 절대로 찬 걸 먹이면 안 된다는 거예요. 찬 우유라든지 찬 요구르트, 찬 콜라 이런 건 절대 먹여선 안 됩니다. 신생아에게 가장 좋은 온도가 몇 도입니까? 엄마 젖꼭지에서 지금 막 나오는 따끈따끈한 모유의 온도입니다. 그건 생명이 만들어낸 온도에요. 그걸 알아야 됩니다. 우리 엄마들이 우리를 키울 때 보면 항상 밥솥 안에다가 뭘 넣고서 데워지면 그걸 꺼내서 호호 불어서 식혀서 먹였잖아요. 우리를 키울 때는 뜨거운 걸 호호 불어서 식혀서 먹였지, 냉장고에서 찬 걸 꺼내서 먹이지 않았다는 겁니다. 지금 보면 냉장고가 사람들을 다 잡고 있어요.

(준범이 어렸을 때 우유를 먹이는 엄마들한테 소아과 의사들이 뭐라고 가르쳤냐하면요, 아기들 장을 튼튼하게 하려면 우유를 차갑게 해서 먹여야 된다고 가르쳤어요. 그래서 그때 차게 먹이는 붐이 일어났습니다. 그때부터 찬 것을 먹이는 것이 일반화 되었어요)

그렇죠. 그렇게 붐이 일어났었던 적이 있었지요.

(그런데 저는 당시에 아무 것도 모르는데도 도저히 이해가 되지 않더라구요. 엄마 젖은 따뜻한데 왜 차게 먹이라고 하는지? 그리고 우유를 냉장고에 넣었다가 주면 아기도 기겁을 하고 또 어른들도 차가운 걸 싫어하는데… 그때 잘못해서 지금 다 문제가 생기는 것 같습니다)

그렇습니다. 그때 차게 해서 키운 것이 지금 큰 문제를 야기 시키고 있어요. 그때부터 엄마들이 애를 키울 때 우유 같은 걸 차게 해서 먹인 그것 때문에 지금 전부 찬 기운으로부터 보복을 당하는 겁니다. 자연과 생명의 순리에 거스르면 자연은 철저하게 보복을 가합니다. 자연은 절대 안 봐줘요. 자연은 절대로 인자하지 않고, 자연은 철저하게 무자비(無慈悲) 합니다. 『노자』에 나오는 천지불인(天地不仁)이라는 말 들어 봤죠? (예) 자연은 인자하지 않다는 겁니다. 가을이 되면 가차 없이 추살기운으로 한방에 다 날려버린다 이거죠. 지금 천기로는 늦가을 인데 밭에 가보면 날씨가 따뜻하다고 싹을 틔우는 놈들 있죠? 가을은 찬 서리 한방으로 그 어린 싹들을 다 죽여 버립니다. 그게 추살지기에요. 추살지기(秋殺之氣)는 앞으로 금기(金氣)에 대해서 공부할 때 자세하게 나옵니다.

자, 또 보십니다. 한(寒)은 장부가 냉하면, 차면 그 뜻입니다. 맥이 급(急)하며. 이때는 더운 음식과 약을 쓰고, 침은 두 시간 이상 유침한다. 맥이 급하다는 것은 사납고 세게 뛴다는 거죠. 맥동이 강하다 약하다 할 때 강한 것을 말합니다.

열(熱)은 장부가 뜨겁다는 뜻입니다. 한(寒)은 장부가 차다는 뜻이고. 열이 있으면 맥이 완(緩)하며. 맥이 느슨하고 부드럽다는 뜻이죠. 벌렁벌렁 이렇게. 이때는 찬 음식과 찬 약을 쓰고 속자서발 한다. 속자서발은 침을 찌를 때 한방에 콱 찌르고, 뺄 때는 천천히 빼라는 뜻입니다.

지금 시기엔 절약만이 살 길이다

다음은 부침(浮沈)에 대해서. 부(浮)는 맥이 떠 있다는 뜻이죠. 부하면 병이 체외에 있습니다. 손이 뜨겁다든지, 손에 땀이 난다든지, 어깨가 아프다든지 하는 것 있죠. 부하면 체표에 병이 있고, 침(沈)하면 병이 체내에 있습니다. 침은 깊이 있다, 가라앉아 있다는 뜻입니다. 맥이 침하면 병은 장부에 있습니다. 그렇기 때문에 맥이 침하면 고치는데 시간이 더 걸리게 되죠. 깊이 있는 병은 고치는데 시간이 더 걸리고, 겉에 드러난 것은 빨리 됩니다. 그래서 뭐든지 드러난 건 수습하기가 쉽지만, 드러나지 않는 걸 수습하기는 어려워요.

지금 국제금융이 난리 났잖아요(당시는 리만사태로 인해 한참 시끄러울 때였다). 드러난 것보다 앞으로 터질 게 얼마나 더 되는지 모른다는 거죠. 상상을 초월한 파생상품이 저 아래에 내재하고 있다는 겁니다. 천조 달러. 지금 유럽에서 구제금융 7천억 불, 8천억 불 그러는데 천조

(千兆) 달러에 비하면 그건 새 발의 피예요. 이미 유럽은 답이 없는 겁니다. 정신 바짝 차려야 됩니다. 그래서 우리는 앞날을 대비해서 지금부터 휴지 한 장이라도 절약하고, 치약을 쓸 때도 조금이라도 덜 쓰고, 비누 쓸 때도 조금이라도 덜 쓰는 연습을 해야 됩니다. 어제까지의 이 풍요로운 시대가 무한정 가지 않는다는 거예요.

그럴 확률은 적겠지만 지금의 금융대란으로 인해서 대기업이 무너지게 되면 협력업체들, 중소기업들도 다 죽게 되잖아요. 중소기업들이 망해 버리면 비누, 하이타이, 휴지 이런 것들의 가격이 천정부지로 뛸 것 아닙니까. 화장지 없으면 똥 어떻게 닦을 겁니까? 그러니까 우리는 지금부터라도 화장지 막 쓰던 것을 요렇게 잘 접어서 조금씩 아껴 쓰는 연습을 해야 됩니다. 나중에 안 되면 신문지라도 비벼서 써야 되겠죠. 옛날 신문지도 없을 때는 뭘 썼을까요? (지푸라기) 지푸라기를 비벼서 썼는데 그건 똥구멍 다 찌르기 때문에 아파요. 하지만 지푸라기도 없을 땐 돌을 썼어요. 우리 어렸을 때 다 해봤잖아요. 돌로 닦은 후에 씻어서 놔뒀다가 또 닦고 그렇게 했어요.

포대 종이 쓴 역사가 얼마 안 됩니다. 화장지 쓰는 이거는 똥구멍 입장에서 보면 거의 천국이죠. (웃음 하하하) 그렇잖아요. (화장지는 마약과도 같아요) 그렇죠. 마약이에요. 우리 어르신들은 역시 달라요. 옛날엔 화장실에 나무를 이렇게 걸쳐놓고 이렇게 지나갔다는 것 아닙니까. (웃음 하하하) 뭘 갖고 닦았겠어요? 북한에선 그렇게 했대요. 우리 박 선생님, 윤 선생님 두 어르신은 고향이 북한이거든요. (아아!)

구삼맥의 변화-지삭, 대소, 활삽과 맥의 변화가 복합되어서 나타나는 경우

그 다음에 지삭(遲數)에 대해서. 지(遲)는 느린 걸 의미하죠. 맥이

60박 이하로 느린 것을 지라 하고, 60박 이상으로 빠른 것을 삭(數)이라 합니다. 맥이 느릴 때는 염증이 없는 걸로 보고, 맥이 빠를 때는 염증이 있는 걸로 봅니다. 여기서의 염증은 고름이 아니고, 잇몸에서 피가 난다든지, 눈곱이 많이 낀다든지, 비염 같은 게 있는 걸 의미합니다.

질문 : 저 같은 경우는 비염이 심하고 맥이 68박 정도로 뜁니다. 그 정도면 그렇게 빠르다고는 볼 수 없을 것 같은데요?

대답 : 그것은 70박, 80박 뛰는 사람보다 빠르지 않은 것이지, 60박이라는 기준보다는 빠른 겁니다. 맥이 빠르면 몸속에 염증이 있는 걸로 봐라 그겁니다. 맥이 느리면 대사속도가 느린 것이고, 맥박이 빠르면 대사속도가 빨라지는 겁니다. 생명체 입장에서는 대사속도를 빠르게 해야 염증을 제거하는데 수월 하겠죠.

질문 : 보통 사람들도 거의 60박 이상 나오지 않나요?

대답 : 그러니까 지금 사람들 성격이 다 급해진 겁니다. 어른이 60박에서 65박이 나온다면 정상으로 보고, 그 이상은 빠른 걸로 보는 거예요. 여성이 냉이 좀 있다든지 하면 맥이 빨라지겠죠. 건강하다고 하기 위해선 일단 깨끗해야 되잖아요. 건강한 몸에서는 향기가 납니다. 그런데 찌린내가 난다든지 하면 염증이 있는 걸로 봐야 된다는 거죠. 거기다가 무좀이 생겼다는 건 염증을 넘어선 거잖아요. 그것 다 있잖아요. 없는 사람이 어디 있어요?

그 다음에 대소(大小). 대(大)는 맥이 크다는 뜻이죠. 맥이 크면 기와 혈이 왕성함으로 이때는 약보다는 침이나 뜸이 유리합니다. 괄호 열고, 영양하고 운동하고. 그러니까 보약 먹는 것보다는 침이나 뜸이 더 유리하다는 얘깁니다. 소(小)는 맥이 작은 걸 얘기하는 거죠. 이때는 기와 혈이 작음으로 해서, 사법인 침이나 뜸보다는 보법인 음식이나 약이 유리합니다. 괄호 열고, MT 보법을 쓰면 유리하다. 요건 주무실 때 쓰는 거죠.

활삽(滑澁). 활은 맥이 미끄럽다는 뜻입니다. 이때는 맥이 미끄러우며, 일시적 열이 있음으로 그 곳의 열을 흩어지게 하고, 삽(澁)은 꺼끌꺼끌, 구삼맥처럼 껄끄럽다는 뜻입니다. 이때는 기가 울체되어 있음으로 기를 소통시킨다. 운동 같은 게 좋겠죠. 기가 울체되어 있으면 통증이나 저림증, 신경통 같은 게 많아요. 이때는 천천히 운동해서 몸을 따뜻하게 하면 기혈의 소통이 원활해져서 통증이 사라지겠지요.

예를 들어서 현재의 맥이 부완삭(浮緩數)하면, 체표에 열이 있고 염증도 있는 겁니다. 부(浮)하면 체표에 병이 있는 것이고 또 완(緩)은 맥이 완만하고, 느슨하고, 부드러운 걸 말합니다. 이때는 열이 있다는 거죠. 삭(數)은 맥이 빠르다는 것인데, 염증이 있어서 그걸 제거하기 위해서 대사속도를 빠르게 하는 것이라 했죠? (예)

침완(沈緩)하면 체내에 즉 장부에 열이 있는 걸로 봅니다. 여기서 침(沈)은 병이 장부에 있다는 것이고, 완(緩)은 열이 있다는 것이니까 장부에 열사로 인한 병이 있다는 겁니다.

증상 변화에서 맥이 급(急)하면 대개 정신병이나 간질과 같은 발작 그리고 적취 등이 있습니다. 맥이 툭툭툭 강하고 사나운 것 있잖아요. 그러면 뱃속에 냉기로 인해서 생기는 적이나 취 또는 유동기 같은 게 있다는 겁니다. 우리 이 여사님 인영맥을 보면 툭툭 치면서 크잖아요. 몸이 차서 배에 딱딱한 적 같은 게 있다 그겁니다. 그러니까 그걸 알게 된 것이 얼마나 다행입니까? 생식하시면서 곡식자루 찜질과 효소하시는 그걸 지금처럼 꾸준하게 하시면 됩니다.

그리고 맥이 완(緩)하면 농이 든 종기가 있거나 구토증이 있습니다. 맥이 소(小)하면 식욕이 항진되는 것이 보통이고 극소하면 먹지를 못합니다. 아주 극소하면 소화시킬 기력조차 없어서, 곡기를 넘기지 못하게 되어 사람이 죽게 되는 거죠. 맥이 활(滑)하면 대개 생식기에 이상이 있고, 삽(澁)하면 부종이나 저림증, 통증이나 쑤시고 땡기는 것이 있습니다.

사맥 환자들에겐 가공하지 않은 순수한 에너지가 좋다

이번에는 사맥(死脈)에 대해서 알아보겠습니다. 사람이 죽고 사는 맥에 대해서도 알아야 되겠다 그거죠. 지금까지는 심포장과 삼초부가 제일 허약할 때 나오는 구삼맥의 변화에 대해서 설명한 것인데, 사맥(死脈)은 고칠 수 있는 병맥(病脈)이 아니고 고칠 수 없는 맥을 말합니다. 그래서 알아놓아야 합니다. 사맥은 생명의 상태가 아주 나빠진 상황이라 일반적인 치료를 하면 할수록 더 악화됩니다. 위암에 걸려서 사맥 나오는 사람을 수술하면 더 빨리 죽게 될 수도 있어요. 그러니까 사맥이 나오는 사람에겐 수술이나, 침, 뜸, 사혈, 부항 같은 걸 하는 게 아닙니다.

그러면 어떻게 하느냐? 몸을 따뜻하게 하고, 생식을 드시게 하면 좋습니다. 생식은 밥 먹는 거잖아요. 생식도 조금씩 드셔야 됩니다. 많이 먹으면 안 되고 소식으로 조금씩 조금씩. 그래서 우리 윤 선생님(수강생 중 한분)의 아버님이 구십 몇 세에 돌아가셨는데, 돌아가시기 전에 생식을 조금씩 드리니까 아주 좋더라는 겁니다. 왜냐하면 우리가 내일 죽거나 한 달 후에 죽더라도 뭔가는 먹어야 되잖아요. 그러면 그 영양분을 얻을 때 어떤 먹거리가 좋겠느냐? 가공되지 않고 왜곡되지 않은 정갈한 곡기가 좋다는 겁니다.

그게 뭐겠어요? 자연에서 막 얻어진 먹거리, 순수한 에너지, 우리가 생식에다 담아 놓은 그 에너지입니다. 거기엔 무슨 첨가제가 안 들어갔고, 방부제가 안 들어갔고, 맛을 내는 뭔가가 일절 안 들어갔으니까 좋다는 겁니다. 그것도 많이 주는 게 아니라 한 숟가락씩 조금씩 드려야 돼요. 사맥이 나와도 오래되지 않으면 고칠 수 있어요. 여기 우리 회원들 중에서도 사맥 비슷한 게 나온 사람이 있거든요. 그런데 나이가 아직 젊습니다. 그러면 살려야 되잖아요. 자연의 원리를 가르쳐서 스스로 고치게 해야 됩니다.

사맥의 형태 1 - 현맥이나 석맥에서 변형된 사맥

사맥도 종류가 여러 가지인데 첫 번째로는 굵은 철사가 구부러진 것 같은 맥이 있습니다. 인영맥이나 촌구맥을 봤더니 굵은 철사가 구부러진 것처럼 에스(S)자로 비틀어져 있어요. 그러면 이건 현맥이나 석맥이 오래되어서 사맥으로 변한 겁니다. 간담이나 신방광이 크게 병나서 재기불능 상태가 되면 이렇게 에스(S)자 모양으로 구부러집니다. 그런 맥이 나오면 몸이 극도로 긴장된 나머지 흡수를 못하게 됩니다.

이 여사님의 맥을 보면 일자(一字)로 되어 있어서 팽팽하고 딱딱하고 미끌미끌하잖아요. 그걸 그냥 놔두면 나중에 가면 이렇게 구부러지게 돼요. 그 상태까지 가게 되면 물도 못 마시게 됩니다. 생식원에 처음 방문했던 그때 당시엔 맥이 꼬부라지지 않았죠. 그러니까 그건 사맥이 아니라 현맥이 20배 정도로 아주 큰 거였어요. 그 맥만 되어도 뭘 먹어도 소화를 못 시키는데, 더 팽팽하게 긴장이 된 나머지 에스자로 비틀어지면서 사맥이 되면 장부가 정말로 흡수를 못하게 됩니다. 그런데 그렇게 되기 전에 계속 간담을 영양하는 신 것을 넣어주고 따뜻하게 하니까 이 놈이 부드럽고 벙벙해진 거예요. 그걸 그냥 놔두면 사맥으로 변하는데, 일단 사맥이 되면 고치기가 힘들어지게 됩니다.

우리는 70이 넘고 80세가 넘어서 사맥이 나오거든 고치려고 하지 말라고 그럽니다. 그 분들은 어떻게 보면 천수(天壽)를 다 누리신 거죠. 천수를 누리며 살다가 간이나 콩팥이 안 좋아지게 되면, 돌아가시기 전에 맥이 굵은 철사가 구부러진 것처럼 에스(S)자로 구부러지게 됩니다. 그 상태가 되면 소화, 흡수를 못해서 곡기도 끊어지면서 자연으로 돌아가는 거니 애달파 하지 말라 그거죠. 그런데 우리가 그런 이치를 모르고 이런 사맥이 나오는 사람을 고치겠다고 병원 데리고 가서 수술시키면 더 빨리 죽게 됩니다. 절대 그렇게 하면 안 돼요.

그러면 이러한 사맥은 언제 죽느냐? 만약에 현맥이고 간담이 안 좋다 그러면 2012년 임진년 목태과(木太過)의 해 또는 2017년 정유년 목불급(木不及)의 해가 위험합니다. 그리고 일 년 사시 중에서도 간담이 허약해지는 봄에 돌아가실 확률이 높습니다. 그것도 목기(木氣)가 가장 왕성한 춘분 무렵에 돌아가실 확률이 많고, 하루 중에서는 대개 새벽에 운명을 하시게 됩니다. 이건 현맥이 변한 사맥일 때 그렇다는 겁니다.

목태과의 해가 위험하다고 하는 것은 그때가 되면 천지에 목기운이 가득 차기 때문에 이에 대응하기 위해서 우리 생명은 오장 중 목기의 발전소인 간담의 기능을 더 많이 쓰게 됩니다. 이때 간담이 튼튼하고 건강한 사람은 별 문제가 없지만 평소 간담이 허약하여 현맥이 나오는 사람은 더 힘들어지게 됩니다. 그래서 목태과의 해는 일년 내내 간담이 힘들고 허약해질 수 있는 해가 되는 겁니다. 같은 목기가 작용해도 목불급의 해는 간담이 힘들어지는 정도가 목태과의 해 보다는 덜하게 돼요. 그리고 목태과 때는 태풍, 화산폭발, 지진 같은 천재지변이 대체로 많이 일어나게 됩니다(올해 2012년은 이례적으로 태풍이 많이 온 해였다).

이러한 이치는 수태과의 해, 수불급의 해에도 적용됩니다. 또한 화태과의 해, 화불급의 해도 같습니다. 토태과의 해, 토불급의 해와 금태과의 해, 금불급의 해도 방금 말한 목태과의 해와 목불급의 해에 각각 장부에 미치는 영향과 같은 이치로 이해하시면 되겠습니다.

석맥으로 인한 사맥의 경우엔 언제 돌아가시냐? 2011년 신묘년 수불급의 해 또는 2016년 병신년 수태과의 해 겨울철 한밤중에 돌아가실 확률이 높아집니다. 이 시기는 자연에서 수기가 왕성해지게 돼요. 우주 자연에서 수기가 왕성해지면 육체에서도 그것에 대응하는 힘이 있어야 하는데, 그 대응하는 힘이 약하다 보니 생명체 안의 수기가 고갈되어서 죽는 겁니다.

삼국지에 보면 제갈공명 같은 사람들은 하늘의 별자리를 보고 누가 언제쯤 죽을 것 같다 그러잖아요. 그렇게 천문을 보고도 아는데 맥을 보고서 모른다면 말이 안 된다 이겁니다. 이런 사맥이 나오는 분들을 보면 죽는 맥이라고 말하지 말고, '그냥 기운이 좀 없으시네요' 라고 말하면서 생식을 조금씩 드시게 하는 게 제일 좋습니다. 생식은 치료제가 아니라 밥이잖아요. 이런 식으로 자연스럽게 설명해 주면 되겠죠.

사맥의 형태 2 - 구맥이나 구삼맥에서 변형된 사맥

두 번째로는 어떤 사맥이 있느냐? 맥을 보다보면 깨알 같은 구슬이 또로록 또로록 굴러가는 것 같은 맥이 잡힐 때가 있는데, 이것도 사맥입니다. 깨알처럼 또로록 또로록 굴러가는 맥을 만지면 기분이 아주 안 좋아요. 저는 생식원을 하다 보니까 이런 맥도 만져 볼 기회가 있어요. 회원 중에 자기 어머니가 안 좋다고 해서 모시고 왔는데, 저런 맥이 나왔거든요. 이러한 맥은 심소장의 기운이 허약해져서 생기는 구맥이나, 심포 삼초 생명력이 병이 나서 나오는 구삼맥이 오래된 나머지, 장부의 기력을 회복할 수 없게 되어서 머지않아 돌아가시게 될 때 나오는 맥입니다.

이런 분들은 언제 돌아가시냐 하면, 수술 같은 것을 받지 않았거나 약 같은 것도 먹지 않았다면, 여기 세운연대표를 보면 올해가 2008년 무자년 화태과의 해입니다. 그러면 이런 맥이 있는 분들은 올 여름에 돌아가실 수 있게 됩니다. 그리고 오전에 화기가 많으니까 대개 오전에 돌아가시게 됩니다. 천지자연에서 화기가 넘쳐나기 때문에 이에 대응하는 심소장의 힘이 자연의 화기를 감당하지 못해서 죽는 겁니다.

화태과 때는 뜨거워지는데, 올해가 화태과라서 그런지 늦가을까지 더웠어요. 태과와 불급에는 어떤 농사가 잘되고 안 되고 하는 것도 다음에 시간을 내서 설명해 드릴게요. 그런 것도 세운연대표를 보고 어느 정도 예측을 할 수 있습니다. 그런데 요즘은 남북극 빙하가 급격히 녹아내리고, 천지자연이 다 오염되고 병들어서 그런지 옛날처럼 딱딱 맞아 떨어지지는 않습니다. 더구나 연명치료 등 약물치료와 각종 수술로 인해서 경맥의 흐름에 교란이 생긴 나머지 맞지 않는 경우가 더 많아졌어요. 어쨌건 구맥으로 인한 사맥이 나오는 사람이 올해 무자년(2008년)에 안 돌아가셨다면 5년을 더 살 수 있다는 겁니다. 그러다가 2013년 계사년 화불급이 되는 해가 돌아오면 위험해집니다.

여기 보면 불급은 음이고, 태과는 양입니다. 불급, 태과, 불급, 태과 이렇게 진행하죠? 즉 음, 양, 음, 양 이렇게 세운이 진행합니다. 또 목화토금수 목화토금수 계속 오행으로 돌죠? 세운은 음양과 오행이 계속 바뀌고 순환하면서 진행되어 나갑니다. 그래서 불급일 때는 촌구맥이 커지는 것이고, 태과의 해에는 인영맥이 커집니다. 고대에는 사람의 생명력이 이렇게 천지기운과 맞아서 돌아갔어요. 그러니 한 해는 촌구가 커지고, 한 해는 인영이 커지는 게 규칙적으로 돌아갔던 겁니다. 내 안의 거대한 생명인 심포 삼초가 외기인 천지기운과 조율을 하면서 이런 식으로 맞물려 돌아가게 되는 거죠.

일생을 다 누리고 나면 나중에 사맥이 나타날 때 이렇게 되는데, 구맥으로 인한 사맥일 때는 대략 여름, 그 중에서도 오전에 돌아가실 확률이 높고, 구삼맥일 때는 대개 환절기 때 돌아가시게 됩니다. 그리고 환절기 안에서도 일출과 일몰 때 돌아가시게 되죠. 해가 뜨고 질 때 기운이 바뀌잖아요. 묘유(卯酉) 시간대(時間帶)가 낮과 밤이 갈라지는 중간 시간대입니다. '해질 무렵에 돌아가셨어. 새벽까지 살아계셨는데 해 뜰 때쯤 돌아가셨어' 라고 하는데 그게 이런 경우입니다. 물론 묘유 시간대 그때 꼭 돌아가신다는 건 아니고, 기운이 그렇게 작용한다는 거죠.

또 지금은 이게 거의 맞을 수가 없는 게, 병세가 안 좋다 그러면 바로 응급실로 모시고 가잖아요. 가면 산소마스크를 씌우고 알부민 주사 같은 걸 놓으면 돌아가셔야 될 때 못 돌아가시게 됩니다. 그런데 그건 그 영혼이 우주로 가야 될 시간에 못 가게 막는 행위입니다. 그러니까 그 영혼이 어떻게 되겠어요? 혼란이 생기겠죠. 가야 될 시간을 그 영혼은 알기 때문에 때가 되면 가려고 하거든요. 그런데 난데없이 주사기를 통해서 이상한 에너지가 들어오니까 혼백이 가야될 때 몸에서 못 빠져 나가는 거예요. 그래서 원래 죽게 될 시간에 어긋나게 죽은 나머지, 지금 갈 곳을 잃게 된 영혼들이 천지에 가득 차 있는 겁니다. 산 사람도 빙의되어서 제 정신 갖고 살지 못하고, 죽은 영혼도 갈 곳으로 못 가고. 그래서 지금 신명계가 뒤죽박죽 엉망이 되어 버렸어요. 이런 이야기를 하면 말귀를 알아듣는 사람은 알아들을 것이고, 못 알아들으면 할 수 없는 거죠.

사맥의 형태 3 - 홍맥이나 모맥에서 변형된 사맥

세 번째는 이러한 사맥이 있습니다. 맥을 봤는데 무엇이 벌렁벌렁 하기는 하는데 혈관이 촉지 되지 않는 경우가 있어요. '맥을 봤는데 맥이 없어요' 하는 경우 있잖아요. 우리 김 선생님은 초보 요법사들이 보면 맥이 없다고 하는데, 그건 있는 거죠. 솜과 같이 퍼져 있는 모맥입니다. 그런데 이 사맥은 이 전체로 뭐가 있는 것 같은데, 아무리 정신을 집중해도 뭐가 벌렁벌렁 거리기만 할 뿐 찾을 수가 없어요. 맥이 너무 퍼져 있어서 있는지 없는지 모르는 겁니다. 맥 공부를 잘하기 위해서는 오랫동안 집중하는 연습을 해서 여기 엄지손가락의 감각을 발달시켜 놔야 해요. 그리고 많은 사람의 맥을 봐서 그 맥상의 정보를 많이 입력해 놓아야 됩니다. 맥 공부에는 이것 말고는 왕도가 없다고 그랬습니다. 그런데 어떤 분들은 몇 명 만져보지도 않고 '나는 맥을 잘 모르겠어요' 하고 때려치우는데, 공부를 안했으니까 당연히 모르는 겁니다. 골속에 확철대오 그리는 연습도 안하고, 집중해서 꾸준히 공부를 안 한 사람이 어떻게 알겠습니까? 모맥은 요렇게 굵고 넓고 퍼져 있고, 홍맥은 이렇게 굵고 넓고 짧고 부드럽죠. 그런데 이 사맥은 혈관의 경계도 없고 뭣도 없고 그냥 이렇게 되어 있어요. 요건 홍맥이나 모맥이 오래 되어서 돌아가시게 될 때 나오는 맥이죠.

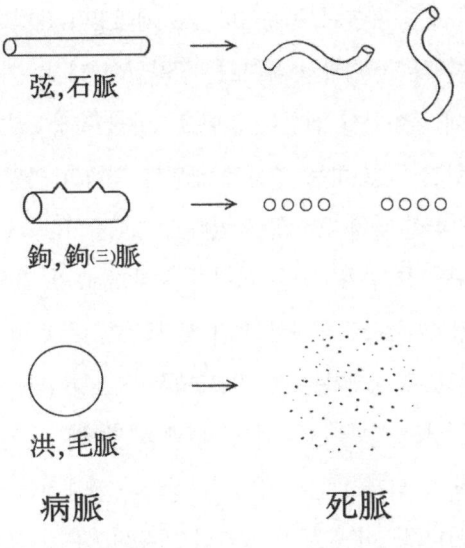

그림 사맥의 종류(현·석맥, 구·구삼맥, 홍·모맥)

연세가 많으신 할머니 할아버지 맥을 봤는데 혈관이 촉지가 되지 않고 뭔가가 벌렁벌렁하는 저런 사맥이 뜬다면 천수를 다 누리신 거니까 애달파 하지도 말고 슬퍼해서도 안 됩니다. 슬퍼하는 대신 그 시간에 그 어른들이 우리에게 남기신 유지가 무엇이고, 그분들의 자손으로서 어떻게 살아가야 되는가를 생각하는 것이 중요합니다. 물론 내 어머니가 돌아가시니까 슬프기는 슬프겠죠. 그러나 때가 되어서 우주자연으로 회귀하는 거니까 목숨에 너무 집착하지 말라는 겁니다. 어른들은 고생하실 만큼 고생하셨으니까 우리가 편안한 곳으로 갈 수 있도록 염원하면 그런 곳으로 갈 수 있습니다. 우리도 나중에 죽을 텐데, 그때가 되면 정신을 집중해서 미련 싹 끊고 편안하게 가야 된다 그 얘기죠. 그게 다음 생을 위해서도 좋은 겁니다.

비위장이 허약해져서 홍맥으로 인한 사맥이 나오는 분은 언제 돌아가시느냐 하면 토태과의 해 또는 토불급의 해 안에서도 장하기 때, 그 중에서도 한낮에 죽을 확률이 높습니다. 또 폐대장이 허약해서 나오는 모맥으로 인한 사맥은 금태과의 해 또는 금불급의 해 중 가을에서도 저녁 무렵 내지 밤에 돌아가실 확률이 높아요. 이제 육장육부가 다 나왔죠? (예) 사람이 살고 죽고 하는 생사의 근원과 만병의 근원은 그 사람 육장육부의 음양 허실 한열의 균형에 있다고 그랬습니다.

다시 정리하면 첫 번째, 굵은 철사가 구부러진 것 같은 사맥은 간담이나 신장 방광이 극도로 허해서 생긴 사맥이고, 두 번째, 깨알 같은 구슬이 또로록 또로록 굴러가는 것 같은 맥은 심소장이나 심포 삼초가 극도로 허약해서 생긴 사맥이고, 세 번째 맥을 봤더니 무엇이 벌렁벌렁하는데 혈관이 촉지 되지 않는 것은 비위장이나 폐대장이 극도로 허약해서 생긴 사맥입니다. 이 모두가 장부의 기운이 다 고갈되어서 죽게 될 때 나오는 맥이에요.

네 곳 중 한 곳이 무맥(無脈)인 사맥과 전기가 찍찍 뻗치는 사맥, 잠잘 때 10박 중 1박이 휴지인 경우도 사맥으로 본다

 사맥은 위 세 종류 말고 또 있어요. 네 번째로 좌우 인영 촌구 네 곳 중 한 곳 이상이 무맥(無脈)인 경우도 사맥으로 볼 수 있습니다. 인영 촌구를 봤는데 한 곳에서 맥이 안 뛰는 사람이 있습니다. 몸의 4분의 1로 에너지가 안 간다는 거죠. 이것도 굉장히 안 좋은 겁니다. 모맥이다 현맥이다 이런 건 장부가 허약한 상태긴 하지만 기운은 가고 있는 거예요. 그러니 기운이 전혀 안 가는 것과는 이야기가 전혀 다릅니다. 호흡이 끊어진 것과 호흡이 약한 것이 전혀 다른 것과도 같아요. 아무튼 인영맥과 촌구맥 좌우 네 군데 중에서 한 곳 이상에서 맥이 안 뛰면 사맥으로 분류합니다.

 다섯 번째로 어떤 사람의 맥을 봤더니, 전기가 찍-찍- 뻗치는 것 같은 맥이 있습니다. 만져보면 전기에 감전된 것 같은 맥이 있어요. 맥에 손을 댔는데 전기가 뻗치면 무서워요. 엄지손가락으로 촉지를 하면 그 사나운 기운이 어깨까지 찍- 뻗쳐 오는 것 같습니다. 처음엔 그런 맥도 있나 싶었는데, 여기 생식원에서 어떤 사람 맥을 만져 봤는데 실제 그 느낌이 여기 어깨까지 와요. 그러면 맥을 보다 말고 심장이 멎는 것 같아서 깜짝 놀라게 됩니다. 하지만 내가 나를 다시 수습해야 되겠죠. '내가 당황하면 안 되지.' 그리고 이 분한테 잘 얘기해야 되잖아요. 당사자에게 사맥의 실상을 얘기하면 안 되고, 편안한 말로 이야기를 잘 해 드려야 되겠죠. 그래서 이것도 사맥으로 분류합니다.

 여섯 번째, 잠잘 때 맥을 봐서 10박 중 1박이 휴지(休止)면 이것도 사맥으로 봅니다. 편안하게 잠들어 있는 상황에서 10박 중 1박이 휴지면 심장이 무지 힘들다는 겁니다. 이런 맥이 나오는 사람이 그 전날 누구하고 싸웠다, 힘든 일을 했다 그러면 힘이 빠지잖아요. 자율신경에 힘이 있어야 심장이 계속 뛰어주는데 낮에 격렬하게 일했다, 땀을 많이 흘렸다 그러면 힘들게 되겠죠. 그러면 밤에 심장이 뛰다가 영원히 멈추기도 한다는 거죠. 맥이 멈췄다가 다시 안 뛰면 어떻게 됩니까? (죽어요) 그게 자다가 죽는 거죠.

밤에 20박 중 1박, 30박 중 1박 이런 맥들은 낮에 활동할 때 재보면 10박 중 1박 정도는 휴지가 나와요. 잠잘 때에 비해서 낮에는 에너지를 많이 쓰고 있으니까 그만큼 심장이 힘이 든다는 거죠. 그래서 낮에 쟀을 때 10박 중 1박이 휴지인 경우를 사맥으로는 볼 수 없다는 겁니다. 그런데 이런 부정맥 있는 사람들이 스트레스를 많이 받거나 하면 맥이 더 나빠질 수 있잖아요. 그때 잠잘 때 맥을 재봐서 10박 중 1박이 휴지로 나온다거나 그보다 더 악화된 맥(예를 들어 5박 중 1박이 휴지인 경우 등)이 나오면 사맥으로 분류합니다. 언제 죽을지 모른다는 겁니다.

부정맥을 다스리는 방법

앞에서 부정맥을 고치는 방법을 이야기 했죠? 부정맥을 다스리는 방법은 일단은 사관에 자석테이프(MT)를 붙입니다. 그리고 기경팔맥인 음유맥을 통제하는 내관과 양유맥을 통제하는 외관에도 붙이고, 자석테이프 작은 놈으로 심포경의 중충이나 삼초경의 관충에 붙여주면 부정맥이 빨리 다스려지게 됩니다. 여기 우리 생식원 회원들 중에서 부정맥 때문에 죽은 사람은 단 한명도 없어요. 본인들 스스로 다 고쳤어요. 10박 중 1박이 휴지인 사람들, 대맥이 나오는 사람들도 상화생식 떫은맛을 먹고, MT를 붙이고 해서 다 고쳤어요.

천기가 크게 변한 86년(4~5성)이나 92년(6~7성) 그리고 2003년 (부정맥, 대맥) 이때에는 부정맥 환자가 굉장히 많이 나왔습니다. 좀 허약하다 싶으면 대부분 부정맥이었어요. 올해(2008년)도 좀 난리가 났었어요. 올해는 화태과의 해라 심장이 되게 힘들었고 그래서 부정맥 대맥 나오는 사람들은 더 힘들었던 겁니다. 저는 양력 4월부터 땀이 비오듯 했습니다. 그리고 가을 날씨도 한여름처럼 덥거나 봄 같았죠? 하늘이 요동을 쳐서 절기가 절기답지 않고 이상했잖아요. 그래서 부정맥이 있었던 사람들은 특히 올 가을에 무지 고생을 했을 겁니다.

올 가을은 넘겼으니까 내년에는 어떻게 되느냐? 올해(2008년)가 화태과잖아요. 그러면 내년은 뭐가 오겠어요? (토불급이 옵니다) 토불급이 와요. 불급이 오면 대개는 태과의 해보다는 편해진다 그랬습니다. 이제 며칠만 더 있으면 동지가 옵니다. 해가 가장 짧고 밤이 가장 긴 날이 동지 아닙니까? 그러면 그 다음 날부터 낮 길이가 하지까지 쭉 길어지는 거예요. 동지(冬至)부터 실질적으로 새로운 해가 시작되기 때문에 동지가 지나면 편해집니다. 화태과의 고비만 넘기면 2009년도는 부정맥을 다스리는데 아주 유리한 해가 될 것이란 거죠. 하늘의 질서가 정연할 때에는 이런 식으로 설명을 할 수가 있습니다.

생명력이 극도로 허약한 사람의 맥을 만질 때 전기가 찍찍 뻗히는 이유, 호흡을 중(中)으로 하고 맥을 봐야 되는 경우, 대맥(代脈)을 다스리는 방법

사맥에 대해서 질문 하세요.

(처의 할머니가 돌아가시기 전에 맥을 만져봤어요. 만졌다가 손을 떼었더니 등에서부터 손을 타고 뭐가 쭉 나가요)

최 선생 본인이 만졌어요?

질문 : 예, 제가 맥을 만졌는데 돌아가시려고 그러는지 제 등에서 뭔가가 손을 타고 쭉 빠져나갔어요. 손을 뗐더니 감전된 것처럼 힘이 쫙 빠지는 느낌이 나던데 그것도 사맥인가요?

대답 : 그건 다섯 번째 요겁니다. 순식간에 찍찍 뻗히는 것 있죠? 전기가 나갔느냐, 들어왔느냐 그 차이잖아요.

질문 : 그런 경우에는 자신에게 생명에너지가 너무 없어서 본능적으로 남의 에너지를 끌어들이려고 하는 것 아닐까요? 남의 에너지를 자기가 쫙 뺏어가는...

대답 : 네 그럴 수도 있고. (남의 에너지를 흡수해서 자기가 조금이라도 더 살기 위해...) 네, 자신이 살기 위해서. 그래서 그런 경우에 기공치료나 안수 기도한다든지 하면 내 생명력이 고갈되어 버립니다. 얼굴도 시커매지고. 그래서 연로해서 돌아가시게 된 사람을 살리려고 만지면 안 된다는 겁니다. 또 운명하기 직전에도 만지면 안 돼요. 사람에게 가장 좋은 기운이 건강한 사람으로부터 나오는 기운이거든요. 전기에 감전된 것 같이 쫙 빠져 나갔다는 거잖아요. 섬찟 하죠? (등에서 뭐가 나가는 것 같았어요.) 그렇죠. 그래서 할머니나 부모님이 연로해서 돌아가시려고 할 때는 자신이 건강하지 않은 상태에서는 자꾸 만지고 하는 게 아닙니다. 맥을 만지는 건 더더욱 그렇겠죠. 그런 경우 맥을 만지려면 먼저 자신을 건강하게 해서 방어력을 길러야 됩니다.

우리는 그때 어떻게 맥을 만져야 되느냐? 숨을 멈추고 만져야 됩니다. 호흡을 조절해서 숨을 딱 멈추면 중(中)이거든요. 중인 상태에서 느낌만 체크한다는 기분으로 만지면 됩니다. 그러면 기운이 들어오거나 나가거나 하지 않게 됩니다. 내가 숨을 내쉴 때는 내 기운이 빠져 나가고, 내가 들숨할 때는 그 사람 기운이 들어오잖아요. 그런데 그 경우는 들어와 봤자 탁기에요. 탁기가 들어오니까 안 좋고, 낼숨 때는 내 기운이 뺏기니까 안 좋은 겁니다. 그러니까 숨을 멈추고 진맥을 하면 된다는 겁니다. 여기선 그런 것까지도 다 얘기해 주잖아요. 이건 어마어마한 겁니다. 오늘 이런 강의를 못 들은 사람들은 몇 억 원이 날아간 거나 다를 바 없어요.

질문 : 맥을 이 사람 저 사람 만질 때 집중하면 확실히 심장이 힘들거든요. 한두 명 볼 때는 괜찮은데 세 사람, 네 사람 올라가면 심장이 점점 빨리 뛰면서 힘들어지는데, 그것도 저의 기운이 빠져나가서 그런 겁니까?

대답 : 그럼요. 진맥을 한다는 것은 집중된 생명력을 쓰는 겁니다. 생명력을 쓴다는 것은 기운이 내 몸 안에서 몸 밖으로 빠져나간다는 걸 의미해요. 그 기운은 내 입장에서 보면 고도로 정밀한 기운입니다. 그래서 제대로 진맥하는 사람은 하루에 많은 사람을 볼 수가 없는 겁니다. 병이 깊어서 탁기가 많은 사람 세 명 이상 맥을 보고 상담을 하면 기진맥진해집니다. 실제로 아픈 사람 세 명 이상을 볼 수가 없어요. 젊었을 때, 30대 초중반 때는 그 이상도 보죠. 그런데 나이가 50이 되니까 많이 못 봐요.

그러나 여기 있는 여러분들은 기운이 괜찮아요. 이 정도면 좋은 기운이거든요. 그리고 표상수의 이야기를 한 달 이상 듣고 생식도 드시고 해서 지금은 어느 정도 탁기가 정리가 됐습니다. 실제로도 그동안 맥이 많이 좋아졌을 겁니다. 그러나 내 기운이 허약한 상태에서 다른 사람 진맥을 하면 급격히 피곤해지고, 눈앞이 캄캄해지고, 어떤 사람은 어질어질하다 그러고, 울렁울렁 구토도 나오고, 어떤 사람은 얼굴이 시커매지고 그러는 겁니다. 그래서 내 자신을 먼저 건강하게 하는 것이 그 무엇보다 우선한다는 것입니다

질문 : 심한 운동을 하지도 않았는데, 갑자기 맥박이 크게 뛰었다가 작게 뛰었다가 하는데 그것도 대맥으로 보는 건가요?

대답 : 네, 그것도 대맥으로 봐야죠. 맥이 크게 뛰었다 작게 뛰었다 하는 것도 대맥이고, 빨리 가다가 천천히 가는 것도 대맥이고.

질문 : 아무런 활동도 안했는데도 그렇게 뛰는 것도...?

대답 : 그럼요. 그게 대맥이죠. 심포 삼초가 안 좋은 겁니다. 자, 봐요. 심장은 상황에 맞게 똑같은 압력으로 뛰게 되어 있어요. 심장이 일정한 속도와 일정한 힘으로 일정하게 뛰어줘야 일정하게 에너지가 순환이 됩니다. 그런데 심장 속의 생명력을 조절하는 심포 삼초의 기능에 문제가 생겼어요. 그러면 일정하게 잘 뛰다가 갑자기 팍 크게 뛴다든지, 갑자기 약해진다든지 하는데 그것이 대맥입니다.

심포 삼초 생명력을 조절하기 위해서 아까 이야기한대로 떫은맛을 먹고, 사관인 합곡과 태충, 내관과 외관, 중충과 관충에 MT를 붙이세요. 그러면 조절하는 기운이 좋아지게 됩니다. 내외관도 심포삼초경, 중충 관충도 심포삼초경. 사관은 사해의 혈을 다스리니까 전신의 기운이 고르게 되는 거죠. 자, 그러면 오늘 강의는 여기까지 하고 지금부터 정신집중하는 연습, 골속에 확철대오(確哲大悟) 그리는 연습을 하고 맥진법 실습을 하도록 하겠습니다.

정신집중 하는 연습, 골에 글쓰기, 맥진 실습

교재를 다 덮고, 자세를 바르게 하세요. 허리와 엉덩이와 의자를 편안하게 하세요. 턱을 약간 당기고 목을 바르게 합니다. 숨을 천천히 고르면서 세상만사를 다 내려 놓으세요. 팔다리에서 힘을 완전히 빼고 팔다리가 없다고 느낍니다. 어깨에서도 힘을 완전히 빼시고 어깨가 없다고 느껴보세요. 몸통과 뱃속에서도 힘을 완전히 빼고 몸통과 뱃속이 없다고 느끼세요. 뱃속에 있는 육장육부에서도 힘을 완전히 빼고 육장육부가 없다고 느껴보세요. 머리통 속에서도 힘을 다 빼시고 머리통 속이 텅 비워졌다고 느낍니다. 눈코입귀 오관에서도 힘을 완전히 빼고 오관이 없다고 느끼세요.

다시 한번, 전신에서 힘을 다 빼고 육체가 없다고 느끼세요. 육체가 있는지 없는지 모르겠다고 느끼세요. 다시 한번 육체가 점점 더 작아진다. 육체가 점점 더 작아진다. 육체가 점점 더 작아져서 우주로 사라졌다고 느끼세요. 이제 육체는 없는 겁니다. 그러므로 없어졌다고 한 생각, 정신만 남은 겁니다. 현재 자기의 신(神)만 있는 거죠. 그 신을 잡아서 부려서 골속에 한 획씩 글씨만 쓰세요. 똑 똑 똑. . .(4~5분 후)

됐습니다. 그만 쓰시고 눈을 크게 뜹니다. 눈을 감았다가 다시 활짝 크게 뜹니다. 자, 어깨를 돌리면서 풀어줍니다. 목도 돌리고, 손가락 깍지를 끼고 위로 올립니다. 좌우로 옆구리를 늘려서 풀어줍니다. 그리고 각자 자기 맥에 맞게 호흡을 세 번씩 합니다.

다음은 정신이 집중된 상태에서 현실로 나오는 연습 즉 삼매에서 깨어나는 연습을 하겠습니다. 자, 자세를 바르게 하시고 목과 허리와 엉덩이와 의자를 편안히 하세요. 세상만사를 다 놓으세요. 전신에서 힘을 다 빼고 육체가 편안하다고 느낍니다. 머릿속에서도 힘을 다 빼고 머릿속이 시원하다고 느끼세요. 머리통 속이 점점 더 밝고 맑아져서 모든 사물과 이치를 깨달을 수 있다고 생각하세요. 밝고 명랑하고 완전한 사람으로 활짝 깨어납니다. 정신이 활짝 깨어나지 않는 분들은 눈을 다시 꽉 감았다가 활짝 뜨면서 지금 현실을 보면 됩니다.

글씨를 쓸 때 빨리 쓰거나 눈앞에 쓰면 효과가 없습니다. 한 획씩 굵고 진하게, 천천히 똑바로, 골속에 생각으로 써야 됩니다. 그래야 머리가 맑아지고, 환해지고 골속에 있는 뇌세포가 열려서 잠재능력을 끄집어낼 수 있게 됩니다. 하루에 한두 번 써서는 효과가 없고 적어도 다섯 번 정도는 써야 뭐가 되어도 됩니다. 한번 쓸 때 오래 쓰는 것도 안 되고 5분 이내로 쓰는 것이 좋습니다.

다른 단체에선 삼매에 들어가는 정신집중을 몇 시간씩 하는데도 있고, 삼매에서 나오는 것을 생략해 먹은 나머지 잘못된 사람들이 많이 나오는 경우도 있습니다. 삼매경에서 못 나오면 미친놈이 되는 거예요. 누가 자기를 부르는 것 같다고 하는 놈, 뭐가 보인다는 놈, 금관을 쓰고 있는 것 같다는 놈, 자기가 재림예수라는 놈 등 하여간에 삼매에서 못 나오고 지금 현실을 못 보면 다 미치는 겁니다.

자, 그러면 모두 일어나서 맥을 살피는 연습을 하겠습니다. 맥이 가늘고 길고 미끄러운지, 굵고 넓고 짧은 맥인지, 단단하고 걸쭉하고 바둑돌 같은지, 연하고 말랑말랑거리고 꼭꼭 찌르는지 그 느낌을 보는 겁니다. 두 사람씩 짝을 만들어서 마주보고 서로 인사를 합니다. 그리고 맥을 보세요. 먼저 50박을 세면서 부정맥이나 대맥이 있는지 확인합니다. 그 다음에 촌구맥과 인영맥의 상하좌우 대소를 느껴보세요. 그리고 오계맥을 느껴보세요. 가늘고 긴 맥인지 굵은 맥인지, 딴딴한 맥인지 연하고 말랑거리는지 집중해서 느껴보세요.

한 사람 맥을 오래 보면 잘 모릅니다. 짧은 시간에 보시고, 짝을 바꿔서 다른 사람 맥을 느껴보면서 비교를 하는 겁니다. 집중해서 느껴보고 그 맥상의 느낌을 골속에 기억시키세요. 여러 사람의 맥상을 기억해서 서로 다른 점을 비교해 나가다 보면 저절로 알게 되는 날이 옵니다. 어떤 사람 맥은 빠르고, 어떤 사람 맥은 느립니다. 또 어떤 사람 맥은 꺼끌거리고, 어떤 사람 맥은 미끄러워요. 빠르기도, 덜 빠른 맥이 있고 더 빠른 맥이 있습니다.

(30분정도 실습)

오늘은 여기까지 하고, 다음 주에 뵙겠습니다. (박수 짝짝짝)

심포 삼초 鉤三脈편 제3강

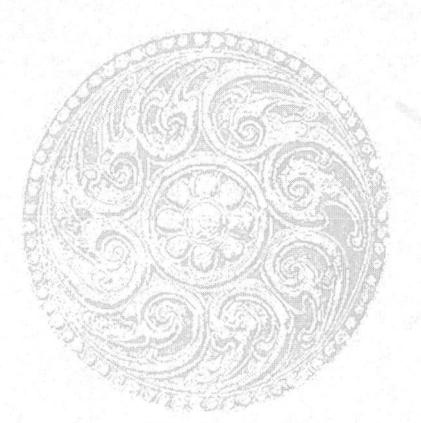

심포 삼초 鉤三脈편 제3강

사람들을 병나게 하기 위해 엘리트들이 벌이는 짓들, 민족의 생존권이 풍전등화의 상황에 놓여 있다

교재 102쪽 펴세요. 앞 시간에 공부한 대로 우리 몸에서 심포장과 삼초부는 생명력으로 존재하는데, 세포 하나하나에 이르는 모든 것을 이 생명력이 주관합니다. 그리고 그 세포 속에 들어있는 RNA, DNA 같은 유전정보도 다 만들어 냅니다. 생명력이 튼튼해야 후손에게 유전을 시킬 때 정확하게 유전을 시킬 수 있겠죠. 그런데 유전정보를 만든다는 것은 결국 사람을 복제하는 것 아닙니까? 엄마 아빠가 자신이 갖고 있는 유전정보를 완벽하게 복제해서 자식을 낳게 되잖아요. 이 복제는 엄마의 탯집 속에서 이루어지는데, 그때 양수가 어느 정도 짜지 않으면 생명이 뚜렷하게 안 나온다고 봐야 됩니다. 만들 때 제대로 못 만들었기 때문에 최근 들어 자폐아라든지, 저능아라든지 또는 무슨 증후군을 가진 아이들이 많아진 거예요.

그리고 태어나면 아기들도 뭘 먹어야 됩니다. 생명력이라는 것은 좌우지간 뭘 먹어서 만들어지는 겁니다. 갓 태어난 아기한테 최고의 음식은 엄마의 젖이에요. 그 이상 가는 것이 있을 수가 없습니다. 그런데 어디서 모유는 6개월이 지나면 전혀 영양가가 없다는 식으로 구라를 쳐놔 갖고. 그러면서 이 사람들이 무슨 초유에 버금가는 이유식이니 뭐니 하는 이름을 붙여서 팔아먹잖아요. 그게 다 사기 농간입니다.

(저도 피해자예요, 피해자. 그래서 우리 아이한테 모유를 며칠 밖에 못 먹였어요.)

거 봐요. 우리는 알게 모르게 그런 광고나 홍보에 세뇌되어 있습니다. 우리 세대(50대) 같은 경우는 분유니 우유니 하는 걸 구경도 못하고 자랐어요. 왜냐하면 우리 태어날 때는 무슨 유업이다, 무슨 우유다 하는 기업이 생기기 전이었으니까. 그런데 우리가 초등학교 들어갈 즈음만 해도 미국의 원조품이 남아 있었거든요. 미국에서 보내온, 유통 기한이 한참 지나서 시멘트처럼 딱딱하게 굳은 그 썩은 분유가 산더미 같이 쌓여 있어서 그걸 빻아갖고 그놈으로 죽 쒀 먹고, 빵 만들어 먹었어요. 그러면서 유대자본의 카길 같은 다국적 식량 기업들이 세계 식량 산업의 주도권 유지를 위해 각국에 교육 프로그램 같은 걸 만들어 잡곡을 못 먹게 하고, 우리나라에서도 전통적인 잡곡 농사를 다 초토화시키고 쌀만 짓도록 농업을 단순화시켜 버렸던 겁니다.

미국 정부가 카길 같은 거대 기업한테서 묵은 밀가루와 분유를 구입해 전쟁으로 초토화된 대한민국에 무상으로 원조해 주었고, 이렇게 해서 우리나라로 엄청난 양의 밀가루와 잉여 농산물이 오게 됩니다. 그놈을 전국에 뿌려 대니까 한국의 보리와 밀농사는 초토화될 수밖에 없었죠. 수십 년간 그 짓을 해왔으니 지금은 쌀농사 말고는 한국의 잡곡 농사는 거의 다 정리되어 버렸어요. 우리들은 단군 할아버지 이전부터 잡곡 농사를 지어왔고 또 그걸로 아이들을 길러왔잖아요. 그런 걸 먹여야 골고루 영양이 잘 되고 발육도 잘되는 건데, 지금은 먹거리가 아주 단순해져 버렸어요. 밀가루로 만든 피자, 밀가루로 만든 햄버거, 빵, 라면, 짜장면 하는 식으로. 이러다 보니 생명력이 어떻게 되겠어요? 잡곡을 먹어서 육장육부를 튼튼하게 만들어야 하는데, 밀과 쌀 그리고 육류로만 음식이 편중되다 보니까 우리 아이들이 체구만 멀대 같이 크고, 체력은 약해져서 속빈 강정처럼 되어버렸습니다. 그렇다고 밀을 안 먹을 수는 없잖아요. 짜장면을 먹어도 수입한 그 밀이고, 피자를 시켜도 그 밀이에요. 여기 오다 보면 바로 옆에 제과점이 하나 있거든요. 거기서 만드는 빵도 다 그 밀로 만드는 것 아닙니까. 이 땅에서 농사지은 게 아닙니다. 앞으로 10년이나 20년이 지나면, 그나마 지금 계시는 농촌의 할머니, 할아버지들도 다 돌아가시기 때문에 농사지을 사람이 없어서 민족의 생존권 자체가 풍전등화의 위기에 놓이게 될 겁니다. 그러니까 앞으로는 우리가 이런 사실을 인식해서 농업 문제에 대해서도 더 깊이 숙고해야 되지 않겠는가 그렇게 보는 겁니다.

우리 생존권은 누가 지켜주지 않습니다. 그냥 멍청하게 있으면 다 당하게 되어 있어요. 그뿐만이 아니죠. 모든 경제 이론이라든지, 의학 이론이라든지, 유전공학, 생명공학 이런 것들이 모두 다국적 거대자본에 의해 돌아가고 있기 때문에 장차 그 폐단이 엄청날 겁니다. 그런데도 사람들은 거대자본이 하는 것이니까 공신력이 있다고 생각하고 있고 당연시 여기고 있거든요.

질문: 유전공학이 얼마나 위험한 건가요? 유전자 조작의 부작용이 심각하다는데요?

대답: 소위 GMO(유전자 변형 농산물)라고 해서, 유전자조작 기술을 이용해서 지금은 호박만한 토마토도 만들잖아요. 처음에는 그것이 인류의 식량 문제를 해결해 줄 수 있는 구원의 기술인 줄 알았는데 알고 보니 그게 아니더라는 겁니다. 그런 걸 자꾸 먹게 되면 우리 아이들의 유전자까지 조작되고 변이되어서, 장차 우리 후손들이 치러야 할 대가는 상상을 초월하게 될 거예요.

대장이 얇아지는 원인, 온천수는 먹는 게 아니다, 유황의 약성(藥性)

질문 : 아는 사람이 병원에 갔더니 의사가 하는 말이 대장이 점점 얇아지고 있다고 하더랍니다. 그래서 대장이 얇아져서 터질까봐 잘 먹지도 못하고 전전긍긍하면서 사는데 그런 것도 금기를 강화시키면 되는 건가요?

대답 : 그럼요. 우리는 시간을 가지고 천천히 대장을 튼튼하게 할 수 있어요. 대장 속에는 생명력이 들어 있어서, 그 생명력이 약해지면 다시 튼튼하게 만들려는 본성이 있습니다. 생명력이라고 하는 것을 한마디로 표현하면, 죽지 않고 살려고 하는 힘이거든요. 대장 안에도 그런 힘이 들어 있다는 것입니다. 그런데 생명의 본성이 힘을 만들기 위해서는 따뜻해야 된다고 했습니다. 몸을 차게 하면 에너지 흡수를 못하게 되니까요. 이것은 무슨 토론의 여지나 반론의 여지가 없는 이야기입니다.

그리고 대장이 그 정도로 얇아졌으면 그 분은 보나마나 오랫동안 매운 걸 안 먹었을 겁니다. 병원에 가도 거기서도 마찬가지로 절대로 맵고 짠 것은 먹지 말라고 했을 것이고. 그렇지만 원래 대장이 약한 사람은 얼큰한 것도 잘 먹고, 겉절이도 좋아하고, 깍두기도 잘 먹고, 고추장에 밥을 쓱쓱 비벼 먹는 것도 좋아하는데, 의사가 매운 걸 먹지 말라고 해서 안 먹으니까 대장의 생명력이 점점 약해진 거죠. 그렇지만 지금부터라도 천천히 그리고 꾸준히 대장을 영양하는 매운맛과 짠맛이 나는 음식을 먹고, 배를 따뜻하게 하면 됩니다. 정말 중요한 건 대장이 지금보다 더 얇아지지 않게 하는 것입니다. 더 나빠지지 않게도 못하는 의학이 어떻게 좋아지게 하고 고칠 수 있겠냐는 거죠. 그런 경우는 있을 수 없으니까 착각하지 말자 이겁니다. 이제는 더 이상 속아줄 필요가 없습니다.

질문 : 물에도 종류가 있다고 해서 온천수에 대해 알아봤는데요. 유황

온천이 피부에 좋고, 그걸 마시면 간에도 좋다고 하더라고요. 그런데 피부에 좋다고 한다면 금인데, 왜 간에도 좋다고 하나요?

대답 : 그건 중생의 학자들이나 하는 소리지, 그 온천수는 마시는 게 아닙니다. 유황천이다, 무슨 철분천이다 하는 것들은 식수로는 적합하지 않습니다. 다만 따뜻하니까 우리는 그 온도를 이용해서 몸을 따뜻하게 할 수는 있어요. 온천수로 몸을 따뜻하게 하면 일단 피부는 좋아집니다. 각질이 왜 생기느냐? 여름철 같이 따뜻할 때는 각질이나 비듬이 잘 안 생깁니다. 그런데 가을이 오고 날씨가 추워지고 하면 허옇게 뭐가 떨어지잖아요. 그게 피부가 식어서 그래요. 몸이 차가우면 이 끄트머리, 피부 표면에까지 에너지 공급이 잘 안되기 때문에 끄트머리에 있는 놈들은 생명력을 제대로 공급받지 못해서 죽어 나가게 되는 거죠. 그러다가 온천욕을 해서 따뜻하게 하면 전신의 기혈 순환이 원활해져서 그런 곳까지 에너지 공급이 가능해지니까 피부는 일단 좋아지게 됩니다. 그리고 유황이라는 성분은 신맛이 있어서 목기에 해당합니다. 그 목기의 부드러운 에너지가 들어가면 피부와 근육이 부드러워지고 또 간도 일정 부분 좋아지겠죠.

이렇게 이치에 맞게 설명해야 되는데, 어떤 원리나 이치도 없이 그냥 통계를 내봤더니 간의 피로가 풀어지더라고 하면 안 된다는 거예요. 하지만 우리는 그 맛만 알면 그 물의 기운을 설명하는 것이 가능하고, 그걸 우리에게 유리한 방향으로 이용할 수 있습니다. 그놈들도 다 천지 안에 있잖아요. 이제는 천지 안에 있는 모든 것들에 대해서 사람들이 다 알 수 있는 만사지 문명이 열리기 때문에 자연의 원리에 정통하면 그것들을 우리에게 좋은 방향으로 이용할 수 있게 됩니다. 그렇게 보면 천지에 나쁜 건 하나도 없어요. 왜냐하면 비상(砒霜)이나 청산가리까지도 약으로 쓸 수 있으니까요. 그것이 소량을 넘어서 치사량이 될 때 사람이 죽고 독극물이 되는 것이지, 독극물도 아주 절제해서 소량으로 활용하면 병도 낫게 할 수 있습니다.

유황은 신맛이면서 열성이 있습니다. 유황오리라고 있죠? 오리는 심포 삼초를 좋게 하고 유황은 간을 좋게 합니다. 그러니 간이 안 좋은 사람이 먹으면 열도 나고 좋아요. 하지만 좋다고 해서 위장 안 좋은 사람이 먹었다가는 자칫 목극토를 당해서 설사하고 난리도 날 수 있다 그겁니다. 체질이나 맥이 사람마다 다 다르기 때문에 모든 사람을 좋게 할 수는 없는 노릇 아닙니까. 그래서 우리는 사람들에게 유황오리 같은 건 먹으라고 안합니다. 하지만 현맥이 나오는 사람은 그걸 먹으면 힘도 생기고 몸도 따뜻해집니다. 그렇다고는 해도 유황이라는 건 특수한 광물질이기 때문에 음식인 고추장이나 설탕 먹듯이 많이 먹으면 절대 안 되겠죠.

살림살이, 부소, 고시 할아버지와 고시레

매일 먹는 밥도 너무 많이 먹으면 배 터져 죽습니다. 특히 그 기운이 강한 것은 조금만 써야 됩니다. 우리가 음식으로 먹는 것 중에서도 기운이 강해서 맛을 조절하는 걸 조미료(調味料)라고 그래요. 미원이다 뭐다 하는 화학조미료는 빼고, 식초 같이 맛을 조절하는 게 조미료 아닙니까. 가령 설탕이 있으면 그건 굉장히 달잖아요. 그러면 커피를 탈 때 설탕도 한 숟가락이나 한 숟가락 반 하는 식으로 맛을 조절하는 겁니다. 밥을 비빌 때 고추장처럼 맛의 강도를 조절하는 것이 조미료에요. 그런 조미료들을 만들어서 먹었던 것이 우리 조상들이었어요. 간장, 된장, 고추장, 술, 엿, 식초 이런 것들 있죠? 우리 조상들은 살림살이의 일환으로 그런 조미료들을 만들어서 먹었어요. 말 나온 김에 살림살이, 요거 하고 넘어갑시다.

예전에 우리는 열다섯만 먹으면 살림살이를 가르쳤어요. 사내아이들은 겨울에는 나가서 나무 해오고, 봄에는 논을 갈고, 여름지기를 하고, 가을에 거두어들이고, 사냥을 해오고, 틈틈이 멍석을 만들고, 가마니를 짜고, 새끼를 꼬고, 짚새기(짚신)를 만들고, 미투리를 만들고 했는데 그게 다 살림살입니다. 남자들이 하는 살림살이가 있고, 여성들이 하는 살림살이가 또 따로 있어요. 생명에 직접적인 영향을 미치는 것은 여성들이 했습니다. 그래서 살림의 핵심은 전부 부엌에서 이루어진 겁니다. 그렇다면 이 부엌은 무엇을 하는 곳이냐? 그것을 알아야 하는데 지금 서양에서 싱크대가 들어오면서 우리의 부엌을 다 잃어버렸습니다.

부엌은 말입니다. 단군조선 초대 임금이 단군왕검 할아버지잖아요. 그 단군왕검이 아들 셋을 낳았는데, 장남이 부루 태자이고 차남이 부소입니다. 지금으로부터 대략 4300년 전의 일인데 그때 당시만 해도 사람들이 불을 쓰는 법이 지금처럼 능수능란하지 않았어요. 그래서 부엌이다, 구들이다 하는 것들도 아직 안 만들어졌을 겁니다. 그리고 그때는 신시 배달국 시대에서 단군조선으로 넘어오면서 인구가 본격적으로 많아지기 시작할 무렵입니다. 전쟁 경험도 많이 있었고. 단군 할아버지 이전, 치우천황 시절에 공손헌원(황제헌원)과 치우천황이 대판 싸움박질을 하게 됩니다. 그로부터 300년이 지나서 단군 시대가 열리게 되죠. 그러니까 신시 배달국 14대 치우천황 할아버지가 돌아가신 뒤, 네 분의 한웅 천황이 재임하고 나서 신시 배달국은 막을 내립니다.

그 신시 배달국을 계승한 것이 바로 단군조선인데, 초대 단군왕검 할아버지의 아들 셋 중 맏아들 부루는 2대 단제가 되시고, 두 번째 아들이 부소거든요. 이 부소가 자기 백성들이 고생하는 걸 보면서 '아, 어떻게 하면 백성들이 겨울철에 따뜻하게 지내도록 할 수 있을까?' 고심했던 겁니다. 또 그때만 해도 식사하는 방법이 거칠었어요. 생명력이 그렇게 튼튼하지 못한 어린 아이들이나 할아버지, 할머니들은 아무래도 젊은 사람들에 비해서 소화를 잘 못 시킵니다. 그래서 여러 스승들의 도움을 받아 부소 왕자가 불을 써서 조리를 하는 방법을 연구하고 계발해서 널리 퍼트리게 됩니다. 왕자를 가르치는 스승들은 대단한 사람들이었어요. 이런 당대 최고 석학들로부터 교육받은 사람들이 바로 왕자들이잖아요. 부처님도 마찬가지였죠. 사실 역사적으로 본다면 부소 할아버지 같은 사람은 부처님보다 더 대단한 위치에 있는 분이라고 할 수 있습니다. 거대한 단군조선과 석가모니가 태어난 그 작은 나라는 국력부터 해서 지식과 문화 수준이 비교 대상이 아니었으니까요.

이 부소 할아버지가 불을 사용하는 법을 알아낸 후에, 부엌이라는 것을 만들어서 아궁이에 불을 지피게 됩니다. 그래서 부소 할아버지를 기념하기 위해서 이때부터 불을 쓰는 것과 관련된 물건에는 '부' 자를 붙였습니다. 부엌, 부뚜막, 부싯돌, 부지깽이 등. 또 불을 만드는 재료를 부소시게 또는 불쏘시개라고 하죠? 그게 다 부소 할아버지를 기억하고 감사의 마음을 표하기 위해서 '부' 자를 넣은 겁니다. 요건 책에는 안 나오는 내용인데 제가 생각해 보니 그렇다는 거죠. 책에는 부소라는 할아버지가 불을 쓰는 법을 백성들한테 알려줬다는 얘기만 나옵니다. '불 쓰는 방법을 널리 퍼트려서 사람들이 편안해졌다' 이런 식으로 말이죠. '아! 그래서 이렇게 '부' 자를 붙이는 것이 아닌가' 하고 제가 재해석한 것을 한번 말씀드려 봤습니다. 부소 할아버지께 감사의 박수를 한번 보내 드립시다. (박수 짝짝짝)

그리고 그 당시에 동문수학한 분들도 있었을 것 아닙니까? 왕자랍시고 혼자 공부하면 재미없잖아요. 그 당시에도 정부의 주요 관료들과 여러 지방 호족들이나 세력들의 자제들도 있었을 겁니다. 지금으로 치면 국무총리 아들도 있었고, 각부 장관 아들도 있었을 거예요. 그러면 그 중에서도 똑똑한 몇 사람을 데려다가 왕자들하고 같이 공부하게 했겠죠. 그 분들 중에 고시 씨라는 분이 있었어요. 이게 고씨예요, 고씨. 아마도 나중에 이 분의 후손들이 부여를 건국하고 고구려를 창건했던 게 아닌가, 저는 그렇게 봅니다. 고주몽 황제 이런 분들이 다 고씨잖아요. 대조영 할아버지 같은 분들도 다 고씨 그쪽 계열이고.

그래서 고시 씨라는 분은 또 무엇을 했냐 하면, 그때만 해도 농사짓는 법이 널리 보급되지 못하던 시대였거든요. 그런데 이 분이 그 법을 널리 보급시켜서, 백성들이 수고스럽게 멀리 나가서 채집하거나 하지 않아도 먹고 살 수 있도록 했습니다. 그래서 농부들은 지금도 이 고시 할아버지에게 감사하고 그 분의 업적을 기념하기 위해서 어떻게 해요? (고시레) 바로 그겁니다. 논밭에서 일하다 밥 먹기 전에 '고시레' 세 번 하죠? 새참이 나와서 막걸리를 마실 때도 '고시레' 부터 하고 먹잖아요. 그것은 그분 덕에 농사를 짓게 되었다고 해서 고시 할아버지한테 예를 올린 뒤 밥을 먹는 풍습이 지금까지 전해져 와서 그렇게 하는 겁니다. 우리 몸속에는 그 유전된 기운이 들어 있어요. 고시 할아버지와 부소 할아버지를 기리고 기억하는 그런 기운. 제가 지금 이렇게 막 떠드는 것도 나중에 기록에 남고 누군가의 영혼에 남을지도 몰라요. 그러다가 다른 책은 다 불살라 없어지고 이 기록만 남는다면 그게 역사가 되겠죠. 사실 알고 보면 우리가 배워온 우리 역사라는 것은 최근 100년에서 150년 정도 사이에 세계의 열강들에 의해서 거의 편집, 조작된 것들이 대부분이라고 봐도 무방합니다.

건강해야 어떤 일도 할 수 있다

어쨌거나 건강이 최고입니다. 정기신이 건강하면 자기가 바라는 바를 이루어낼 수 있습니다. 이 삭막한 자본주의에서는 돈이 최고라고 하는데, 만약 돈이 없어도 몸만 건강하면 돈을 벌 수 있는 것이고, 지식이 없다 하더라도 건강하기만 하면 지금부터라도 꾸준히 뭘 배우면 지식을 얻을 수 있어요. 1년 안에 다 하려고 조급하게 마음먹지 말고, 1년 안에 안 되면 3년 걸려서 하면 돼요. 내가 무슨 박사 학위를 갖고 싶다고 하면 그 분야를 20년 동안 공부해 보세요. 박사가 왜 안 되겠어요? 건강만 하면 자기가 원하는 건 다 얻을 수 있습니다.

내가 대통령이 되고 싶다 그러면 건강하기만 하면 지금부터 시작할 수 있어요. 서울시청 앞 광장에 가서 껌 떼기부터 시작합니다. 3년만 그렇게 떼 보세요. 그러면 '세상에 이런 일이?' 하면서 사람들이 찾아와서 카메라를 들이대기 시작하고 방송에도 나오고, '아! 착한 사람이다' 하면서 사람들한테 서서히 알려지고 뜨기 시작합니다. 그리고 5년을 양로원, 고아원 같은데 가서 봉사를 합니다. 그러고 나서 다른데 가서 또 좋은 일을 합니다. 그냥 한 20년, 30년 동안 계속 좋은 일만 하는 거예요. 그러다가 누가 카메라 들이대면 쓸 만한 말을 한마디씩만 던집니다. 교육 정책에 대해서 한 마디, 경제, 국방, 외교정책에 대해서 한마디. 잘난 체 하지 말고 일 년에 딱 한마디씩만 합니다. 그러면 국민들이 '야, 저 사람 대단한 사람이다. 저렇게 엄청난 사람이 시청 앞 광장 바닥에 붙은 껌 떼기를 했네!' 하면서 더욱 명성을 얻어갑니다. 그러면 나중엔 뜨기 싫어도 뜨게 되어 있습니다. 1년에 딱 한마디씩만 하세요. 너무 많이 말을 해도 안 알아주거든요.

그렇게 40년 정도 지나면 온 국민이 떠받들어서 국가 최고지도자로 등극을 시켜 주려고 합니다. 그래도 처음부터 바로 한다고 하면 안 돼요. '아, 나는 능력이 안 돼서 못 합니다' 하고 고사하면 겸손하다고 인기가 더 올라갑니다. '난 재주가 없다, 난 못한다, 난 그릇이 아니다, 나는 그냥 이렇게 살련다' 그러면 온 나라가 난리가 나고 국민들이 와서 데모합니다. 제발 대통령 한번 해달라고 집 앞까지 와서 단식투쟁 한다니까요. 그렇게 안 되겠어요? 건강만 하면 다 되는 겁니다. 요즘 시대는 네티즌들이 그렇게 띄우는 거예요. 그렇다고 해도 우리는 절대로 세상에 나가면 안 됩니다. 나가지 말고 때를 기다리면서 좋은 일만 계속하는 겁니다.

조상들이 해왔던 살림살이가 계승이 안 되어서 다 병나고 있다, 오장(五臟)을 살리는 조미료(調味料)들

살림살이에서 '살림'은 뭐냐? 살림의 반대를 보면 돼요. 살림의 반대는 죽임이죠? 죽임은 '죽이다'의 준말이고, 살림은 '살리다'의 준말이에요. 여러분들이 지금 이 강의를 듣기 위해 오셨습니다. '오다'의 준말은 '옴'이 되겠지요. '가다'의 준말은 '감'이 될 것이고. '하다'의 준말은 '함'이 되겠지요. 우리말은 이렇게 단 한글자로 압축해서 표현할 수 있기 때문에 굉장하다고 하는 겁니다. 살림살이에서 '살림'이 '살리는 것'이라면 '살이'는 뭐냐? 살이라는 것은 법방, 방법을 말합니다. '겨우살이'라고 있죠? 우리가 겨우살이 하려고 지금 김장도 담그는 거잖아요. 또 내년 여름에 먹을 것을 얻으려면 겨울을 그냥 보내는 게 아니라 밀과 보리도 파종하고 마늘도 심어야 합니다. '세간살이'라는 말도 있고 또 전세살이, 월세살이라는 말도 있죠? 가난한 사람들은 큰 대궐 같은 집에서 못 살고 조그마한 집에서 살잖아요. '살이'란 이렇게 자기 형편껏, 분수껏 사는 방법을 말하는 거예요. 셋방살이 하는 사람이 사는 방법이 대궐 같은 저택에서 사는 사람의 방식을 흉내 내면 안 된다는 겁니다.

하지만 우리가 돈이 없다고 해서 정신도 가난하고 마음도 가난하면 안 됩니다. 경제적인 것은 한 측면에 불과할 뿐, 그게 전부는 아니거든요. 그래서 우리는 사는 방법을 알아야 합니다. 그런 살림하는 방법을 다 알았던 옛날에는 못 사는 집들도 자식들 다 시집 장가보내서 아들 딸 많이 낳고 잘 살 수 있도록 했어요. 그런데 지금은 이 살림살이를 안 가르친 나머지 결혼을 하면 절반 정도가 다 찢어지게 되고 안 갈라서더라도 행복이 뭔지를 모르고 삽니다. 사는 방법을 몰라서. 이걸 지난 30년 동안 우리 스스로 단절시켜 왔습니다. 그러면 어머니가 그 딸에게 그리고 시어머니는 그 며느리에게 전수했던, 사람을 살리는 방법이 뭐냐? 지금 그것을 알아보자는 겁니다.

    자연의 원리에서는 사람의 생사의 근원과 만병의 근원은 어디에 있다고 했어요? (육장육부의 음양 허실 한열) 그 사람의 육장육부의 음양 허실 한열에 있다고 했습니다. 첫 번째로 간에 병이 생기게 되면 나중에 가서는 간암, 간경화나 지방간으로 죽게 되잖아요. 부소 할아버지가 불을 만들고 그 불을 다루는 부엌에서 사람을 살리는 방법을 가르쳐서 우리가 지금껏 그 방법대로 살아 왔는데, 이럴 땐 부엌에서 뭘 만들었어요? 음식 중에서 가장 신맛이 나는 식초를 만들었죠. 간담이 허약해져서 현맥이 나올 경우에 식초가 있으면 어떤 먹거리에도 조금씩 조절해서 쓸 수가 있습니다. 식초가 없으면 귤을 한 보따리 먹어야 하는데, 그 귤이 귀해서 그걸 뺏으려고 전쟁도 하고 했던 겁니다. 그런데 집마다 간담을 살리는 먹거리인 식초가 있다고 하면 싸울 일이 없어지겠죠. 얼마 전에 온양의 윤 원장님이 아주 훌륭한 감식초를 만들어 왔잖아요. 연시감을 갖고 만들어서 그런지 그 맛이 아주 맑고 깊어요. 이처럼 원래 우리나라는 집집마다 식초를 담그는 나름의 비법이 있었던 겁니다.

    두 번째, 만약 심소장이 허약해서 병이 났다면 심근경색증이다, 협심증이다 하는 병이 있을 수 있습니다. 그러면 심장을 살리기 위해서 심장병 약을 사러 가야 되느냐? 그게 아니라 부엌에서 해결하면 되는 겁니다. 부뚜막에서 불을 써서 술을 빚었잖아요. 안동소주 같은 건 굉장히 써요. 진도홍주 이런 건 화기가 넘쳐서 불을 붙이면 불이 붙습니다. 우리는 심장을 살리기 위해서 곡식을 찌고, 발효시키고, 증발시킨 걸 받아내어서 약으로 썼습니다. 옛날엔 그게 하도 귀하니까 조금씩 쪽 빨아먹고 핥아먹었을 것 아닙니까. 그런데 지금은 술을 어떻게 마셔요? 하도 돈이 많아서 양주를 큰 병으로 사서 죽어라고 마셔대니까 실제로 술 마시다가 사람이 죽어 나가는 겁니다. 심장을 살리려고 쓴맛인 술을 빚어서 만들었는데, 현재의 미련한 중생들은 그 의미도 모르고 그저 술을 곤드레만드레 마셔갖고 골로 가고 있는 겁니다.

술은 쓴맛이죠. 강력한 쓴맛. 그 좋은 술을 많이 마시지 말고 병뚜껑에 따라서 홀짝홀짝 마시면 벌써 기운이 온몸에 확 퍼져 나가고 몸이 뜨거워지잖아요. 심장이 허약해서 혈액순환이 잘 안 되는 사람이 술을 마시면, 심장에 힘이 생기게 되고 혈액순환도 원활해집니다. 그래서 그런 사람에겐 술이 약주(藥酒)가 되었던 겁니다. 어떤 사람은 닭(酉)이 우는 집의 물(氵)이 술이라고 하는데, 이건(酉) 닭이 아니고 '익을 유(酉)'로 읽어야 합니다. 곡식이나 과일에 물을 섞어서 발효 숙성시키면 저절로 익게 되잖아요. 그게 술이에요. 그런데 '유' 자가 들어가기만 하면 닭이다, 저녁이다 하면서 엉뚱하게 해석을 하니까 공부가 제대로 안 되는 겁니다. 발효식품을 나타내는 이름에는 이 '유(酉)' 자가 많이 들어갑니다. 술(酒)은 곡식이든 과일이든 간에 그 속에 있는 물(氵)을 익혀서(酉) 만든 것을 의미하니까요.

세 번째로 뭘 살려야 하느냐? 비위장을 살려야 합니다. 비위장이 허약해서 홍맥이 나오면 위암도 걸리고, 위궤양도 걸리고, 십이지장암, 췌장암 같은 게 생길 수 있습니다. 또 소화도 안 되겠죠. 그래서 부엌에서는 불을 써서 뭘 만들었느냐? 우리 어머니들은 엿이나 조청을 고아서 약으로 썼습니다. 가장 강력한 단맛을 만들어서 가족들의 비장과 위장을 살려냈던 겁니다. 그러니 이걸 모르면 살림을 못 배운 거였죠. 옛날엔 이걸 만들 줄 모르면 시집살이 제대로 못 하는 거였어요.

네 번째, 폐대장을 살려야 합니다. 이를 위해 부엌에서 불을 사용해서 고추장을 만들었어요. 매운맛인 고추장을 담가서 폐대장을 살렸던 겁니다. 화극금이 되면 확 퍼져서 모맥이 나온다고 했잖아요. 쓴맛(화기)인 술을 많이 먹으면 기운이 확 퍼지고, 흩어져서 몸을 가누지를 못합니다. 그래서 술안주가 대개 무슨 맛이에요? (매운맛) 그렇죠. 얼큰하고 짭짤한 맛이죠. 그게 바로 금기입니다. 금기는 조여 주는 힘이라고 했습니다. 긴장시키는 힘. 골뱅이 무침 같은 건 매콤하잖아요. 그래서 우리가 고추장을 담그는 건데, 이건 상온에서 10년, 20년을 보관해도 썩지 않습니다. 발효 식품인 이런 것들은 변질이 안 되거든요.

예전에 각 가정에서 고추장을 담가서 먹을 때는 대장암이다, 직장암이다, 피부병이다, 폐암이다 하는 병들이 거의 없었습니다. 그런데 미개한 서양의학이 들어와서 매운 것, 자극적인 것은 몸에 해로우니 먹지 말라고 떠들고 난 뒤부터는, 이러한 병들이 창궐하는 지경에 이르게 되었어요. 이 같은 참담한 현실을 보노라면 선조들의 가르침이 무서울 정도로 귓전에 울리는 것을 느끼게 됩니다. 자기 조상들의 가르침을 업신여기고 서양 학문의 노예가 되어서 사는 이 세태를 보면, 환부역조하는 자와 환골하는 자는 다 죽으리라는 어떤 성인(聖人)의 말씀이 한 치의 어긋남이 없이 현실에서 이루어지는 것을 보게 된다 이거예요. 그런 걸 보면 우리는 정신줄을 바로 챙기지 않을 수가 없게 되고, 장차 우리 아이들을 살리기 위해서라도 우리 조상들의 가르침을, 남은 인연되는 사람들에게 제대로 전해야 되겠구나 싶어지는 거죠.

다섯 번째, 신장 방광이 병이 나서 석맥이 나오면 피가 탁해지고, 허리도 아프고, 발목도 당기고, 종아리도 땡기게 됩니다. 또 생식기에도 이상이 오고. 그럴 때 우리는 부엌에서 간장을 담가 먹었습니다. 그게 짠맛이죠. 그런데 언론에 발표되는 기사나, 얼빠진 학자들이 발표하는 논문 쪼가리를 보면 간장을 조사해 봤더니 중금속이 있어서 안 좋다, 나트륨 성분이 너무 많아서 안 좋다는 등의 오만 잡소리를 해서 짠맛을 못 먹게 하고 있어요. 장차 살림을 해야 할 우리 여자 아이들에게 짠맛은 몸에 해로운 것이라고 세뇌를 시켜 놓으니까, 이건 먹어서는 안 되는 거니까 간장 만드는 법도 배울 필요가 없다는 식으로 생각하게 되어 버린 겁니다.

    14세 전후가 되면 초경을 하게 되고, 그때부터 엄마 옆에서 이런 살림살이를 배워야 되는데, 여자들이 서양에서 건너온 멍청한 영양학만 따라간 나머지 조상대대로 내려온 살림살이 방법들이 다 망실될 지경에 이르게 되었어요. 우리가 매일 먹는 먹거리에다 도통 알아먹을 수가 없는 국적불명의 용어를 요란하게 쓰는 것도 모자라서, 그걸 전부 화학 기호로 표시해 놓고 사람들을 세뇌시키는 반면, 매운맛이나 짠맛은 다 해롭다고 떠들고 있으니 서양 학문의 노예가 된 중생들이 이런 천연 조미료를 만들어서 먹을 이유가 있겠냐는 겁니다. 지금은 맵고 짠맛도 못 먹게 하는 것도 모자라서 단맛을 먹으면 비만이나 당뇨에 걸린다고 사기를 치는 지경에까지 이르렀습니다. 지금 서양에서 건너온 미개한 영양학, 의학, 약학이 수천 년 동안 우리 조상들은 아무 문제없이 먹어온 전통 음식들을 죄다 다 못 먹는 걸로 만들어 놓았다 이겁니다.

심포 삼초를 좋게 하는 떫은맛이 나는 조미료, 우리 조상들은 육미를 토대로 해서 밥상을 차렸다

    여섯 번째, 심포 삼초를 살리는 건 떫은맛인데 여기에는 된장도 포함됩니다. 콩과 소금을 갖고 만드는 된장은 수기인 짠맛도 있지만 숙성이 잘되면 떫은맛도 납니다. 메주가 매달려 있을 때 보면 퍼렇게 곰팡이가 슬잖아요. 그게 미생물인 효모가 메주에 달라붙어 효소라는 물질을 분비해 발효시켜서 그런 겁니다. 땅의 기운인 메주 속 효모가 잘 익은 뒤에 적당한 양의 물에다가 적당한 양의 소금을 넣어서 항아리에 담가놓으면, 자연적으로 하늘의 기운을 받아 메주가 숙성이 잘 됩니다. 숙성이 아주 잘 되면 약간 떨떠름한맛이 나고 짠맛도 많이 나게 돼요. 우리 조상들은 신장 방광이 허약하면 피가 탁해지니까 이때는 짠맛으로 피를 맑게 해야 된다는 것을 알았던 겁니다. 서양 사람들도 이제야 된장이 항암제다 뭐다 하면서 떠들고 있잖아요. 그래놓고서는 조선 사람들보고 된장냄새 난다고 하는데 까불지 말라고 그래요. 그렇게 떠드는 놈들은 다 놔두고, 우리끼리만 해서 먹자구요.(웃음)

이렇게 육장육부를 살리는 담가서 먹는 음식인 간장, 된장, 고추장은 상온에서 50년을 놔뒀다 먹어도 변질되지 않는 세상에서 가장 훌륭한 먹거리입니다. 어떤 신문 기사에서는 간장 수백 년 된 것이 5백만 원인가, 1천만 원인가에 팔렸다고 합니다. 전 세계에서 어떤 민족이 우리처럼 상온에서 수십 수백 년 동안 완전무결하게 음식을 보관할 수 있는 비법을 가지고 있을까요? 그건 전 세계에서 유일하게 우리의 위대한 할머니, 어머니들만 만들어낼 수 있는 음식들이었어요. 헌데 간장이나 된장 이런 것들을 누가 처음 만들었는지 그 이름이 남아있지 않습니다. 그렇기 때문에 얼빠진 중생들이 자기 조상을 더 우습게 아는 겁니다. 서양 사람들은 걸핏 하면 지들이 잘났다고 웬만한 곳에는 다 자기 이름을 붙여 놓습니다. 장삿속으로 특허를 내거나, 다리 하나에도, 무슨 건물 하나에도 다 자기 이름을 붙이곤 하잖아요. 그런데 우리 조상님들은 위대한 업적을 이루고도 자신의 이름을 안 남겼습니다. 왜? 그런 건 배우기만 하면 누구나 다 할 수 있는 일로 봤기 때문입니다. 그렇지만 이름은 없을지라도 사람을 살려내는 이런 조미료(식초, 술, 엿, 고추장, 간장, 된장 등)를 만든 분들이야말로 전 우주에서도 가장 위대한 분들이 아니었겠나, 저는 그렇게 보고 있습니다.

　이 땅에서는 이렇게 육미를 토대로 해서 밥상을 차렸는데 우리 조상들은 거기에 육장육부를 한방에 다 살려내는 김치까지 담가서 먹었습니다. 김치에는 오미가 다 들어있어요. 처음에 만들 때는 맵고 짠맛. 익으면 신맛. 또 어떻게 그걸 불에다 찌면 달착지근한맛. 그리고 더 오래 되어서 묵은지가 되면 씁쓰름한맛. 김치는 자연에서 1년만 묵혀두면 저절로 오미가 만들어집니다. 그래서 김치는 누가 먹어도 맛있어요. 우리는 이 김치가 없으면 안 됩니다. 섬나라 게다족들은 김치를 기무치라고 하면서 자기들이 원조라고 육갑을 떠는데 그렇게 하고 싶으면 하라고 해요.

　우리의 이 토양에서 이 천지 기운을 받고 자란 야채를 갖고, 이 땅에서 발효 숙성시킨 그 맛은 다른 나라에선 아무리 따라 오려고 해도 따라올 수가 없습니다. 그래서 이 땅의 김치야말로 우리의 후손을 살려내는 최상의 먹거리가 아니겠냐는 거죠. 그러니 우리는 김치를 담가 먹는 전통을 절대로 망실하면 안 된다 그겁니다. 그런데 부소 할아버지부터 해서 우리 엄마 세대들까지 계승되어 내려온 이것이 우리 대에 와서 다 망실되게 생겼습니다. 그래서 저는 나중에 여건이 되면 이런 것도 가르치고, 우리 문자도 가르치는 학교를 만들려고 합니다. 그리고 거기서 배운 아이들이 앞으로는 대륙으로 나가야 하지 않겠는가! 더 나아가서 한웅이 신시를 세웠고 단군이 다스렸던 그 성스런 땅으로 다시 되돌아가야 하지 않겠는가, 그렇게 보는 겁니다.

부엌살림을 할 줄 모르는 요즘 젊은 여자들, 여자가 정신 차리지 못하면 세상은 망한다

(요즘 젊은 여자들은 식초 만들 줄도 모르던데요)

식초 뿐만 아니라 다른 것도 다 못 만들어요.

질문 : 요즘 20대 여성들 보면 김치 담글 줄도 모르고, 부엌살림 할 줄 아는 게 하나도 없어요. 그 세대들이 아이 낳고 기를 때, 보통 심각한 문제가 되지 않을까요?

대답 : 그럼요. 그런데 그게 다 지금 그 엄마(50대)들에게 문제가 있어서 벌어진 일들입니다. 자기 딸들을 잘 가르쳐야만 손자들의 안위가 확보되는데, 그것을 모르다 보니 이 지경이 되어 버린 겁니다. 취직해서 돈 잘 벌고, 저축을 많이 하는 것이 살림살이의 한 방편이 될진 모르겠지만, 제가 방금 말씀드린 이것이 가장 본질입니다. 이것이 사람을 살리는 법방이거든요. 우리 앞 세대까지는 그런 법방이 끊이지 않고 내려오다가 지금 우리 대에 이르러서 이 살림살이가 단절되게 생겼으니 안타까운 거죠.

친정 엄마든, 시어머니든, 이모든, 고모든 주변에 엄마들이 많잖아요. 그런 분들이 돌아가시기 전에 찾아가서 이런 법방을 배워야 됩니다. 만일 일가친척들이 다 돌아가셨다고 한다면 옆집 할머니를 찾아가서 돈을 주고서라도 배워야 돼요. 이건 내 자식과 그 후손을 위해서라도 그렇게 해야 되는 겁니다. 그래야만 나중에 우리 딸들이 시집을 가거나 할 때 혹은 며느리가 들어올 때 가르칠 것 아닙니까. 요즘 젊은 시어머니들도 이런 살림살이를 잘 몰라요. 그래서 지금 거의 모든 아이들의 장래가 암울하다고 하는 거예요. 그것은 그 아이들이 자랄 때 먹는 음식이 바로 그 아이들의 장래를 결정하기 때문입니다.

그러니 지금 40, 50대 엄마들이 옆집 할머니들한테 배워서라도 이러한 법방을 가지고 있어야 한다는 겁니다. 그러면 사람을 살리는데 훨씬 유리해진다는 거죠. 반면에 이걸 모르는 사람의 자식들과 후손들은 엄청난 고생을 하면서 살아야 됩니다. 그런데 대가리에 먹물 좀 들고, 돈 좀 있다고 깝죽거리는 엄마들은 철딱서니 없이 뭐라고 하는 줄 아세요? 내 딸은 절대 손에 물 묻히고 살게 하지 않겠다고 그럽니다. 모든 딸이 손에 물을 안 묻히면 그 집안과 세상은 망하는 수밖에 없습니다. 생명을 낳고 기르는 주체가 그 일을 않겠다면 망해야지 다른 수가 있습니까?

질문 : 어떤 맥을 짚었더니, 가늘고 길고 팽팽한 와중에 그 팽팽한 줄 같은 느낌이 여러 겹 있는 것 같던데 그것은 왜 그런 건가요? 더 안 좋은 건가요?

대답 : 그 기운이 더 긴장되어 있어서 그래요. 지금 간담이 너무 힘들어서 가늘고 길고 팽팽한 것이 이렇게 있는데, 더 긴장하면 갈라진 것 같은 느낌이 들 수 있습니다. 금극목 하는 힘이 더 강해지니까 잡아당기는 긴장감이 더 나타나는 겁니다. 와이어를 아주 강한 힘으로 잡아당기면 여러 겹으로 꼬여있는 줄이 갈라지는 것처럼 말이죠. 이런 경우엔 시고, 쓰고, 떫고를 먹어야 됩니다.

기능성 속옷, 신체를 균형 있게 발달시키려면 체질에 맞게 섭생을 해야 한다

질문 : 여자들 브래지어가 너무 몸을 조이는 것 같은데 이게 나쁜 건가요?

대답 : 조이는 건 안 좋아요. 그런데 브래지어가 나쁜 것만은 아닙니다. 그걸 안하면 가슴이 큰 사람은 가슴이 늘어지게 됩니다. 그러면 그 무게로 심장과 어깨에 압박이 가고 근육도 당겨지게 돼요. 그런 사람은 브래지어로 받쳐주면 훨씬 편안합니다. 다만 끈을 너무 조이면 안 된다

는 거죠.

질문 : 기능성 속옷이라고 해서 몸매를 보정하는 속옷이 있는데요, 그게 몸을 너무 조이는 것 같아서 답답한데 그런 것은 어떻습니까?

대답 : 자기가 어디 가서 예쁜 모습으로 사진 한방 찍어야 되고, 연예인들처럼 무대에 올라가게 되면 임시로 조이는 걸 입을 수도 있겠지요. 그런데 그 조이는 옷을 일상복으로 입으면 절대 안 됩니다. 너무 조인 나머지 신진대사가 불량해지고 기혈순환이 방해되면 없던 병도 생길 수 있으니까요. 그리고 그런 옷 입고 어떤 놈 잡아먹으려고? (웃음)

질문 : 배에 힘이 없는 사람은 그런 기능성 속옷으로 배를 조이면 좋다고 하던데요?

대답 : 배에 힘이 없으면 단맛을 먹고, 윗몸 일으키기 같은 복근 운동을 해서 배에 힘을 키울 생각을 해야지, 거기에 무슨 철갑을 두르듯 하면 되겠어요? (웃음)

질문 : 딸 아이의 신체를 균형 있게 발달시키고 가슴도 예쁘게 만들려면 어떻게 하면 됩니까?

대답 : 골고루를 먹이면 됩니다. 골고루에다 체질과 맥을 살펴서 먹이면 몸도 균형 있게 발달시킬 뿐만 아니라, 가슴도 너무 작지도 너무 크지도 않게 적당한 크기로 만들 수 있어요. 사실 너무 큰 것도 병이거든요. 목형들은 목극토 해서 가슴이 잘 안 생깁니다. 절벽 가슴, 민자 가슴. 대개 목형들은 가슴이 없어요. 그러니 목형들은 단맛을 먹어줘야 됩니다. 금형들은 신맛을 먹으면서 단맛인 설탕을 같이 먹어주면 가슴이 부드럽게 벙벙해지면서 보기가 좋아집니다. 그건 유방은 토기인 비위장이 지배하기 때문에 그렇습니다. 우리 몸을 살펴보면 유방의 정중앙으로 위경맥이 지나가고, 비장경맥은 젖가슴 안쪽으로 감아 내려가잖아요. 그리고 위경맥 상에 유중(乳中)이라는 혈자리가 있는 것을 보면, 위장과

유방은 밀접한 관계가 있다고 할 수 있습니다.

그런데 이런 이야기가 도대체 어떤 책에 나와 있고 어떤 학설에 근거했냐고 묻는 사람들이 있어요. 하지만 그런 책이나 학설 따질 것 없이, 모든 사람이 공히 그렇게 생겨났다는 겁니다. 과거 기록에 그런 내용이 없다면 인정할 수 없다는 사람들이 있는데, 사실 옛날에 나온 책들은 사람에 대해서 모르고 쓴 게 대다수에요. 그리고 그 모르고 쓴 책을, 다른 놈이 뭔지도 모르고 또 베껴 쓴 것이 지금의 책들이고 논문이라는 거죠. 지금 대부분의 의학은 그렇게 되어 있습니다. 지금의 거의 모든 의학 학설이나 책들은 자기 몸속의 생명을 보고, 자기 가족의 생명을 감싸고 있는 몸을 보고 쓴 게 아닙니다. 지금 제가 드리는 말씀들은 어떤 책에 근거하기 전에 자연의 원리에 바탕을 둔 이야기들이에요. 그전까지는 이런 이치가 알려지지 않고 있다가, 현성 선생님께서 나타나셔 갖고 이러한 법을 간결하고 완전무결하게 정립하신 것을 제가 약간 살만 더 붙여서 말씀 드리는 거죠.

음식은 대개 성질이 중(中)이기 때문에 한열로 따지기보다는 맛으로 구분하는 게 우선이다. 식품영양학자들도 각각의 장부를 영양하는 음식을 알지 못한다

질문 : 한방에서 곡식을 비롯해서 식품들을 분류할 때, 어떤 것은 찬 음식이고 또 어떤 것은 따뜻한 음식이라고 하잖아요. 그러면 음식을 먹을 때 그것을 우선 고려해야 하는 건가요? 아니면 여기서 말하는 오행을 기준으로 한 맛을 따지는 것이 우선인가요?

대답 : 맛이 우선입니다. 음식은 무조건 맛으로 그 기운을 정합니다. 어떤 음식이 차다 뜨겁다 하는데 그건 뭣도 모르는 놈들이 어디 가서 아는 체 하려고 떠드는 수준의 이야기에 불과해요. 음식은 음양중 가운

데서 대개 뭐라고 했어요? 중(中)이라고 했잖아요. 지난 수 천 년을 우리 조상들이 살아오면서 임상실험을 통해 몸에 안 좋은 것들은 음식에 포함시키지 않았다고 했습니다. 먹거리가 되려다가 못 된 게 약이라고 했잖아요. 너무 차거나 뜨거운 것은 음식이 아니고 약입니다.

질문 : 일전에 인사동에서 제가 아는 사람한테 콩을 많이 먹어야 된다고 했더니, 그 사람이 콩은 찬 음식이라서 많이 먹으면 안 좋은 거라고 그러던데요?

대답 : 인사동 골목에 가면 그런 헛똑똑이들, 헛도사들이 굉장히 많습니다. 콩 먹고 냉기 든 사람, 지구상에 하나도 없어요. 더군다나 콩은 봄에 파종을 해서 가을에 수확하는 작물입니다. 그러면 이치적으로 봐도 여름의 뜨거운 열기를 많이 받았잖아요. 그래서 그건 온성(溫性)을 갖고 있는 겁니다. 그런데 지금 가을에 파종하는 보리나 밀 같은 먹거리들이 있습니다. 가을에 파종하다 보니 겨울철의 냉기와 봄철의 서늘하면서도 따뜻한 기운을 받고 자라서 여름에 수확하게 되죠. 그런 것들은 이치적으로 서늘한 기운이 많습니다. 천지와 사시의 순환 이치로 따져보면 그렇다는 얘깁니다. 천지자연을 기준으로 해야지, 이것을 도외시하고 어떤 사람이 무슨 말을 했기 때문에 그렇다 하는 건 일고의 가치도 없는 겁니다.

여러분들이 제 이야기를 듣고 그 내용이 경우와 이치와 사리에 맞는다고 생각하면 인정하면 되고, 인정하기 싫다면 인정하지 않으면 됩니다. 어떤 책을 봤더니 무슨 내용이 나왔다, 어떤 사람이 텔레비전에 나와서 무슨 말을 했다, 어디 갔더니 누가 무슨 말을 했다고 해도, 자연의 원리에 근거하지 않은 것은 아무 이치도 없이 그냥 떠드는 소리에 불과합니다. 우리는 어떤 사람이 떠드는 소리를 믿기 전에 먼저 천지자연의 이법을 봐야 된다고 했습니다. 100년 전에 오셨다가 가신 한 성인께서는 '본래 상통천문과 하찰지리는 있었나니'라고 하셨어요. 천지에 대한 이치는 이미 알았다는 겁니다. 이어서 '이제는 중통인의다' 그랬잖아요. 이건 천지에서 생겨난 자연 만물이 있는데, 이제는 사람이 그 자연과 만물에 대한 이치를 통해서 쓴다는 거예요. 우리는 현성의 중통인사 하는 법방으로 옛 성인이 이야기한 중통인의의 경지에 이른다는 것입니다.

이 공부도 이제 6주째니까 절반이 끝나갑니다. 오늘로써 여러분들은 제 이야기를 절반 정도 듣게 되는데, 그 자체로 여러분들은 이미 보통 사람의 경지를 뛰어 넘었어요. 단지 여러분들 스스로 자신이 어떤 사람인지를 모를 뿐이죠. 간이 병났을 때 간을 영양하는 음식으로 뭐가 있느냐? 이건 전 세계의 모든 식품영양학자들한테 물어봐도 모릅니다. 간을 영양하는 음식이 무엇이고, 간을 튼튼하게 하는 운동은 무엇이며, 숨 쉬는 법은 무엇인가? 위장을 튼튼하게 하는 먹거리는 또 뭔가? 지구상에서 이걸 아는 사람은 오로지 여러분들 말고는 없습니다. 만약 무릎이 병났다면 어떤 기운이 부족해서 무릎이 병났는지 아는 사람이 지금 없다는 거예요. 화타도 몰랐고, 편작도 몰랐고, 허준이나 이제마 수준으로도 모르는 겁니다. 그 분들도 몰랐잖아요. 그런데 우리는 의학사에 길이 빛나는 이런 대가들도 모르는 걸 지금 배우고 있어요.

제가 현성 스승님으로부터 이걸 전수받고 여러분들에게 재정리해서 돌려드리는 것은 장사 차원이 아닙니다. 된장 먹어라, 엿 고아 먹어라 하는 이것이 장사가 아니라는 거예요. 그러니까 이제 우리는 누가 텔레비전에 나와서 무슨 말을 해도 무조건 받아들이지를 말고, '저건 이치에 합당하고 옳은 말이다. 저건 이치에 어긋나는 말이다' 하고 평가 할 줄 알아야 합니다. 제가 첫날 강의할 때 그랬잖아요. 이 강의를 들으면 인생관과 가치관이 바뀔 수도 있다. 이 공부를 통해서 사람과 세상 그리고 우주를 바라보는 관점이 바뀔 수도 있다고 말입니다. 이제는 강의도 한 고개를 넘어 왔으니까 사물을 볼 때도 그만큼 고개를 넘은 시각으로 봐야 됩니다. 고정관념이라는 고개에 딱 걸려서 보면 과거와 똑같아져요. 그런데 우리는 이미 그러한 고개를 넘어왔습니다. 그리고 앞으로 대자유인의 길을 갈 것입니다.

곡식은 대개 중이지만 찬 성질을 가진 것만 계속 먹으면 문제가 생길 수 있다

음식은 대부분 중으로 봐야 된다고 했죠. 그러나 그걸 굳이 세밀하게 따진다면, 겨울철이나 봄철 기운을 많이 받고 자란 놈들은 찬 게 아니라 서늘하게 하는 기운이 많기는 할 겁니다. 그래도 중에 가까운 것으로 보면 됩니다. 보리나 밀 같은 것들은 가을이나 겨울에 파종된 놈들이라서 여름의 열기를 식혀 줍니다. 여름에는 천지에서 열사가 많이 내려오잖아요. 그때 내 생명력이 죽지 않고 살아남으려면 그 열사를 이겨내는 힘을 만들어야 됩니다. 그래서 밀이나 보리 같은 서늘한 음식이 필요하게 된다는 거죠.

그렇다고 해서 밀이나 보리밥만 일 년 내내 먹는다면 문제가 생기게 됩니다. 지금 보면 세상에 망조가 들어서인지 쌀을 비롯한 콩, 녹두, 팥, 수수 같이 가을에 수확하는 따뜻한 기운이 많은 먹거리 섭취는 갈수록 줄어들고, 빵이나 피자, 햄버거, 짜장면이나 라면 등과 같은 밀가루 음식에 대한 섭취는 시간이 흐를수록 늘어나고 있어요. 그 때문에 사람들의 몸이 갈수록 차지는데다가 그런 음식 안에 든 표백제나 방부제 같은 나쁜 성분들 때문에 병마들이 하루가 다르게 창궐하고 있으니 이것이 예사롭게 보이지 않습니다.

참외나 수박, 토마토, 자두 같은 것들도 본래 여름철에 수확해서 먹는 먹거리들이잖아요. 열을 식혀주는, 여름에 먹던 이런 과일들을 지금은 비닐하우스 재배를 통해 사시사철 항시 먹고 있으니 이 또한 앞으로 심각한 문제로 대두되는 것은 아닐런지 유심히 지켜보고 있는 중입니다. 이건 특히 아이들의 경우에 더 해당되는 문제입니다. 그렇지 않아도 어릴 때부터 찬 물이니 찬 우유 같은 걸 입에 달고 살아서 몸이 굉장히 식어 있는데, 거기에다 비록 중의 성질을 갖고 있지만 많이 먹으면 몸을 차게 하는 과일들을 어릴 적부터 많이, 그것도 철에 어긋난 것들을 먹고 있으니 이 또한 아이들의 심포 삼초에 부정적인 영향을 주지 않겠는가 우려하는 거죠.

봄에 파종해서 여름의 뜨거운 기운과 장하의 무더운 삼복더위를 지날 때 생명력이 약한 놈들은 이미 다 썩어 버립니다. 모든 것이 다 가을에 결실을 맺는 게 아니에요. 식물도 생명력이 약한 놈들은 자라는 중간에 벌레에 파 먹히고, 병균에 쑥대밭 되고, 비바람에 쓰러지고 자빠집니다. 이걸 다 견디고 가을까지 온 놈들은 생명력이 굉장히 강한 놈들이에요. 그놈들 중에서도 쭉정이들은 다 불살라버리고 꽉 영근 알갱이만 추려서 우리가 먹는 겁니다.

콩의 경우는 자연에서 보면 뜨거운 기운을 많이 받았으니까 몸을 온화하게 해줍니다. 차다, 뜨겁다 이렇게 극단적으로 이야기할 건 아니고 겨울철을 지난 것들은 서늘하게 해주고, 여름을 지난 것들은 따뜻하게 해준다고 이야기해야 됩니다. 그래서 음식은 거의 중에 속한다고 할 수 있고, 약이 아니므로 누가 먹어도 해롭지가 않습니다. 콩이 차니까 먹지 마라고 하는 놈들은 먹거리에 대해서 아무 것도 모르는 것이나 다름없어요.

천하대세가 자연의 원리의 손 안에 있다

그래서 천하대세가 우리 민족의 살림살이를 한통으로 정리한 자연의 원리 안에 있다는 것입니다. 한번 받아 써 보세요. 제가 어디서 본 건데, 아주 기가 막힌 말씀이 있어요. '지천하지세자(知天下之勢者)는 유천하지생기(有天下之生氣)하고, 암천하지세자(暗天下之勢者)는 유천하지사기(有天下之死氣)니라'. 요게 무슨 뜻이냐 하면, '지천하지세자' 즉 천하의 대세를 알고 있는 자는. 지금 알고 보면 현하 대세가 사람들을 다 죽음의 골짜기로 몰아넣고 있는 형국이잖아요. 지금 의사들이 전부 맵고 짠 것 먹지 말라고 하는데다가 몸을 차갑게 하는 게 문명의 대세라서 사람들의 피가 다 썩어가고 있고 생명력이 점차 고갈되어 가고 있어요. 이때 만일 독한 바이러스가 창궐하게 되면 웬만한 사람들은 한방에 다 가고 맙니다. 그런데 그 죽음의 골짜기로 가는 대세 안에서도, 살아남는 기운과 관련 있는 대세가 또 있습니다. 살아남는 그 길을 아는 사람은 천하가 다 망해서 쑥대밭이 되어도 '유천하지생기' 즉 천하의 살 기운이 붙어 있다는 겁니다.

또 '암천하지세자', 천하의 대세를 몰라서 지금 다 죽어 가고 있는데, 앞으로 병겁 같은 게 오면 쑥대밭이 될 게 아닙니까. 이런 천하대세에 어두운 자, 눈을 못 뜨는 자, 귀가 열려 있지 않는 자한테는 뭐가 있겠어요? '유천하지사기', 천하의 죽을 기운만 붙어 있다는 얘깁니다. 이게 100년 전에 이 땅에 살다 가신 분이 후손들을 위해서 하신 말씀입니다.

저는 이 가르침을 보면, '아! 현하 대세가 이렇게 다 죽을 판으로 가고 있는데, 우리가 할 수 있는 일이 무엇인가? 우리가 이 법방으로 천하대세의 판도를 다시 만들어 나가는 것 말고는 없지 않겠는가?' 하는 생각이 들어서 더 많은 책임감을 느낍니다. 그래서 별 것 아닌 것 같지만 지금 하는 이 일을 계속 해야 되겠다 싶어요. 우리가 매일 고추장 먹고, 된장 먹고, 김치 먹고 하지만, 선조들이 살아오신 그 방법을 실천하는 것은 장차의 내 생명과 직결되어 있는 중차대한 문제라는 걸 깨달아야 됩니다. 그래서 저는 현성의 법방을 전하는 이 강의가 천하대세를 판 갈이 하는 변곡점이라고 보고 있는 겁니다.

수궐음심포경의 주요 혈자리, 유방은 위장이 지배한다, 젖이 잘 안 나올 경우 먹어야 될 음식, 유방암을 예방하려면

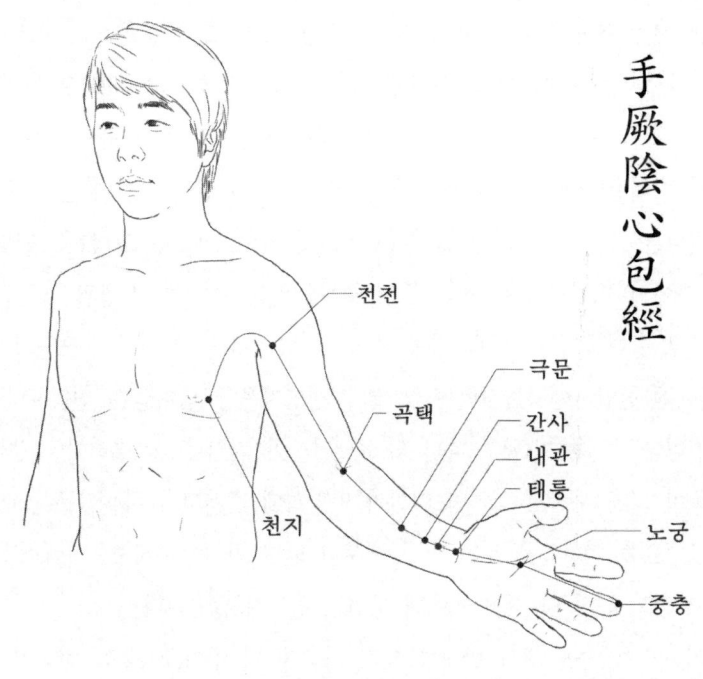

그림 수궐음심포경

자, 교재를 봅니다. 이 시간엔 수궐음심포경의 주요 혈자리를 알아보 겠습니다. 심포경맥은 젖꼭지 바로 옆 천지혈에서 시작해서, 팔꿈치를 지나 가운데 손가락 끝 중충혈까지 내려옵니다. 마지막 9번에 보면 중 충 있죠? 중충은 제 3지 즉 가운데 손가락에 있어요. 경맥의 흐름이 음경맥은 아래에서 위로 가고 양경맥은 위에서 아래로 갑니다. 거기 1번 천지혈 있죠? 천지혈에 밑줄 치고, 천지(天池)혈은 비장경의 천계혈과 위경의 유중혈 사이 즉 젖꼭지 바로 옆에 있습니다.

질문 : 여성들이 젖꼭지 바로 옆 천지혈에 뭐가 뭉치는 것이 있어서 수술을 많이 하는데요. 그것은 심포 삼초가 약해져서 그런 겁니까?

대답 : 그렇죠. 80% 이상은 심포 삼초가 식은 나머지 임파가 뭉쳐서 그런 것입니다. 이때는 떫은맛과 단맛을 먹고, 그 부분을 따뜻하게 하고, 마사지를 꾸준하게 하면 풀립니다. 젖꼭지 정중앙(유중혈)으로 위경맥이 지나가거든요. 그렇기 때문에 위경이 정통으로 지나가는 유방은 토기가 지배합니다. 옛날에 애기들 젖 먹이려는데 산모가 젖이 안 나오면 할머니들이 뭘 해서 먹였어요? (호박) 젖 잘나오게 하려고 늙은 호박을 푹 고아서 먹였잖아요. 젖꼭지 정중앙에 있는 유중(乳中)혈과 '하늘 연못으로 흘러들어가는 시내'라는 뜻의 천계(天谿)혈 사이가 심포경의 천지(天池)혈입니다. 천지혈은 '하늘의 생명기운을 담아놓은 연못'이라는 뜻입니다. '연못 지(池)' 자가 있죠? 기운이 거기로 잘 흘러야 되는데, 소통이 되지 못하고 막히면 임파가 딱딱하게 뭉쳐져서 하늘연못이 썩게 되죠. 요즘 여자들을 보면 어릴 때부터 맨날 찬 물 마시고, 아이스크림 먹고 해서 몸이 다 식어서 이게 뭉치는 경우가 많습니다.

자, 그럼 손을 펴서 반대쪽 자기 가슴을 딱 잡아 보세요. 젖꼭지 바로 옆을 잡고 시계방향으로 이렇게 비벼보세요. 심포경맥은 이곳을 타고 올라가 팔뚝 정 가운데를 지나갑니다. 그래서 유방암을 예방하려면 천지혈 이 부분을 잘 마사지 해줘야 됩니다. 여기 천지혈에서부터 기운이 잘 소통돼야 임파가 뭉친 것이 해소됩니다. 해소를 못하게 되면 뭉친 것이 딱딱해지고 비정상 세포로 변이되는데 그것이 암입니다. 그러니까 앞서 이야기했듯이 병원에 가서 약 먹고, 주사 맞고, 수술 받기 전에 우리는 먼저 떫은맛을 먹고, 가슴 운동과 가슴 마사지를 하고, 그 부분을 따뜻하게 해서 뭉친 기운을 풀어줘야 된다는 거죠.

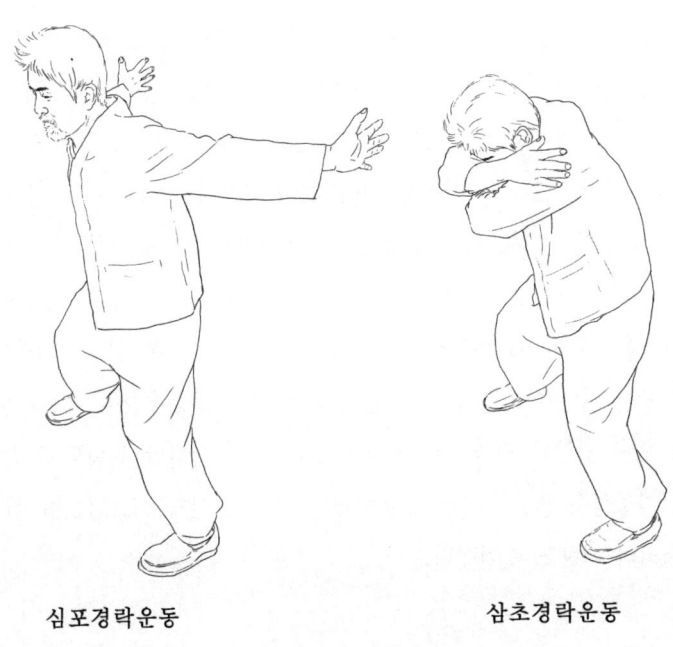

심포경락운동   삼초경락운동

그림 심포 삼초 경락 운동

  손바닥을 펴고, 팔을 벌리고, 손목을 이렇게 밖으로 젖혀 보세요. 이렇게 젖히면 찡하죠? 그러면 다시 이렇게. 또 반대로. 지금 심포경맥을 강화하는 운동을 하는 겁니다. 손을 완전히 젖혀놓고 천지혈을 비벼보세요. 우리가 일할 때 보면 맨날 몸을 구부정하게 숙여서 일하잖아요. 그러면 여기 가슴 쪽에 기운의 순환이 잘 안됩니다. 또 여기가 땡기니까 어깨도 무거워지구요. 그러면 가슴을 뒤로 젖혀야 합니다. 이렇게. 들숨, 쭉 들이마시면서 손목을 밖으로 젖혔다가 천천히 내쉬면서 다시 원래대로. 경맥의 유주 방향을 잘 알아두어서 이것을 정성들여 천천히 열 번 정도만 하면 심포장으로 기운이 잘 순환되어서 열 발생 능력이 향상됩니다. 벌써 추위가 달아나잖아요.

그러니까 몸을 따뜻하게 하는 것도 내 몸 안에 있고, 몸을 차게 하는 것도 내 몸 안에 있습니다. 내 몸 안에 있는 모든 생명 장치들을 내가 원활하게 잘 활용하지 않으면 그 기능들이 퇴화합니다. 그 기능이 퇴화될 때 문제가 싹트기 시작하고, 이것이 싹트고 자란 걸 우리는 병이라고 합니다. 그 병을 해소하는 것 또한 내 몸 안에 있어요. 이건 돈 들어가는 일이 아니죠? 그러니까 해요, 안 해요? (안 해요) 3일 하고 안 해요. (웃음) 돈이 걸려야 한다니까요. 그런데 우리들은 할 수 있습니다. 여기 와서 제 이야기를 듣고 계신 분들은 이미 중생이 아니잖아요. 점심 먹고 오후 업무를 시작하기 전에 이렇게 다섯 번씩만 해줘도 유방암에 걸릴 가능성은 90% 이상 예방됩니다. 그리고 실제로도 가슴이 시원하게 열리니 기분도 좋아집니다.

내관혈과 외관혈은 인체에서 관문과 같은 역할을 한다, 장풍이 나가는 혈자리 노궁혈, 기치료는 함부로 해주는 게 아니다

자, 그 다음에 '하늘로부터 받은 생명기운이 샘솟는 곳'인 천천(天泉)혈은 상완 중간에 있습니다. 3번 곡택에 밑줄 치고. 하늘연못으로부터 내려온 생명기운이 하늘샘(天泉)을 지나 '굽이쳐 윤택하게 한다'는 곡택(曲澤)혈로 흐릅니다. 곡택혈은 팔꿈치 안쪽 가운데에서도 소해혈 쪽에 있어요. 그 다음 내관에 동그라미 치고. '생명에너지가 내부로 들어가는 관문'이라는 뜻의 내관(內關)혈은 심포경맥에서 가장 중요한 혈자리죠. 내관은 15낙맥 중 하나이고, 기경팔맥인 음유맥을 통제하는 혈자리입니다. 그 옆에다가 구삼맥 촌구 4~5성이라고 쓰세요.

내관은 사람 내면에 있는 모든 생명력을 안으로 통하게 하는 자리입니다. 그게 '관문'할 때의 '관(關)' 자입니다. 뱃길로 치면 인천항이나 부산항, 비행기 길로 치면 인천국제공항 이런 데를 나라의 관문이라고 하잖아요. 그것처럼 만들어진 생명력을 내 안으로 끌어들이는 관문이 바로 내관혈이라는 겁니다. 내관혈 자리는 팔꿈치의 곡택과 손목의 태릉 사이에 있는데, 태릉으로부터 시작해 6분의 1지점에 있습니다.

어떻게 찾으면 되느냐? 주먹을 꽉 움켜쥐고 손목을 구부려서 끄덕끄덕 해보면 2지와 3지에서 연결된 힘줄이 나옵니다. 그 가운데가 내관인데, 잘 모르겠거든 태릉이라는 혈자리를 보면 접히는 줄이 있죠. 자기 손가락 세 개(2,3,4지)를 가져다가 여기 접히는 첫 번째 주름위를 두 번째 마디로 딱 댑니다. 그러면 거기가 내관입니다. 내관의 상대혈은 손목 바깥쪽에 있는 외관인데, 내관에다 침을 놓으면 외관으로 나와요. 그래서 그 두 곳을 내외관이라고 합니다. 양유맥을 통혈하는 자리인 외관과 음유맥을 통혈하는 자리인 내관은 아주 많이 쓰는 자립니다. 애기들 한열왕래가 심하다든지 열이 쩔쩔 끓는다든지 할 때, 내외관에 자석테이프만 붙여줘도 열이 싹 가라앉아요.

질문 : 내관에만 씁니까?
대답 : 내관과 외관을 다 씁니다.

그 다음에 노궁에 밑줄 치고. '생명이 힘을 쓰는 집' 또는 '생명력이 결집되는 집'이라는 뜻인 노궁(勞宮)혈은 손바닥 제 2,3중수골 사이의 정중앙에 있습니다. 주먹을 가볍게 쥐면 가운데 손가락이 닿는 자리인데, 아기들 곤지곤지 하는 자리 있죠? 거기가 노궁이에요. 여기는 굉장히 중요한 곳입니다. 우리가 살아가면서 힘을 쓸 때, 손을 통해서 발현되는 창조적인 기운들이 합곡을 통해서 노궁으로 모였다가 빠져나갑니다. 우리가 무엇을 만들거나, 글씨를 쓰거나 할 때 노궁 쪽으로 기운을 모은다는 거죠. 혈자리 이름이 '심포 삼초 생명력이 노력(勞力)하는 궁(宮) 혹은 집'이라고 되어 있죠? 그러니 이런 이름을 붙인 옛날 신시 때의 도사들이 얼마나 대단하냐는 겁니다.

무협 소설에 나오는 장풍 나가는 곳이 바로 이 노궁이에요. 그리고 기공치료 할 때나 안수기도 할 때도 노궁으로 하는 겁니다. 그래서 누가 아프다 그러면 아픈 곳에 손을 이렇게 대 주잖아요. 아이가 아프다고 하면 '엄마 손은 약손, 할머니 손은 약손' 하면서 문질러 주잖아요. 그런데 내 새끼가 아니면 다른 사람은 해주지 마세요. 누구 치료해 준답시고 괜히 해주는 거 아니에요. 불가분의 관계에 있는 가족이나 절친한 이웃들이 아니고는 함부로 하지 않는 겁니다. 남 살리고 나 죽으면 우주 입장에서는 본전이지만 자기 입장에서는 손해에요. 그리고 우리는 오래 살아남아야 돼요. 왜냐? 장차 많은 사람들을 살릴 수 있는 능력자가 될 수도 있기 때문입니다. 우리는 함부로 기치료 한답시고 몸을 쓰면 안 되고, 대신에 우리 자신을 건강하게 만들어 놓는 게 무엇보다 중요하다 그거죠. '천지'와 '곡택'에는 밑줄치고, '내관'에는 동그라미를 치고. 내관에다가는 15낙맥이라고 표시해 놓으세요. 그래서 심포경의 주요 혈자리인 천지, 곡택, 내관, 태릉, 노궁, 중충혈은 알아두어야 합니다.

곤지건지, 지암지암, 도리도리, 섬마섬마라는 말 속에 담겨 있는 깊은 뜻

애기들이 엄마 뱃속에서 태어날 때 손가락을 어떻게 하고 나오죠? 펴고 나와요, 오므리고 나와요? (오므리고 나와요) 오므리고 나옵니다. 가운데 손가락을 손바닥 노궁혈에 딱 대고 나와요. 손가락을 펴고 나오면 생명력이 설기 되어서 안 되거든요. 갓 태어난 아기들은 노궁자리를 보호하려고 항상 요렇게 손을 오므리고 있습니다. 어린 준혁이도 항상 그렇게 하고 있어요. 이렇게 오므리고 있는 손을 펴주면 다시 오므립니다. 생명력을 창조하는 심포장의 노궁혈은 굉장히 중요한 자리라서 수시로 자극을 시켜줘야 돼요. 그래서 우리 민족은 아주 어린 아기 때부터 이 노궁자리를 자극하는 연습을 시켜왔던 겁니다.

우리 민족은 단군 할아버지 때부터 무얼 했어요? (곤지건지요) 곤지건지(坤知乾知)하기 전에 무엇부터 했어요? 잼잼을 했잖아요. 지암지암을. 지암지암(地闇地闇)을 해서 손가락을 펴는 연습을 먼저 시키는 겁니다. 심포 삼초가 손을 지배한다고 했죠? 일단 생명력을 강화시키기 위해서 심포 삼초를 운동시키는 거예요. 잼잼이 끝나면 곤지건지 하죠? 심포경의 노궁자리는 기운을 만들어서 보관하고 있는 궁궐이기 때문에 이곳의 문을 열기 위해서 그렇게 했던 겁니다.

이걸 열어서 앞으로 평생 동안 써야 되는데, 아기가 자기 손으로 곤지건지 하는 건 위험하지 않아요. 그런데 그것을 어른이 해주면 위험합니다. 어른이 함부로 애기들 노궁을 누르면 안 돼요. 어렸을 때 이걸 잘못하게 되면 기운이 흐트러집니다. 그리고 애기들 손을 억지로 펴려고 하지 마세요. 아기를 골고루 잘 먹이고 따뜻하게 하면 때가 됐을 때 저절로 잼잼이 됩니다. 엄마가 하면 따라서 하잖아요. 그러다가 곤지건지를 합니다. 그러면서 애기가 엄마하고 눈빛이 마주치면서 표면적인 의사소통이 이루어지기 시작하는 거죠.

그러면 곤지건지(坤知乾知)는 뭐냐? 곤(坤)은 땅이고 건(乾)은 하늘입니다. 즉 곤지건지 하는 것은 하늘의 뜻과 이치를 알기 위해 끊임없이 반복해서 기도하고 주문을 외우는 행위에요. 또 곤지건지는 마고 할머니로부터 시작해 엄마에서 엄마로 이어져 내려오는 그 탯집을 통해서 내가 존재하게 된 것을 알게 합니다. 이것과 비슷한 것이 가위 바위 보 하는 놀이죠. 가위 바위 보는 천지인 삼재 사상을 상징하는 놀이에요. 손을 펴서 하늘(天=乾)을 나타내고, 주먹을 쥐어 땅(地=坤)을 나타냅니다. 그리고 손가락 두 개를 펴는 건 사람(人)을 가리키는 것입니다.

곤지건지는 한손을 펴서 하늘을 나타내면 다른 손으로는 땅(지구)을 의미하는 주먹을 쥔 뒤에 검지를 펴고 하늘의 중심인 반대편 손바닥 중앙의 노궁을 자극해서 생명기운을 돌리게 하는 몸짓이에요. 그래서 곤지건지를 통해서 천손(天孫) 민족인 우리들의 정체성을 알게 합니다. 곤지건지, 지암지암이라는 놀이는 아기들로 하여금 어려서부터 천지인의 이치를 알게 만드는 몸짓이었다 그거예요. 우리 민족은 인간의 본질적인 길을, 세상의 이치를 이런 방식을 통해 아기 때부터 가르치기 시작했던 겁니다.

또 처음에 아기를 이렇게 비스듬히 안으면 아기가 고개를 가누게 되죠? 고개를 가누게 되면 그 다음에 뭘 시켜요? 천지의 도와 인간의 도리를 알도록 하기 위해서 도리도리(道理道理)를 시킵니다. 이 도리도리 하는 몸짓은 일단 경추(목뼈) 일곱 마디(七星)의 힘을 굳건하게 하는 육아법이에요. 머리를 좌우로 도리질을 하면, 목 정중앙의 임맥과 독맥이 중심을 잡고, 임맥의 각각 좌우측에 위치한 위경, 대장경, 소장경, 삼초경, 담경, 방광경 이렇게 총 14개의 경맥을 통해 생명력이 활기 있게 돌게 되는 거죠. 그렇게 되면 저절로 뇌세포의 발육이 잘되고 육장육부가 주관하는 오관이 밝아지게 되고 그럼으로써 총명해진다고 보았던 겁니다. 우리 조상님들은 후손들에게 그런 놀이 등을 통하여 너희들은 하늘 민족의 자손으로 태어났기 때문에 인간의 도리를 하면서 살아야 한다는 것을 가르쳤어요.

이어서 몸을 다양하게 움직이면서 도리도리 짝짝꿍, 곤지건지 짝짜꿍을 합니다. 여기서 짝짜꿍(作作弓)은 '힘을 일으키고 지어서 능력을 만들어 낸다' 는 뜻입니다. 작(作)은 '무엇을 짓다, 일으키다, 만들다, 창조하다' 는 뜻이고, 궁(弓)은 '활 궁, 능력 궁, 힘셀 궁' 으로 쓰입니다.

이렇게 손뼉을 쳐 보세요. (따라서 손뼉을 친다. 짝짝짝) 손뼉을 치면 그 소리가 일으키는 파동으로 분위기가 쇄신 됩니다. 어떠한 장소든 박수를 치면 탁하고 암울한 기운이 밝고 활기찬 기운으로 변하게 되죠.

사람이 만드는 소리 중에서 가장 분위기를 바꾸고, 기운을 쇄신하고, 환기시키는 소리가 바로 이 손뼉 치는 소리거든요. 이것은 생명력이 지배하는 손바닥 중앙 즉 노궁이 서로 마주치는 소리입니다. 그래서 김연아, 박지성 같은 운동선수나 음악 연주자들 있죠? 경기나 공연을 잘했는데 박수소리가 안 나오면 어떻게 돼요? 분위기가 가라앉게 되잖아요. 반면 박수 소리가 크게 나오면 새로운 기운이 불어넣어집니다. 표상수가 이렇게 열심히 강의를 하는데 박수 소리가 안 나오면 어떻게 되겠어요? (웃음, 박수 짝짝짝) 이 정도 이야기를 하면 '아, 생명력이 주관하는 심포경의 노궁혈이 중요하구나!' 하고 알았을 겁니다.

자, 그럼 도리도리를 해서 도리(道理)를 알게 만들면 그 다음에 아기들에게 뭘 가르쳐요? 이제 엄마 아빠는 아이에게 섬마섬마를 시킵니다. 그게 뭐냐? 이것은 중심을 잡고 곧추서는 기운을 만드는 몸짓입니다. 요건 스스로 일어서는 기운 즉 독립 의지를 만들어 주는 거예요. 누구한테 의지하지 않고 스스로 설 수 있는 독립 의지. 이 다음엔 걸음마를 떼게 합니다.

다음의 불아불아(弗我弗我)는 '나(我)의 기운이 굳세게(弗) 하고, 나의 무궁한 잠재능력을 다스려라(弗)'는 뜻으로, 아기의 몸을 전후좌우로 흔들면서 정기신의 균형감각을 익히게 하는 육아법입니다. 지금 저는 단군 할아버지 이전부터 우리 선조들께서 아기를 기르는 방법 속에 들어 있는 근본적인 뜻 이야기 하고 있는 겁니다. 우리 아기들이 말을 배우기 전부터 우리 하늘민족의 내면적 정체성을 알게 하고, 생명의 본질적 이치를 깨닫게 하는 육아법이 우리의 정서 속에 이렇게 내려오고 있었던 거예요.

또 우리 선조들은 천지의 기운을 담아놓은 그릇인 사람에 대해서 끊임없이 사색하며, 인간의 본질과 나는 누구인가에 대한 이치를 궁구하는 공부를 게을리 하지 말라고 당부하는 노래를 후손들에게 전해 주셨습니다. 그 노래가 바로 아리랑인데, 이 노래에 대해서도 제가 오래전에 생각하고 정리해 봤습니다. 그러면 도대체 아리랑이 뭐냐?

아리랑은 내 안에 있는 생명의 본질적인 이치를 환히 밝힌다는 의미를 갖고 있다

아리랑(我理朗) 아리랑(我理朗) 아라리(我羅理)요
아리랑我理朗) 고개(高開)를 넘어간다.
나를 버리고 가시는 님은
십리(十理)도 못 가서 발병(發病) 난다.

아리랑의 가사는 이렇게 간단합니다. 우주의 율려를 깨우쳐서 받아내린 이 간단한 노래가 태곳적 한인 할아버지 때부터 우리의 정체성을 찾게 하고 닥쳐오는 숱한 역경을 이겨내도록 했던 민족의 가락입니다. 그 노랫말이 무슨 의미인지는 모르지만 한민족이라면 어디에서 살든 이 아리랑을 잊어버리진 않잖아요. 하늘민족의 시원(始原)을 노래하는 아리랑은 누가 안 가르쳐 줘도 저절로 알아요. 그리고 어디에 가든 그 노래가 나오면 괜히 좋아요. 눈물도 나오고. 왜 눈물이 나고, 기쁘고, 좋고, 속이 울컥할까? 자연의 원리에서 공부한 모든 것들이 이 노래 속에 다 들어 있습니다. 그래서 제가 이 노랫말을 처음 지으신 그 할아버지를 좇아가봤잖아요.

아리랑(我理朗)의 '아리(我理)'는 여태껏 설명한, 내 안에 있는 생명의 본질적인 이치를 말합니다. '랑(朗)'은 환하게 밝힌다는 뜻입니다. 즉 나의 이치를 환하게 밝혀내는 거예요. 나(我)는 우주의 중심입니다. 『천부경』의 '인중천지일(人中天地一)', 천지가 내 중심에 들어와 하나가 되었다는 말처럼 내 몸의 세포 하나하나에 천지기운이 응결되어 있고 거기에 모든 이치가 들어있다는 겁니다. 인간 만사는 나로부터 비롯되는 거죠. 그래서 진짜 나, 진아(眞我)가 뭐냐? 그것을 알기 위해서 우리가 지금 여행을 하고 있는 중입니다. 이제 반 정도 왔습니다.

아리랑에는 내 안에 들어있는 우주의 모든 이치를 거듭거듭 밝히고 밝혀서 그것을 통해 세상을 밝게 만들어야 된다는 한웅천황의 개천(開天) 사상이 녹아들어 있어요. 그런데 우주의 이치가 뭔지 알아야 밝힐 게 아닙니까. 우리 민족은 지난 역사 무대를 살아오면서 그걸 다 잃어버렸습니다. 전쟁 통에 잃어버리고, 천재지변 나서 도망 다니다 잃어버려서 지금 다 망실되어 버렸어요. 그러나 그 음률과 뜻은 그 노래 안에 들어 있습니다. 한민족으로 태어난 모든 사람들, 우리의 이 가슴 속에, 혼 속에, 우리의 혼속에! 그래서 우리는 이 아리랑을 부르면서 '이번에 못하면 다음 생에라도 태어나서 나의 이치를, 생명의 이치를 끝까지 밝혀야 되겠다. 내가 밝혀야 한다!' 하고 애절하게 기도하는 겁니다. 이번 주에 공부하는 이 심포 삼초를 모르고는 그 누구도 이러한 아리랑의 비원(悲願)을 알 수 없을 거예요.

아리랑고개는 어떤 고개인가, 십리도 못 가서 발병난다고 할 때의 십리, 『천부경』은 선천수와 후천수의 이치를 밝혀놓은 책

그 다음 '아라리(我羅理)요'는 뭐냐? 글자 가운데 신라 할 때의 '라(羅)' 자가 있죠? 비단 라, 그물 라, 벌릴 라, 펼칠 라. 여기에서의 라(羅)는 비단이 아니라 '펼친다'는 뜻으로 새깁니다. 신라(新羅)도 조상대대로 내려왔던 이치를 바탕으로 한 웅혼한 기상을 '새롭게 한번 펼쳐 나가겠다'고 해서 나라 이름을 그렇게 지은 것이거든요. 그러니까 여기서 아라리(我羅理)는 '나의 이치를 밝혀서 드넓게 펼치겠다'는 겁니다. 천지인의 이치를 그냥 다 펼쳐 보자는 거예요. 펼쳐지면 저절로 홍익인간이 이루어집니다. 그래서 펼쳐나가는 모든 사람들이 이화세계와 광명세계를 만들겠다는 것입니다.

다음은 '아리랑고개(我理朗高開)를 넘어간다.' 아리랑고개의 이 고개가 뭐냐? 이 고개는 대관령고개, 남태령고개 같은 그런 고개가 아닙니다. 여기 일(一)에서 여기 십(十)까지 오려면 무량한 노력이 필요하잖아요. 무량한 노력을 기울이면 사람의 의식 수준이 상승해요, 떨어져요? (상승해요) 상승합니다. 그래서 그 경지가 고도로 높아집니다(高). 그리하여 우주의 이치와 생명의 이치가 열립니다(開). 그러면 나의 영혼은 다음 생에서는 보다 상승된 차원으로 넘어갈 수 있습니다. 이렇게 한 고개, 두 고개, 세 고개 해서 아홉 고개를 넘어갑니다. 그 다음 '나를 버리고 가시는 님은.' 그런데 이 과업을 수행하지 않고 막 살게 되면 내 안의 정기신이 빠져 나가게 되고, 심포 삼초 생명력이 상실 되겠죠. 그것을 '나를 버리고 간다'라고 표현했던 겁니다. 그렇다면 '나를 버리고 가시는 님'은 누구냐? 한용운 스님이 일제 강점기 시절 나라를 빼앗겼을 때 노래한 임은 조국이고, 지금 표상수가 이야기하는 임은 우리들의 영혼이고 생명입니다.

'나를 버리고 가시는 님은 십리(十理)도 못가서 발병(發病)난다.' 여기에서 십리(十理)는 4킬로미터가 아닙니다. 자꾸 4킬로미터라고 박박 우기면 답이 없는 거예요. (웃음) 십리는 '열 십(十), 완성 십(十)'해서 완성된 이치(理)를 얘기하는 겁니다. 이 십(十)까지 가려면 1부터 시작해야 돼요. 1은 하나라고 했죠. 흔, 이 '하나'라는 것은 무궁무진한 뜻을 갖고 있어요. 『천부경』에도 '일시무시일(一始無始一) 석삼극무진본(析三極無盡本) 일적십거 무괘화삼(一積十鉅 無櫃化三) 천일일(天一一) 지일이(地一二) 인이삼(人一三) 인중천지일(人中天地一) 일종무종일(一終無終一)' 해서 계속 이 '하나'를 이야기하고 있잖아요.

'하나 일(一)'은 무극(無極) 즉 알 수 없는 무한대의 첫 가름인 태초의 일기(一氣)를 말합니다. 이 일기가 움직임으로 해서 우주가 시작된 거죠. '둘 이(二)'는 일기의 첫 가름이 작용을 해서 음양으로 갈라진 걸 말하는 겁니다. 이것이 태극(太極)이죠. 본래 하나였던 것이 천지, 일월, 한열, 명암, 생멸, 출몰 등으로 해서 둘로 갈라진 거예요. '석 삼(三)'은 음양중 삼태극(三太極)이라고 해서 우주의 기둥 줄거리 즉 생명의 탄생을 말하는 것이구요. '넉 사(四)'는 사상(四象)을 말하며, 하통지리 즉 땅 위에서 일어나는 모든 이치를 포함합니다. '다섯 오(五)'는 오행(五行)으로 우주변화의 이치 즉 상통천문을 말하는 거죠. 이렇게 1, 2, 3, 4, 5 다섯 가지 수의 원리가 다 세워지게(다 섯다, 다 섰다) 됨으로써 선천수(先天數)가 완성됩니다. 다섯 수는 상생, 상극, 상화 등 우주의 조화질서가 균형을 이루는 이치를 나타내는 수라고도 할 수 있어요.

무량겁의 시간과 공간속에서 하나에서 다섯까지 오는 동안 우주의 기화작용(氣化作用)으로 선천이 완성되고는 그 다음에 후천으로 넘어갑니다. 선천의 두껍고 견고한 껍질을 열고서 나온 것이 후천의 첫 번째 수인 여섯입니다. 다시 말해서 선천의 완성수인 다섯을 열고 하나를 세우면, 새로운 세상인 후천을 열어서 세워진 수, 여섯이 되는 겁니다. 천부경의 81자 가운데 선천을 가리키는 40자와, 후천을 가리키는 40자 딱 중간에 이 여섯인 육(六) 자가 있는데 바로 이 구절입니다.

'대삼합육생칠팔구(大三合六生七八九)'

선천의 다섯 기운의 작용으로 우주의 조화 질서가 잡히게 되고, 천지 또한 무량한 공력을 기울여 무형의 생명력(六氣)을 만들어냅니다. 그 무형의 생명력은 천지기운을 빨아들여 성장을 거듭하고 진화를 하면서 억겁을 거듭 삽니다(윤회). 그 과정에서 식(識)이 생겨나고 마음과 생각이 나오고 얼과 넋, 혼과 백 그리고 영(靈) 즉 생명이 성장하면서 축적시킨 무한대의 나(無我, 眞我, 自我)를 완성시켜 가고 있는 겁니다. '여섯 육(六)'은 선천의 껍질을 뚫고 열어서 다시 세운 후천의 개벽수(開闢數)인데, 이 육에서 일곱, 여덟, 아홉수가 나오게 됩니다. 이러한 선천의 一, 二, 三, 四, 五 수와 후천의 六, 七, 八, 九, 十 수의 이치를 설명한 것이 바로 『천부경』입니다. 십리(十理)를 알았다는 것은 바로 이 『천부경』의 이치를 알았다는 거예요.

발병난다고 할 때의 발병이란, 왜 아리랑타령인가

그런데 우리 노래의 주인공은 십리(十理)를 갔어요, 못 갔어요? (못 갔어요) 그러니 너무나 안타까운 겁니다. 우리가 무량겁을 거듭 윤회할 때 사람 몸을 받고 태어나는 것이 보통 어려운 일이 아니기에, 이번에 사람 몸을 받았을 때 내가 나에 대한 모든 이치를 터득하고 가야 되는데 8의 이치 혹은 9의 이치까지 와서 멈춰 버렸다 그거예요. 그러니 얼마나 안타깝습니까. 그러면 뭐가 난다고요? (발병) 발병(發病)은 여기(足)가 병나는 게 아닙니다. 몸의 어디가 병이 난다는 것이 아니라, 우리 영혼이 다시 환생해야 된다는 얘기입니다. 이번에 우리가 다 이루지 못하면 다음 생을 기약해야 한다는 거예요. 그래서 아리랑은 불교가 팔만법을 갖고 설명한 것을 압축해서 한통으로 다 집어넣은 노래로도 볼 수 있다 그겁니다. (박수, 와)

그래서 이 노래를 아리랑타령(打令)이라고 부릅니다. 여기서 '칠 타

(打)'는 내면을 두드린다는 뜻으로서, 우리의 내면에 동기를 부여하고 자극한다는 걸 의미합니다. 무엇 때문에? 나를 밝히기 위해서죠. 우리 선조들이 곡을 짓고 가사를 지을 때는 이 노래를 부르는 모든 후손들을 일깨우고 동기부여하려는 마음에서 지은 것입니다. 동기부여를 하는데 힘을 실어주기 위해서 하는 게 령(令)이잖아요. 명령하는 겁니다. 그래서 '네 이치를 밝히도록 하라!'고 하는 것이 아리랑타령입니다. 도라지타령, 새타령, 군밤타령 이런 것들도 다 뭔가가 있을 텐데, 좌우지간 이 아리랑은 민요 차원을 넘는 그 무엇이에요.

이런 아리랑의 비밀을 제가 5천년 만에 완전하게 풀어서 이렇게 얘기를 해드렸습니다. 하도 아리랑에 대해서 엉뚱한 소리들을 해대니까, 제가 2000년도에 어떤 사이트에다가 '야, 그게 아니고 아리랑은 이거다'라고 했어요. 그러면 '너는 어떤 문헌에 근거해서 그런 소리를 하느냐?' 하고 따지는 놈들이 있는데, 문헌적 근거는 없어요. 설명 다 됐죠? 그러면 다 같이 아리랑 한번 부르고 점심을 먹을까요? (예) 큰 소리로 부릅니다. 이건 자기 내면을 보면서 애절하게 불러야 제 맛이 납니다.

　(다 같이 노래한다) 아리랑~ 아~리랑~ 아라리요~, 아리랑~고~개를 넘어간다. 나~를 버리고 가시는 님은~, 십~리도~ 못가서~ 발병난다. (박수 짝짝짝)

여러분들도 아리랑타령의 이러한 내용을 세상에 퍼트려야 합니다. 이 아리랑타령은 어마어마한 가르침입니다. 이 노래를 잘 음미하면 우리 선조들이 후손을 얼마나 사랑했는지 알 수 있어요. 제가 아리랑 속에 들어 있는 민족의 비원(悲願)을 알고 또 조상들이 후손들을 얼마나 사랑했는지 알아내고선 그날 저녁에 뜨거운 감사의 눈물을 흘렸다는 것 아닙니까. '세상에 이것을 내가 알았다니!' 하도 좋아 갖고. 다른 걸로는 설명이 안 됩니다. 우리가 아리랑을 노랫말 그대로 풀이한다면 이렇게 설명할 수밖에 없을 겁니다.

(제가 아리랑을 10년 넘게 연구했는데, 오늘 비로소 아리랑의 본뜻을 알게 되어서 정말 감개무량 합니다 - 작곡가인데 10년간 아리랑을 연구했다는 수강생)

아, 그랬어요? 축하합니다. 박수 한번 칩시다. (박수 짝짝짝) 아마 그 당시에 아리랑 가사와 곡을 지은 조상님이 내 안에 들어와서 설명한 게 아닌지 모르겠어요. (웃음) 이걸 아전인수격 해석이라고 하죠. (웃음)

관충혈, 양유맥의 통혈인 외관혈, 혈자리만 잘 다스려도 오십견을 해결하는데 유리해진다

다음은 수소양삼초경에 대해서 공부 하겠습니다.

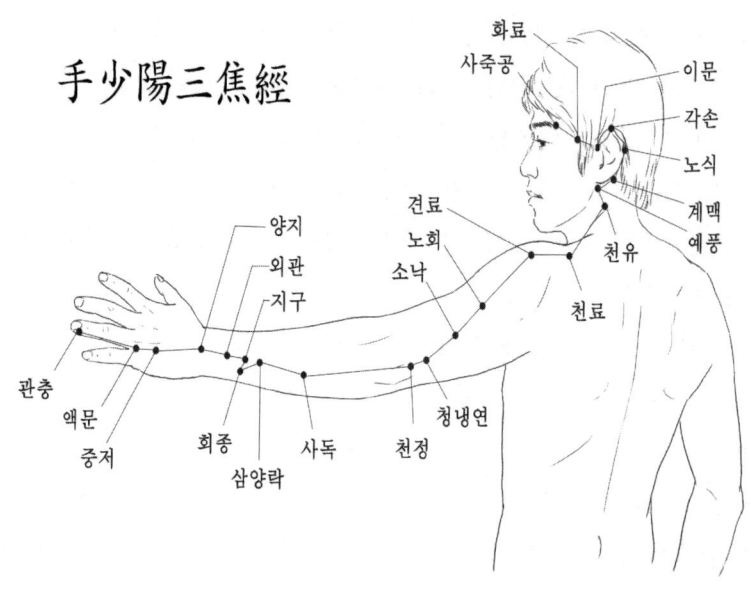

그림　수소양삼초경

삼초경의 주요 혈자리는, 먼저 1번 관충(關衝)에 밑줄 칩니다. 요건 네 번째 손가락 끝 새끼손가락 쪽에 있어요. 생명력을 사용하는 '삼초부의 기운이 사통팔달하는 관문'이라는 뜻입니다. 관충혈을 누르면 대다수는 굉장한 통증을 느끼게 돼요. 부정맥, 대맥이 있을 때 사용하는 아주 중요한 혈자리가 되겠습니다. 다음은 3번 중저(中渚)에 밑줄 칩니다. 중저혈은 손등에서 제 4,5중수골 사이, 손가락 쪽으로 올라가 제 4중수골의 머리 부분에 있습니다. '삼초부의 기운이 모래섬이나 삼각주처럼 손등의 가운데에 쌓이는 혈자리'라는 뜻입니다. 다음은 5번 외관(外關)에 동그라미 치고. 외관은 심포경 상의 내관혈의 상대혈이죠. 손목의 양지혈과 팔꿈치 사이의 6분의 1 지점에 있습니다. 취혈 할 때 손을 가슴에 대고 해야 바르게 찾을 수 있는 자리입니다. 외관혈은 생명력을 사용하는 '삼초부의 기운이 밖(外)으로 통하는 관문(關)'이라는 뜻입니다. 양유맥의 통혈이라고 쓰세요. 구삼맥 인영 4~5성일 때 기경팔맥 중 하나인 양유맥을 통제하는 이 외관혈 자리를 사법으로 다스리면 맥 조절에 효과적입니다. 어깨에 오십견이 있어서 결린다든지, 어깨가 굳어서 팔이 안 올라갈 때가 있죠? 그럴 때 관충, 중저, 외관에다가 자석테이프를 붙이고 톡톡 건드리면 바로 팔이 올라가는 것을 볼 수 있어요. 그것 희한하죠? 그럼 어깨가 풀리면 다 나은 것이냐? 그게 아니고 어깨가 풀렸으면 그 다음부터는 어깨돌리기 운동을 꾸준히 해줘야 됩니다. 어깨를 따뜻하게 하고, 떫은 것 먹고 계속 운동하면 오십견 때문에 고생하던 것을 해결할 수 있다는 겁니다.

질문 : 오십견은 뒷목이 굳는 것하고는 다른 건가요?

대답 : 뒷목이 굳고 아픈 건 방광경이 식어서 그런 거죠. 그때는 짠 걸 드셔야 합니다.

그 다음에 10번 천정(天井)에 밑줄 칩니다. '하늘이 준 생명기운이 고여 있는 우물'이라는 뜻의 혈자리 입니다. 팔꿈치 가운데에서 위쪽 방향으로 한 치 정도 움푹 들어간 곳에 있어요. 14번 견료(肩髎)에 밑줄 칩니다. 어깨뼈 봉우리 끝에서 그 뒤쪽, 어깨가 팔뚝 끝부분과 만나는 부분에서 움푹 들어가는 곳에 있어요. 17번 예풍(翳風)에 밑줄치고. 예풍은 측두골 유양돌기 앞 끝과 귓바퀴 바로 밑에 있는 아래턱뼈의 중앙에 있습니다. 여기 보면 삼초경이 어깻죽지를 타고 올라와서 견료를 지나 천료, 예풍까지 귀를 한 바퀴 감아 돌거든요. 귀를 한 바퀴 감고는 사죽공까지 가는데, 귀 뼈 밑의 움푹 들어간 곳을 만져보세요. 만져보면 두개골이 있고, 거기에 쑥 꺼지는 곳이 있죠? 그 자리가 예풍입니다. 여기에 냉기가 많으면 편두통도 생기고, 귀 울림증도 생깁니다. 여기가 뻣뻣해지면서 냉기가 귓바퀴를 타고 올라와 관자놀이를 지나 사죽공까지 오기 때문에 눈이 지끈지끈 아프고 눈을 못 뜨겠다고 하는 거예요. 또 컴퓨터를 오래 하면 전자파 때문에 나쁜 기운이 타고 올라와서 여기가 지끈지끈하고 머리가 묵지근하고 귀도 멍멍하게 될 수 있습니다.

질문 : 한 쪽만 그런 경우에도 거기가 식은 거예요?

대답 : 통증이 생긴 쪽이 더 식은 겁니다. 사람 몸을 반으로 가르면 좌우대칭이잖아요. 그렇다고 해서 양쪽 다 같이 아파야 된다는 법은 없죠. 한쪽만 아픈 경우도 있습니다. 그러면 그 쪽에 냉기가 더 많이 들어 있다는 거예요. 순환이 잘 되게 그쪽으로 운동을 더 해줘야 되겠죠.

그 다음에 사죽공(絲竹空)에 밑줄치고. 사죽공은 눈썹 바깥쪽 끝 바로 위에 있습니다. 미릉골에서 바깥쪽으로 약간 들어간 곳을 말합니다. 삼초경에서 알아야 하는 자리는 눈썹 옆에 있는 사죽공, 예풍, 견료, 천정, 외관, 중저, 관충 정도입니다. 외관이라는 자리에 동그라미 쳤죠? 15낙맥이라고 써 놓으세요. 이 정도만 알아도 심포 삼초가 허약해서 구삼맥이 나올 때 음양을 조절하고 허실을 조절하는데 지장이 없습니다.

문제가 생길 경우엔 집에서 각자가 그 자리에 침이나 뜸을 쓰거나, 지압이나 마사지를 하고, 부항을 뜨거나 사혈을 할 수도 있습니다.

그 다음에 음유맥. 음유맥은 좌우 12혈로, 인체의 가슴 앞으로 해서 내(內) 측면으로 지나갑니다. 따로 경맥이 존재하는 건 아니고 발에서 시작하는 음경맥 세 개(간경, 비경, 신장경)를 임맥으로 연결한 겁니다. 거기 보면 염천과 천돌은 임맥에 속해 있고, 기문은 간경에 있고, 복애 대횡 부사는 비경, 축빈은 신경에 있죠. 이것들은 모두 음경맥에 속합니다. 요게 병이 나면 몸이 자꾸 안으로 오그라들어요. 내부에서 당겨서 오그라드는 거니까, 이렇게 반대쪽인 외부로 펴줘야 됩니다. 사람이 나이 먹으면 자꾸 오그라드는데, 그때도 이렇게 반대쪽으로 자꾸 펴줘야 되겠죠.

이번에 사람 몸을 받아 나왔을 때 아리랑의 이치를 밝혀야 한다, 천지개벽도 사람을 알아야 할 수 있다

요가원이나 기수련 하는데 가면 스트레칭이나 도인술(導引術)을 하잖아요. 그런데 우리가 오계맥과 12경맥을 이해한 상태에서 운동을 하게 되면 몸의 균형을 맞추는데 엄청나게 유리해집니다. 아무래도 문제가 생긴 부분을 한번이라도 더 운동을 하기 마련이거든요. 그런데 내 몸의 이치를 모르면 누가 시키는 대로 할 수밖에 없어요. 그게 자기한테 맞는지, 안 맞는지 따져보지도 않고 시키는 대로만 하다가 몸이 망가져 버릴 수도 있다는 겁니다. 우리가 여기서 공부하는 경맥도 다 내 몸 안에 있는 겁니다. 우리는 내 몸 1센티 밖에 있는 건 얘기하지 않아요.

우리 몸은 천지의 기운을, 그 정수를 담아놓은 그릇이기 때문에, 우리가 살다가 심포 삼초 생명력이 다 하게 되면, 어디 다른 데로 가는 게 아니고 다시 천지로 돌아갑니다. 그러니까 죽음을 두려워하지 말자는 겁니다. 천지에서 와서 다시 천지로 가는 건데, 본래(本來) 나왔던 본향(本鄕)으로 돌아가는 건데 뭐가 두렵냐는 거죠. 우주의 무량한 시공간에서 이 몸을 받아서 태어나는 게 결코 쉬운 일이 아니기 때문에, 이번에 몸을 받고 나온 이 좋은 기회를 이용해서 정말로 아리랑(我理朗)의 이치를, 십리(十理)의 완성된 모든 이치를 밝혀서 그 고개를 한번 넘어가 보자는 겁니다. 그 고개 끝까지 올라가, 그 경지에서 천지인의 모든 이치를 한번 열어젖혀 보자는 거죠. 이것이 바로 개벽정신입니다.

하늘의 이치를 열고, 땅의 이치를 연다는 것을 '천개(天開)지벽(地闢)'이라고 하잖아요. 그런데 사람을 모르고서 어떻게 천지개벽을 하냐구요. 결국 후천문명을 여는 것도 사람이 하는 건데. '나는 그까짓 것 싫어!' 해도 좋아요. 자연의 원리 공부는 다른 것 다 떠나서 최소한 자기 몸이라도 건강하게 만들 수 있습니다. 다른 것, 사람 살리는 것, 싫으면 안 해도 됩니다. 적어도 이건 자기 몸 하나는 건사할 수 있잖아요. 그것만 해도 대단한 겁니다. 자기 병을 고치고 건사할 수 있는 가르침이 자연의 원리 말고는 이 세상에 존재하지 않습니다.

하버드대 의대 교수도 자기 병 못 고친다. 미국 의대에서 교수하는 동포를 고친 이야기

그 잘난 하버드대 의대 교수도 자기 병을 못 고칩니다. 서른아홉 먹은 한국 교포인데, 미국 어느 의대에서 교수하는 분이 여기에 왔다 간 적이 있어요. 서울 휘경동에 사는 그 사람의 이종 사촌도 의사를 하고 있고. 만나 보니 그 사람이 뇌에 종양이 생겨갖고 방사선 치료를 한다고 머리를 빡빡 다 밀었더라고요. 원래 두개골 수술이 어려운 수술이잖아요. 그래서 그 사람의 이모가 여기에서 강의를 듣고는 무조건 조카를 부른 겁니다. 한 대학의 강단에 설 정도라면 그 사람이 정식 교수가 아니라 강사라고만 해도 미국에서는 신분이 보장된 사람 아닙니까. 아무튼 그 의대 교수하는 사람이 생식원에 와서 2주일 동안 기초반 강의를 들었습니다. 강의를 통해서 이 심포 삼초 이야기도 들었어요.

뇌세포를 누가 만들었느냐, 그것만 알면 되잖아요. 자기가 그 뇌세포를 만들기도 하고, 차갑게도 한 것 아닙니까. 맨날 찬 것 먹고, 콜라 먹고, 햄버거 먹고. 미국 생활이 빤하잖아요. 그 미국 생활도 심포 삼초 생명력이 튼튼하면 병에 안 걸리고 적응을 잘 하겠죠. 그런데 불행히도 생명력이 약해서 적응하는데 문제가 생겼다면, 이렇게 병이 생기는 겁니다. 그러면 허약해져서 병이 생겼으니, 따뜻하게 하고 튼튼하게 하면 되겠죠. 그 젊은 교수가 병을 초기에 발견 하고는 바로 여기에 와서 생식을 먹고, MT 붙이는 법도 배우고, 발을 따뜻하게 하고, 핫팩으로 배를 따뜻하게 하는 걸 계속 했어요. 그때는 효소통이나 곡식자루가 없었거든요. 몸을 따뜻하게 하기 위해서 운동과 호흡을 하고, 뜨거운 물을 마시거나 족욕을 하고, 뜨거운 물을 넣은 물주머니를 활용하던 때였어요.

여기서 서너 달 정도를 그렇게 하다가 미국으로 다시 건너간 지 두세 달 후에 전화도 오고 팩스로도 연락이 왔는데, 머리에 사진을 찍어 봤더니 아주 깨끗해졌답니다. 그건 제가 볼 때는 무슨 암이나 종양이 생긴 게 아니고, 차게 되면 기운이 뭉친다고 했잖아요. 식어서 항상 뭉쳐 있으니까 두통이 왔을 것 아닙니까. 항상 두통이 찌뿌둥하게 오는데, 미국 그 동네에는 온돌방이 없으니까 따뜻하게 몸을 데우지도 못했을 겁니다. 우리가 사진을 찍을 때, 뭔가 뭉친 것이 있으면 검게 보이잖아요. 6개월 정도 생식하고 따뜻하게 해서 풀렸다면, 그건 종양이니 뇌암이니 하는 게 생긴 게 아니라 엑스레이 사진에 냉기가 뭉쳐진 것이 보였던 거예요. 그래서 두개골을 열 정도까지는 아니고 방사선인지 뭔지를 쏴서 어떻게 해보자는 초기 단계에서, 가족들끼리 전화 통화를 하다가 한국으로 들어왔던 겁니다. 그래서 항상 모자를 쓰게 하고, 마스크도 쓰게 하고, 철저히 따뜻하게 하도록 했던 거죠.

그리고 뇌세포가 그렇게 된 건, 수기가 망가져서 그런 겁니다. 거의 가 짠 게 부족해서 그런 거예요. 그래서 수생식, 수기원에 상화기원도 먹였는데, 생식 먹고 따뜻하게 한 지 6개월 쯤 후에 전화가 와서 깨끗하게 되었다고 연신 감사 인사를 하는 겁니다. 그랬더니 미국 의대에서 교수하는 사람을 살려놨다고 온 집안이 난리가 났어요. 그 사람의 이모가 교회를 나가는데 그 교회까지 다 뒤집어져 갖고 교회 신도들이 무지하게 많이 왔어요. 도사님 얼굴을 알현하고 싶다고. 그때 제 나이가 고작 서른 몇 살 때였거든요. 그래서 알현은 무슨 알현. 생식들이나 먹으라고 했죠. 그때 생식 장사 엄청 많이 했습니다. 그 한 사람 때문에 앉아서 돈을 벌었어요. 와서는 묻지도 따지지도 않고 무조건 한보따리씩 사가는 겁니다. 일일이 상담도 못 해주고, 대신 강의실에서 질문하는 건 내가 한 시간이고, 열 시간이고 다 대답을 해줄 테니까 와서 공부하라고 했어요. 그러니 학생들이 또 얼마나 왔겠어요? 그 교회 사람들이 얼추 다 왔어요. 나중에는 징그러워 가지고 아주. (웃음)

미국에서는 뇌종양이라고 했는데, 제가 볼 때는 뇌종양을 고친 게 아니고 뇌에, 저 깊은 해골 속에 냉기가 뭉쳐 있던 거였어요. 뭉치니까 그 쪽이 얼마나 아프겠어요. 머리가 터지는 것처럼 아프지. 그런데 생식 먹고 따뜻하게 하니까 몇 개월 만에 그냥 풀어져 버린 겁니다. 그때 그 사람이 아리랑의 이치가 뭔지 알고만 갔어도 됐을 텐데, 영어로 왈왈왈 거리기만 하다가 그걸 놓쳐 버렸어요. 어떤 문제가 생기더라도 우리는 속을 따뜻하게 하고, 경맥을 잘 활용하면 기운이 훨씬 잘 돌아갑니다. 12경맥이 흐르는 방향을 잘 이해해서 어떤 맥이 나오면 어느 경맥이 움직여야 된다는 걸 활용하라는 거죠. 예를 들어서 현맥이면 간담경을 더 움직이고, 석맥이면 신방광경을 더 움직이고, 구삼맥이면 심포 삼초경을 더 움직이면 그 효과는 배가 됩니다.

봉천대배, 음유맥의 통혈자리는 내관이다, 음유맥에 병이 올 경우 나타나는 증상과 처방법

나중에 임독맥(任督脈)을 바로잡고 모든 경락을 강화시키는, 제가 만든 봉천대배(奉天大拜) 수련법을 가르쳐 드리겠습니다. 봉천대배를 서른 번만 하면 아주 몸이 뜨끈뜨끈해 집니다.

질문 : 그 수련은 어떻게 배우는 겁니까?

대답 : 절하는 걸 배우는 건데, 하늘(天)의 이치를 받드는(奉) 마을(洞)에 사는 사람들이 큰절(大拜)을 드리면서 하는 수련법입니다. 쉽게 말하면 봉천동에서 하는 큰절. 봉천대배.

(웃음, 여기가 봉천동이잖아요?)

맞아요. 하늘의 가르침을 받드는 그것이 '봉천(奉天)'이잖아요. 그러면서 수련(修鍊)을 하는 거예요. 수련 중에서 음양의 기운을 가장 잘 맞춰 주는 것이 절 수련이거든요. 앞에는 임맥, 뒤에는 독맥이 있잖아요. 그래서 좌우대칭을 맞추고 음양의 기운을 조절하는 데는 절 수련이 최고입니다. 우리에겐 절문화가 있다고 했잖아요. 하늘민족의 만사는 절로 시작하고 절로 끝난다고 그랬지요? 또 사람이 돌아가시면 절을 하잖아요. 그리고 애기가 태어나도 도리도리를 가르친 다음에 걷기 시작하면 절부터 시켰습니다. 우리는 그렇게 했던 거예요.

(어른을 만나면 절부터 했습니다)

절이라는 건 나의 얼을 낮춘다는 뜻입니다. 저+얼. 이렇게 조상님들은 사는 법을 생활 속에서 다 가르쳤던 거예요. 아리랑은 그러한 모든 것을 내포하고 있는 노래인데, 우리가 지금 하나씩 밝혀 나가고 있는 거죠. 그렇게 해서 자손만대까지 아리랑타령을 계속해 나가야 된다 그 겁니다.

　자, 음유맥은 기경팔맥 중 하나고, 그 다음에 제음지교(諸陰之交)라고 쓰여 있죠? 모든 음경맥을 하나로 교류한다, 하나로 지나간다는 얘깁니다. 통혈은 즉 통제하는 혈자리는 어디라고 쓰여 있어요? (내관) 그렇죠. 내관입니다. 그리고 병증은 고심통(苦心痛). 고심통은 가슴이 쓰리고 아프다거나 마음이 아픈 걸 말해요. 그래서 심포 삼초가 병났을 때는 마음병이 많이 생깁니다. 초조하고 불안하다든지, 신경이 예민하다든지, 화병, 울화 같은 병이 생기는 거예요. 고심통이 오면 가슴이 찢어지는 것 같다, 속을 손톱으로 박박 긁는 것 같다, 가슴이 답답하다고 합니다. 맥으로는 구삼맥 촌구 4~5성이 나옵니다.

　병증으로는 고심통 말고도, 고도 비만, 당뇨병, 혈압이 자주 올랐다내렸다 하는 심포 삼초성 고혈압이 있고 또 열이 올랐다내렸다 하는 한열왕래 또는 무감각증도 생길 수 있습니다. 사람이 감각이 없어져서 어디가 아픈 줄도 몰라요. 발가락이 썩어 들어가도 아픈 줄을 모릅니다. 발가락에 가시가 박혔는데도 통증을 못 느낄 정도로 무감각해집니다. 음유맥에 병이 오면 감각이 둔해지고 춥고 더운 것을 반대로 느낍니다. 겨울철 추운데 열난다고 맨발로 다니고, 여름철이라서 다 덥다는데도 혼자서 춥다고 오리털 파카 입고 이불 뒤집어쓰고 있어요. 이때는 골고루에다가 떫은맛을 더 먹고, 음유맥을 통제하는 내관을 사(瀉)하고, 구삼맥 촌구 4~5성이니까 낼숨을 길게 해야 되겠죠. MT로는 외관을 보(補)하고, 상체운동을 많이 합니다. 교재 뒤에 보면 심포 삼초를 튼튼하게 하는 먹거리가 굉장히 많이 나오죠. 거기 나와 있는 것들 중에서도 자기가 좋아하고 맛있게 먹을 수 있는 것을 흡수가 잘 되게끔 조금씩 자주 오랫동안 먹어야 합니다.

양유맥, 기경팔맥을 열면 대력이 나온다, 기사와 이적을 행하는 것보다 네 개의 맥을 같게 하는 것이 더 중요하다, 내 몸의 기운을 보충하는 방법

두 장 넘기시고, 양유맥을 살펴보겠습니다. 양유맥은 유주 방향이 인체의 외측면을 지난다. 음유맥과 양유맥이 튼튼하면 대력(大力)이 생깁니다. 대력이 뭔지 알죠? 이만기 이런 사람이 이봉걸 같은 거인을 집어 던지잖아요. 그런 대력이 생긴다는 얘기예요. 기경팔맥의 기운을 쓰는 사람들은 바로 그 대력을 쓰는 겁니다. 이런 기경팔맥의 기운을 잘 쓰는 사람들이 바로 이만기라든가 최홍만 같은 이 시대의 굉장한 장사들입니다. 옛날로 치면 을지문덕 장군, 연개소문, 계백 장군, 관우, 장비, 여포 이런 사람들이었어요. 이 사람들은 여느 보통 사람들과는 힘이 다릅니다. 우리는 그런 큰 힘을 짧은 순간 밖에 못 쓰기 때문에 80킬로짜리 쌀가마를 잠시 동안은 들 수가 있는데, 이 사람들은 80킬로를 메고 십리를 뛰어가도 땀 한 방울 안나요. 기경팔맥을 열어서 대력을 자유자재로 쓸 수 있다면 그렇게 할 수 있다는 거예요.

단전호흡을 오래 해서 임독맥을 열고 소주천을 하면 어떤 기운이 나오고, 더 수련을 해서 12정경을 열고, 기경팔맥을 열어서 대주천을 하면 어떤 어마어마한 기운이 나온다고들 하잖아요. 저는 그런 건 안 해봐서 모르겠구요. 요즘은 기중기 같은 게 있으니까 굳이 그렇게 안 해도 됩니다. 천안통, 천이통 이런 것 있죠? 초능력을 계발해서 앉아서 천리 밖을 보고, 앉아서 천리 밖의 소리를 듣고 하는 이런 건 안 해도 돼요. 전화 한통으로 유럽에 있는 사람하고도 다 얘기할 수 있고, 인터넷에 들어가면 모든 걸 다 볼 수가 있는 세상이잖아요. 그러니까 그런 도술을 계발한다고 산에 들어가서 도 닦지 말고 자기 몸이나 건강하게 하는 게 낫습니다. 자기 몸도 건강하게 못 하면서 무슨 천안통, 천이통, 숙명통,

누진통을 하냐구요. 무릎 아플 때 어떻게 해야 하는 줄도 모르고, 뒷골 아플 때 어떻게 해야 하는 줄도 모르면서 괜히 도 닦는다고 하다가는 오히려 잘못될 수가 있습니다. 우리는 그렇게 하지 말고, 앞으로 맥과 체질에 맞는 호흡법이나 수행법을 잘 익히고 정리해서 자기 자신과 가족 그리고 이웃을 위해 써야 됩니다.

내 몸 안에 있는 기운을 정갈하게 하고, 균형을 잘 잡고, 음양만 맞춰 놓으면 병은 거의 다 나았다고 봅니다. 인영 촌구가 같아졌다고 하는 건 네 개의 맥이 같아졌다는 얘기잖아요. 네 개의 맥이 얼추 같아지면 현실 세계에서 자기가 원하는 걸 얻을 수가 있습니다. 건강해지면 힘이 생기거든요. 그리고 꾸준히 실천할 수 있는 능력도 생깁니다. 그런데 인영맥이 크고 촌구가 너무 작다든지, 촌구맥이 너무 크고 인영이 작다든지 하면 그건 음양의 균형이 깨진 거잖아요. 그렇게 되면 지구력이 떨어지게 되고, 뭘 하려고 하다가도 기운이 흐트러집니다. 꾸준히 하는 것도 자기가 하는 것이고, 하다가 마는 것도 본인이 하는 거죠. 즐거워하고, 슬퍼하고, 괴로워하고, 화를 내고 하는 것도 다 자기가 하는 겁니다. 그러면 자기 안의 어떤 것이 하는 것이냐? 내면의 생명력인 심포 삼초 상화가 하는 겁니다. 상화가 모든 걸 조화롭게 만들고, 모든 것을 통제하고, 모든 것을 조절하고, 부족하면 뭘 만들려고 하고, 에너지가 부족하면 뭘 먹고 싶게 하고, 피곤하면 쉬거나 잠자도록 합니다.

기력이 소진된 사람은 무기력해져서 맨날 자고 싶어 하잖아요. 절대 기운이 부족하면 그렇게 됩니다. 인간이 기본적인 생활을 하는데 필요한 절대 기운은 우리 몸 안에 있습니다. 그러면 그 절대 기운을 보충하는 방법이 뭐냐? 일단은 영양을 해야 합니다. 두 번째는 운동, 활동을 해야 하구요. 세 번째, 인영 촌구 음양을 조절하기 위해서 호흡을 해야 합니다. 네 번째, 체온유지죠. 인간은 온열동물이기 때문에 일체의 이유 없이 몸을 따뜻하게 해야 한다고 했습니다. 다섯 번째, 천기에 적응해야 합니다. 날씨가 추우면 옷 하나 더 입고, 날씨가 풀리면 하나 벗고. 그런데 지금 사람들은 옷을 폼으로 입잖아요. 여자들이 겨울철에 짧은 치마 입고 밖에 나돌아 다니는 건, 역사 이래로 지금 시대가 처음일 겁니다.

양유맥이 병나면 감각이 너무 예민해지고 사소한 일에도 민감해진다, 감정표현이 반대로 나오고, 우리나라 선수가 올림픽 금메달을 따면

양유맥은 좌우 32혈로 되어 있습니다. 제양지회(諸陽之會)라고 해서 모든 양경을 이어서 모아놓은 겁니다. 유주 방향은 인체의 외측면으로 지나가고, 통제하는 혈자리는 삼초경의 외관입니다. 병증은 고한열(苦寒熱). 마음병도 생기고, 고통도 심해지면서, 한열왕래가 있습니다. 그리고 통증이나 저림증이 이동합니다. 여기 아팠다 저기 아팠다 하기 때문에 안 아픈 데가 없다고 해요. 어깨가 떨어져 나가는 것처럼 아프고, 항상 무겁고, 늘 병을 달고 삽니다. 또 고혈압, 중풍, 당뇨병이 생길 수 있습니다. 그리고 양유맥은 머릿속까지 지나가기 때문에 두통이 오면 하늘이 빙빙 도는 것 같고, 속이 울렁거리면서 전기가 찍찍 뻗치는 것처럼 느껴지기도 하고, 통증도 심합니다.

또 양유맥이 병나면 미세한 것까지도 다 알아차립니다. 잠자려고 요를 깔면, 조그만 차이가 나는 것까지도 신경이 쓰여서 잠을 잘 수가 없어요.

(요를 네다섯 개 깔아도 그 미세하게 차이 나는 것까지 다 알아요)

그렇죠. 감각이 극도로 예민해지니 얼마나 삶이 고단하겠습니까? 거기다 적으세요. 구삼맥 인영 4~5성이면 감각이 굉장히 예민해진다. 그리고 맛에 대해서도 굉장히 민감해진다. 정신적으로도 굉장히 민감해지기 때문에 누가 저기서 속닥거리기만 해도 누가 내 얘기하는 게 아닌가, 누가 내 욕하는 것 아닌가 하면서 과민반응을 합니다. 슬프고 괴로운 것에도 과민반응을 해요. 그리고 항상 불안하고 초조하고 뭐에 쫓기는 것 같고 그래요. 아파트 적금을 붓기 시작한지 이제 겨우 한 달인데 벌써 아파트 어디 당첨될까 걱정을 합니다. 엄마가 양유맥이 병나면 이제 막 딸을 낳아놓고는 벌써부터 대학 보내고, 시집보낼 것을 걱정해요. 그러니 살기가 무지하게 고단한 겁니다. 그게 심포 삼초 생명력이 고장이 나고, 음양이 4~5배 차이가 나니까 그런 거예요. 생식으로 식사를 하시고 맥 연습을 한 뒤에 1~3배가 뭔지, 4~5배가 뭔지 설명을 해 드리겠습니다.

거기다 적으세요. 양유맥이 병나면 전기가 찍찍 뻗친다. 모골이 송연하다고 하죠? 그리고 또 쓰세요. 양유맥이 병나면 심포 삼초성 고혈압, 저혈압, 중풍, 심한 두통, 감정의 급격한 변화, 이런 것들이 생깁니다. 줄 바꿔서, 양유맥이 병난 사람은 감정이 반대로 나온다. 슬프면 울어야 하는데 웃음이 나오고, 기쁘면 웃어야 하는데 울음이 나옵니다. 올림픽 가서 금메달 따면 기뻐해야 되는데 그동안 고생한 것이 생각나서 털썩 주저앉아 엉엉 우는 사람들 있잖아요. 그동안 그 선수들이 얼마나 마음 고생을 심하게 하고, 혹독하게 훈련을 했는지 반증하는 거죠. 그 사람들이 금메달을 따려고 얼마나 생명력을 고갈 시켰겠어요? 그런데 서양 놈들은 몸이 좋아서 우리처럼 고된 훈련을 안 해도 쉽게 금메달 땁니다. 우리보다 생명력을 덜 망가트리기 때문에 그놈들은 금메달을 따면 여유 있게 웃잖아요. 그런데 우리는 엉엉 울고 난리에요. 그래도 이제는 먹고 살만 해서 그런지, 요새는 덜 그러는 것 같죠? 이것은 생명력을 힘들게 하면서 운동을 했느냐 아니면 즐기면서 운동을 했느냐에 따른 차이입니다. 그러니까 우리는 금메달 따려고 하지 말고, 힘이 딸리는 사람은 그냥 즐기면 됩니다. 운동을 즐기고, 생활을 즐기고, 부자면 부자로서의 삶을 즐기고, 가난하면 가난한대로 삶을 즐기고. 가난한 사람이 부자를 원망할 필요가 없습니다. 원망하지 마세요. 자기만 손해에요. 아무튼 심포 삼초가 병나면 이런 증상들이 나온다 그겁니다.

각각의 맥이 나왔을 때 나오는 정신적 증상들, 네로 황제는 심장병 환자, 폐대장이 병나면 우울해하고 자살을 한다, 비위장이 병나면 공상망상을 하게 된다

 분노하지도 마세요. 현맥이 나오고 구삼맥이 나오면 분노가 생기는데, 이때 신맛과 떫은맛을 먹으면 분노가 다스려집니다. 구맥이 나와서 심소장이 허약한데다 심포 삼초가 병나면 사생결단하고, 불 지르고 싶어지고, 다 폭발시키고 싶어집니다. '너 죽고 나 죽자. 모두가 죽었으면 좋겠어. 차라리 핵폭탄이나 떨어졌으면 좋겠어' 이렇게 생각하는 사람들 있잖아요. 이런 사람은 쓴맛과 떫은맛을 먹으면 이러한 감정이 다스려집니다. 네로 황제는 구맥 인영 4~5성이 있었던 것 같아요. 로마 시내를 싹 다 불 질러 놓고 미친놈처럼 웃었다고 하잖아요. 심장이 병나면 지나치게 웃는다고 했죠?
 또 비위장이 병나서 홍맥이 나오고 생명력이 고장 나면 공상망상을 너무 많이 하게 됩니다. 자기가 하늘나라 올라가는 꿈을 꾸고, 이제 중학교 2학년밖에 안됐는데 연예계 스타가 된 것으로 착각하고, 처녀가 왕자를 만나서 같이 마차 타고 가는 걸 꿈꾸고 하는 것 있잖아요. 그런 건 다 공상망상이거든요. 이런 사람은 단맛과 떫은맛을 먹으면 공상망상이 없어지고, 현실을 바로 보게 됩니다. 그리고 폐대장이 약해져서 모맥이 나오고 생명력이 약해지면 자포자기하고, 우울해 하고, 자살을 기도합니다. 시험 못 봤다고 아파트 올라가서 투신자살하는 건 전부 모맥이 나와서 그런 겁니다. 그래서 내 아이가 시험보기 전날 맥을 봐서 모맥이 크게 나오면 얼큰한 걸 먹여야 됩니다. 현맥 나오는 아이는 매운 것을 먹이면 안 됩니다. 금극목 해서 더 사나워져요. 그런 아이들은 반대로 시험 못 쳤다고 이를 뿌득뿌득 갈고, 자해를 하고, 자기 책을 막 찢고 폭력적이 되거든요.

  신장 방광이 약해져서 석맥이 나오고 생명력이 크게 병이 나면 두려움에 떨고, 세상 살기가 겁이 나고, 누구 앞에 나서기가 겁납니다. 저도 처음에는 석맥 4~5성이었다고 했잖아요. 여기 앞에 서면 가슴이 오그라들어 갖고 '누가 나 모르는 것 질문하면 어쩌나?' 하고 괜히 두려워지곤 했었어요. 그래서 강의실에 오는 게 무서웠다니까요. 그 때문에 처음에는 소금 먹고, 수기원도 한주먹 먹고 또 심장이 약하니까 커피를 마시고, 심소장경에 MT를 붙이고 와서 강의했습니다. 처음 2,3년 동안은 심장이 떨려서 맨날 MT를 붙이고 강의했어요. 그래서 심장이 약한 사람은 뭔가를 발표할 게 있을 때 심소장경에 MT를 붙이고 하면 좋습니다.

  폐대장이 안 좋은 사람은 앞에 나가서 발표할 때 또박또박 말을 못하고, 우물우물하고, 말을 뭉그러뜨려요. '응, 그랬어요……. 아님 말고요. 뭐 그럴 수도 있겠죠.' 이렇게 말을 해요. 그런데 폐대장경에다가 MT를 붙이면 금기가 생겨서 말투가 달라집니다. '아, 그건 그렇고, 이건 이렇습니다' 하고 말할 수 있게 되는 겁니다. 그리고 홍맥이 나오면 혼자 중얼거려요. 그런 걸 보고 혼자 헛소리 한다고 그러잖아요. 이때는 단맛을 먹고 비위장경에 MT를 붙입니다. 구맥이 나오는 사람은 발표할 때 쑥스러워서 얼굴이 빨개지고 실실 웃기만 합니다. 누가 '앞에 나가서 노래 한번 하세요' 그러면 쑥스러워서 웃기만 하는 사람 있잖아요. 그때는 쓴 것을 먹고 심소장경에 MT를 붙이면 됩니다. 현맥이 나오는 놈한테

'너 노래 한번 해봐라' 하면 '너 왜 나한테 노래를 시키고 그래? 너 이따가 죽었어' 하는 경우도 있어요. 이렇듯 인간의 행동방식이 맥대로 다다르게 나타납니다. 이런 것까지 다 알 수 있으니까 자연의 원리가 얼마나 재미있는 공부입니까. 여기까지 하고 식사하겠습니다. 수고했습니다. (박수 짝짝짝)

맥진법 실습, 맥진하는 요령

우리 유 선생님이 처음 생식원에 오셨을 때는, 걸을 힘도 없어서 봉천역에서 여기까지 걸어 오실 때도 몇 번씩 쉬면서 올 정도로 몸이 안 좋았어요. 그 정도로 거의 기력이 없었는데 생식을 드신 후로는 몸이 좋아져 갖고 공부도 하시고, 지금까지 10년 넘게 건강을 유지하고 있습니다. 이 분은 맥이 확실히 드러나기 때문에 이렇게 요법사 공부를 할 때 한 번씩 오셔서 우리에게 도움을 주십니다. 유 선생님의 맥이 어떤 맥이라고 말하지 않을 거니까, 여러분들이 돌아가면서 직접 맥을 보시고 현맥, 구맥, 홍맥, 모맥, 석맥 중 어디에 해당하는지 살펴보시면 되겠습니다. 유 선생님께 감사의 박수를 보냅시다. (박수 짝짝짝) 유 선생님의 맥을 본 뒤에는 두 명씩 짝을 지어 각자 상대방의 맥을 살피는 연습을 하겠습니다. 먼저 한 분씩 나오셔서 유 선생님 맥을 살펴보세요. 오늘은 최소 열 명 이상의 맥을 만져봐야 됩니다. 맥을 볼 때는 자세를 바르게 하고, 손에서 힘을 빼고, 엄지손가락에서 느껴지는 맥상(脈像)만 살피는 겁니다.

맥을 볼 때, 태연혈과 인영혈의 혈관을 촉지 하잖아요. 여기서 촉지할 때, 손을 떼지 말고 살짝 밀면서 이렇게 움직여 보세요. 약간 좌측으로 밀고, 우측으로 밀고 또 가운데로 와서 위로 밀어 보세요. 다시 중으로 와서 아래로 밀고. 여기서 움직이면 2센티는 왔다 갔다 하거든요.

맥이 그 안에서 계속 뜁니다. 뛰는 걸 느끼면서 그 안에서 제일 큰 자리를 찾으라는 얘기죠. 약간씩 움직이다 보면 맥이 더 명확히 뛰는 자리가 있습니다. 인영맥은 인영혈에서 뛰는 것이 원칙인데, 만지다 보면 맥이 약간 위로 올라간 사람, 아래로 처진 사람, 깊이 있는 사람이 있어요. 지방질이 껴서 혈관이 원래 그 위치에 있지 않고 옆으로 틀어진 사람도 있습니다. 그래서 요렇게 약간씩 움직여서 확인해 주면 그 범위 안에서 명확하고 크게 뛰는 자리를 찾을 수 있습니다.

촌구맥을 짚을 때에도 태연혈에만 딱 대지 말고 그 자리에서 약간 움직여주면 2센티는 왔다 갔다 합니다. 맥이 뛰는 걸 계속 느끼면서 약간씩 움직이면 그 안에서 가장 명확한 자리가 있어요. 그 자리에서 맥의 모양과 상을 판단해야 됩니다. 그렇게 만져봤을 때, 걸쭉하고 단단하고 바둑돌 같다고 하면 석맥, 굵고 넓고 짧고 퍼져서 아무리 봐도 뭐가 없는 것처럼 확인이 안 된다고 하면 모맥, 굵고 넓은데 모맥보다는 뭔가 벌렁벌렁 둥그런 형태가 있는 것 같다고 하면 홍맥으로 보면 되는 겁니다. 그리고 그 혈관이 전체적으로 길다, 굵어도 길다고 하면 현맥으로 봐야 되구요. 긴장감이 있고 미끄러워도 길면 현맥입니다.

우리 이 여사님은 맥이 굵어도 길게 나타납니다. 그건 현맥이 최근에 생긴 게 아니라 오래 돼서 그런 거예요. 금극목을 계속 하게 되면 육체가 다 오그라들어 갖고 뭘 드셔도 제대로 흡수를 못 하기 때문에 생명은 살아남기 위해서 맥을 계속 크게 만들게 됩니다. 생명 에너지를 제대로 공급하지 못하면 죽잖아요. 어떻게든 죽지 않고 살아남기 위해 에너지를 공급하려고 하는 것이 심포 삼초 생명력의 본성입니다. 그러니까 병이 커질수록 맥도 커지는 거예요. 맥진 실습 후, 맥이 커지는 원리에 대해서 설명을 해 드리겠습니다.

(30분 정도 맥진 실습)

음양의 균형이 맞아있는 맥, 맥을 바루는 일은 생활 속에서 꾸준히 해야

맥의 대소(大小). 맥에는 크고 작음이 있습니다.

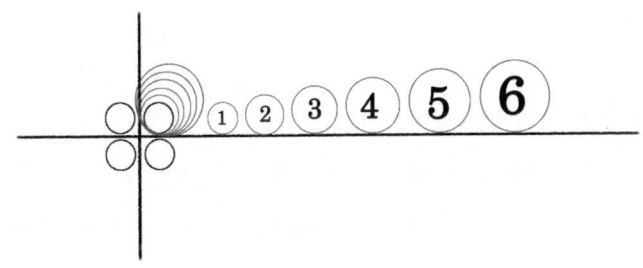

그림 맥의 기준과 크기(1성, 2성, 3, 4, 5, 6, 7성)

1성이냐, 2성이냐, 3성이냐, 4성이냐, 5성이냐, 6성이냐, 7성이냐 혹은 그 이상이냐? 이것은 일단 그 사람 안에서 기준을 잡아야 합니다. 홍길동이다 그러면 홍길동 안에서 잡아야 되는 거예요. 그리고 누가 되었건 맥을 보면 반드시 좌우 인영 촌구 네 개의 맥이 있습니다. 그것이 미세하게 뛰든, 크게 뛰든, 촌구맥과 인영맥이 있어서 네 개의 맥은 뛰게 되어 있습니다. 네 개 중에 하나라도 없으면 무슨 맥이라고 했어요? (사맥) 무맥(無脈) 즉 사맥(死脈)으로 분류한다고 했어요. 여기 와서 공부하시는 여러분들 가운데 무맥은 없습니다. 또 좌우 인영 촌구 네 개가 같으면 음양의 균형이 맞다고 얘기합니다. 이 네 개가 같다고 한다면, 그 다음엔 요것이 도대체 무슨 맥이냐 하는 걸 따져야겠죠? 그렇게 나온 게 석맥이면 짠 것을 주면 금방 고쳐집니다. 음양의 균형이 맞아 있기 때문에 그런 거예요. 홍맥이면 단 것을 주면 금방 나아요. 병이 오래 진행이 안 되어서 그렇습니다. 어떤 증상만 있는 것뿐이지, 이 정도는 병으로 보지 않습니다.

질문 : 인영맥과 촌구맥의 차이가 약간 나고, 좌우 맥도 약간 차이가 나는 경우에는 어떻게 해야 합니까?

대답 : 그 경우는 1~2성 정도로 봐야 하는데, 그 정도는 체질대로 주면 됩니다. 목형이면 목극토 하잖아요? 그러면 단맛과 매운맛을 주면 될 것이고, 만일 금형이라고 하면 신맛과 쓴맛을 주면 됩니다. 그리고 좌우 맥 중에서 작은 쪽에 MT 보법을 쓰고, 작은 쪽을 운동해 주면 그 쪽으로 기혈의 순환이 원활해져서 균형을 이루게 됩니다. 그런데 이 네 개의 균형을 맞추는 게 보통 일이 아니거든요. 생활 속에서 천천히, 꾸준히 하는 것이 제일 좋은 방법입니다.

인영 촌구 네 개가 같은 것을 중(中)으로 봤을 때, 네 개 가운데서 제일 작은 맥보다 1배(倍)가 큰 것을 1성(盛)이라고 합니다. 촌구보다 인영이 1배가 크든, 인영보다 촌구가 1배가 크든, 1배가 더 클 때는 대개 현맥이나 구삼맥이 나옵니다. 이 정도는 별로 차이가 안 나는 것이기 때문에 조금만 노력하면 이때 나타나는 증상들은 금방 고쳐집니다. 호흡을 조금만 해도 좋아지고, 조깅을 조금만 해도 좋아지고, 제대로 먹기만 해도 좋아져요. 예전 같으면 한약 한두 첩만 먹어도 증상이 없어지는 병인 거죠. 균형이 깨진지 얼마 안 됐기 때문에 오렌지주스 한 컵만 먹어도 맥이 확확 변합니다. 그런데 이걸 오랫동안 방치해 놓으면 그만큼 병도 더 오래 몸속에 자리 잡게 되겠죠. 병도 세력이라고 했잖아요. 병 안에도 생명이 들어 있기 때문에 그렇습니다.

인영 촌구 네 개가 같은 것을 기준으로 했을 때, 제일 작은 맥보다 2배가 더 커진 것이 2성입니다. 그 사람 안에서 가장 큰 맥과 작은 맥을 비교해서 2배가 차이 나는 것을 2성이라고 하는데, 이때는 대개 구맥이나 석맥이 나옵니다. 이런 사람들은 체질과 맥에 맞게 쓴맛이나 짠맛을 먹고 운동만 해도 단시일 내에 맥이 조절됩니다. 2성 정도는 운동, 호흡, 침, MT로도 조절이 가능합니다.

　그러니까 맥을 볼 때 집중을 해야 돼요, 말아야 돼요? (집중해야 됩니다.) 집중을 못한 건 자기 책임입니다. 맥을 볼 때 딴 생각을 하거나 하면, 머리랑 손끝이 따로 놀아서 맥을 제대로 못 봐요. 손끝에서 감지되는 정보를 집중해서 읽어낸 후엔 이전에 본 맥과 비교해 봐야 되거든요. 눈을 지그시 감고 손끝에 생각을 집중하면, 굵고 가늘고, 길고 짧고, 말랑말랑하고 단단한 것을 구분할 수 있게 됩니다. 그런데 맥을 볼 때 눈을 뜨고 딴 짓을 하거나 딴 생각을 하게 되면 절대로 알 수가 없습니다. 맥이 가는지, 굵은지 구분하려면 집중을 해야 합니다. 맥 공부에는 왕도가 없어요. 생각을 집중해서 맥상을 느끼는 연습을 계속하다 보면 어느 순간에 직감적으로 그냥 알아집니다. 앉아서 책만 외운다고 되는 것이 아니에요. 이렇게 집중하다 보면 좌우 맥이 차이 나는 것도 알 수 있게 됩니다.

기존 의학에서는 병세가 4배 이상으로 커졌을 경우 진단하는 법이 없다. 장차는 현성 이전의 의학과 현성 이후의 의학으로 나누어지게 될 것이다

　2배로 커진 맥을 계속 그냥 놔두면 병이 더 커지게 됩니다. 병이 여기를 기준으로 시작됐다고 하면 여기서 1배 커지고, 다시 2배가 커지면서 성장합니다. 병이 커져서 3성까지 오게 되면 이게 더 커지게 된 거죠. 이렇듯 한 배가 커졌든, 세 배가 커졌든 맥력의 차이가 날 때, 맥이 이렇게 왕성(旺盛)해졌다, 성대(盛大)해졌다고 해서 몇 성이라고 말하는 겁니다. 이때의 성은 '두터울 성, 왕성할 성, 크게 할 성, 높게 할 성, 담을 성(盛)' 자를 씁니다.

　『황제내경』의 「영추」, 『천금방』, 장중경이 쓴 『상한론』 같은 책을 보면 촌구 1성이면 궐음의 병, 촌구 2성이면 태음의 병, 촌구 3성이면 소음의 병이고 인영 1성이면 소양의 병, 인영 2성이면 태양의 병, 인영 3성이면 양명의 병이라는 말이 나옵니다. 『황제내경』을 포함한 기존의 모든 의서는 3성까지만 다룹니다. 특히 「영추」편에는 맥이 4성 또는 4배가 나오면 불치의 병이라서 죽음에 이른다는 내용이 나옵니다. 그래서 4성 이상의 병에 대해서는 기존의 어떤 한의학, 중의학, 일본의학 등에서도 그것을 진단하는 법과 치료법이 없습니다. 기경의 병인 4~5성과 사해의 병인 6~7성, 그 이상의 병에 대한 정의와 진단 그리고 치료법은 현성 선생님에 이르러서야 비로소 정립된 겁니다.

이 시대의 병은 거의 80% 이상이 기경 이상의 병이기 때문에 기존 동서양의 어떤 의학으로도 진단법, 치료법, 예방법이 전무한 실정입니다. 그렇기 때문에 앞으로 의학은 현성 이전의 의학과 현성 이후의 의학으로 확연히 구분된다고 말하는 거예요. 사실 현성께서 중통인사 하는 법을 정립함으로써 의학의 새로운 기원이 세워진 겁니다. 그런데 이러한 내용도 모르고, 어쭙잖은 모화사대주의에 빠져있는 자들은 『황제내경』을 재정리한 것이 현성의 자연의 원리가 아니냐고 깝죽대고 있는데, 그건 고작 동양 의서 몇 권 읽고서 좀 안다고 까불고 있는 꼴입니다. 여기서 지금 제가 설명 드리는 천지인에 대한 모든 내용은 현성의 가르침 중에서도 일부분에 불과해요. 그리고 지금 강의하는 이 내용은 신시 배달국 이전부터 내려오는 우리의 것이지, 무슨 지나족이나 게다족의 것이 아닙니다.

과거의 모든 의서에는 심포 삼초에 대한 구체적인 내용과 4~5성과 6~7성에 대한 이야기는 일절 안 나옵니다. 그때는 그런 맥이 아예 없었어요. 그러니까 그때는 4성만 넘어가도 불치의 병으로 봤던 겁니다. 지금 사람들을 보면 6~7성도 수두룩한데 이건 옛날 기준으로 보면 길

가다가 죽고 밥 먹다가 죽는 병이었어요. 옛날엔 흔히 급살 맞는다고 했잖아요. 그 정도는 급살병으로 봤지, 치료를 할 수 있는 병이 아니라는 거죠. 그런데 지금 인간들은 심포 삼초의 적응력이 굉장히 강해져서, 맥의 편차가 4~5배, 6~7배 이상 다 커져 있어도 죽지 않고 병이 들어 있는 상태로 억지로 살아가고 있습니다. 그러니 그 사람들이 얼마나 위험하고 힘들겠습니까.

정경의 병은 다스리기 쉬우나 기경의 병은 만만치가 않다, 우리 몸 안에는 병을 담아두는 그릇이 있다

병은 음양으로 따져봤을 때 음기(촌구가 큰 경우)에서도 생기고, 양기(인영이 큰 경우)에서도 생깁니다. 여기(인영 3성에서)는 홍맥이나 모맥이 나오는데 이건 양명의 병입니다. 여기 3성까지를 정경(正經)의 병이라고 그래요. 정경의 병은 큰 병이 아니죠. 모맥 3성이다 그러면 생강차나 율무차만 꾸준히 마셔도 낫습니다. 또 홍맥 3성이다 그러면 꾸준히 단맛을 먹고 운동과 호흡을 하면 빨리 좋아져요. 그래서 얼마 전까지만 해도 정경의 병일 때는 침이나 뜸을 쓰거나 약 몇 첩으로도 나았던 겁니다.

그런데 인영과 촌구의 차이가 4~5배로 커지면 상황이 달라집니다. 이건 중병이에요. 육장육부의 병이 더 커져서 정경으로는 감당할 수 없을 정도로 자랐다는 얘기거든요. 병이 12정경에서 기경팔맥으로 넘어갔는데 이때 대맥(帶脈)의 병이면 현맥 인영 4~5성, 독맥(督脈)의 병이면 구맥 인영 4~5성, 충맥(衝脈)의 병이면 홍맥 촌구 4~5성, 임맥(任脈)의 병이면 모맥 촌구 4~5성이 나옵니다. 그리고 음양교맥(蹻脈)의 병이면 석맥 인영 촌구 4~5성, 음양유맥(維脈)의 병이면 구삼맥 인영 촌구 4~5성이 나옵니다. 이렇게 병이 기경팔맥(奇經八脈)으로 넘어가서 맥이 4~5성으로 커진 것을 기경팔맥의 병이라고 합니다.

우리 몸에서 보면 정경이라는 그릇은 작습니다. 정경에 병이 왔을 때는 심포 삼초 상화가 십이정경의 힘으로 그냥 이겨냅니다. 운동이나 호흡을 해서 기운만 소통시켜도 병이 나아 버려요. 목욕탕에 한 번만 갔다 와도 해결되고, 잠만 푹 자고 일어나도 해결되기도 하는데 우리의 생명 상태가 좋을 때는 그럴 수 있습니다. 정경이라는 그릇 안에 병이 있을 때는 해소하기가 쉬워요. '나, 여기 옆구리가 뜨끔뜨끔 아팠었는데 어떻게 하다 보니 나도 모르게 그냥 없어졌어. 침 한방 맞았는데 싹 나았어. 한약 다섯 첩 먹었는데 씻은 듯이 나았어' 그렇게 이야기하잖아요. 그런 건 정경의 병이다 그거죠. 큰 병이 아니라는 겁니다.

이렇게 정경의 병일 때 허실을 조절해 줘야 하는데, 세상이 온통 '단 것 먹지 마, 매운 것 먹지 마, 짠 것 먹지 마' 하니 사람들이 안 먹어요. 그 대신에 과식하고, 찬 음료수에, 찬 맥주에, 찬 걸 막 들이부어 댑니다. 그러면 온기가 상실되면서 병들이 이 안에서 세력을 키우게 됩니다. 그러다 보면 여기 정경이라는 작은 그릇에 병이 꽉 차서 도저히 감당할 수 없게 되는 거죠. 여기저기 쑤시고 감기도 잘 안 떨어지고 하면서 이제 사기(邪氣)가 넘쳐흐르기 시작합니다. 사기가 넘쳐흐를 때 고통스러운 증상들이 나타납니다. 정경이라는 생명의 그릇으로 더 이상 감당할 수 없을 때는 어떻게 되느냐? (죽게 돼요) 그런데 생명은 그렇게 쉽게 죽지는 않습니다. 생명을 우습게보면 안돼요. 이런 경우 우리 생명은 더 큰 그릇에 병을 담아서 살아갈 수 있도록 기경(奇經)이라고 하는 이만한 그릇을 예비해 놓았어요.

기경팔맥에서도 병이 더 커지면 사해로 넘어온다, 병이 진행되는 순서

이제 여기(기경의 그릇)로도 사기(邪氣)가 넘쳐흘러 차오르기 시작하겠죠. 이렇게 되면 여기(정경)에서 생긴 건 다 잊어버립니다. 우리의 생명이 이걸(고통이나 통증) 다 감지한다면 사람이 살 수가 없어요. 심포 삼초라는 것은 사람이 죽지 않고 살아남으려고 하는 생명력이라고 했습니다. 아프고 힘들어도 살아남기 위해 업무를 수행해야 되고, 애들도 키워야 되잖아요. 그런데 정경의 통증을 다 느끼면서 산다면 어떻게 되겠습니까? 우리 몸에는 통증을 지우는 능력, 못 느끼게 하는 능력도 있습니다. 그래서 정경에서 나타난 병들은 기경에서는 거의 다 잊어버려요.

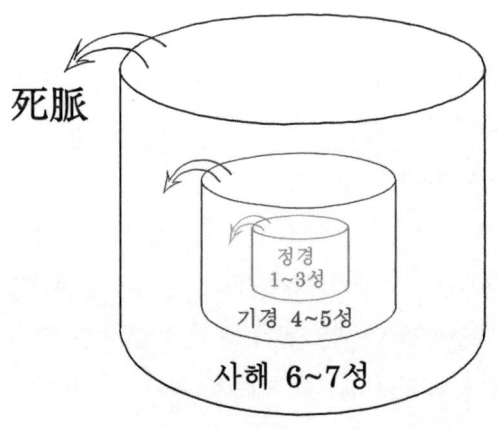

그림 병을 담는 그릇(정경, 기경, 사해)

또 생명이 살기 위해서 맥도 이렇게 커지게 됩니다. 병이 정경에 생겼을 때는 생명 에너지를 조금만 보내줘도 됐는데, 이때 안 고쳐놓고 있다가 기경까지 커지게 되면 이제는 생명력이 흐르는 혈관을 크게 만들어서 피를 더 많이 공급해 줘야 되거든요. 그래서 맥이 저절로 4~5배로 커지는 겁니다. 이걸 기경팔맥의 병이라고 그래요. 그렇게 되면 이제 중풍이 오고, 고혈압, 당뇨도 생기고 통풍, 류머티스도 생기고, 루푸스니 하는 희귀한 병에도 걸리고, 고도 비만도 오고, 그 외에 각종 괴질에 시달리게 됩니다. 한열관계에서 오는 암 같은 것처럼 기존의 의학으로는 원인을 모르는, 거의 불치에 해당하는 병마가 찾아오게 되는 겁니다.

요즘 애들이 피부가 덕지덕지해지는 건 정경일 때 제대로 해결을 못해서 그런 거예요. 처음에 피부가 막 가려울 때는 정경의 병입니다. 이 정경의 그릇에 사기가 다 차오르면 기경의 그릇으로 넘어가게 되는 거죠. 아토피 걸린 아이들이 증상이 더 심해지면 살가죽이 벌겋게 터지게 됩니다. 그런데 그 고통을 있는 그대로 느낀다면 살 수 있겠냐구요. 어린애가 온몸에 피딱지가 생기고, 심지어 어떤 애들은 얼굴 살이 다 찢어지기까지 하잖아요. 그럼에도 학교에 다니는데, 병이 이미 기경으로 넘어갔기 때문에 통증을 차단시킨 채로 다니는 겁니다. 병이 넘치니까 기경이라는 더 큰 그릇으로 담는다 그 말이죠.

병이 기경으로 넘어가게 되면 중병이 생깁니다. 아까처럼 암이 생긴다든지, 자궁에 무슨 문제가 생긴다든지, 임파가 뭉쳐갖고 유방에 뭐가 생긴다든지, 간경화로 넘어간다든지, 쓸개에 담석이 생긴다든지, 위궤양이 생기고, 췌장에 뭐가 생기고, 갑상선 질환이 생기고, 전립선에 병이 생기고 하는 건 전부 병이 기경으로 넘어온 겁니다. 기경으로 넘어오면 미세한 문제에 의한 통증은 안 느껴져요. 그러면 이놈을 고쳐야 하는데, 맥이 4~5성이면 큰 병이니까 더 오래, 열심히, 꾸준히 하는 것이 필요합니다. 아까 요만한(정경) 그릇일 때는 닦아도 금방 닦아지잖아요. 그런데 이만한(기경) 그릇에다가 담게 되면 벌써 이 앞뒤로 다 더러워진 것 아닙니까. 여기까지 다 닦아내야 하니 그 탁한 병의 기운을 지우는데 시간이 더 걸린다는 겁니다. 같은 병기(病氣)라고 해도 정경일 때의 병기와 기경일 때의 병기는 그 세력과 질 면에서 차원이 다르기 때문에 그렇습니다. 그렇다고 이걸 방치해 두면 병이 더 커져서 다른 부분도 약해집니다. 가령 대장암, 간암, 위암 이런 순으로 병이 진행되면, 서양의학에서는 그걸 전이됐다고 그러죠. 하지만 그쯤 되면 멀쩡한 장부가 어디 한군데나 있겠습니까. 그러나 4~5성이 되었다고 생명이 쉽게 죽지는 않습니다. 생명이 그렇게 만만하지 않거든요.

  그 다음에 병이 더 커져서 기경이라는 그릇으로도 감당을 못할 경우를 대비해서 생명은 사해(四海)라는 더 큰 그릇을 준비하고 있습니다. 내 안에 있는 생명이 살아남기 위해서 기경에서 생긴 모든 병기(病氣)를 사해라는 어마어마한 그릇으로 담아내는 겁니다. 이때는 앞에서 말한 중병들 외에도, 오행이 상극의 방향으로 돌면서 머리가 터지는 것처럼 아프고, 눈이 뻑뻑하고, 귀에서 소리가 나고, 식은땀이 줄줄 흐르고, 설사했다가, 토했다가, 어질어질 했다가, 심한 변비가 생겼다가 하는 식으로 각 장부에 해당하는 증상들이 다 나타나게 됩니다.

  병이 진행하는 순서가 있었죠? 상극의 순으로 계속 돌면서 병이 진행하는데, 우선 목극토 하면 위장이 소화가 안 되며 토사변이 나오고, 그놈을 오래 놔두면 토에서 수로 가죠? 토극수 하면 귀에 왕왕거리는 소리가 난다, 머리털이 빠진다, 허리가 아프다, 생식기에 이상이 온다 하는 증상들이 나타납니다. 석맥 4~5성 정도만 되어도 짠 걸 열심히 먹고 육기섭생법을 실천하면 병이 더 이상 커지지는 않거든요. 그런데 병원에 가면 의사들이 짠 걸 절대 먹지 말라고 합니다. 그래서 맨날 싱겁게 먹고 하다 보면 그 병이 어디로 가요? (수극화) 화로 갑니다. 그러면 병이 심장 쪽으로 와서 심장이 벌렁벌렁 하고 식은땀도 나고, 거기서 더 나빠지면 심근경색이다, 협심증이다, 중풍이다 하는 중병이 생기는 거예요. 이 상태에서 혈압이 갑자기 오르면 뒤로 벌러덩 넘어가기도 하는 거죠.

  그러면 안 죽기 위해서 생명은 어떻게 하느냐? 병을 화극금의 방향인 금기로 넘겨 버립니다. 그러면 호흡곤란, 대장암, 직장암, 대장 무력증이 오고 물만 마셔도 쫙쫙 싸는 수사변으로 인한 탈수증 같은 것이 와요. 그러다가 힘이 없어서 죽게 생겼다 그러면 생명은 안 죽으려고 초능력을 발휘해서 다시 병을 금극목의 방향인 간담으로 옮겨서 생명을 부지합니다. 이때가 되면 빼빼 마르고 뭘 먹어도 소화가 안 되고 물도 못 마시게 되는 지경에 이릅니다. 곡기가 끊어지는 지경에 이르게 되는 거죠.

이 안에서 병이 그런 식으로 오장을 무력화 시키는 한편, 그 세가 점점 커지면서 계속 돈다는 말입니다. 여기에다 한열관계까지 겹쳐 버리면 기의 역상 현상이 나타나기도 합니다. 기가 위에서 아래로 순환되는 게 아니라 반대로 냉기가 위로 역상되게 돼요. 그걸 한의학에서는 '궐역한다'고 합니다. 이런 경우엔 냉기가 머리 쪽으로 뻗쳐오르는 것 같은 느낌이 들어요. 그리고 올라가야 될 것이 거꾸로 내려가니까 사람이 무력하게 되고, 뇌경색도 올 수 있습니다. 음기는 아래에서 위로 올라가고, 양기는 위에서 아래로 내려가면서 정상적으로 순환되어야 하는데, 그런 조절 능력이 상실되어서 반대로 흐르게 되면 성격도 괴팍스러워지고 미친 것 같이 되는 겁니다.

맥에 따라 달리 발현되는 정신적 증상, 지금의 의학은 좋게 하기는커녕 더 나빠지지 않도록 하지도 못한다, 기경과 사해의 병은 옛날의 명의들도 접근 못했던 영역이다

정신도 그 사람 안에서 나오는 것이니까, 정경의 병일 때의 정신적 증상, 기경팔맥의 병일 때의 정신적 증상, 사해의 병일 때의 정신적 증상이 다 다릅니다. 간담이 병났을 때를 보면 증상이 약한 게 있고, 중(重)한 게 있고, 더 중한 게 있잖아요. 현맥이면 누구를 죽이고 싶기도 하고 분노가 막 일어납니다. 석맥이면 두려움 때문에 죽는 게 무섭고 저승사자가 나 데려가면 어쩌나 걱정합니다. 꿈을 꿔도 무서운 꿈을 꾸게 돼요. 구맥이면 하늘나라에 가는 꿈, 비행기 타고 가다가 뚝 떨어지는 꿈, 절벽을 올라가다가 떨어지는 꿈같은 걸 꿉니다. 꿈도 다 내 기운으로 내가 꾸는 것이거든요. 홍맥이면 공상망상이 심해서 왕자가 되고 공주가 되는 착각을 하고, 하늘나라의 선녀와 결혼하고, 왕자와 결혼하는 환상을 갖게 됩니다. 또 누구도 못 믿어서 자폐증이 생기고, 의처증이나 의부증도 생깁니다. 모맥이면 우울증이 생기고, 자포자기하고 염세적이 되어서 심지어는 자살을 하기도 합니다. 그렇기 때문에 맥을 살펴서 현재의 맥을 정경(1, 2, 3성)의 상태로 회복하고, 나아가 인영맥과 촌구맥을 같게 조절하는 것이 생명과 건강을 지키는 관건이라 하겠습니다.

예전엔 인영 4~5성인 사람이 병을 못 고치면 얼마 안 있다가 죽는 걸로 봤어요. 이러면 맥이 하체 쪽은 바짝 오그라들고 머리 쪽은 대폭 커지니까, 음양에서 벌써 차이가 엄청 나게 되잖아요. 한쪽(인영)으로 기혈이 몰렸다는 얘기는 그쪽에 병이 많아서 그걸 고치기 위해 혈관이 커진 것이고, 반대로 다른 쪽(촌구)은 혈관이 오그라들고 수축되게 된 것을 의미해요. 현맥이나 석맥 인영 6~7성이 되면 사람이 빼빼 마르게 됩니다. 그런데 이쪽(홍모맥 촌구 4~5성)은 반대에요. 이쪽은 인영은 작고 침한 반면, 촌구맥이 4~5성 이상으로 커진 나머지 살이 뒤룩뒤룩 찌게 됩니다. 해외토픽 같은 걸 보면 살이 너무 쪄서 기중기로 들어야 되는 사람들 있잖아요. 그게 다 음식물 먹은 것이 밖으로 못 빠져 나가고 안에 고여서 그런 겁니다. 그럴 땐 물이 더 들어오지 못하게 함과 동시에 물통을 잘 흔들어서 물이 빠져 나가도록 하면 되겠죠. 비만인 사람이 적게 먹고 삼초부의 생명력을 꾸준하게 쓰면, 몸 안에 있는 불필요한 수분이나 묵은 기운을 밖으로 빠져 나가게 할 수 있습니다. 비만을 해결하려면 좌우지간 적게 먹고, 꾸준하게 많이 움직이는 것 말고는 다른 방법이 없습니다.

그런데 여기(6~7성 사해의 병)에서 여기(1~3성 정경)까지 되돌아가려면 보통 일이 아닙니다. 어차피 이래도 세월이 가고 저래도 세월이 가는 것인데, 그렇다면 꾸준히 노력해서 여기 정경까지 한번 가보자는 거죠. 만일 홍맥이다 그러면 달고 매운 걸 먹으면 요놈이 지금보다는 조금이라도 더 좋아질 겁니다. 조금이라도 좋아졌다는 건 어마어마한 대사건이에요. 조금만이라도 좋아졌다는 건 적어도 더 이상 나빠지게 하지는 않았다는 얘기거든요. 그런데 문제는 현하 기존의 모든 의학에서는 더 이상 나빠지지 않게 하는 방법, 현상유지 하는 방법조차도 없다는 겁니다. 그건 맥을 고치는 방법이 전무하다는 얘기와도 같아요.

정경의 병일 땐 고치는 시늉만 해도 쉽게 낫습니다. 정경의 증상일 때는 지압이나 마사지로도 되고, 뜸 한방으로도 되고, 침 한방으로도 됩니다. 그런데 암, 당뇨, 루프스, 아토피, 갑상선 질환, 신부전증, 고혈압 같은 기경의 병이나 사해의 병 같은 건 뜸이나 약, 침으로는 안 됩니다. 현재 이런 병들을 고칠 수 있는 의학이 지구상에는 없어요. 이건 『황제내경』에도 없고, 화타 편작도 몰랐고, 허준 선생도 접근을 못한 병입니다. 동양의 모든 의서는 여기 3성까지만 언급해 놓았을 뿐, 4성 이상은 불치여서 죽는 병으로 보고, 기경팔맥의 병이나 사해의 병을 다룬 책 자체가 아예 없었습니다. 불과 백여 년, 150여 년 전만 해도 그랬어요. 동무 이제마 선생 때만 해도 기경의 병은 구경하기조차 힘들었다니까요. 그래서 동무 선생도 소양, 태양, 소음, 태음 여기까지만 얘기한 겁니다.

핼리혜성이 지나간 뒤로 인영이 다 커지기 시작했다.

그런데 지금은 뭐냐? 현성 선생님께서 말씀 하시기를, 84년도 이후부터 4~5성 이상의 병들이 생기기 시작했답니다. 그러다가 76년 주기로 오는 핼리혜성이 1986년도에 왔다 갔습니다. 그 때문인지 좌우지간 그놈이 다녀간 뒤로 인영 4~5성이 막 급증했다는 겁니다. 그놈이 몸 쪽에 있던 기운을 머리 쪽으로 끌어 올린 거예요. 혜성 하나가 지구 전체에 영향을 준 거죠. 인영이 막 커지니까 그 이후의 문명의 발달 속도도 엄청나게 빨라졌습니다. 최근 20년 동안 컴퓨터 기술, IT 기술 같은 게 1년이 멀다 하고 배로 발전해 왔잖아요. 핼리혜성이 머리로 가는 혈관 문을 다 열어 놨는지, 하여간 인간의 뇌가 그렇게 열려버린 겁니다. 맥을 모르면 그걸 설명할 길이 없어요. 이렇게 맥을 통해서 이런 천지기운의 변동과 그에 상응한 생명기운의 변화를 읽어낸 분이 바로 현성 스승님이셨어요.

그리고 그때 이후로 태어난 애들도 인영이 다 커져 버리니까 잘못된 애들이 많아지는 거예요. 무슨 뇌성마비다, 자폐아다, 무슨 증후군이다 하는 것들 있잖아요. 지금 그런 원인을 알 수 없는 병들이 수만 가지가 있거든요. 그게 그때 이후부터 맥이 다 커지고 또 먹거리에 엄청난 문제가 생기고, 냉장고나 에어컨 그리고 아이스크림, 찬 음료수 등으로 인해 몸이 냉해진 반면, 운동량은 적어져서 생겨난 것입니다. 우리는 원인을 아니까 석맥이 나오면 짠 걸 주고, 몸이 식었다고 하면 따뜻하게 해주면 되겠죠. 인영 촌구 음양을 조절하고, 허실을 조절하고, 한열을 조절하면 된다 그겁니다.

우리 이 여사님 같은 경우는 작년에만 해도 이렇게 여섯 시간씩 앉아서 강의를 듣는 건 상상도 못했어요. 처음엔 현맥 인영 20성이었거든요. 그게 어디 상상이나 됩니까. 그때는 물도 못 마셨어요. 아까 다녀간 유 선생님도 석맥 20성이었습니다. 기운이 머리 위로 다 떠버리고 하체엔 거의 없으니까 그때 다들 죽는다고 그랬어요. 지금은 생식하고 소금 드시고 해서 저만큼 사는 거지, 그 당시에는 맥을 보면 무서웠습니다.

맥이 기경으로 넘어가면 오장이 다 망가진 걸로 봐야 된다, 꾸준히 맥진법 연습을 하면 맥력의 차이를 저절로 알 수 있게 된다

자, 그러면 석맥이 나오면 신장 방광을 제외한 다른 곳은 건강한 거냐? 1성일 때 석맥이 나온다 그러면 다른 곳은 다 멀쩡한데 신장 방광만 허약한 겁니다. 그런데 4~5성일 경우 석맥이 뜬다면 이미 다른 곳도 다 허약해졌는데 그 중에서도 신장 방광이 제일 허약하다는 것이고, 사해(6~7성)일 경우 현맥이 나온다고 한다면, 오장이 벌써 다 망가졌지만 그 중 현재는 간담이 제일 고생하고 있다는 거예요. 그래서 맥의 대소와 오계맥을 본다는 것은 현재 그 사람의 육장육부 안에서의 음양허실을 알아내는 겁니다.

맥 연습을 계속하다 보면 보편적인 맥의 크기에 대한 감을 잡을 수가 있어요. 사람들의 일반적인 맥이 어떠하다는 것은 여러 사람의 맥을 꾸준히 살펴보다 보면 저절로 알 수 있게 됩니다. 우리가 처음 미술 공부를 하게 되면 색깔 이름도 외우고, 몇 대 몇으로 혼합하면 무슨 색이 나오고 하는 것도 외워야 되잖아요. 그런데 김홍도 선생이나 신윤복 선생 정도의 경지에 가면 몇 대 몇 하는 건 안 따지고, 그냥 붓으로 슥슥슥 해서 칠합니다. 음악도 오래 하신 분들은 악보를 안 봅니다. 처음 배울 때야 콩나물 대가리 따지고 하는 것이지 어느 정도 경지에 오르면 그냥 리듬을 타면서 해버려요. 오랜 시간 집중한 상태에서 몸으로 익힌 것이기 때문에 그게 가능한 거죠.

그것처럼 여러 사람의 맥을 보다보면 일반적인 맥의 대소를 점차 구분할 수 있게 됩니다. 전에 저 사람 맥을 한번 본 적이 있으니까 다 안다고 생각하는데, 여러분들은 공부를 시작하는 초급자입니다. 그래서 지금 다시 한번 더 집중해서 보면, 전보다 맥의 대소를 보다 정확하게 구분하게 되고, 좌우의 대소, 맥의 빠르기 등도 더 잘 알 수 있게 돼요.

집중한 만큼 또 실습한 만큼 잘 구분할 수 있습니다. 집에 가서도 자기 맥 보고 가족 맥 보고 해서 내 맥과 가족 맥을 비교해 보세요. 또 이 세상에서 마음 놓고 맥을 볼 수 있는 사람은 여기 있는 도반들 밖에는 없잖아요. 우리들끼리는 인사하고 '맥 좀 봐 주십시오' 하고 연습을 하면 됩니다. 그런데 그건 않고 여기 오면 저기 소파에 퍼질러 앉아서 잡담이나 하고 있는데, 그러면 안 된다는 거예요. 인사 나누고, 할 얘기 딱 하면 강의실에 오셔 갖고 맥 연습을 해야 됩니다.

지금 밖에서 사람들이 병에 걸리면 거의 아까 본 유 선생 정도의 맥이 나옵니다. 사실 생식원에 올 정도면 대부분 그 정도로 병이 와 있어요. 모맥도 이렇게 퍼져 갖고 와요. 1~3성인 사람들이 생식원에 올 것 같아요? 병원에도 안 갑니다. 하루 자고 나면 다 낫는데 무슨 병원엘 가겠어요? 간염이나 신장염은 다 4~5성 이상입니다. 여기 있는 수강생들은 지금 거의가 정경(1~3성)인 상태라 큰 병이 없어서 무슨 맥인지도 잘 모를 겁니다. 또 지금 대부분이 생식이라도 먹고, 첫 주에서 6주까지 오는 동안에 소금이라도 먹고, 수수라도 갈아먹고, 콩이라도 갈아먹어 봤잖아요. 그 정기를 몸속에 넣었기 때문에 맥이 처음에 비해서 조금이라도 좋아졌다는 겁니다. 어떤 사람은 맥의 허실을 조절하기 위해서 식초라도 한 컵 먹어봤고, 꿀물이라도 타서 먹어 봤고, 다시마나 간장이라도 한 숟가락 더 먹어봤어요. MT라도 한번 더 붙여 봤으니까 그만큼 기운이 바뀌었다 그 말이죠. 우리가 공부하고 있는 이 자연섭생법은 이런 이치를 따져가면서 하는 겁니다.

맥을 보고서 이 맥이 긴 건지(현맥) 딱딱한 건지(석맥), 퍼져있는 건지(모맥) 말랑말랑한 건지(구맥) 구분할 수 있을 정도까지 계속 연습을 하세요. 제가 숙제를 내드리면 여러분들은 가족들의 맥도 살피고 해서 그 느낌을 구분하는 연습을 하면 되는데, 아무리 집중해도 모르겠다고 한다면 그것은 병이 없거나 맥이 명확하지 않은 경우에 해당 되는 겁니다.

맥이 명확하지 않은 경우, 정관수술과 포경수술의 차이점, 서양인들이 한다고 포경수술을 따라서 하는 얼빠진 세태, 건강한 사람은 맥이 자주 변한다

맥이 명확하지 않은 경우에 대해서 알아보겠습니다. 책의 10페이지를 펴 보세요. 거기 보시면 첫 번째로 피임약, 영양제, 마약 또는 당뇨병 약이든, 고혈압 약이든, 소화제든 간에 어떤 약을 계속 복용중일 때는 그 약 때문에 맥이 명확하게 나오지 않습니다. 그런 약들은 음식이 아니라서 강력한 기운을 가지고 있어요. 그래서 생명은 그 약물의 영향을 받기 때문에 맥이 명확하게 나오지 않는 겁니다. 그렇다면 먼저 해야 할 건, 이 사람이 이 약을 왜 먹는지 아는 겁니다. 그 약을 먹게 된 원인이 있을 것 아닙니까. 간이 안 좋아서 먹는지, 위장이 안 좋아서 먹는지, 신장이 나빠져서 먹는지를 알아보고 그 전병의 역사를 추적해서 고려해야 된다는 거죠. 현재의 명확하지 않은 맥을 갖고 따지지 말라는 겁니다.

두 번째는 절단 수술을 했을 때. 가령 위장을 잘라냈다든지, 쓸개를 잘라냈다든지, 자궁을 들어냈다든지 하는 건 물론이고, 애기 낳을 때 배를 가르는 것도 절단 수술에 들어갑니다. 이런 수술을 한 경우도 맥이 명확하지 않고 엉뚱한 맥이 나올 수 있습니다.

질문 : 남자들이 정관수술하는 것도 절단 수술로 봐야 합니까?

대답 : 그것도 절단 수술로 봅니다. 그런 경우에도 맥이 명확하지 않을 수 있어요. 생식기를 차단했으니까 석맥이 나와야 정상인데 엉뚱하게도 구맥이나 홍맥이 나오는 경우가 있습니다. 일단 절단을 하게 되면 무조

건 몸의 전체적인 조화가 어그러지기 때문에 그 상태가 맥상에도 반영이 된다는 거죠. 수술한 곳은 무조건 약해진 걸로 봐야 됩니다. 칼 맞아서 잘려나간 곳보다 더 약해진 놈이 있으면 나와 보라 이겁니다.

질문 : 남자 아기들이 포경수술 하는 것은 어떻게 봐야 하나요?

대답 : 포경수술은 절단 수술로 안보고 임맥이 다친 걸로만 봅니다. 모래사막에 사는 어떤 족속이 할례라고 해서 포경을 하잖아요. 그걸 전 세계인이 다 따라서 하고 있습니다. 우리는 그렇게 하면 안 됩니다. 우리는 멍청한 이 시대를 제외하고는, 지난 역사 이래로 포경수술 같은 걸 한 적이 없습니다. 그리고 포경수술을 하면 임맥이 끊어져서 실천력이 떨어집니다. 쉽게 말하면 어려운 일을 극복하는 힘이 떨어진다 그 말이죠. 이미 수술을 시켰다면 그런 걸 감안해서 애를 키워야 되겠죠. 중생들은 남들이 한다고 하면 그걸 꼭 해야 되는지, 정말로 자기에게 필요한지는 따져보지도 않고 그냥 무대포로 다 따라서 합니다.

(지금 대한민국 남자들 90%가 포경 수술을 한답니다)

그러니까 한민족의 후예들이 임맥이 끊어져 가지고 지금 다 쑥대밭이 되는 거예요. 중생들은 뭐가 좋다고 하면 그것이 나에게도 좋은 건지 따져보지도 않고 일단은 무조건 따라서 하고보는 습성이 있습니다.

(다른 나라는 10% 정도 밖에 안하는데 우리나라는 그렇게 많이 한대요)

그것 봐요. 사막의 모래 먼지가 고추에 껴서 생식기에 염증 생기는 걸 예방하려고 할례(포경수술)를 하는 건데, 단군의 자손들이 그걸 무조건 따라하는 얼빠진 일이 벌어지고 있는 겁니다. 따라할 걸 따라해야지. 이것도 예수가 태어난 동네에 대한 열등감과 사대주의 때문에 벌어진 일입니다. 이미 포경수술한 사람들은 가끔 매운 걸 잘 먹어줘야 됩니다. 임맥을 통제하는 혈자리는 폐경맥의 열결이니까 여길 튼튼하게 하는 게 금기(金氣)거든요. 가끔 가다가 매운 게 먹고 싶어지면 아주 얼큰하게 요리를 해서 눈물이 찡할 때까지 먹어 주면 좋아요.

그 다음 세 번째는 심한 운동이나 노동 직후. 이런 경우엔 30분이나 한 시간 정도 쉬었다 보면 된다고 그랬죠. 네 번째는 심한 감정의 동요가 있을 때. 이때도 30분 정도 있다가 보면 됩니다. 다섯 번째는 과식이나 기아 중일 때. 과식했을 때는 소화될 때까지 기다려서 두 시간이나 세 시간 정도 있다가 보면 됩니다. 이때 바로 맥을 보면 거의 위장이 힘든 상태의 홍맥이 나오거든요. 4~5성이 아닌 정경일 때는 이런 경우 거의 홍맥이 나옵니다. 그리고 쫄쫄 굶었을 때. 이때는 위산 분비가 많이 되겠죠? 기아 중일 때는 밥 달라고 산이 많이 나와서 속이 쓰립니다. 목극토가 되니까 당연히 홍맥이 나올 가능성이 큽니다. 이런 사람들은 현재 나오는 그 맥을 갖고 따지지 말아야 돼요. 그리고 과식한 사람은 앞으로 적게 먹을 생각을 하고, 굶은 사람은 밥을 먹는 게 우선입니다.

그 다음 여섯 번째는 병이 없거나 병이 약할 때 이럴 때도 맥이 수시로 바뀌고, 명확하지 않습니다. 아까는 홍맥인 것 같았는데 금방 또 석맥이 나오기도 합니다. 그래서 생식원에 오는 사람들 중에, '전에 분명 석맥이라고 했었는데 오늘은 현맥이라고 그러네. 왜 이랬다 저랬다 하지?' 하면서 의심하는 사람들이 있어요. 큰 병이 없으니까 맥이 자주 바뀌는 거예요. 왜냐하면 몸은 계속 천기에 적응해야 되고, 뭘 먹게 되면 몸속의 장부가 그걸 소화 흡수를 해야 되잖아요. 그러니 그때그때마다 맥이 계속 변하게 되는 겁니다. 하지만 병이 있는 사람은 그 병을 고치기 위해서 병에 대한 정보(맥상)가 항상 일정하게 유지됩니다. 병이 있는데 맥이 수시로 바뀐다면 병을 못 고치겠죠. 그래서 병맥(4성 이상)은 웬만해서는 잘 안 바뀝니다. 병이 없는 건강한 생명체와 병이 있는 생명체는 생명통 내부에 들어있는 육장육부의 음양 허실 한열에 대한 정보가 그렇게 차이가 납니다. 생명의 근본 판이 다르다 그거죠.

이런 일이 있었어요. 몇 년 전에 20대 중반인 건강한 처녀가 여기서 요법사 공부를 했는데, 자기는 신경질이 나서 맥 공부를 못하겠다는 겁니다. 오렌지주스 한잔 마시고 나면 맥이 굵어지고(홍맥), 꿀물 마시면 토극수 해서 맥이 딴딴해지고(석맥), 생강차 한잔 마시고 나면 맥이 가늘어지고(현맥). 아침저녁으로 맥이 달라진다는 거예요. 그래서 신경질 나서 맥을 못 보겠다고 하는데, 그것이 얼마나 잘 본 거예요? 얼마나 집중해서 봤으면 그걸 다 알아냈겠어요. 그래서 '너, 맥을 훌륭하게 제대로 봤구먼. 어떻게 알아냈냐?' 하니까, '맥이 하도 자주 바뀌니까 아무 생각 않고 집중해서 그놈(맥)만 봤다'고 하는 겁니다. 그래서 제가 '야, 너는 지금 병이 없잖아. 시집도 안 간 처녀가 무슨 병이 있다고 그러냐? 지금 네가 얼마나 건강한 몸인데' 라고 얘기했죠. 그러니까 그 처자는 복습을 굉장히 열심히 해서 수료하기 전에 맥을 다 알았던 겁니다. 한데 다른 사람들은 복습을 안 해요. 책도 그냥 건성으로 읽고, 맥진 연습도 건성으로 하고, 숙제도 않으니 뭔 공부가 되겠습니까.

요법사 교재는 중통인사하는 법방을 정리해 놓은 책이다, 주변에 세 번은 권해보라, 현성의 법은 과거의 모든 성인들이 낸 법을 갈무리하는 가르침이다

이 교재를 정리하신 분이 우리 현성 사부님 아닙니까. 제가 여기서 떠드는 이야기를 일일이 기억하실 필요는 없어요. 여기서 제가 별 소리 다 하는 이유는 여기 교재의 내용을 제대로 이해시키기 위해서 그러는 겁니다. 이 원전(原典)을 보다 더 친숙하고 가치 있는 것으로 인식시키고 공감대를 형성하게 해서, 한 번이라도 이 책에 손이 더 가도록 하기 위해서 이렇게 잡다한 이야기도 해드리는 거예요. 하지만 제가 이야기하는 다른 내용들은 다 잊어버려도 상관없어요. 이 책에 있는 내용만 제대로 알고 있으면 그게 왕입니다. 이건 아주 중통인사의 정수를 정리해 놓은 거니까요. 체질분류법과 맥진법, 육체적 증상과 정신적 증상을 군더더기 없이 아주 간단명료하게 정리해 놓았습니다.

　이 책을 제일 앞장에서부터 제일 뒷장까지 50번만 큰 소리로 읽으면 거의 문리(文理)가 터지게 됩니다. 저 같은 경우는 이걸 처음에 공부할 때 어떻게 했냐하면, 읽는 것만으로도 양이 안 차서 이걸 똑같이 필사했습니다. 누런 갱지를 문방구에서 사다가 사인펜보다 가는 펜 있잖아요. 그걸로 첫 장부터 마지막 장까지 필사를 몇 번이나 했다니까요. 그래야 머리에 박히는 게 많으니까. 제가 머리가 그다지 안 좋거든요. 암기가 안 되어 갖고 점수 따는 시험 같은 걸 보면 점수가 안 나옵니다. 그래서 필사를 한 거예요. 또 시간도 많으니까. 필사를 한 덕분에 '이게 그 말이구나' 하면서 하나씩 깨달을 수 있었고, 그런 깨달음이 쌓이다 보니까 지금 여러분들한테 이렇게 설명할 수 있을 정도까지 된 겁니다.

　여러분들은 이 책을 귀하게 여겨서 어떤 경우라도, 설령 피난을 간다든지 할 때도 이 책만큼은 꼭 챙기셔야 됩니다. 이 책이 나도 살리고 내 가족도 살리는 책이니까요. 다른 사람은 생각지 마세요. 제3자를 살리는 건 나와 내 가족이 산 연후에 하는 겁니다. 내 가족도 말을 징그럽게 안 들을 수 있잖아요. 세 번을 말해보고, 열 번을 말했는데도 듣지 않는다 그러면 어떻게 해야 된다고 그랬어요? (내버려둬요) 놓고 간다고 했잖아요. 버리고 가는 게 아니라 그냥 그 자리에 놓고 가는 겁니다. '따라와 달라, 우리랑 같이 하자.' 그렇게 간절하고 간곡하게 이야기했는데도 귀를 안 열고, 마음을 안 열어준 사람은 형제자매 가족이라고 해도 인연이 거기까지인 거예요. 그런 사람은 자연의 원리, 현성의 도와는 인연이 없는 사람입니다.

  그리고 남이라도 사실 내 말을 제일 잘 듣고 실천하는 사람이 최고 이쁜 거예요. 이 세상에서 가장 이쁜 사람이 누굽니까? (글쎄요?) 뭐가 '글쎄요'예요? 내 말을 잘 듣는 사람이지. 새끼라도 내 말을 안 들으면 미운 겁니다. 형제도 내 말 안 들으면 배신감 느끼게 돼요. 그런데 우리 태연이하고 준범이가 터무니없이 그 먼 곳에서 와서 이 공부를 한다고 앉아 있으니 얼마나 이뻐요. 지금은 내 아들보다 더 이쁜 거예요. 우리 아들도 어렸을 적부터 아버지 말 따라서 이 강의를 잘 들은 덕분에 이제는 외국 어디에 나가 있든지 자기 몸 하나는 잘 간수하고, 병이 나도 고칠 정도는 되었습니다. 외국서도 인기 짱이라고 그래요. 거기 가서도 뭐 좀 아는 체 할 것 아닙니까? (웃음 하하하) 사람들한테 '뭐 좀 드세요' 하고, MT도 혈자리에다 척척 붙여 주고. 갈 때 MT를 이만큼 갖고 갔거든요. 그걸 붙인 뒤에 자고 일어나면 기운이 돌잖아요. 그러면 '야, 표건우는 진짜 도사다. 저 사람 말 들으면 탈 날 것 없다' 고 해서 인기가 좋다는 거예요.

  나이가 어려도 어른들하고 30분만 이야기를 하면 어른들도 자세가 달라집니다. 우리 최 선생 어머님도 한번 만나 뵌 적이 있다는데, 처음에는 젊은 사람이라서 못 미더워하시더니 맥 보고 체질 분류를 딱 하니까 자세가 달라지시더래요. 이것은 진짜 대단한 겁니다. 자연의 원리 공부를 잘하게 되면 사람의 내면에서 일어나는 거의 모든 일을 말해 줄 수 있는 능력자가 될 수 있기 때문에 어디에 가더라도 사람들이 함부로 대하지 못하게 됩니다. 우리 아들은 중고등학교 다닐 때에도 자신의 담임 선생님의 당뇨병을 고치는데 일조를 하고 그랬어요. 애가 '선생님, 당뇨병은 이렇게 하면 됩니다' 그러니까 선생님이 보기에는 애가 이상한 소리를 하고 있단 말이죠. 그래서 '너희 아빠 뭐 하시냐, 엄마 뭐 하시냐?'

물어볼 것 아닙니까. 그래서 한 번은 전화가 왔어요. '건우가 뭐라 뭐라 말을 하는데, 이상해서 전화를 드렸다. 한번 찾아 뵙겠다'고. 나중에 선생님이 찾아와서 제가 당뇨병 처방을 해드렸습니다. 젊은 선생이고 당뇨 초기니까 금방 고쳤죠.

이렇게 세상만사를 풀어낼 때 말로 하는 것이 있습니다. 누구는 말로 천지도 창조했다면서요? 그 사람들이 망치 들고 천지창조한 건 아니잖아요. '빛이 있어라. 바다와 육지가 있어라. 새가 있어라.' 모든 만물을 다 말로 만들었다면서요? 그런데 다른 성인은 '마음으로 용사(用事)하면 상재(上才), 말로써 용사하면 중재(中才), 글로써 용사하면 하재(下才)'라고 그랬습니다. 그러면 여호와도 말로 했으니까 중재인 거죠. 지금 논문 쓰고 하는 것들은 글로 용사하는 거니까 다 하재인 거예요. 그러면 지금 표상수는 뭘로 하고 있는 거죠? (말) 그런데 이건 아무것도 아니에요. 말로써 천지창조도 했다는데 이까짓 병 고치는 건 일도 아니다 그거죠. 여러분들도 앞으로 밖에 나가면 다 말로 해야 될 겁니다. 단 것 먹어, 짠 것 더 먹어, 들숨을 길게 해. 다 말로 하는 거죠.

어떤 분은 천지공사를 해서 천지를 다 뜯어 고쳤다고 했잖아요. 그리고 중통인의만 우리한테 숙제로 남겨 놓았었는데, 현성 선생님이 그 중통인의 즉 중통인사하는 법을 내놓으신 거죠. 그걸 지금 우리가 남아서 갈무리하고 있는 겁니다. 지금 이게 갈무리 하는 작업이라니까요. 과거의 모든 성현들이 내놓았던 모든 살아가는 방법과 이치들을 지금 우리가 다 끌어 모아서 완성시켜 나가고 있는 겁니다. 저는 다 못하고 다음 우리 아이들이 완성시키겠죠. 제가 하는 역할은 다만 길을 제시하고 이런 방법이 있다고 말을 해주는 것뿐입니다.

구삼맥 침법 - 인영 1성일 때의 처방

자, 지금부터는 구삼맥이 나올 때의 침법을 한번 살펴보겠습니다. 다음 주에는 사관침법을 배우고 실습도 하는 시간을 가질 겁니다. 그 사람의 육장육부 중에서 현재 심포 삼초 생명력이 제일 허약하면 구삼맥이 나옵니다. 구삼맥은 가늘고, 길고, 연하고, 말랑말랑하고, 꼭꼭꼭 찌르고, 흔들리는 모양으로 촉지 됩니다. 말랑말랑 두 개로 갈라진 것 같다, 껄끄러운 것 같다, 흔들리는 것 같다, 이런 것 있죠? 아까 준범이가 밤에 아버지 맥을 보니까 흔들리는 것 같다고 했는데, 그게 구삼맥입니다. 얼떨결에 봤다고 하지만 나이가 어리니까 그만큼 집중력이 좋은 거죠.

구삼맥이 나왔을 때는 일체의 이유 없이 심포경과 삼초경을 씁니다. 그래서 심포경의 주요 혈자리와 삼초경의 주요 혈자리를 알아 놓으면 됩니다. 먼저 삼초경의 주요 혈자리는 관충, 중저, 외관, 천정, 견료, 예풍, 사죽공 요 정도만 알아도 삼초경에서 생긴 병은 침이나 뜸이나 지압 등으로 다스릴 수가 있습니다.

다음으로 심포경의 주요 혈자리는 중충, 노궁, 태릉, 내관, 곡택, 천지혈. 여기서 중충은 가운데 손가락에 있고 관충은 네 번째 손가락 끝에 있습니다. 침을 놓을 땐 이 중에서 자기가 쓰고 싶은 자리를 골라 쓰면 되는데, 혈자리를 눌러봐서 내관이 아프면 내관을 쓰고, 노궁을 눌러서 거기가 뻐근하다면 노궁을 쓰는 거예요. 자기가 혈자리를 눌러보니까 자극이 더 강하다든지, 더 아프다든지 하면 기운이 흐르다가 그 자리에서 더 막힌 겁니다. 그러면 그 자리를 소통을 시켜야겠죠. 기운이 경맥을 타고 흐르다가 어딘가에서 막혀서 충분히 흐르지 못하고 잘 안갈 때, 침이나 뜸으로 거기를 자극해서 소통시켜 주면 됩니다. 그렇기 때문에 침을 놓거나 뜸을 뜨기 전에 먼저 혈자리부터 만져봐야겠죠.

구삼맥이 나오고 인영이 1성이면 정경의 병입니다. 그러면 이 사람은 일단 음양을 조절하고, 그 기운의 허실을 조절해야 되겠죠. 삼초부에 병이 나면 삼초경맥으로 충분한 에너지가 안가고 있는 겁니다. 이럴 땐 삼초부로 떫은맛의 에너지를 충분히 공급해 주면 기운이 실해지게 됩니다. 허했던 기운이 실해지면 힘도 생기고 통증도 없어져요. 그런 다음에 삼초경 중에서 2개혈을 사(瀉)하고 심포경 1개혈을 보(補)합니다. 2사1보한다 그거죠. 황제내경침법은 육장육부의 음양 허실을 조절하는 침법입니다. 황제내경침법을 줄여서 '내경침법'이라고도 합니다. 여기서 삼초경은 양경맥이고 심포경은 음경맥이니까 음양을 동시에 조절하는 것이 가능합니다. 2사1보하는 이 침법은 세상에 둘도 없는 침법입니다. 이 내경침법 하나로 세상을 호령하는 사람도 있어요. MT보법은 맥이 작은 쪽에 쓰는 거죠. 현재 구삼맥이 나오고 인영이 크니까 음경인 심포경에다 보법을 쓰면 촌구맥이 더 커집니다. 그래서 심포경의 하나 또는 두 곳을 보하고, 잠잘 때 8시간 동안 붙입니다. 음양을 조절하는 침법 중에서 가장 강력한 건 사해의 혈(합곡과 태충)을 다스리는 사관침법입니다.

구삼맥 침법 - 인영 4~5성일 때의 처방, MT는 하루 8시간 이상 붙이지 마라

구삼맥이 나오고 인영이 4~5성일 때는 침을 어떻게 써야 되느냐? 이건 기경팔맥 중 양유맥의 병입니다. 또 양유맥은 인체의 외측면을 지난다고 그랬죠. 이럴 땐 병이 아주 커져서 감정이 이랬다저랬다 한다든지, 통증과 저림증이 심각하다든지, 안 아픈 데가 없다든지 하는 증상이 나타납니다. 머리에서 전기가 찍찍 뻗치고 쭈뼛쭈뼛 한다든지, 신경성 고혈압, 스트레스성 고혈압 이런 것도 다 양유맥의 병입니다. 소위 신경성 질환이라고 하는 것들은 거의 다 그렇습니다. 그래서 이때는 기경을 통제하는 혈자리를 다스려야 하는데, 양유맥을 통제하는 혈자리가 어디라고 그랬어요? (외관) 그렇죠. 삼초경의 외관을 다스립니다. 다스린다는 얘기는 사법을 쓴다는 얘깁니다. 두 시간 동안 사를 합니다. 사하는 방법은 나중에 사관침법 할 때 말씀드리겠습니다.

그리고 조금 있다가 구궁팔괘침법도 따로 정리해 드리겠습니다. 현맥 인영 4~5성에 대맥의 병일 때는 어떻게 하고, 구맥 인영 4~5성에 독맥의 병일 때는 어떻게 하고, 구삼맥이 나오고 양유맥과 음유맥의 병일 때는 어떻게 하고, 모맥 촌구 4~5성에 임맥의 병일 때는 어떻게 해야 하는지를 말씀 드릴게요. 그러면 침을 쓸 때는 어디에 쓰고, 엠티는 어디에 쓰고 하는 것이 딱 정리가 됩니다. 이게 사실 시간이 많이 필요한 건데, 이런 설명을 다 들은 다음에 직접 해보면 쉽게 할 수 있습니다.

침법 다음에는 MT 보법을 씁니다. 구삼맥 인영 4~5성이 나와서 양유맥의 병일 때 MT 보법은 어디다 쓰느냐? (내관) 그렇죠. 외관의 상대혈인 심포경의 내관혈을 보한다. 보할 때 몇 시간 쓴다고 그랬어요? (8시간) 그렇죠. 잠잘 때 8시간을 쓰는 겁니다. 구삼맥이 나오고 인영이 커서 생긴 병은 이 두 가지 밖에 없습니다.

심포 삼초가 허약해져서 구삼맥이 나오면, 침놓기 전에 우리는 먼저 뭣부터 한다고 그랬어요? 첫 번째, 음식으로 영양을 한다. 무슨 맛으로? (떫은맛) 골고루에다가 떫은맛. 생내나는맛, 아린맛, 담백한맛, 흙내나는맛. 흙내가 뭐냐 하면 버섯 같은 것 있잖아요. 버섯은 상화에 속하지, 오미에 속하는 게 아닙니다. 아린맛 나는 것으로는 감자가 있습니다. 생감자를 먹어보면 아린맛이 납니다. 그 아린맛이 독이라고도 하는데, 많이 먹으면 독이 되지만 조금 먹으면 약이 돼요. 사실 감자 이건 몸에 엄청나게 좋은 겁니다. 감자 속에 들어있는 상화 기운이 강해서 감자 생즙을 내서 환부에 붙인다든지, 임파가 뭉친 자리에다가 붙이면 뭉친 게 풀어지기도 합니다.

　그런데 다들 감자를 삶아먹을 줄만 알아서 몸에 좋다는 걸 거의 모르고 있어요. 원래 솥단지 만들기 이전에는 어떻게 먹었다고 그랬어요? (생으로, 날 것으로) 청동기, 철기 시대 이전에는 8~90%가 무조건 생식을 했습니다. 누가 그런 기록을 안 남겼다 하더라도 역사가 말해주잖아요. 솥단지 만들기 전에는 다 그냥 생식을 했어요. 그러다가 4300년 전에 부소 할아버지가 불 쓰는 법을 알아내서 부엌을 만들게 되면서 음식을 조리해서 먹게 되었던 거죠. 불을 피워 죽을 쒀서 소화가 안 되는 병자라든가 연로한 할아버지 할머니들이나 아기들한테 줌으로써 당시의 많은 백성들을 이롭게 하였습니다. 그런데 지금은 사람들이 너무 많이 익혀 먹는데다가 그것도 맨날 과식을 하게 되면서 다 병이 나게 생겼어요. 그러니 어떻게 해야 합니까? 일단 적게 먹어야 됩니다. 그리고 소식을 하기 위해서는 생식을 해야 되는 겁니다. 그렇게 해야 병도 없어지고, 힘도 세지고, 오래 살 수 있습니다.

　질문 : 자석테이프를 8시간 이상 낮에도 계속 붙이면 어떻게 됩니까?

　대답 : 하루 종일 붙여도 큰 문제는 없지만, 8시간 이상 붙이는 것은 효과면에서는 별로입니다. 처음에는 우리도 몰라서 열 시간도 해보고, 열여섯 시간도 해보고 그랬어요. 그런데 생명도 휴식을 취해야 되잖아요. 살 속으로 가시 같은 게 들어왔는데, 그걸 계속 놔둔다면 생명이 고단해질 것 아닙니까. 그리고 그걸 계속 붙여두면 나중엔 생명 입장에서 봤을 때 별 게 아닌 게 들어왔다고 여깁니다. 그러면 반응을 하지 않게 돼요. 8시간 정도 하는 것이 힘도 안 빠지고, 오히려 힘도 생기고, 맥도 좋아진다는 것을 우리 선생님 계실 때 수백 명의 제자들이 몇 년간 임상을 해서 확인을 했습니다. 그 정도가 이상적이라는 결론을 얻은 것이죠. 그런데 이런 교육을 안 받은 분한테 MT를 붙여 드리면, 특히 멀리

서 온 분은 이걸 붙여 드리면 떼기 아까우니까 일주일을 붙이고 다닙니다. 새까맣게 때가 낄 정도로 붙이고 다녀서, '그거 언제 붙인 거예요?' 하고 물으면 일주일 전에 붙인 거라고 그래요. 왜 아직도 붙이고 다니냐고 하니까 아까워서 안 뗐다는 거예요. 분명히 8시간 있다가 떼시라고 했는데, 그런 말은 귀에 안 들어오고, '좋은 것 붙였다' 하는 것만 머리에 남아서 계속 붙이고 다니는 거죠.

질문 : 선생님, 저는 MT 붙인 자리가 모기 물린 것처럼 벌겋게 되는데 왜 그런 겁니까?

대답 : 몸속에 짠맛이 부족하면 그렇게 될 수 있습니다. 생명력이 그러한 정보를 일러주는 거예요. 모기가 물어도 끄떡없는 사람이 있고, 또 벌겋게 붓는 사람이 있는데 그건 짠기의 차이 때문에 그런 겁니다.

구삼맥 침법 - 촌구 1성일 때의 침법과 기타 처방법

구삼맥이 나오고 촌구가 1성일 때의 침법을 하겠습니다. 이건 맥이 촌구 쪽으로 성대(盛大)해진 겁니다. 맥을 조절하려면 작아진 건 크게 하고, 큰 건 작아지게 하면 되죠. 이런 건 상식이지 특별한 비법도 아닙니다. 그런데 밖에서는 인영맥과 촌구맥을 따지지 않고, 무조건 증상에 따라서 침만 찌르고 있습니다. 돌멩이 열 개를 던져서 하나 맞히는 수준이죠. 그런데 꼭 2사1보 또는 1보2사를 해야 되느냐? 침이 딱 두 개밖에 없을 때는 어디다 써야 되느냐? 침이 백 개 있을 때는 꼭 2사1보 안해도 됩니다. 다섯 개를 사하고 세 개를 보해도 되죠. 그렇게 응용할 수도 있습니다. 그런데 여기선 '침술'이 아니라, 침이 한 개밖에 없을 때는 어디에 놓아야 그 맥이 소통이 되고, 기운이 잘 돌아가느냐 하는 '침법'을 가르칩니다. 1~2천 년 전엔 침 하나 만들려면 무지 고생했었어요. 이만한 쇠꼬챙이를 돌에 갈아야 되잖아요. 그걸 몇 년 갈아야 침이 만들어졌겠죠. 그러니까 이 침 하나가 그 당시에는 생사여탈권을 쥐고 있었던 거였어요. 침이 귀하다 보니, 당시 도사들은 고도로 정신 수양을 하고, 몸을 정갈하게 하고, 기수련을 해서 사람의 내부를 들여다보고, 기운의 흐름을 안 상태에서 침 하나를 놔서 사람을 살렸던 겁니다. 그걸 배우는 것이 바로 이 내경침법입니다.

구삼맥 촌구 1성일 때는 심포경 2개혈을 사하고, 삼초경 1개혈을 보합니다. 심포경은 중충, 노궁, 내관을, 삼초경은 관충, 중저, 외관 중에서 자기가 원하는 혈자리에 쓰면 됩니다. 그렇게 해서 인영맥이 커지고 촌구맥이 작아져서 음양이 같아지는 순간, 구삼맥 촌구 1성으로 생긴 모든 병은 그 자리에서 사라지게 됩니다. 아까처럼 이렇게 인영 4~5성이 된 것도 우리가 계속 노력을 해서 3성, 2성, 1성으로 끌어내려서 인영과 촌구가 같아졌다 그러면, 구삼맥 인영 4~5성으로 왔던 모든 병은 그 자리에서 없어집니다.

결국은 균형이 깨져서 병이 오는 거잖아요. 그렇기 때문에 그 균형을 잡는 순간 병은 없어지게 되는 겁니다. 그 균형은 음양의 균형, 허실의 균형, 한열의 균형을 말하는 거죠. 여기서 인영 촌구를 따지는 음양은 알겠는데, 그럼 허실은 뭐냐? 이건 오행의 상극 작용으로 일어난다고 했죠. 목극토 했다고 하면 목기는 실하고 토기는 허한 거잖아요. 이 상극 작용을 이해 못하면 허실을 따질 수도 없고 알아낼 수도 없습니다.

정경(1, 2, 3성)의 맥일 때는 침 한방으로도 됩니다. 하지만 침을 아무리 놔도 어떤 사람은 잘 안 되는 경우가 있는데, 그건 대개 냉기가 많이 들어 있는 4~5성이기 때문입니다. 4~5성은 기경침법으로 침을 놓아서 오늘 좋아진다고 해도 내일 되면 또 아파요. 1달을 해도 또 아프고, 1년을 해도 또 아파요. 맥이 조절이 안 되면 그렇습니다. 맥이 급하고 4~5성이 되면 허실 한열의 균형이 급격하게 깨져 있기 때문에, 꾸준히 따뜻하게 하고, 영양을 해서 절대 에너지를 넣어 줘야 됩니다. 그런 다음에 몸에 들어와 있는 에너지를 돌리는 침법, 뜸법, 지압법을 써주는 거예요.

손과 발을 이용하는 수기 요법은 내부에 있는 에너지를 잘 돌려서 균형을 잡게 하려는 방법입니다. 그렇기 때문에 내부의 허실의 균형이 많이 깨져서 절대 에너지가 부족하게 될 땐 침이나 뜸과 같은 수기요법으로는 한계가 있게 됩니다. 그럴 때는 허한 것이 실해질 때까지 외부에서 에너지를 공급해 줘야 되겠죠. 그런데 사람들이 와서 생식을 얼마나 먹으면 되냐고 물을 때가 있는데 그때가 제일 답답해요. 맥이 변할 때까지 먹어야 되는데, 맥이 언제쯤 변한다고 예측하는 것은 말이 안 되거든요. 그건 허드레 점쟁이들이 돈 벌기 위해서 써먹는 방법이지, 우리는 그런 걸 맞출 수가 없어요. 결국은 맥을 고치려면 당사자가 실천하는 수밖에는 없습니다. 맥의 균형이 깨진 환자 자신이 영양하고, 운동하고, 호흡을 해야 한다는 거예요.

MT 보법을 쓸 때는 양경맥인 삼초경에 씁니다. 삼초경의 한 군데 또는 두 군데(관충, 외관)를 보하는 겁니다.

구삼맥 침법 - 촌구 4~5성일 때의 침법 및 기타 처방, 의자(醫者)는 용감무쌍해야 하고 응용력도 있어야 한다

그 다음에 구삼맥이 나오고 촌구가 4~5성이면, 이것은 큰 병이죠? (예) 이건 기경팔맥 중 음유맥의 병입니다. 이런 사람들은 일단은 냇숨을 많이 하고, 상체운동을 많이 하고, 떫은 걸 많이 먹어야 돼요. 떫은 건 아주 최고로 많습니다. 지구상에는 맛이 없는 게 제일 많아요. 물, 공기부터 해서 토마토, 오이, 가지, 당근, 감자 등등 아주 수두룩합니다. 금방 자라는 콩나물이나 양배추 같은 것도 있습니다. 특히 곡식 중에서 옥수수 이건 알갱이도 크고 생긴 것도 잘 생겼어요. 황금빛이 아주 번쩍번쩍 빛이 납니다. 색깔 중에서도 황금색은 상화에 속합니다. 그런데 그 잘 생기고 좋은 놈을 가져다가 가축들한테나 다 주고 있어요. 닭, 소, 돼지 이런 놈들한테 전부 생 옥수수를 갈아서 사료로 주고 있잖아요. 그러니까 그걸 조금만 먹어도 상화가 좋아져서 잘 크는 거예요. 그런데 사람들은 그놈을 잘 먹지도 않지만 먹어도 생으로 안 먹고, 거의 삶아서 먹습니다. 하지만 왜 그렇게 먹냐 이겁니다. 다른 가축들은 다 날로 먹는데 사람도 그냥 생으로 먹으면 안 돼요? 사람의 장부가 위대해요, 동물의 장부가 더 위대해요? 사람의 장부가 더 위대하잖아요. 소식을 하면, 생식으로 떫은 걸 더 잘 먹을 수 있습니다.

그리고 구삼맥 촌구 4~5성이면 비만이 생기는 게 특징이라고 그랬죠. 물만 먹어도 살찌는 비만이 있습니다. 먹은 것도 거의 없는데 살이 찌는 사람 많습니다. 그건 배설 능력이 약해서 그런 겁니다. 양기인 삼초부는 에너지를 사용하고 배설하고, 음기인 심포장은 에너지를 흡수하고 그걸로 뭘 만들어요. 뭘 만들면 그걸 쓰고 배설해야 되는데 그냥 가지고 있으니 비만이 오는 겁니다.

그래서 심포 삼초를 좋게 하려면 뜸뜨고 침놓기 전에 인영 촌구의 대소를 따지지 말고 일단 떫은맛을 먼저 줘야 된다 그거죠. 그런 다음에 침을 써야 되겠다고 하면 구궁팔괘침법을 씁니다. 자, 쓰세요. 심포경의 내관혈을 다스린다. 보통 두 시간 동안 사한다. MT는 외관에다가 8시간 붙인다. MT가 없으면 시중에 파는 조그만 T침이 있는데, 효과가 MT만은 못하지만 그것을 써도 괜찮습니다.

질문 : MT 보법을 쓸 때, 저 같은 경우는 석맥 인영 4~5성이니까 태충과 조해에 붙이라고 하셨는데요, 4~5성이면 다른 곳도 안 좋다는 건데, 그러면 심포경을 추가해도 될까요? 또 이걸 상황에 따라서 응용해

도 되는 것인지요?

대답 : 그렇죠. 그렇게 해야죠. 그런데 MT가 딱 하나밖에 없을 때는 어디다 쓸 거냐? 그 하나를 가장 효과적으로 쓰도록 하는 것이 침법입니다. MT가 백 개나 있다고 하면 두 군데 쓸 수도 있고, 세 군데 쓸 수도 있겠죠. 거기다 적으세요. MT 보법은 인영맥이 클 때는 음경혈에, 촌구가 클 때는 양경혈에 쓴다. 한 개를 붙여도 좋고, 열 개를 붙여도 좋아요. 중요한 것이니까 그 밑에 또 적으세요. 의자(醫者)는, 여기서 의자는 의사를 말하는 게 아니고, 자기 병을 고치고자 하는 사람을 말합니다. 의자는 자고로 용감무쌍해야 된다. 아프거나 말거나 간에 무조건 붙여봐야 되는 겁니다. 열 개도 붙여보고, 스무 개도 붙여보고. 줄 바꿔서, 의자는 자고로 임기응변에 능해야 한다. 요건 응용력이 있어야 된다는 얘기입니다.

지금 이명희 선생의 질문은 석맥 인영 4~5성이 나올 때 음교맥을 통제하는 조해를 쓰고, 추가로 다른 음경맥에 응용해서 써도 되는지를 물은 거죠? (예) 당연히 되는 겁니다. 석맥 인영 4~5성일 때는 조해 말고도 모든 음경혈의 대표인 태충과 기경팔맥 중에서 음경인 충맥, 임맥, 음유맥 그리고 음교맥을 통제하는 공손, 열결, 내관 등을 같이 쓰면 효과가 배가 됩니다. 그런데 침이나 MT가 딱 한 개나 두 개밖에 없을 때는 어떻게 할 거냐? 그럴 땐 4~5성인 사람을 살릴 수 있는 혈자리 즉 기경을 통제하는 혈자리를 써야 합니다. 통제하는 혈자리를 찾아서 쓰면 맥이 효과적으로 바뀝니다. 그 자리와는 관계없는 여러 군데에 막 쓰는 것보다 통혈 자리를 찾아서 쓰는 것이 효과가 훨씬 더 좋습니다.

산삼은 상화기가 고도로 응집된 약이다

질문 : 선생님, 친구 아버님께서 오래된 산삼을 구해서 친구한테 먹였

는데요. 그 친구가 그것을 먹은 다음부터는 겨울에 양말도 안 신고 다녀서, '너 춥지 않냐'고 물었더니 아무렇지도 않다고 하면서 추위를 안 타는데, 그건 산삼의 효과로 봐야 합니까?

대답: 산삼은 생명력이 무지 강합니다. 나무가 아닌 풀뿌리가 몇 십 년을 썩지 않고 한 자리에서 버틴다는 건 어마어마한 생명력이 있지 않고는 거의 불가능해요. 몇 십 년 동안 그 땅에 뿌리를 내려서 그 지기를 흡수하고, 하늘로부터도 춘하추동 사시의 기운을 받아왔잖아요. 그렇게 자란 것이라 산삼엔 상화 기운이 고도로 응축되어 있습니다. 그래서 생명력인 열을 잘 만들 수 있어요. 다만 너무 많이 먹으면 열이 넘쳐서 거꾸로 안 좋을 수도 있으니까 적절히 써야겠죠. 그런 걸 먹으면 생명력이 강화되어서 한겨울에도 추위를 안 탈 수가 있습니다. 운이 좋은 사람들이나 그런 걸 먹겠지요.

질문: 요즘 배양근들이 많이 나오는데 그건 어떤가요?

대답: 장뇌삼처럼 사람이 농사짓듯이 해서 배양된 것들은 자연적으로 생겨난 자생 산삼만큼은 안 될 겁니다. 산삼이라는 건 수천 개의 씨 중에서 하나 정도가 살아남아서 생겨나는 것이기 때문에 굉장히 희귀합니다. 좌우지간 산삼은 강력한 상화로 보면 됩니다. 하지만 음식은 아니고 약으로 보는 거죠. 그래도 그 친구 분, 양말은 신고 다녀야 할 거예요.

그걸 부러워하지 마세요. 처음에 에너지가 너무 발산된 나머지 계속 비정상적으로 많이 소모하게 되면 나중에 나이 먹어서 팍 늙어버릴 수가 있어요. 기운이라는 건 일생을 두고 꾸준히 써야 하는데, 너무 초반에 다 써버리면 사람이 삭을 수가 있습니다. 우리 몸은 일생을 두고 에너지를 꾸준히 쓰도록 설계되어 있는데, 그런 경우엔 자칫 초반에 확 써버린다 이거예요. 그래서 영웅호걸들이 단명 하는 겁니다. 체육인들 있죠? 국가대표 이런 사람들이 빨리 죽는 이유도 거기에 있습니다. 일생을 두고 조금씩, 꾸준히 써야 되는데 초반에 확 써버린단 말이죠. 그러면 그 생명 에너지가 결국 어디서 빠져 나간 거예요? (자신의 몸에서) 그렇죠. 그러니 우리는 누가 산삼 먹었다고 해서 절대 부러워할 필요가 없습니다.

짠맛(소금)을 먹어야 신장이 튼튼해지고 피도 맑아진다. 석맥성 고혈압과 고지혈증 그리고 동맥경화가 오는 이유, 콜레스테롤 수치가 높다는 것은

질문 : 소금 먹는 양을 늘려서 일주일 정도 많이 먹어봤거든요. 그랬더니 얼굴이 붓고 물이 많이 땡기는데, 물을 먹고 싶은 데로 먹어도 되는 것인지요?

대답 : 그럼요. 괜찮지요. 처음에 소금 먹을 땐 괜찮다가 일정 시간이 지나면 물이 막 땡기는 경우가 있습니다. 여기에 심장이 있어요. 그러면 여기(동맥)는 피를 공급하는 데고, 여기(모세혈관)는 사용처입니다. 그리고 여기(정맥)는 사용된 탁한 피를 회수하는 데죠. 여기 신장에서는 그 피를 맑고 깨끗하게 걸러서 보내줍니다. 순환기는 이런 구조로 되어 있어요. 그렇다면 순환기의 핵심은 신장과 심장이죠? (수기와 화기네요) 그렇죠. 심장의 화기는 확산시키고, 신장의 수기는 수렴합니다. 즉 심장은 분출하는 양이고, 신장은 끌어들이는 음입니다.

만약에 어떤 사람이 석맥이 나왔다면, 그건 신장이 허약하여 피가 걸쭉해졌다는 걸 의미합니다. 우리가 맥을 보는 것은 동맥의 혈관을 만지는 것이거든요. 수극화 해서 구맥이 나왔다면, 그건 수기인 신장의 기능이 실하다는 거죠. 피를 깨끗하게 걸렀다는 얘깁니다. 그래서 구맥은 피가 맑고 깨끗합니다. 구맥이 뛰는 혈관을 만지면 연하고 말랑말랑한 느낌의 맥이 촉지 됩니다.

반면 석맥은 피가 걸쭉하죠. 끈적끈적하고 걸쭉한 어떤 것이 혈관 내벽에 이렇게 묻었다면 맥을 촉지할 때 바둑돌처럼 딴딴하게 느껴집니다. 그래서 석맥이 나오면 여기저기 땡기고, 뻐근하고, 무겁고, 뻣뻣하고 그런 거예요. 이때 음식 중에서 가장 강력한 짠맛인 소금을 먹으면 신장에 힘이 생기게 됩니다. 그러면 혈관 속의 걸쭉한 피를 신장에서 잘 걸러서, 노폐물들을 방광을 통해 밖으로 원활하게 내보낼 수 있게 됩니다. 계속 짠맛을 줘서 신장을 건강하게 하면 신장 속의 사구체인 필터가 힘을 얻어 일을 잘 할 것 아닙니까. 이렇게 노폐물을 잘 거르면 몸 구석구석에 깨끗한 피가 가게 되는 반면, 신장이 힘이 없어서 필터로 제대로 못 걸러주게 되면 걸쭉한 피가 그대로 몸속을 돌게 되겠죠.

그 끈적끈적한 놈이 계속 몸속 혈관을 돌다 보면 모세혈관에 문제가 생기게 됩니다. 그 모세혈관이 뇌혈관이면 뇌혈관이 막히기도 하고, 거기가 눈에 있는 모세혈관이면 시력 저하가 올 수 있는 것이고, 거기가 간이면 간 기능이 떨어지게 되는 겁니다. 그러면 혈관 내벽에 끈적거리는 콜레스테롤 같은 것을 닦아내는 유일한 방법은 뭘까요?

(피를 맑게 하는 것인가요?)

일단 피를 맑게 해야 되겠지요. (예) 그럼 피를 맑게 하려면 거두절미하고 신장을 좋게 해야 되겠죠. (예) 신장이 좋아져서 제 기능을 하게 되면 잘 걸러진 맑고 깨끗한 피가 전신에 있는 모든 혈관에 흐르겠지요. (예) 맑고 깨끗한 피가 흐르면 혈관에 뭐가 달라붙지 않지만, 탁하고 끈적끈적하게 된 피가 계속 흐르면 혈관 내벽에 뭐가 달라붙어서 석맥 고혈압도 생기고 동맥경화도 생기는 겁니다. 알고 보면 고지혈증이라는 건 심장 질환이 아니라 신장 질환이에요. 콜레스테롤 수치가 높다는 건 결국 피를 깨끗이 못 걸렀다는 거잖아요. 심장은 피를 깨끗이 하는 것과는 전혀 무관합니다. 심장은 펌프질만 하는 놈이지, 피를 깨끗이 거르거나 피의 성분을 조절하는 일과는 하등 관계가 없어요. 신장에서 피를 거를 때 보조 콩팥인 부신에서 호르몬을 만들고 분비하는데 그 호르몬도 다 수기잖아요. 수기가 그런 역할을 한다 그 이야기입니다.

짠맛을 먹으면 얼굴이 붓고 물이 당기는 이유, 소금을 먹었을 때 속이 울렁거리는 까닭, 지금의 병들은 거의 피가 탁해지고 몸이 식어서 온다, 나이 먹으면 손발이 차가워지는 이유, 너희는 세상의 빛과 소금이 되어라

그런데 지금 질문이, 짠 걸 계속 먹었더니 물이 막 땡기고 얼굴이 붓는다고 그랬어요. 그러면 한번 봅시다. 소금을 많이 먹으면 피 속에 소금 성분이 있겠어요, 없겠어요? (있어요) 그러면 소금 성분이 혈관 속을 지나갈 때 어떻게 해요? 혈관내벽을 닦아낸다 그거죠. 우리가 미꾸라지를 맨손으로 잡으면 미끈미끈 거리잖아요. 미꾸라지라는 놈은 그냥은 잘 안 닦여요. 그러면 뭘 뿌려야 닦여요? (소금요) 왕소금을 뿌리면 저절로 닦여집니다. 생명체가 분비한 호르몬처럼 미끈미끈한 것은 어떤 세제로도 안 닦여요. 그런데 소금을 넣으면 뽀송뽀송 닦이거든요. 그러면 우리가 소금을 먹어서 전 혈관에서 끈적끈적하게 묻어 있던 게 떨어져 나간다고 하면 어떻게 되겠어요? 그 떨어져 나간 놈에 의해 혈관 속에 노폐물이 잔뜩 생기겠지요? 우리가 집안 청소한다고 총채로 먼지를 털면 실내가 뿌옇게 되잖아요. 한 10년 만에 장롱을 움직이고 하면 쌓여 있던 먼지가 다 날리고 난리가 납니다.

마찬가지로 10년 만에 소금을 먹게 되면 그 동안 혈관 내벽에 붙어 있던 것이 계속해서 엄청나게 떨어져 나올 것 아닙니까. 10년 묵은 먼지 같은 것들이 떨어져 나가면 모세혈관은 어떻게 되겠어요? 더 정신이 없어집니다. 그러면 혈관이 수축돼요, 늘어나요? (늘어나요) 늘어나면 부어요, 오그라들어요? (부어요) 그래서 붓는 겁니다. 그러면 이 떨어져 나가는 노폐물 때문에 탁한 피를 순환 시키려면 용제인 물이 필요해집니다. 맑게 하고 희석시키려면 더 많은 물이 필요하죠? 그래서 생명인 상화가 저절로 물을 땡기도록 하는 겁니다. 소금을 많이 먹으면 붓고, 물이 많이 땡긴다는 질문에 대답이 됐습니까? (네) 그러니까 큰 문제가 없으면 석맥이 없어질 때까지 소금을 계속 먹도록 하세요.

질문 : 저는 소금을 먹으면 속이 울렁거리고 진저리가 쳐지는데요?

대답 : 위장이 냉하고 허약하면 그럴 수 있는데, 그때는 소금의 양을 줄여야 됩니다. 소금 많이 먹는 건 전혀 급한 일이 아니에요. 소금을 먹을 수 있는 몸을 만드는 일이 더 급해요. 그런데 그런 몸을 만들기도 전에 '나는 혈관 벽에 묻은 찌꺼기를 빨리 닦아내야 되겠다' 생각해서 소금을 막 집어넣으면 속이 울렁거리고, 구토를 하고, 진저리 쳐지고 그러는 겁니다. 몸이 안 된 상태에서 많이 넣으면 감당하기 어려우니까 일단은 소금을 먹을 수 있는 몸을 만드는 게 우선입니다.

우리 이 여사님 같은 경우도 몸이 받쳐주지 못해서 처음엔 조금씩 먹었거든요. 그런데 지금은 굉장히 많이 드십니다. 맥이 크니까 그런 것도 있지만, 이제는 어느 정도 힘이 생기니까 많이 드셔도 된다고 했어요. 지금 혈관 속에 찌꺼기가 잔뜩 달라붙어 있는데, 그걸 다 닦아내야 맥이 부드러워집니다. 그렇지만 맥이 촉지 되는 감이 말랑말랑해지려면 아직 시간이 더 필요해요. 그래도 소금을 한 수저 먹으면 먹은 만큼 혈관이 말랑말랑해집니다.

지금 고혈압이나 당뇨에 관계된 병들은 대부분 석맥으로 생기는 겁니다. 혈관관계 질환이다, 루프스다, 류머티스다 하는 것들이 전부 피가 탁해져 갖고 몸이 식어서 생기는 것들이에요. 피가 탁해지면 아주 가는 모세혈관이 막히게 됩니다. 실핏줄이 막히면 묵은 기운이 못 빠져나가서 산소 공급이나 영양분 공급이 둔화되고, 몸속에 묵은 기운들이 계속 쌓이게 되잖아요. 연세 드시게 되면 수족이 차지는 이유도 여기에 있습니다. 노년기는 일생에서 수기(水氣, 水期)에 해당하죠. 그래서 그때가 되면 수기(水氣)가 약해지는 겁니다. 수기가 약해진다는 건 콩팥이 약해진다는 거예요. 그래서 어른들은 입맛이 저절로 어떻게 돼요? (짜요) 짜져요. 그게 바로 생명의 원리라는 겁니다.

이건 무슨 실험실에서 급조한 학설이 아니에요. 생명의 본바탕이 원래 그렇기 때문에 그 실상을 말씀드리는 겁니다. 어떤 학자가 떠드는 소리가 아니고, 생명의 본래 모습이 그렇다는 거예요. 그러니까 짠맛이 해롭다, 나트륨이 어떻다 하는 어쭙잖은 이론을 들먹여서 혹세무민하면 안 된다는 겁니다. 소금이 없었으면 인류는 이미 다 멸종당하고 사라져 버렸을 거예요. 바닷물도 짜지 않으면 다 썩잖아요.

2천 년 전에 예수님은 '너희는 빛(相火)과 소금(水)이 되어라'고 했습니다. 그러면 그게 싱거워지라는 거예요, 짜지라는 거예요? (웃음, 짜지라는 겁니다) 짜지라는 거죠. 그런데 그 말귀를 알아먹는 사람이 한 사람도 없습니다. 선생이고, 박사고, 교수고, 신부고, 목사고 간에 그 말귀를 한사람도 못 알아먹는다니까요. 수업료 내라, 헌금 많이 바쳐라, 십일조 내라고 하면서 돈이나 수금 하려고 그러지, 진리를 말하는 사람이 없다 그겁니다. 그러니 내가 욕을 안 하게 생겼어요? 그 사람들은 빛과 소금이 뭔지를 몰라요. 괜히 번쩍번쩍하는 옷이나 입고 지팡이나 들고 다니지. 그래서 사람을 진짜 살리지 못하는 기성 종교는 이제 그 수명을 다 한 게 아닌가, 저는 그렇게 보는 겁니다.

교육(敎育)이라는 글자를 파자하면, 지금은 근본자리로 돌아가야 할 때 (원시반본해야 할 때)

먼저도 말씀드렸지만 교(敎)라는 것이 가장자리, 갓댕이, 가를 치는 거라고 했습니다. 그렇다면 가를 친다는 의미가 뭐냐? 이걸 또 파자를 해봤습니다. 여기서 파자하는 방법은 박소천 선생의 『파자비결』에 나오는 것을 참고했습니다. (박소천 선생이 올해 2012년 『황당천자문』을 저술하셨는데, 천자문 공부에 관심이 있는 분들에게는 일독을 권해 드린다) 밤에 잠도 안 오고 시간도 널러리 해서 파자를 해봤더니, 요게 (丅) 뭐냐 하면 '도울 우' 자예요. 여기서 보면 도움이(丅) 또 와요. 거듭 도와. 그리고 여기에 '깨달을 자(子)' 자가 있죠? 이 속에 '마칠 료, 깨달을 료(了)' 자가 있고, '가를 일, 처음 일, 하나 일(一)'이 있잖아요. '깨달을 료(了)' 자와 '처음 일(一)' 자를 합하면 '아들 자, 스승 자, 깨달을 자(子)' 자가 됩니다. 그래서 옛날엔 깨달은 사람에게 다 자(子)를 붙였던 거예요. 공자, 맹자, 노자, 장자, 한비자, 손자, 묵자 등 전부 다. 그래서 이건(孝) 내 자식이든, 내 제자든 간에 가리지 않고 거듭 도와서 깨닫게 한다는 뜻입니다.

그리고 원래 이게(攵) '문(文)' 자의 변형이거든요. '다스릴 복 또는 칠 복(攵)' 자. 친다는 건 뭐냐? '근본 두(亠)', '사람 인(人)' 에 '다스릴 예(乂)' 자를 붙인 것은 근본으로써 사람을 다스린다는 뜻입니다. 즉 가르친다는 것은 근본을 갖고서 갓댕이를 친다는 거예요. 그 가를 치고자 하는 사람이 부모님이 될 수도 있고, 선생님이 될 수도 있고 또는 종교 성직자가 될 수도 있겠죠.

그런데 이분들이 거듭 도우잖아요. 한 번만 도우는 것이 아니라 거듭해서. 그걸 언제까지 하겠어요? (깨달을 때까지) 그렇죠. 깨달을(了) 때까지. 마칠 때까지. 깨달아서(了) 가르고(一) 실천하는 그것이 '깨우칠 자(子)' 입니다. 병법의 대가인 손자, 법의 대가인 한비자 그리고 공자, 맹자, 노자, 장자 그런 분들은 다 나름대로 한소식을 깨달아서 실천한 사람들 아닙니까? 그렇게 근본(亠)으로 사람(人)을 다스리고(乂), 거듭해서 돕고(丅), 거듭해서 깨닫게(了) 하는(一) 것이 바로 교(敎)입니다. '가르치는 것'이다 그 얘기죠.

또 근본(亠)을 스스로(厶) 다스리고 힘써(月) 가게 하는 것이 육(育)입니다. 낳고 기른다는 '기를 육(育)' 자는 그런 뜻이에요. 그러니까 교육(教育)이라는 것은 '누군가가 거듭 도와서 깨닫게 하여 사람을 근본으로 다스리고, 스스로 힘써서 행하게 하는 것' 이라고 정의내릴 수 있습니다. 그런데 지금은 수학공식 하나 더 외우게 하고, 영어단어 하나 더 외우게 해서 시험 점수나 잘 받게 하는 것이 교육의 전부인 줄 알아요. 그러니까 세상의 교육이 엉망진창이 되어버린 겁니다.

여태까지 인류가 해볼 것 다 해봤는데, 이제는 다시 그 근본자리로 돌아가지 않으면 안 되는 끝판에 와 있습니다. 본래 근본자리로 돌아가지 않으면, 원시반본을 하지 않으면 사람의 정기신을 본질적으로 바르게 할 수 있는 방법도 없고, 인간이 인간답게 살 수 있는 길도 없습니다. 그래서 어떻게 보면 가장 시의적절할 때 현성 선생님이 오셔서 중통인사 하는 법방을 정리를 해 놓으신 게 아닌가. 그런 다음엔 우리 아이들에게 이것이 잘 전수되도록 천지에서 사람들을 쓰려고 할 때에 조상님들이 우리들을 부른 것이 아닌가, 저는 이렇게 생각합니다. 이번 주 공부를 통해서 심포 삼초 생명이 뭔지를 알았기 때문에 이제 여러분은 인류사에서도 아주 희귀한, 스스로 자기 병을 고칠 수 있는, 과거와는 전혀 다른 존재로 다시 태어난 것입니다.

살찌는 법과 빠지는 법, 맥에 따라서 살이 잘 찌고 안찌기도 한다

질문 : 인영맥이 큰 사람이 살을 찌워 비만을 만들면 촌구맥이 커져서 생명력을 몸 쪽으로 끌어내리는데 더 유리하지 않을까요?

대답 : 그게 잘 안될 겁니다. 그냥 들숨 길게 하고, 하체운동 많이 하고, 인영맥이 크니까 방금 배운 침법으로 양경을 사하고, 음경을 보하는

것이 더 빠릅니다. 마르고 인영이 큰 사람들은 살이 잘 안 쪄요.

질문 : 막 과식해도 안 될까요?

대답 : 과식해도 잘 안 됩니다. 인영맥이 큰 사람이 과식을 하면 병이 더 커집니다. 한번 해보세요. 누구 하나 잡아서 막 과식시켜서 살이 찌나, 안찌나 한번 보세요. (웃음) 인영맥이 크고 마른 사람이 살찌는 건 보통 어려운 일이 아닙니다. 살찐 사람이 살 빼는 것보다도 마른 사람이 살 찌는 게 몇 배 더 힘들어요.

질문 : 다섯 살짜리 꼬마 애가 너무 왜소한데, 그런 애들은 살찌우기가 힘들겠네요?

대답 : 그 경우는 아직 어리기 때문에 됩니다. 그렇게 너무 왜소하고 마른 어린 아이들은 대개 인영이 크고 현맥이 나와요. 어린이한테 무슨 문제가 생겼다면 우리는 무조건 사관에 MT를 붙이고 시작하는 거예요. 내부에서 기운을 잘 돌리는 것부터 하자는 겁니다. 그리고 현맥이니까 뭘 줘야 돼요? (신맛이나 고소한맛) 고소한맛을 많이 주면 살이 찝니다. 땅콩이나 잣, 들기름, 참기름 같은 고소한맛은 살을 찌게 해요. 들기름, 참기름을 넣고 비벼서 먹이면 살찌기가 훨씬 더 유리해지는 거죠.

꼭 그런 것은 아닌데, 촌구맥이 커서 살이 찐 사람들을 보면 대개 다 고소한맛을 좋아해요. 군것질할 때 보면 과자, 땅콩, 팝콘, 아몬드 같은 고소한 것을 많이 먹습니다. 반대로 인영맥이 커서 마른 사람은 대개 신맛을 좋아합니다. 좌우지간 자기가 좋아하는 맛을 많이 먹으면 되는 겁니다. 고소한맛도 목기죠. 현맥인 사람이 고소한 것을 꾸준히 많이 먹으면 목극토가 되고 홍맥이 나와서 살이 찔 수도 있습니다. 어린 아이의 경우는 고소한 것을 꾸준히 먹으면 살이 찔 가능성이 아무래도 어른보다 높아요. 어른의 경우도 고소한맛을 계속 먹는다면 가능은 한데, 어린 아이의 경우처럼 쉽지는 않습니다. 아무래도 어렵다고 봐야죠.

홍맥일 때의 비만은 홍맥을 고치면 되는데 이때는 단맛하고 매운맛을 먹어야 살이 빠집니다. 그런데 미개한 현대의학에선 단맛 먹으면 살찐다고 구라를 쳐 놨죠. 그건 단맛을 많이 먹어서 그렇다기보다는 신맛인 밀가루 음식 즉 햄버거, 피자, 빵, 과자, 면 종류를 많이 먹어서 살찌는 게 더 큽니다. 다음 주에 홍맥 공부할 때 위장병 고치고, 비만 고치는 것을 다룰 겁니다. 자, 그럼 10분간 쉬고 감기 걸렸을 때 고치는 법을 하겠습니다.

자신보다 병이 깊고 허약한 사람의 맥을 볼 때의 진맥 요령

질문 : 어떤 사람 맥을 봤는데 힘이 쫙 빠지는 느낌이 드는 것은 왜 그런 겁니까?

대답 : 현재 내가 몸이 약한데 나보다 더 약한 사람 맥을 보면, 탁한 기운이 확 들어올 수 있습니다. 탁한 기운이 들어오는 것을 이겨내는 능력이 없는 상태에서, 병이 깊은 사람의 맥을 보면 무겁고 칙칙한 기운이 확 들어와서 내가 힘을 못 쓰게 돼요. 저 같은 경우도 몸이 안 좋은 사람 맥을 여러 명 보고 나면, 얼굴이 새카매지고 기운도 빠져버리게 되거든요.

질문 : 저도 아까 그분 맥을 봤는데 전신에서 힘이 쫙 빠지면서 숨이 가빠지던데요?

대답 : 그분 인영맥이 석맥 15성 정도로 이만큼 크고, 촌구도 보통 사람보다 4~5배로 엄청 나잖아요. 맥이 그렇게 나오면 되게 안 좋은 겁니다. 저 분은 62세인가 그러신데, 많이 좋아지신 건데도 그렇습니다. 그래서 다른 사람 맥을 보려면 먼저 내가 건강해야 됩니다. 그리고 나보다 맥이 안 좋은 사람의 맥을 촉지할 때는 숨을 쉬면 안 돼요. 들숨할 때 외부의 기운이 들어오잖아요. 원리적으로 보면 들숨은 밖에 있는 기

운이 내 안으로 들어오도록 하는 것이고, 낼숨은 내 안에 있는 기운이 밖으로 나가도록 하는 것이거든요. 그래서 그런 사람 맥을 볼 때는 잠시 숨을 멈추고 봐야 되고 또 그래야 집중도 잘 됩니다.

가지런히 들숨하고 멈춰 선 상태에서 집중해서 맥을 본 뒤에, 숨을 내쉬고 다시 들숨할 때 얼른 손을 떼야 돼요. 그렇지 않으면 상대방의 탁한 기운이 여섯 개의 경맥을 타고 내 몸 안까지 그냥 들어와 버립니다. 기운이 안 좋은 사람이 자기보다 더 안 좋은 사람 몸을 만져 준다든지 하면 기진맥진해 버려요. 병들고 연로하신 부모님 병간호 하다가 부모님 돌아가셔서 삼우제까지 다 지내고 자기가 쓰러져 버리는 경우 있죠? 그건 그 동안에 탁기를 옴팡 다 쐬어서 그런 겁니다. 그래서 병간호할 때도 가급적이면 노궁혈이 안 닿게 해야 됩니다. 그걸 모르고 막 만지고 하다보면 탁한 병기가 들어오거든요. 상대방을 좋게 하는 건 좋은데, 자신까지 나빠지게 하면 안 됩니다.

예방접종과 손씻기로는 감기를 막을 수 없다

오랜 과거부터 인류를 시도 때도 없이 괴롭혀 온 감기를 두 시간 안에 고쳐 낼 수 있다고 한다면, 이건 대단한 겁니다. 사스나 조류독감 같은 바이러스성 호흡기 질환도 일차적으로는 감기로 옵니다. 맨 먼저 감기 증상이 나온다는 거예요. 공중에 떠다니는 균이나 바이러스 같은 것 있죠? 요즘 유행하는 인플루엔자 바이러스 같은 것들이 공기 중에 떠 있는데 어떤 사람은 감기에 걸리고, 어떤 사람은 안 걸립니다. 그러면 감기의 원인이 뭐냐 하는 것도 한번 생각해 봐야겠죠. 독감이 유행한다 그러면 의사들이 텔레비전에 꼭 나오잖아요. 그 사람들이 감기를 예방하려면 뭘 해야 된다고 그러죠?

(예방 접종 맞으라고 그래요)

그런 다음에는?

(손발 잘 씻으라고 해요)

그렇죠. 외출하고 오면 손발 잘 씻고, 세수하고, 양치질 잘 하라고 그럽니다. 그런데 그건 60년 전에도 하던 소리였거든요. 한국전쟁이 끝난 직후인 60년 전 대한민국의 일반 가정엔 비누도 없고, 치약도 없었습니다. 제가 초등학교 다닐 때만 하더라도 각 가정에 치약이 없어서 일 년에 하루는 '치아의 날' 이라고 해서 학교에서 양치질을 하는 날이 있었어요. 그때는 아이고 어른이고 간에 하두 이빨을 안 닦아서 이에 뭐가 노랗게 끼니까 병균이나 바이러스 같은 게 생길 수 있잖아요. 그래서 손발 잘 씻고, 양치질 잘하라고 했던 겁니다.

하지만 지금은 양치 않는 사람 거의 없고, 비누 없는 집 없고, 세제 없는 집이 없는데도 감기에 더 노출되어 있잖아요. 그래서 언제까지 '양치질 잘하라', '세수 잘하라' 하고 떠드는지 지켜보려고 합니다. 물론 그런 건 기본으로 해야 되는 것이지만, 사실 그런 이야기는 아프리카 소말리아 같은데 가서 할 소리입니다. 전쟁 통이라 물도 제대로 공급되지 않고, 위생 상태가 전혀 안되어 있는 나라는 그런 게 굉장히 중요해요. 하지만 지금 대한민국 같은 곳은 위생으로 인한 문제가 거의 없다고 봐야 됩니다. 의사들이 말을 안 해도 엄마들이 벌써 잘 하고 있어요. 그러니 지금은 그런 것이 감기를 예방하는 근본적인 방법은 아니라는 거죠.

감기에 대한 관점을 전환해야 한다, 몸이 따끈따끈하면 일체의 균이나 바이러스에 대한 저항력이 강해진다, 포대기 대신 멜빵 문화가 퍼지면서 아이들 몸이 더 식게 되었다

감기가 오는 근본적인 이유를 알아봅시다. 바이러스나 균이 내 몸에 들어왔다 그러면 이것을 퇴치하기 위해서 예방 주사를 맞고 또 제약회사 같은 데서는 이걸 박멸하는 약을 개발하잖아요. 만약 어떤 제약회사에서 감기를 해결할 수 있는 약을 개발했다면 돈도 엄청나게 벌 테고, 노벨의학상도 열 개는 받을 겁니다. 감기에 걸렸다는 건 결국 바이러스나 균이 우리 몸을 숙주로 삼았다는 거예요. 내 몸이 숙주가 됐다는 건 균에 대한 저항력이나 면역력이 약해졌다는 얘깁니다. 그렇게 본다면 균이나 바이러스는 감기의 원인이 아니라 결과에요. 저 균은 항상 있는 건데 내 몸이 허약해서 감기에 걸린 겁니다. 하지만 허약하다고 다 감기에 걸리는 것은 아니죠. 결정적으로 내 몸이 냉해지고, 장부가 식으면 그렇게 되는 겁니다. 즉 감기는 결국 추워서 걸린다 그 얘깁니다.

어제, 그저께 이틀 동안 굉장히 추웠는데, 그때 두꺼운 옷을 안 입었다든지, 얇은 옷을 입고 외출했다든지 하면 감기 걸리기 십상이었습니다. 외투를 입지 않고 얇은 옷 하나만 입고 있었다면 그건 자기 몸을 춥게 한 겁니다. 창문을 열어 놓고 누워 있다가 닫지 않고 깜빡 잠들어 버렸다면 자는 내내 찬 공기를 마시게 되는 거죠. 그러다가 몸이 차가워지면 감기 균에 대한 내성(면역력)이 약해집니다. 그래서 보편적으로 보면 여름철보다는 겨울철에 감기에 더 많이 걸립니다. 찬 공기가 몸으로 들어오니까 몸이 식을 확률이 높아지기 때문에 그렇습니다. 그러면 온열동물인 사람이 감기균의 숙주가 되지 않게 하려면 어떻게 해야 돼요? (몸을 따뜻하게 해야 됩니다) 그렇죠. 몸을 따뜻하게 해야 모든 균에 대한 내성이 유지됩니다.

그러면 추워질 때 몸을 따뜻하게 하는 방법이 뭐냐? 물을 마시고 싶을 땐 일단 찬 물은 피하고, 무조건 따뜻한 물을 마셔야 됩니다. 또 마스크를 하고 모자를 쓰는 것도 몸을 따뜻하게 하는데 굉장히 유리합니다. 만약 아기를 업고 겨울철에 어디 외출한다고 하면 포대기로 업어야 합니다. 왜냐하면 엄마 몸에서 나오는 열기가 있잖아요. 그래서 애기를 등에 업고 포대기를 두르면 애기가 감기에 절대 안 걸립니다. 그런데 요즘은 엄마들이 전부 포대기 대신 멜빵에다 아기를 털래털래 매달아 갖고 다니다보니 애기들 팔다리가 밖으로 다 삐져나와 있어요. 어떤 경우엔 멜빵끈에 옷이 당겨져 갖고 애기 맨살이 다 나오기도 합니다. 그렇게 하면 아기 몸이 식어서 감기에 잘 걸리게 돼요.

  어른들이 추운 날 아이를 데리고 밖에 나갈 때는 반드시 애기한테 마스크를 쓰게 하고 목도리도 두르게 해야 보온이 됩니다. 그래 놓고서 모자도 쓰고, 장갑도 끼고 하면 어디만 나와요? (눈) 눈만 나오게 돼요. 마스크를 쓰면 따뜻한 공기가 폐로 계속 들어가게 되잖아요. 벌써 코에서 공기가 데워졌기 때문에 그런 거예요. 몸이 뜨거워지면 몸 안에 들어와서 자리를 잡으려고 했던 균이 무서워서 얼른 도망갑니다. 그 균이 몸 밖으로 안 도망가면 다 죽게 되거든요. 몸이 따뜻해지면 저항력이 강화되기 때문에 바이러스나 균은 좌우지간 거기에서 살 수가 없습니다. 내 몸을 숙주로 삼을 수가 없다는 거예요. 그러면 이미 감기가 들어왔을 때는 어떻게 하면 되느냐? 그래서 감기를 고치는 방법, 치료법을 알아야 됩니다.

감기 바이러스가 침범했을 경우에 나타나는 생명 작용, 해열제나 항생제에 의존하는 미개한 제도권 의학

  몸이 식어서 감기에 걸리면 무기력해지고, 두통이 생기고, 기침을 하고, 고열이 납니다. 그리고 설사와 구토 등도 유발되는데 이러한 것들은 다 몸이 냉해져서 생기는 반작용으로 나타나는 겁니다. 감기 균은 우리 몸이 식어서 들어온 것이기 때문에, 우리 몸 안에 있는 생명력은 이걸 명확히 인식하고서 그 균과 일전을 치르게 됩니다. 그 전쟁의 양상은 내 몸이 열을 만들어내느냐 못 만들어내느냐에 따라서 바로 치료가 되느냐,

아니면 오랫동안 감기에 시달리느냐로 결론이 나게 되죠. 감기 환자는 예외 없이 열이 나고, 기침을 하게 되는데 이것은 내 몸 안에 들어온 감기 균을 물리치기 위해서 심포 삼초가 저절로 열을 만들어내기 때문에 생기는 증상들입니다.

열이 어느 정도 만들어지면 땀이 나면서 감기 균과 치열한 전투가 벌어집니다. 여기서 체온이 더 상승하면 감기 균은 전멸하고, 내 생명은 승리자가 됩니다. 그런데 감기 균도 만만치 않아요. 이놈도 생명인지라 어렵게 확보한 숙주를 포기하지 않으려 안간힘을 쓰는데, 그 몸부림이 대단합니다. 이에 내 생명의 열기는 마지막 공격을 가하게 됩니다. 이때 육장육부의 허실 한열에 따라 어지럼증, 전신통, 머리가 깨져 나가는 것 같은 두통, 땀이 비 오듯 하고, 설사, 구토, 기침, 삭신이 쑤시고, 헛소리하고, 경기 하는 등의 증상이 나타나면서 체온이 최고조로 올라갑니다.

여기서 기존의 의학은 항생제나 진통제 또는 열을 떨어트리는 해열제를 투여함으로써, 지금까지 생명의 열기가 감기 균에 대해서 가한 공격이 수포로 돌아가게 만들어요. 열이 다 식으면 감기 증상은 잠잠해지지만 감기 균은 기사회생을 하게 됩니다. 몸 안에 살아남은 감기 바이러스나 균은 서서히 전열을 정비하고선, 내 몸 구석구석을 다시 공략해 들어옵니다. 냉기가 많이 스며든 장기 순서대로 공격을 하는데, 이것을 이겨내지 못하면 사망에 이르기도 하는 겁니다. 그러나 균이 다시 공격을 가해오면 거기에 따라 내 생명력도 다시 기운을 차리고 열기를 상승시켜서 감기 균과 또 다시 일전을 치릅니다. 그런데 열이 올라서 균을 박멸하기 직전에 이 미개한 의학은 또 해열제를 투여한단 말이죠. 이런 얼척없는 일이 반복되게 되면 생명은 기진맥진하게 되고, 결국엔 폐렴 등 여러 합병증이 생기게 됩니다. 그렇게 보면 지금의 미개한 서양의학은 감기를 고칠 수도, 예방할 수도 없는 수준이다 그겁니다. 서양의학으로는 절대로 감기를 못 고쳐요.

감기의 종류(음감기, 양감기)

지금부터 우리는 자연의 원리에서 제시하는 감기 고치는 방법을 잘 숙지해서 일체의 감기로부터 해방 되어야 할 것입니다. 감기는 크게 나누면 두 종류가 있고, 세분하면 여섯 종, 더 세분하면 열두 가지가 있어요. 감기는 인영이 커져서 생기는 양감기(陽感氣)와 촌구가 커져서 생기는 음감기(陰感氣)로 나눌 수 있습니다. 세 종류의 음감기는 약한 감기라서 돌아다니면서 앓습니다. 출근 다 하고, 학교 다 가고, 자기 할일 다 하면서 앓는 감기입니다. 반대로 세 종류의 양감기는 걸렸다 하면 출근도 못하고, 학교도 못 가고 며칠 드러누워서 끙끙 앓아요. 그래서 요건 독감에 해당되는 감기죠.

그것이 홍콩 독감이든, LA 독감이든 뭐든 간에 그 균은 일체의 이유 없이 우리 몸이 허약해서 들어온 겁니다. 몸이 허약하면 빨리 식게 되고, 몸이 식게 되면 감기가 쉽게 들어오게 되거든요. 겨울철에 허기가 지면 몸이 빨리 식어서 후들후들 떨리잖아요. 그런데 그때 뭘 먹어주면 몸이 뜨끈뜨끈해지고 추위를 잘 견디게 됩니다. 결국 허실과 한열의 문제인데, 어떤 장부가 먼저 허약해져서 식게 되면 이 균은 즉각 그곳으로 들어갑니다. 바이러스가 콧구멍을 통해 내 몸으로 들어와서 혈류를 타고 다니다가 가장 먼저 식은 장부로 들어가서 자리를 잡게 되는 거예요. 옛 기록에 보면 감기의 종류로는 다음과 같은 것들이 있다고 나와 있습니다.

양감기 1 - 소양감기의 증상과 처방

감기에는 첫 번째 소양감기라는 게 있어요. 소양경에는 족소양담경과 수소양삼초경이 있어서 이 감기에 걸리게 되면 현맥이나 구삼맥이 나옵니다. 삼초부나 담낭이 허약하고 냉기가 들어가서 식어 버리면 감기 바이러스가 여기에 제일 먼저 자리를 틀어잡고 괴롭히기 시작합니다. 간담은 목을 지배하죠. 그러니까 일단 목감기가 됩니다. 목이 벌겋게 붓고, 편도가 부어서 음식도 못 먹어요. 목이 쉬고, 목소리도 착 가라앉아 갖고 소리가 안 나옵니다. 그리고 담경은 어디로 지나가요? (인체의 측면) 편두 부분으로 지나가잖아요. 그래서 편두통이 심해지고, 괜히 눈물이 나고, 어떤 사람은 아침에 일어나면 눈곱이 덕지덕지 끼고, 몸이 식었으니까 열을 내기 위해서 당연히 기침을 하고 또 된 가래가 목에 가득하게 됩니다. 가래침을 턱 뱉으면 한 덩어리가 툭 나와요.

책에는 그냥 소양감기라고만 되어 있지, 맥도 모르고 이런 증상에 대한 설명도 안 나오고 그냥 한약으로 무슨 탕 먹는다 하는 것만 나옵니다. 하지만 소양감기가 뭔지 모르니까 무슨 탕재약을 먹어도 거의 안 나아요. 그런데 우리는 인영맥이 급하고 크고 현맥이면 담이 먼저 식은 것이고, 구삼맥이면 삼초가 먼저 식었다는 걸 알잖아요. 허약하고 식은 나머지 균이나 바이러스가 들어와서 생긴 것이 감기니까, 그러면 어떻게 하느냐? 담낭과 삼초부를 영양하면서 몸을 뜨겁게 하면 됩니다. 이때 무슨 맛을 먹어야 돼요? (신맛과 떫은맛) 그렇죠. 신맛과 떫은맛. 여러분은 벌써 다 안 거예요. 사실은 더 할 것도 없어요. 원인만 말하면 벌써 답이 나오잖아요. 백 원짜리 조그만 요구르트가 시고 떫은맛인데, 이걸 어떻게 먹느냐? 찬 걸 그냥 마시면 안 되고 무조건 따뜻하게 데워서 마십니다. 요구르트를 세 개 내지 다섯 개 정도. 초등학생은 세 개, 어른들은 다섯 개. 그걸 마시면 시고 떫은맛이 들어가서 쓸개와 삼초부에 힘이 생기면서 열도 만들어집니다.

이불 요법(감기를 고치는 핵심)

　요구르트 세 개를 데워서 마신 다음에는 어떻게 해야 되냐? 그 다음이 굉장히 중요합니다. 보일러를 약간 틀어서 방바닥을 미지근하게 해놓고, 그 전에 요와 이불을 미리 깔아놓습니다. 방바닥을 너무 뜨겁게는 하지 말고 그냥 미지근하게만 해놓으면 됩니다. 그 다음에 이불 속으로 들어가는데, 머리가 이불 밖으로 나오면 코로 찬 공기가 들어가기 때문에 그걸 방지하기 위해서 이불을 머리끝까지 덮어야 됩니다. 그러면 같은 방안의 공기인데도 이불 속과 바깥은 전혀 다른 공기가 돼요. 이불을 제껴 놓고 자 보고, 덮고 자 보세요. 코로 들어오는 공기의 온도가 어마어마하게 차이 납니다. 보온이 되는 공기와 보온이 전혀 안 되는 공기는 개념이 달라요.

　그래서 이불을 머리끝까지 푹 덮으면 10분 정도만 있어도 이불 안이 굉장히 데워집니다. 30~40분 정도 지나면 거기가 한증막처럼 돼요. 그러면서 뜨거운 공기를 계속 들이마시는 겁니다. 뜨거운 공기를 계속해서 들이마시면 몸이 데워지기 시작하겠죠? 그 안에서 두 시간은 있어야 됩니다. 이불을 머리끝까지 덮고 두 시간. 30분 내지 40분이 지날 때가 최대 고비입니다. 그 정도 지나면 제일 열이 많이 생기고 잘 빠져 나가는 쪽으로 땀구멍이 열리기 시작합니다. 우리가 사우나실에 들어가면 좀 있다가 땀이 나기 시작하잖아요. 땀이 막 나기 시작할 때가 최고 힘들어요. 그때 애들은 답답하고 힘드니까 거의가 이불을 걷고 나오려고 하는데, 자꾸 눌러주면서 조금만 참으라고 해야 됩니다. 그 상태로 10분 정도 더 지나면 본격적으로 땀이 나오기 시작해요. 땀구멍이 열려서 본격적으로 땀이 나기 시작하면 이제 편해집니다. 그 이후부터 땀이 비오듯 해서, 1시간 20분 정도 지나면 발끝부터 머리끝까지 땀이 나서 전신이 흠뻑 젖게 됩니다.

그런데 열 내고 땀 뺄 때 한쪽만 땀이 나면 안 돼요. 땀이 한쪽만 나면 거기 있던 바이러스가 찬 쪽으로 옮겨갑니다. 바이러스가 지금 혈류를 타고 움직이면서 여기가 데워지면 차가운 저쪽으로 도망가 버리게 돼요. 그래서 몸 전체가 완전하게 데워지지 않으면 감기에 또 걸리게 되는 겁니다. 경맥이 몸 전체를 한 바퀴 유주하는데 30분 정도 걸리는데, 두 시간을 한다면 네 번을 돌리게 되는 거죠. 전신에 뜨거운 기운을 네 번 정도 돌리면 견뎌낼 바이러스가 한 마리도 없게 됩니다.

그러면 어떤 사람은 그래요. '사우나실에서 30분 정도 있으면 안 됩니까?' 30분이면 경맥을 한 번만 유주한 거잖아요. 그러면 사우나 끝나고 집으로 돌아올 때 다시 찬 공기가 들어가서 금방 또 감기에 걸리게 됩니다. 공기 중에 이놈들이 항상 있으니까 몸이 식은 걸 보고는 또 들어와서 숙주로 삼아 버리는 거예요. 그래서 집 밖에서는 안 되고 집 안에서 해야 됩니다. 방에서 이불 덮고 두 시간 동안 땀 빼야 돼요. 두 시간 정도 지나면 전신에 땀이 축축하게 납니다. 이불속에서 잠을 자든 어찌하든 머리끝까지 덮고 그렇게 있으면 편두통이 싹 없어지고, 편도 부은 것 다 가라앉고, 목 쉰 것 다 없어지고, 가래 끓던 것 다 해결됩니다. 몸이 생명의 온도를 회복했기 때문에 바이러스도 다 없어진 겁니다. 생명이 제 기능을 회복하게 된 거죠.

이제부터도 중요합니다. 다 됐으면 이불 속에서 밖으로 나와야 되잖아요. 이불 속에서 계속 살 거예요? (아니요 하하하) 이불 속에서 나오기 전에 미리 요 밑에다가 갈아입을 속옷이나 츄리닝 같은 걸 준비해 놓고, 반드시 이불 속에서 감기가 완전히 없어졌는지 확인하고, 수건으로 땀을 닦은 후에 이불 속에서 옷을 갈아입어야 됩니다. 이때 땀에 다 젖어서 옷 갈아입기가 불편하니까 누가 밖에서 이불을 들어 준다든지 해서 도움을 주면 좋습니다. 옷 갈아입고 나올 땐 천천히 나옵니다. 왜냐하면 지금 감기가 다 나았다고 해서 확 나가면 다시 감기에 걸리기 때문입니다. 아까 이불 속의 따뜻한 온도와 이불 밖의 서늘한 온도가 전혀 다르다고 했잖아요. 밖으로 나오면 이제는 찬 공기에 적응을 해야 되거든요.

그래서 먼저 발을 하나 이불 밖으로 쭉 뺍니다. 그리고 5분 있다가 나머지 발도 빼요. 그런 식으로 하나씩 서서히 찬 공기에다 적응시켜야 됩니다. 그렇게 5분 정도 있다가 팔도 하나 쑥 빼요. 또 5분 있다가 나머지 팔도 빼고. 그러면 사지가 다 나왔습니다. 이제 찬 기운이 손과 발을 통해서 몸 안으로 들어오죠? 이렇게 팔과 다리를 먼저 빼고 나서 나머지 머리와 몸통도 천천히 다 나오도록 하면 됩니다. 이때 머리가 젖어 있으면 수건으로 머리를 감싸서 자연스럽게 마르게 합니다. 그러면 감기가 한방에 딱 나은 거예요. 이 과정이 총 2시간 20분에서 30분 정도 걸리는데, 이 순서를 반드시 지켜야 합니다.

양감기 2 - 태양감기의 증상과 대처법

그 다음에 태양감기가 있습니다. 이 감기는 인영맥이 크고 급하며, 구맥이나 석맥이 나옵니다. 소장과 방광이 허약하니까 그 부분이 먼저 냉해진 거죠. 그러면 족태양방광경과 수태양소장경을 타고 균이나 바이러스가 준동을 합니다. 이 감기는 어떤 증상이 나오느냐? 이 사람은 후두통이 심하고, 뼈까지 냉기가 들어가서 쑤시는 뼈통이 있습니다. 이걸 삭신이 쑤신다고 그러죠. 그리고 와들와들 떨어요. 오한이 들어서 덜덜 덜 떠는데 말도 안 나올 정도입니다. 또 기침을 하면 골속이 흔들리고, 머릿속을 후벼 파는 것처럼 아픕니다. 땀이 비 오듯 나서 메리야스도 금방 젖을 정도입니다. 이런 증상이 전부 다 나타나는 것이 아니라 일부만 나타날 수도 있어요. 땀이 많이 나는 건 소장 때문이고, 뼈통은 방광 때문입니다. 소변을 자주 보다 못해 오줌을 싸기도 합니다. 방광이 식어서 오그라들어 갖고 조금만 뭣하면 오줌을 찔끔찔끔 싸버리는 겁니다. 중이염이 생길 수도 있어요. 이 감기에 걸리면 외출도 못하고 이불만 덮어쓰고 '으~~ 추워' 하면서 덜덜덜 떨어요. 골이 흔들리고, 뼈가 울려서 걷지도 못하니까 누워서 앓는 거예요.

태양감기는 석맥과 구맥이니까 우리는 뭘 먹어야 돼요? (짠맛과 쓴맛) 그렇죠. 그러면 집에 뭐가 있죠? 쓴맛에는 커피가 있고, 짠맛에는 소금이 있습니다. 끓는 물에 커피를 세 배 정도 진하게 타고, 거기다가 소금을 한 티스푼 정도 넣으면 됩니다. 소금하고 커피를 혼합하면 무슨 맛일까요? (짠맛?) 짠맛하고 쓴맛은 수극화 관계죠. 수와 화가 상극작용으로 안에서 부딪히니까 텁텁한 맛이 됩니다. 짜지도, 쓰지도 않기 때문에 먹을 만해요. 그걸 마셔서 짜고 쓰면서도 뜨거운 기운이 식도를 타고 쭉 내려가면 열이 생깁니다.

그런 다음에 아까처럼 이불 속에다 수건 한 장 넣어놓고, 갈아입을 옷 넣어놓고, 이불은 미리 깔아 놓았으니까 얼른 그 속으로 들어가서 머리 끝까지 덮고, 열 내고 땀을 빼기 시작합니다. 누구한테서 전화가 와도 받지 말고, 누가 와도 이불 밖으로 나오지도 말고, 이불을 덮고 30~40분 고비를 넘기는 것이 첫 번째 관건입니다. 땀구멍이 열릴 때까지만 있으면 그 뒤는 땀이 비 오듯 합니다. 두 시간 정도 땀을 빼면 돼요. 이 감기는 땀이 더 나니까 이불과 요가 다 젖습니다. 그리고 나올 때는 이 다음 사항을 반드시 지켜야 돼요. 이불 속에서 감기가 완전히 없어졌는지 확인한 다음에 땀 닦고, 옷 갈아입고, 팔다리를 하나씩 5분 간격으로 천천히 빼면서 나와야 됩니다. 그러면 와들와들 떨리던 게 착 가라앉아서 편해지고, 뼈 속까지 흔들리던 게 싹 없어지고, 삭신이 쑤시고, 후두통에 뒷골 무거웠던 게 사라집니다. 신기하죠? 이불 속에서 지금 그런 일이 벌어진 거예요. 이때 머리가 젖어 있으면 두어 시간 수건으로 감싸서 자연스럽게 마르게 합니다. 그러면 감기가 한방에 딱 나은 겁니다. 두 시간 동안 이불을 들썩거리지만 않는다면 한방에 고쳐져요.

이불요법을 시행할 때 주의할 점

이불을 덮을 때는 가급적이면 큰 이불을 덮는 게 좋습니다. 1인용으로는 잘 안 돼요. 침낭 같은 게 있다면 거기에 달린 지퍼를 열고 안에 들어가서 하는 게 더 효과적입니다. 그러면 찬 공기도 안 들어오고 땀 닦기도 쉬워요. 이불 속으로 찬 공기가 들어가지 않도록만 하면 됩니다.

질문 : 이불 두께는 상관없나요? 얇은 이불은 어떤가요?

대답 : 얇은 이불은 땀이 잘 안 나기 때문에 그걸 쓰려면 두 장을 덮어야 됩니다. 이걸 하면 땀이 많이 나서 요가 다 젖으니까 밑에다 수건 같은 걸 하나 깔고요. 이불은 얇고 빨기 좋은 걸로 밑에 하나 깔고 두툼한 걸로 위에 덮으면 됩니다.

질문 : 땀 뺄 때 30~40분 지날 무렵이 제일 힘듭니까?

대답 : 그렇습니다. 30~40분이 최고 힘들고, 그때가 고비입니다. 그 고비만 넘기면 그 뒤는 쉬워요. 그런데 열 명이 하면 일곱 명은 답답한 나머지 이불을 들썩거립니다. 그렇게 엉터리로 해놓고서 감기가 안 잡힌다고 그럽니다. 열 내고 땀 빼는 것을 두 시간만 제대로 하면 되거든요. 이런 감기는 약 먹고, 병원 가서 입원하고, 주사 맞고 별짓을 해도 안 됩니다. 그런데 이 방법을 쓰면 병원 가고 오고 대기하는 시간이면 다 해결돼요. 넉넉하게 2~3시간이면 집에서 해결할 수 있는 거예요.

제가 지난 15년 동안 생식원 운영하고 매일 강의하면서 단 한 번도 결강한 적이 없습니다. 저라고 왜 감기 안 걸리겠어요? 생식 먹고 운동하면 몸이 예민해지고 추위에 더 민감해져서 오히려 처음에는 감기에 더 잘 걸리게 돼요. 제때 보온을 못하면 냉기가 확확 들어와서 감기에 잘 걸립니다. 하지만 내일 오전에 가서 강의를 해야 되기 때문에 제 입장에서는 그날 바로 고쳐야 되거든요. 강의 시간에 이렇게 큰 소리 뻥뻥 치는 놈이 감기 하나 고치지 못하면 말이 안 되는 거죠. 저도 처음에 경험이 없어서 한 번에 잘 안 되는 경우가 있었습니다. 그러면 한번 더 하면 됩니다. 제대로 못해서 하룻밤에 네 번을 한 적도 있었어요. 옷을 네 번이나 다 적시고, 요도 네 번 적셨어요. 이 정도 하면 기력이 많이 소진되긴 하지만, 탁기가 다 빠져서 눈빛은 형형해집니다. 노약자나 어린 아이가 연속적으로 여러 번 하는 것은 위험해요. 저도 감기에 걸리지만 이렇게 해서 하루 만에 다 고칩니다. 이렇게 모든 사람이 집에서 감기를 고친다면 이것은 정말 대단한 겁니다.

양감기 3 - 양명감기의 증상과 처방

그 다음에 양명감기가 있습니다. 이 감기는 인영이 크면서 급하며, 홍맥이나 모맥이 나옵니다. 족양명위경과 수양명대장경에 냉기가 들고, 위장과 대장이 허하고 식어서 바이러스가 들어간 겁니다. 단순히 식은 게 문제가 아니고, 바이러스나 균이 들어가서 위장과 대장에서 활동한다는 것이 더 큰 문제에요. 이것들이 전신의 생명 기운을 헝클어트리고 뒤죽박죽 해놓기 때문에 몸 안의 신진대사가 저하되는 겁니다. 어떤 책에는 양명감기에는 무슨 탕 먹어라, 태양감기에는 무슨 탕 먹어라 하는데 이런 독감은 그런 걸로 잘 안 됩니다. 돌아다니면서 앓는 약한 감기는 될 수도 있기는 해요.

지독한 감기에 걸리면 아무 일도 못합니다. 옛날 책에 보면 모든 병의 대장이라고 해서 '감기는 백병지장(百病之將)이다' 라는 말이 나와요. 노인들은 십중팔구가 마지막에는 이 고뿔로 돌아가십니다. 잘 지내시다가 고뿔 걸려서 콜록콜록 기침하고 시름시름 앓다가 돌아가시는 경우가 많아요. 마지막에는 거의 다 몸이 식어서 돌아가시는 거죠. 바이러스나 균이 들어오면, 그놈들이 숙주가 가지고 있는 생명 기운을 뺏어 먹기 때문에 몸이 급격히 식게 되는 거예요. 또 몸이 식을수록 이놈들은 활동하기가 더 좋은 환경이 됩니다. 바이러스도 생명체라서 살아야 되는데, 이 놈들이 오래 살 수 있는 유일한 길은 숙주의 몸을 계속 차갑게 만드는 겁니다. 그래서 감기 걸렸다가 몸이 더 식게 되면 폐렴 같은 걸로 전이 되고 그러잖아요.

양명감기의 증상으로는 심한 몸살기가 있고 살통, 피부통이 있습니다. 비위장은 살을 지배하고 폐대장은 피부를 지배하죠. 몸을 만지지도 못하게 할 정도로 아프고, 살짝 스치기만 해도 아프고, 이불에 닿기만 해도 아픕니다. 전두통도 오는데, 앞머리가 쏟아지는 것처럼 아파요. 이건 위경맥이 앞머리의 두유혈에서 시작하기 때문에 그런 겁니다. 머리가 너무 무겁고 아파서 어떻게 들지도 못 해요. 그리고 이 감기는 위장이 식어서 균이 거기에 자리를 잡은 거니까, 소화가 돼요, 안돼요? (안 돼요) 그래서 토하기도 합니다. 구토까지 한다면 중증입니다. 물만 마셨는데도 토하는 경우도 있어요. 당연히 입술도 부르트겠죠.

위장은 그나마 괜찮은데 대장이 더 식었다고 하면 어떻게 돼요? (설사) 그렇죠. 물 설사를 쫙쫙 합니다. 수사변이라고 하죠. 뭘 조금만 먹어도 급하게 화장실에 달려가야 됩니다. 그리고 묽은 콧물이 나오는 게 아니라 누런 콧물이 나옵니다. 내려올 때는 완행, 올라갈 때는 급행 있잖아요. (웃음 하하하) 코를 풀면 한주먹이나 나와요. 묵직한 놈이 굴 같아서 밥 비벼먹어도 된다니까요. (학생들 으~~악) 비위가 좋아야 이 강의를 들을 수 있어요. 비위 상한다는 사람은 단 것이랑 짠 걸 더 먹어야 됩니다. 그리고 기침을 한번 하면 쉼 없이 계속 나옵니다. 기침할 때

헝헝헝..겊겊,,컹컹..웅웅.. 하면서 폐부가 울리는 기침을 해요. 증상을 정리하면 심한 몸살, 살이 아프고, 피부통이 생기고, 전두통, 구토, 설사, 누런 콧물, 코가 막히고, 울리는 기침 등이 있습니다.

이 양명감기는 위장과 대장 쪽이 허약해진 나머지 다른 장부에 비해서 빨리 식고 바이러스도 그쪽으로 빨리 들어갑니다. 그러면 열을 내기 위해 뭘 먹어야 돼요? (단맛이나 매운맛) 그렇죠. 홍맥이니까 단맛하고, 모맥이니까 매운맛을 먹으면 됩니다. 그러면 집에 뭐가 있느냐? 매운맛에는 생강차가 있습니다. 뜨거운 물에다가 생강가루를 밥숟가락으로 두 숟가락 정도 넣는다든지, 우리 자하생강차의 경우 세 봉 내지 다섯 봉 정도 넣는다든지 하면 맛이 진해집니다. 단맛인 설탕이나 꿀도 거기에 비례해서 넣으면 매콤하고 달아서 먹기도 좋아요. 뜨겁게 해서 천천히 마시면 달고 매운 기운이 목구멍을 타고 쭉 내려가죠. 그러면 달고 매운 물이 위장 속으로 들어올 때부터 아주 편안해집니다. 목구멍으로 채 다 넘어가지도 않았는데 벌써 기운이 확 생겨요. 뜨거운 토기와 금기가 내려가고 있다는 정보를 받은 위장과 대장이 힘을 내려고 벌써 꿈틀꿈틀 합니다.

그러면 따끈따끈한 생강차 요놈이 들어가서 열이 만들어질 때, 얼른 이불 속으로 들어가라 이겁니다. (웃음 하하하) 대장 속에 뜨거운 금기가 들어가면 그까짓 바이러스들은 정신을 못 차립니다. 다 죽을 준비를 하는 거죠. 그리고 이불을 머리끝까지 덮고 두 시간 동안 땀을 뺍니다. 이때 찬 공기가 이불 속으로 들어가면 열도 안 만들어지고 땀도 안 나요. 그래서 머리끝까지 이불을 다 덮어서 땀을 충분히 내고 경맥을 네 번 정도 유주(약 2시간)시켜야 된다고 그랬죠? 그러면 티끌만한 바이러스 하나 살아남지 못하게 됩니다. 오늘 감기 걸렸다고 하면 오늘 해결하고, 미처 오늘 해결하지 못했다고 하면 그 이튿날 바로 해결해야 됩니다. 어차피 이 정도 독한 감기에 걸리면 출근도 못하고 학교에도 못 가요. 이런 감기가 며칠 된 것은 두 시간으로 안 될 수도 있습니다.

표 감기 다스리는 법

음양	종류	장부	맥	주요 증상	맛	처방
양 감 기 드 러 누 워 서 앓 는 감 기	양명 감기	위장 대장	홍맥 모맥	몸살감기, 피부통, 살통, 누런 콧물, 밭은기침, 전두통, 설사(수사변), 구토, 무릎통, 입병, 코막힘, 기침 등	단맛 매운맛	허약해진 장부를 영양하는 맛을 평소보다 3배 정도 진하게 먹고, 이불을 머리 끝까지 덮고, 2시간 동안 땀 빼고, 이불 속에서 땀 닦고, 이불 속에서 옷 갈아입고, 나올 때 천천히 나온다.
	태양 감기	소장 방광	구맥 석맥	땀이 비오듯하고, 와들와들 떨리고, 뼈통, 이명, 소변빈삭, 후두통 극심, 기침, 오줌 싸고, 삭신이 쑤신다 등	쓴맛 짠맛	
	소양 감기	담낭 삼초부	현맥 구삼맥	목이 쉬고, 목소리가 안 나온다, 목이 붓고, 편도선염, 편두통 극심, 눈물 눈곱 끼고, 기침, 한열, 된가래, 근육경직 등	신맛 떫은맛	
음 감 기 돌 아 다 니 면 서 앓 는 감 기	궐음 감기	간장 심포장	현맥 구삼맥	약한 목감기, 목이 컬컬하다, 목이 약간 쉬고, 편두통, 묽은 가래, 기침 등	신맛 떫은맛	
	태음 감기	비장 폐장	홍맥 모맥	몸살기가 약간 있고, 묽은 콧물이 생기고, 토사변(묽은변), 살통이 약간 있고, 전두통, 기침 등	단맛 매운맛	
	소음 감기	심장 신장	구맥 석맥	삭신이 약간 쑤시고, 오슬오슬 떨리고, 소변빈삭, 후두통, 땀이 약간 나고, 기침 등	쓴맛 짠맛	

※ 감기를 예방하거나 물리치는 유용한 방법
 ① 마스크를 착용한다.
 ② 목도리를 두른다.
 ③ 모자를 쓴다.
 ④ 장갑을 낀다.

그렇게 두 시간이 지난 뒤에는 반드시 이불 속에서 감기가 완전히 없어졌는지 확인한 다음에 땀 닦고, 옷 갈아입고, 다리 한쪽을 먼저 빼고,

5분 후에 다른 쪽을 빼고, 팔도 5분 간격으로 천천히 빼면서 나오면 됩니다. 마지막으로 머리가 젖어 있으면 수건으로 감싸서 한두 시간 동안 자연스럽게 마르게 합니다. 그렇게만 하면 감기가 한방에 딱 나은 겁니다. 옷 갈아입고 밖에 나오고 나서도 후땀이 나면, 다른 옷으로 얼른 갈아입습니다. 왜냐하면 축축하게 젖은 옷을 입고 있으면 체온이 또 떨어지거든요. 몸이 추워지면 저항력이 약해져서 다시 감기에 걸리게 됩니다. 그런데 뽀송뽀송한 옷으로 갈아입으면 체온이 정상을 유지하게 되어서 감기에 안 걸립니다. 그리고 아직 머리에 지끈지끈한 게 남아 있는 것 같다 그러면 모자를 쓰고 마스크를 합니다.

오래된 감기를 고치는 법

지금까지 이야기한 이 세 종류의 양감기는 독한 감기입니다. 홍콩 독감이다, LA 독감이다, 스페인 독감이다, 사스다 하는 것들도 다 이 범주 안에 들어 있는 것들입니다. 지구상의 모든 독감은 이 세 종류 안에 들어있는데, 소양감기를 안 고쳐 놓으면 태양감기로 옮겨가고, 이것도 안 고쳐서 시일이 지나면 양명감기로 그 기세가 확장됩니다. 편두통과 목감기가 왔다가, 후두통이 오면서 삭신이 쑤실 수도 있고 또 이 감기가 열흘 갔는데 안 고쳐 놓으면 심한 몸살도 올 수 있습니다. 안 고쳐 놓으면 옆에 있는 장부도 식어서 그냥 놔두면 차례로 다 걸릴 수 있어요. 그런 오래된 감기는 어떻게 고치느냐? 요것도 똑같이 고치면 돼요. 컵에다가 요구르트 세 개를 데워서 붓고 식초, 커피, 소금, 설탕, 생강을 다 넣습니다. 이것을 다 넣으면 약간 걸쭉해져요. 육미차를 만들어서 마시는 겁니다. 이게 육미차잖아요. (웃음) 비위 약한 사람은 마시지도 못하는 걸 저는 몇 번 마셔봤습니다. 마시면 몸서리도 쳐지고 그래요. 독하게 하면 한 번에 다 해결될 수도 있고, 안되면 2시간에서 30분 더 하면 되죠. 감기가 오래되어 두 종류 이상 중첩이 되면 쉽게 몸이 뜨거워지지가 않습니다. 냉기가 아주 지독하게 깊숙이 들어와 있고 광범위하게 퍼져 있으면 두 시간 갖고는 모자랄 수가 있어요. 어쨌든 이불 속에서 열을 내고 땀을 충분히 빼고, 머리 흔들어 봤더니 머리 안 아프고, 어어~~ 해봤더니 편도선도 괜찮고, 목소리도 잘 나오고, 편두통도 해결됐고, 여기저기 만져봤더니 살도 안 아프면 다 된 거니까 이제 천천히 나오면 됩니다.

질문 : 오래 되어 잘 안 낫고, 열이 많이 나는 감기는 어떻게 해야 됩니까?

대답 : 감기가 오래 가고 잘 안 낫는 건 해열제 같은 어떤 이상한 약을 먹어서 그런 거예요. 감기에 걸렸어도 약을 안 먹으면 확실하게 이 세 가지로 구분이 되어서 이대로만 하면 그냥 한방에 되는데, 잘 안 나으면서 열도 많이 날 땐 무슨 증상이 나오는지 봐야겠죠. 땀이 많이 나고 삭신이 쑤시고 소변빈삭이면 태양감기이고, 열이 나면서 살이 아프고 몸살이고 구토증이 있으며 기침하고 콧물이 나면 양명감기이고, 열이 많이 나면서 편두통이며 목감기고 편도선염이면 소양감기입니다. 그때도 위와 같은 방법대로 하면 됩니다.

해열제는 감기에 있어 독약과도 같다, 항생제나 진통제 해열제 등을 남용하면 생명력이 망가진다

질문 : 열이 많이 날 경우엔 해열제를 먹이는 건 어떻습니까?

대답 : 그건 하지 마세요. 해열제를 자꾸 남용하니까 열이 자연스럽게 안 만들어지고 몸이 다 식는 겁니다. 감기약 같은 독약을 먹으면 안 되는 겁니다. 해열제에 대해 설명해 드리겠습니다. 애들이 감기에 걸리든, 어른이 감기에 걸리든 열이 나요, 안 나요? (나요) 왜 날까요? (바이러

스와 싸우려고) 그렇죠. 내 심포 삼초 상화가 균이나 바이러스와 싸워야 되는데, 그러자면 내 생명은 상당한 열을 만들어야 됩니다. 생명이 계속 힘을 써서 체내의 열을 상승시키면 체표에도 열이 오르면서 땀도 납니다. 그러나 생명이 만드는 열은 한없이 올라가는 게 아니라 감기 바이러스와의 싸움이 끝나면 다시 내려옵니다. 그놈들과 싸워서 이기려고 내 생명은 엄청난 열을 만드는데, 그 열이 막 상승될 때 땀이 비 오듯 하고, 헛소리도 하고, 몸부림도 치고, 오줌도 싸고 그러잖아요. 그 마지막 남은 지독한 바이러스를 다 때려잡으려면 얼마나 애를 써야 되겠어요? (엄청나게 힘을 쓰겠지요) 그렇죠. 그렇게 해서 해결이 되면 체온이 서서히 내려가면서, 기운을 회복하기 위해 잠이 들기도 하는 겁니다.

우리 생명이 내 몸 안에 침입한 균(혹은 바이러스)이 있는지 없는지, 그걸 모르겠어요? 바이러스가 아직 남아 있다 그러면 생명은 그걸 정확히 알아냅니다. 균이 있으면 균을 박멸하기 위해서 반드시 평상시의 체온보다 높은 열을 만드는데, 이때는 짠맛을 충분히 먹으면 열을 만드는 데 큰 도움이 됩니다. 학문과 지식으론 그걸 못 보더라도 내 생명은 그걸 알아요. 전열을 가다듬고 바이러스나 균과의 싸움이 시작되면 체표의 온도가 38도, 39도 올라가는데, 그러면 죽거나 잘못되는 줄 알고 사람들은 이때 해열제를 사용합니다.

(네, 대개 그 시점에서 해열제를 쓰거든요)

그동안 열 만드느라 그 고생을 했는데, 그 시점에서 해열제를 쓰면 생명이 만들어낸 열이 뚝 떨어지면서, 감기 균은 죽지 않고 남아 있게 되는 거예요. 그러면 또 다시 기침하고, 열이 오르고 내리고를 반복합니다. 게다가 몸 안의 균들은 그 정도 열과 싸워서 아직 안 죽고 버틴 놈들이죠? 그래서 세가 더 막강해지고 몸 안에서 급격하게 번식하게 됩니다. 그런데 생명 입장에서는 이놈들을 또 해결해야 되니까 열을 다시 만들어요. 열을 올려서 고칠 만하면 또 해열제 줘서 폭삭 주저앉히고. 이걸 반복합니다. 그러니까 보름을 해도 안 되고, 한 달을 해도 안 되는 거예요.

몸속의 생명이 바이러스와 싸워서 이기려고 열을 막 증강시킬 때 해열제 같은 약물을 집어넣으면 그냥 조지는 겁니다. 그것이 반복되면 생명도 타성에 젖게 되고 무기력해져서 생명 본연의 일을 안 하게 됩니다. 해열제를 습관적으로 쓰고, 항생제, 진통제를 습관적으로 먹으면 저항력과 면역체계가 와해되어 버려요. 그런 식으로 후천적으로 저항력, 면역력이 결핍된 나머지 대상포진과 같은 자가면역질환과 관련된 괴질이 생겨나는 겁니다.

질문 : 그런데 애들은 그런 열감기로 인해서 새로운 증상들이 생기지 않을까요?

대답 : 애들은 합곡과 태충(사관)에 MT 보법을 쓰는 것이 매우 중요합니다. MT 보법은 몸 안에 있는 생명력을 활성화시키고 기혈의 순환을 증강시킨다고 누누이 말했잖아요. 그리고 우리는 에너지 즉 영양분을 섭취하면서 감기를 물리치자는 것이거든요. 우리가 뭘 먹으면 그 양분을 우리 몸 안의 생명이 쓰잖아요. 우리는 어떤 장부로 바이러스가 들어갔는지 맥과 증상을 살펴서 알고, 거기에 해당하는 영양분을 넣어주기 때문에 에너지가 냉하고 허약해진 장부로 바로 들어갑니다. 중생들처럼 독한 항생제나 해열제를 사용하는 게 아니에요.

그런데 그걸 모르고 체표의 온도를 재 가지고, 체온계에 나타난 숫자로만 따지니까 실제의 한열관계를 모르는 겁니다. 맥을 보세요. 맥을 보면 현재의 상황을 바르게 알 수 있습니다. 감기 환자는 맥이 크고 빠르며, 굉장히 급합니다. 툭툭툭툭 이렇게요. 왜 심장이 급하고 강하게 칠까요? (열을 만들려고) 그렇죠. 생명이 열을 만들려고 그러는 겁니다.

그런데 심장이 부드럽고, 느리고, 약하게 뛰면 열이 잘 만들어져요, 안 만들어져요? (잘 안 만들어집니다) 그렇죠. 절대로 많은 열이 안 만들어집니다. 고도의 열을 만들기 위해서는 내 생명이 심장을 강하게 박동치도록 해야 합니다.

실열과 허열

열(熱)에도 실열(實熱)과 허열(虛熱) 즉 음양 허실이 있다고 현성 스승님은 정확하게 말씀을 하셨어요. 실열은 장부에 뜨거운(陽) 열이 있어서 맥이 완하고, 허열은 장부 속이 차갑고(陰) 식어서 맥이 급하게 뜁니다. 장부 속에 실제로 뜨거운 열(實熱)이 있는 경우, 그 열을 식히기 위해서 생명은 심장이 부드럽고 완만하게, 벌렁벌렁 느리고 천천히 뛰게 합니다. 이럴 때는 몸을 뜨겁게 하면 안 돼요. 실열이 있는 사람이 한증막 같은데 가서 뜨겁게 하면 자칫 죽기도 합니다.

허열(虛熱)은 실제로 장부에 냉기가 들어갈 경우에 생기는데, 이때 생명은 열을 만들려고 심장 박동을 급하게 즉 빠르고 강하게 그리고 크게 합니다. 그러면 체내의 열이 상승하게 되고 그 열이 체표로도 발산되어 체표의 온도도 오르게 되는데, 이때 체온계에 나타나는 수치를 체온이라고 하는 겁니다. 그래서 체온계에만 의존하는 기존의 미개한 학문으로는 육장육부의 생명온도를 측정할 방도가 없다고 하는 거예요. 장부가 식어서 맥이 급할 때는 아무리 이불을 덮고 열 내고 땀 빼도 괜찮다는 게 바로 이런 이유 때문입니다. 그런데 심장이 열을 만들고 있는데 그걸 도와주지는 못할망정, 해열제를 써서 오르고 있는 생명온도를 폭삭폭삭 주저 앉혀 놓으니까 애들이 다 망가지는 것 아닙니까. 어린 아이들에게 독한 항생제나 진통제, 해열제, 이상한 주사제 등을 무분별하게 남용하게 되면 심포 삼초 생명력이 주관하는 신진대사 기능과 면역체계, 자율신경계 등이 다 망가지게 됩니다.

할머니가 손주 감기 고치는 방법

　옛날에는 어떻게 했느냐? 아이가 감기 즉 고뿔에 걸리면 할머니가 아이를 업어서 고쳤어요. 지금 여기 있는 엄마들은 거개가 한둘 밖에 안 낳아봤고 많아야 셋이지만 우리 할머니들은 애를 기본적으로 대여섯 명, 많으면 열 명씩 낳고 길러봐서 다 알거든요. 그리고 우리 할머니들은 서양에서 건너온 근본도 없고 싸가지 없는 학문 같은 건 몰랐잖아요. 싹아지가 뭔지 다 알죠? (예) 근본을 아는 우리 할머니들은 아기를 업기 전에 우선 엄마 젖부터 먹였습니다. 모유 속에는 아기에게 절대적으로 필요로 하는 영양소들이 다 있거든요. 아기 몸에 대한 생명정보를 지구상에서 가장 많이 알고 있는 존재가 누구냐 하면 바로 아기의 엄마입니다. 엄마가 아기를 탯집에서 완전하게 만들어서 낳은 게 아니라 미숙아로 만들어 밖으로 내보냈기 때문에, 그 모체는 아기의 생명이 절대 필요로 하는 영양분들이 가득 담겨 있는 모유(母乳)를 만들어 내요. 그런데 모유 대신 문제 많은 소젖을 신생아에게 먹이고 있으니 지금 우리 아이들이 각종 이상한 병마에 시달리고 있는 겁니다.

　이제 할머니는 아기가 엄마 젖을 충분히 먹었다 싶으면 포대기 둘러서 등에 업고 또 그 위에 가벼운 이불을 덮어서 집안을 그냥 왔다 갔다 합니다. 그러면 할머니 등에서 나는 체온과 아기 가슴에서 나는 체온이 만나서 등이 뜨끈뜨끈해져요. 열이 확 오르면서 애기 몸에서 땀이 나기 시작하고, 할머니 등도 축축하게 젖으면서 열이 올랐다가 감기와의 싸움에서 이기면 열이 서서히 내려갑니다. 열이 올랐다가 내려와서 정상 체온이 되고, 급하게 뛰던 맥이 완만해지면서 정상적인 상태로 회복한다는 것을 할머니는 경험적으로 압니다. 그러면 애기가 등에서 스르르 잠이 들어요.

  그런데 생명의 열기가 감기와 마지막 전투를 벌일 때 애기가 웅웅웅 소리도 지르고, 울기도 하거든요. 오줌도 싸고. 마지막 힘을 써야 되니까 그러지 않겠어요? 그렇더라도 할머니는 알기 때문에 '그래그래, 우리 손주 장하다. 조금만 참자' 이렇게 애기를 어르면서 절대 이불을 걷지 않습니다. 그러다가 땀이 할머니 등하고 애기 가슴을 흠뻑 적시면 며느리 보고 아기를 받으라고 그래요. 애기를 받아다가 얼른 뽀송뽀송한 옷으로 갈아 입혀서 따뜻한데 누이면 한방에 다 낫는 겁니다. 이것이 바로 지금까지 이야기했던 감기 고치는 방법과 원리가 같습니다. 우리는 업어줄 사람이 없으니까 천상 이렇게 이불 속에서 할 수밖에 없겠죠. 감기를 고치는데 있어 이보다 더 과학적이고도 완전한 방법이 세상에 어디 있어요? 이렇게 해야 되는 것이지, 어린 아이들에게 독한 항생제나 해열제 같은 걸 먹이면 안 된다는 겁니다.

허열일 때는 열을 만들어도 뇌가 다치지 않는다, 맥을 볼 줄 알아야 감기와 감기 아닌 병을 구분할 수 있다, 기득권자들은 자연의 원리가 세상에 퍼지는 걸 좋아하지 않는다

  질문 : 아기한테 해열제를 써서 열을 내리려고 하는 이유가, 어른들은 몰라도 아이들 같은 경우에는 뇌를 상하게 할 수 있기 때문에 그러는 것 같은데요. 실질적으로는 허열이 아닌 실열일 때만 뇌에 문제가 생길 수 있다고 봐야 됩니까?

  대답 : 그럼요. 장부가 식어서 맥이 급할 때 생기는 허열로는 절대 머리가 다치지 않습니다. 뇌수술을 해서 머리통을 지나는 경맥이 절단되어 생명력의 흐름이 교란되거나, 이상한 약물에 잔뜩 오염되어 생명이 제 기능을 상실했을 때를 제외하고는 허열로는 머리가 안 다쳐요. 왜냐하면

생명력이 만들어내는 열은 몸 내부의 찬 장부를 따뜻하게 데우기 위해서 찬 쪽으로 가지, 열이 있는 쪽으로는 안 가거든요. 대류의 속성이 그렇잖아요? 그게 생명의 원리이고, 자연의 원리입니다. 이건 인간의 알량한 이론이나 학문과는 무관한 겁니다. 자연과 생명은 무조건 그렇게 하도록 되어 있어요. 우리는 여러 가지 감기 증상도 육장육부의 허실관계와 한열관계로 인해서 표출된 걸로 봅니다. 그래서 증상이나 병명을 고치는 게 아니라, 장부를 건강하게만 하면 일체의 증상은 저절로 사라진다고 하는 겁니다.

그러려면 맥을 알아야 된다는 거죠. 증상만으로는 감기인 줄 알았는데, 맥이 완만하고 느리다고 하면 그건 감기가 아니라 열병에 걸린 거예요. 열병이 있는 사람에게 열을 더 가하면 뇌에 손상이 갈 수도 있어요. 그런데 맥도 안 보고서 학설을 퍼트리고 이론을 전개하다 보니까, 감기와 열병을 혼동하는 겁니다. 체표로 발산되는 온도를 체온계로 재서 높게 나오면 무조건 해열제를 주니까, 재수 없으면 잘못되는 거죠. 하지만 우리가 하는 이 방법은 전혀 해롭지가 않습니다. 어른들은 무조건 이렇게 하면 낫는 거고, 아기들은 업어서 해주면 낫습니다. 그런데 아이가 세 살, 네 살 쯤 되면 무거우니까 엄마하고 이불 속에 같이 들어가 있어야 돼요. 애들은 자꾸 밖으로 나오려 들거든요. 그러니 엄마도 힘들어요. 그래도 감기를 두 시간 만에 고치려면 힘들어도 이렇게 해야 됩니다.

의학박사가 이런 강의를 하면 기존의 판은 끝납니다. 동네 아저씨가 이야기하니까 지금 긴가민가 하는 거지, 의학박사가 나와서 이 이야기를 하면 세상 다 뒤집어져요. 감기만 해결해도 노벨의학상 열 개를 줘도 모자란다고 아까 이야기했잖아요. 그런데 이걸 세상에 나가서 강의하면 거대 다국적 제약회사가 좋아할까요? 그뿐 아니라 전 세계의 약 팔아먹는 약사들도 다 장사 안 될 것이고, 의사들도 매상 안 오르거든요. 환자들이 오면 해열제를 주고 해서 감기가 폐렴으로 옮아가고 다른 병으로 더 커져야 매상이 오르잖아요. 그러니 걔들 입장에서 보면 이런 거 이야기하는 놈이 나타나면 안 되는 겁니다. 자꾸 까발리는 사람이 나오면 입을 꿰매려 들 겁니다. (웃음 하하) 그래서 할 수 없이 숨어서 한다고 그랬잖아요. (웃음 하하하) 저는 이 강의를 안 해도 손해나는 것 하나 없습니다. 지금 감기 고치는 이야기를 하면서 팔아먹는 것 하나 없어요. 그러나 장차 다음 아이들을 위해서 생명을 지켜나가자는 차원에서 이렇게 원리와 이치를 설명하는 겁니다. (박수 짝짝짝)

곡식자루를 감기에 이용할 수 있다, 감기에 침은 좋지 않다, 감기 걸렸을 때는 빨리 몸에 흡수되는 걸 먹는 편이 좋다

질문 : 몸이 너무 냉해서 쉽게 열이 오르지 않는 사람은 곡식자루를 데워서 이불 속에 갖고 들어가면 어떤가요?

대답 : 몸이 너무 냉해서 잘 따뜻해지지 않는 사람은 그렇게 하면 좋아요. 이불 속에 들어가 있어도 땀이 잘 안 나는 사람은 그렇게 하면 훨씬 유리합니다. 저도 그렇게 해봤어요. 그런데 이불 속에서 30~40분만 있어도 땀이 나는 사람은 곡식자루를 갖고 들어가면 안 됩니다. 그런 사람은 땀이 너무 많이 나거든요. 몸이 너무 급격히 데워지면 진액이 빠져서 탈진하게 됩니다. 그러나 몸이 냉해서 땀이 안 나는 사람들은 곡식자루 데운 걸 갖고 들어가서 가슴에 품고 있으면 그냥 있는 것보다 훨씬 더 빨리 땀이 납니다. 그런데 누워있는 바닥이 미지근하기만 해도 웬만하면 다 돼요. 한번 해 보기는 해보세요. 만일 땀이 나기 시작하면 곡식자루는 빼야 됩니다. 곡식자루 끌어안고서 두 시간 동안 그 속에 있기는 어려워요. 그 열기를 감당 못합니다.

질문 : 감기 걸렸을 때 침을 놓으면 어떻습니까?

대답: 침은 사법이기 때문에 일시적으로 몸이 더 식어서 안 됩니다. 그런데 MT는 보법이죠? 보법은 기운을 더해주는 겁니다. 이때는 사법은 불리하고, 보법은 유리합니다. 그런데 미약한 초기 감기일 경우에는 침 한방으로 되는 경우가 있습니다.

질문: 감기는 아닌데 몸이 찌뿌둥하고, 두통이 있고, 추울 때 이 방법(감기 고치는 방법)은 어떻습니까?

대답: 감기는 아닌데 몸이 식어서 컨디션이 안 좋을 때가 있습니다. 감기는 아닌데 두통이 온다든지, 몸이 찌뿌둥할 때가 있잖아요. 그때도 이 방법으로 하면 한방에 낫습니다. 몸이 식어서 이런 증상이 왔을 때는 해당되는 걸 먹고 그렇게 하면 좋아요. 그러면 몸이 정리정돈이 됩니다. 회복된 그 온기로 모든 세포가 따뜻해지면 건강해진 것이고, 그걸로 다 된 거죠. 이런 건 무슨 한줌도 안 되는 알량한 의학지식이나 허드레 의술로 되는 게 아닙니다. 근본적으로 몸이 차서 그러한 증상이 오는 거니까, 몸을 따뜻하게만 하면 되는 겁니다.

그런데 세상이 말세가 되니까 이 추운 겨울철에, 그것도 아침 출근시간에 바들바들 떨면서 아이스크림 먹으면서 가는 사람들이 넘쳐나고 있어요. 할 수 없는 일이죠. 죽을 짓을 하면 죽어야지. (웃음 하하하) 웃지 마세요. 지금 웃는 사람의 가족들도 매일 찬 물에, 찬 맥주에 몸을 차게 하고 있는 실정이니까. (저도 이 공부하기 전까지는 그랬습니다) 말하면 뭘 해요. 저도 자연의 원리 공부하기 전에는 그랬어요. (웃음 하하하)

질문: 땀 빼기 전에 커피, 생강차, 설탕, 소금 대신에 기원을 먹어도 되나요?

대답: 기원 같은 경우는 그놈을 뱃속에서 흡수하는데 시간이 걸립니다. 반면에 물은 그 기운을 바로 흡수할 수 있죠. 감기는 무슨 오래된

지병이 아니라 갑자기 생긴 병이잖아요. 갑자기 생긴 병이니까 단방처방을 통해서 단방에 고쳐야 된다는 거죠. 단방처방이 뭔지 알죠? 금방 생긴 병을 단방으로 고치는 것이 단방처방입니다. 그러자면 빨리 흡수가 되는 걸 쓰는 게 유리하다는 거예요. 감기 걸렸을 때는 삼겹살 구워서 먹이는 게 아닙니다. 짠맛이 필요하면 찌개 국물, 미역국 같은 것을 먹이고, 매운맛이 필요하면 콩나물국에 고춧가루 듬뿍 쳐서 먹이고, 신맛이 필요하면 모과차나 유자차, 단맛이 필요하면 꿀물 같은 것을 따뜻하게 해서 먹이면 흡수가 잘 돼서 감기뿐만 아니라 고친 후에 몸을 정상화시키는데도 훨씬 유리해집니다.

음감기 - 궐음감기, 소음감기, 태음감기의 증상과 대처법

지금부터는 궐음감기, 소음감기, 태음감기 이렇게 세 종류의 음감기에 대해 알아보겠습니다. 음감기는 돌아다니면서 앓는 약한 감기를 말합니다. 요건 냉기가 기경(4~5성)이나 사해(6~7성)가 아닌 정경(1~3성)으로 침범했을 때 오는 감기입니다. 이건 인영보다 촌구가 커서 오는 감기죠.

먼저 궐음감기가 있습니다. 이 감기는 육장육부 중에서 간과 심포가 식어서 그 기능이 떨어진 것이기 때문에 현맥이나 구삼맥이 나옵니다. 즉 간경맥이나 심포경맥으로 냉기가 흐르는 거예요. 증상은 소양감기하고 똑같지만 그 증세가 약하게 나옵니다. 목감기가 오는데, 편도나 목이 붓는 정도는 아니고 그냥 목이 컬컬해져요. 목이 쉬는 게 아니라 목이 잠기는 겁니다. 기침도 나올락 말락 합니다. 목소리가 약간 잠기니까 '어, 너 감기 온 것 같다' 하고 물어보는 것 있잖아요. 지금 목감기가 살짝 온 거예요. 그 밖의 증상으로는 눈물이 나고, 편두통, 가래 등이 있습니다. 하지만 편두통도 심하지도 않아요. 이때는 신맛과 떫은맛을 쓰면 됩니다. 요구르트를 한 컵 데워서 마시고 나서 이불 속에 한 시간만 들어가 있어도 되는데, 두 시간이면 확실히 됩니다. 모과차, 유자차, 매실효소, 요구르트 등 신맛을 데워서 마시고, MT는 사관(합곡 태충)과 그리고 촌구맥이 크니까 담경과 삼초경에도 붙이고 몸을 따뜻하게 합니다. 이 정도 감기는 가만히 있어도 일주일 정도 지나면 그냥 낫기도 합니다.

다음에 소음감기가 있습니다. 이 감기는 석맥이나 구맥이 나오는데 석맥은 신장이 식은 것이고, 구맥은 심장에 냉기가 든 겁니다. 즉 족소음신장경이나 수소음심장경으로 냉기가 흐르는 거예요. 증상은 태양감기와 같은데 그 증세는 약하게 나옵니다. 삭신이 약간 쑤시고, 오슬오슬 떨리고, 땀이 약간 나요. 또 방광이 약간 식었기 때문에 소변빈삭이 옵니다. '아이구, 나 아까 오줌 눴는데 또 나오네' 그래요. 이렇게 화장실을 자주 왔다 갔다 하는 걸 소변빈삭이라고 합니다. 이 감기도 태양감기처럼 쓴맛인 커피에다가 짠맛인 소금을 타서 마시면 됩니다. 그런 다음 한 시간 내지 두 시간 동안 열 내고, 땀 빼면 간단하게 나아요. 이런 건 금방 낫기 때문에 고칠 것도 없어요. 들어온 지 얼마 안 된 감기는 요것 (커피, 소금)만 잘 먹어도 낫습니다. 약방에 가면 감기약 중에 한방 감기약 있죠? 그것을 데워서만 먹어도 됩니다. 이건 감기가 음감기, 약한 감기라서 그런 거예요. 하지만 소장과 방광이 식어서 오는 태양감기는 이 정도로는 어림도 없어요. 아무튼 이 소양감기에 걸렸을 때에는 자석테이프는 일단 합곡과 태충(사관)에 붙이고, 인영맥이 작고 촌구가 크니까 소장경과 방광경에도 붙이고 몸을 따뜻하게 하면 낫습니다.

마지막으로 태음감기가 있는데 요건 홍맥이나 모맥이 나와요. 홍맥은 비장이 냉하고, 모맥은 폐가 식은 겁니다. 즉 족태음비경이나 수태음폐경으로 냉기가 흐르는 겁니다. 증상은 양명감기와 같은데 증세는 약하게 나타납니다. 이 감기에 걸리면 몸살기가 있고, 약한 살통이 있고, 묽은 똥을 싸요. 토사변, 묽은 설사. 그리고 묽은 콧물이 나옵니다. 콧물을 훌쩍훌쩍. 요렇게 쓰면 정확해요. 여기(양명감기)는 누런 콧물이 덩어리로 나오는 것이고, 여기(태음감기)는 맑은 콧물이 흘러내리는 겁니다. 왜냐하면 여기(양명감기)는 폐가 더 많이 식어서 콧구멍을 많이 막아야 되거든요. 찬 공기가 들어가는 양을 줄여야 빨리 데워지잖아요. 그런데 여기(태음감기)는 덜 식었으니까 콧물로 살짝 코팅 정도만 해도 되는 거죠.

태음감기는 홍맥과 모맥이니까 무슨 맛을 먹으면 돼요? (단맛하고 매운맛) 그렇죠. 단맛과 매운맛인 꿀생강차(혹은 설탕생강차)를 마시면 됩니다. 생강차를 세 배 내지 다섯 배 정도 넣어 뜨겁게 데워서 드시고 한 시간 내지 두 시간 동안 땀을 내면 이런 감기는 그냥 낫습니다. 자석테이프는 먼저 사관에 붙이고, 인영맥을 크게 하기 위해서 위경과 대장경에 보법을 쓰면 됩니다.

모든 사람이 자기 병 자기가 고칠 줄 알게 되면 일체의 기득권이 붕괴되어 버린다, 요법사를 공부한 각자(覺者)는 누구에게도 속하지 않은 독립된 우주다

책에 보면 소음감기에는 무슨 탕 마셔라, 태음감기에는 뭘 먹어라 하면서 약재만 줄줄이 나오는데 언제 그 탕 만들어서 먹겠습니까? 일반인들은 그거 지을 줄도 몰라요. 어느 장부로 바이러스가 들어갔는지 알 수도 없구요. 하지만 우리는 증상만 보고서 어느 장부에서 문제가 생겼는지 알 수 있습니다. 우리 몸은 전일체로 되어 있기 때문에 어떤 장부가 허약하면 그 장부가 지배하는 부위가 바로 반응하게 되어 있기 때문에 그렇습니다. 우리 몸은 한통으로 되어 있어서 내과, 외과, 신경과, 정신과 하는 식으로 나눌 수 있는 게 아닙니다. 그들이 이익을 서로 나눠 갖기 위해서 나눴을 뿐이지, 본래 정기신은 그냥 한 덩어리, 한 통짜배기로 봐야 되는 겁니다. 수많은 책을 보는 것보다 우리 몸을 직접 보는 게 쉽고 빠르고 정확해요.

그런데 이렇게 하면 그들이 장사가 돼요, 안 돼요? (안 돼요) 그냥 기득권이고 주도권(헤게모니)이고 간에 다 없어지는 겁니다. 지배할 수가 없어요. 예를 들어서 표상수를 누가 지배할 수 있겠습니까? (없어요) 우리는 어디에 소속되고 예속되는 게 아니라 자기 것만 지키고 가면 되는 겁니다. 그러니 여러분들은 표상수에게 소속돼야 돼요, 말아야 돼요? (소속 되어야 해요) 지랄하고 있네. 소속되면 안 된다고 그랬잖아요. 여러분들이 스스로 의학적으로, 경제적으로 독립해야 된다 그 얘깁니다. 그리고 우리는 모든 노예 교육으로부터 벗어나야 되고, 모든 열패감과 열등감으로부터 해방되어야 합니다.

여러분들을 제 수하에 두고, 제가 만든 단체의 수하에 두기 위해서 이 교육을 하는 게 아닙니다. 여긴 단체고 조직이고 아무 것도 없습니다. 그냥 표상수 하나만 있어요. 저한테 강의 듣고 나가서 생식원 내시는 분들 있죠? 그건 그분들의 독립된 일터이고, 그분들은 독립된 하나의 자연인입니다. 이 법방을 알면 표상수가 여러분들한테 무슨 이상한 소리를 해도 '그건 네 얘기야' 해버리면 그만입니다. 나는 내 것을 하면서 살 수 있어요. 완전하게 독립된 소우주, 완전하게 독립된 인격체, 완전하게 독립된 자연인으로 사는 겁니다. 그래서 현성 선생님께서 체계를 세우신 이 자연의 원리는 굉장한 가르침이라는 거예요.

우리는 각자 자기 위치에서 자기 일을 잘 하면 됩니다. 그 사람이 선생님이면 아이들을 잘 가르치면 되고, 그 사람이 농부면 몸을 건강히 해서 농사를 잘 지으면 되고, 어부면 고기를 잘 잡으면 되는 거예요. 그 사람이 스님이면 불법을 잘 행하고 잘 전하면 되고, 그 사람이 정치인이면 정치를 잘 하면 되는 거죠. 어떤 사람은 이것 갖고 종교 만들고 단체 만들면 엄청 나겠다고 하는데, 단체 만들 필요도 없고 또 그렇게 되지도 않습니다. 왜? 자연의 원리를 공부한 요법사들은 이미 다 알았기 때문에 거기에 소속되려고 하지 않기 때문입니다. 아직도 껄을 못 벗은 중생들이나 떼를 지어서 누구를 믿고, 이상한 조직 만들고 하는 거예요.

질문 : 그럼 음양화평지인이 되려고 하는 것입니까?

대답 : 이제마 선생이 음양화평지인을 언급해 갖고 어떤 분이 소설까지 썼잖아요. 그쪽 세계에서는 이상적인 인간의 모습을 음양이 조화를 이룬 사람이라고 말하는 것 같은데, 우리는 그보다 더한 완전한 사람이 되려고 하는 겁니다. 음양화평지인은 소음 소양 태음 태양 네 개 갖고만 논하거든요. 그러면 감기 하나만 갖고도 게임이 되겠느냐 이 말이죠. 우리는 일단 인영맥과 촌구맥을 같게 하고 체질맥이 나오게 하는 정도만 되어도 음양화평지인 급이 되고도 남습니다. 그 후에 확철대오하고 환골탈태하여 평맥(여기서의 평맥은 오계맥에 속하지 않는 가장 이상적인 형태의 맥을 가리킨다)을 이루면 전지전능한 존재가 될 수 있습니다. 우리의 지향점은 바로 여기입니다.

음감기 총정리, 코가 막히는 감기

돌아다니면서 앓는 감기는 돌아다니면서 고치면 되고, 드러누워서 앓는 감기는 드러누워서 고치면 되는데, 그러면 음감기 고치는 방법을 총정리 하겠습니다. 궐음감기는 목감기니까 요구르트를 데워서 마십니다. 소음감기는 삭신이 쑤시고, 땀이 오슬오슬 나고, 소변빈삭이 있다고 했습니다. 그러면 커피에다가 소금을 타서 따끈따끈하게 데워서 마시면 되겠죠. 태음감기는 몸살기가 있고, 콧물이 나고, 설사를 하고, 기침을 한다고 했죠. 그러면 생강차를 진하게 타서 마시면 됩니다. 이렇게 먹으면서 찬 것 절대 먹지 말고, 과식하지 말고. 학교 가거나 출근할 때 목도리 하고, 모자 쓰고, 장갑 끼고, 마스크 쓰고서 생활하면 몸이 따뜻해지면서 데워진 열기가 바이러스를 다 물리칩니다. 요렇게 하고 한나절 지나면 그냥 다 낫는 거죠. 몸이 데워지면 바이러스는 살 수가 없습니다.

질문 : 코가 막히는 감기는 왜 그런 건가요?

대답 : 그건 폐가 식어서 그런 겁니다. 그래서 찬 공기가 폐로 유입되는 것을 막기 위해서 생명은 일단 콧물을 만들어서 콧구멍 내벽에 코팅 처리를 합니다. 그래도 안 되면 코딱지를 만들어서 콧구멍을 막는 거죠.

(우리 아이가 잘 그래요)

그건 아이를 차게 키워서 그렇습니다. 아이가 코딱지가 많이 생겨서 입으로 숨을 쉬면 맵거나 비린 것이 많이 필요하다고 봐야 됩니다. 태음감기는 가슴에다가 뜨거운 곡식자루만 올려놔도 코가 빵빵 뚫려요. 또 모자를 씌우고 마스크를 해주면 코로 숨쉬기가 편해집니다. 이것만 알아도 애들 반은 살린 거예요. 감기만 안 걸려도 병원 갈 일이 없어지거든요.

여름과 겨울철의 실내 온도, 겨울철에 감기에 잘 걸리는 이유, 방안의 온도를 뜨겁게 해서 땀을 빼는 건 효과가 없다

질문 : 겨울철에 실내 온도를 올려 따뜻하게 하면 좋지 않나요?

대답 : 집 안이 너무 따뜻해도 안 됩니다. 거기 노트에 적으세요. 실내 온도는 겨울에는 춥지 않을 정도로, 여름에는 무덥지 않을 정도로 한다. 겨울철에 왜 감기에 잘 걸리느냐 하면, 보일러를 막 틀고 해서 방안이 너무 뜨겁고 건조하니까 반팔을 입고 살아요. 겨울철 실내에서는 춥지만 않게끔 내복 입고 가벼운 잠바 같은 거 하나 입고 살아도 되거든요. 그

렇게 해야 겨울철에 한기가 들어와서, 지난 여름철에 들어온 열기를 정리할 수 있습니다.

그런데 겨울철에 집안을 쩔쩔 끓게 하고, 문도 이중창, 삼중창으로 닫아 가지고 덥게 만들잖아요. 겨울에는 환기를 잘하고, 어느 정도 습도를 유지해야 되는데 그렇게 안 해요. 또 생명은 겨울철이 되면 수기를 받아야 하는데 그렇게 하면 수기를 못 받습니다. 그렇게 뜨겁게 살다 보면 피부 속에 있는 생명력이 여름철인지, 겨울철인지 헷갈려서 땀구멍이 다 열리게 되는데, 그 상태에서 추운 날 갑자기 밖에 나가면 체내로 냉기가 확 들어오게 됩니다. 그러니 감기에 걸리게 되는 거죠.

질문 : 감기를 낫게 하기 위해서 의식적으로 집안을 따뜻하게 하면 어떻습니까?

대답 : 그렇게 하지 마세요. 춥지 않을 정도로만 해놓고 요롷게만(감기 고치는 방법) 하면 됩니다. 그리고 감기에 걸렸으면 두통이 오니까 모자를 써야 합니다. 이게 처음 한번 만에 딱 되는 경우도 있고, 대여섯 번 실패를 하고 시행착오를 겪은 뒤에야 제대로 터득하는 사람도 있고 그래요.

(우리 애가 감기가 있어서 이불을 머리끝까지 덮고 해봤는데요, 10분을 못 넘기겠더라고요. 그 속에서 애하고 카드놀이도 했는데 애가 그만 10분을 못 넘기고 뛰쳐나가요. 우리 아이가 네 살인데 2시간은 좀 힘들 것 같아요)

지금 안 될 것 같다고 그러잖아요. 한번 해보세요. 2시간 동안 할 수 있습니다. 아이를 미리 설득해야 납득을 해서 따라오지, 감기 고친답시고 무작정 이불 속으로 들어가면 애는 답답한 나머지 당연히 뛰쳐나오게 되어 있어요.

질문 : 그렇게 하지 않고 방안 온도를 뜨겁게 해서 땀을 빼는 건 어떨

까요?

대답 : 그런 경우는 어떤 문제가 있느냐 하면, 감기를 고쳐 놓으면 확장된 땀구멍이 다시 오그라들어야 되거든요. 땀이 확 났기 때문에 냉기가 안 들어오도록 다시 모공을 수축시켜서 꽉 닫아줘야 돼요. 그런데 실내온도가 항상 뜨거우면 모공이 벙벙해져서 잘 안 닫혀요. 그러니 감기가 떨어진 것 같은데 다시 걸리고, 떨어진 것 같은데 다시 걸리고 하는 겁니다. 그 때문에 계속 감기를 달고 살게 되는 거예요.

(우리 애가 그래요. 한 달씩도 가고)

그래서 아까 얘기했잖아요. 겨울엔 춥지 않게 하고, 여름엔 무덥지 않게 하라고.

옛날 못살던 시절의 아이들이 생명력이 더 강했다. 현성께서 감기 고치는 법을 완전무결하게 다 정리를 해 놓으셨다

옛날에 우리가 시골집에 살 때, 겨울철에 방문을 닫으면 문짝이 잘 안 맞아서 찬바람이 막 들어와요. 그 앞에다가 물을 떠다 놓으면 그냥 꽝꽝 얼어요. 물 묻은 걸레를 갖다 놓으면 장작처럼 꽝꽝 얼어 버립니다. 그런 방에서 자도 감기 안 걸렸다니까요.

(맞아요. 다 그렇게 살았습니다)

옛날엔 다 그랬잖아요. 거기다가 문도 얇은 창호지 한 장으로 되어 있어요. 그나마 문짝이라도 딱 맞으면 괜찮은데 이만큼 벌어져서 황소바람이 막 들어옵니다. 금방 태어난 애기도 그런 데서 자고 그랬어요. 그 방에서 애기를 낳았으니까.

그런데 지금 사는 걸 보면 아이들의 내성을 강하게 하는 방향으로 가는 게 아니라, 전부 어른들이나 아이들이 편한 방향으로만 가고 있어요. 노력도 않고, 해보려고도 않고. 그렇게 하면 안 된다는 겁니다. 이 법방을 가르쳐준 걸로 제 역할은 다 끝난 거예요. 제가 부모 대신에 그 아이들과 같이 살아줄 수가 없잖아요. 이것을 실천하는 것은 아이 본인과 그 엄마나 보호자들의 몫입니다. 그런데 아이들을 설득하고 가르치는 것이 귀찮아서 해열제 먹이고, 독한 항생제 먹이고, 주사 맞히고 하면 장차 그 업보를 어떻게 감당하려고 그럽니까. 그렇게 하기 전에 이 방법을 한 번 써보라는 겁니다. 두 시간이면 무조건 되는 거니까. 그리고 일단 아이도 아이지만 본인이 더 중요합니다. 본인이 감기 걸리면 어떡할 거예요? (고쳐야죠) 본인이 감기 걸리면 저 방법으로 해서 한방에 고칠 수 있잖아요. 그러면 만사가 다 해결되는 겁니다.

(저도 해봤거든요. 어렸을 적에 외할아버지 댁에 갔을 때 이불을 덮어놓고 못 나가게 하는 거예요. 나오려고 하면 꽉 누르고 해서 답답해서 죽는 줄 알았어요. 그런데 땀을 흠씬 빼고 한참 있다가 나오니까 감기가 딱 떨어지더라구요)

그렇죠. 한방에 딱 떨어지는 겁니다. (웃음 하하하) 이것이 옛날 할아버지, 할머니들이 하셨던 방법이고, 요건(맥에 따라서 영양한 뒤에 이불 덮고 땀 빼기) 우리 현성 선생님이 정리하신 거예요. 우리 선생님이 이것을 완전무결하게 통합시킨 겁니다. 요걸 우리가 배워 갖고 직접 해보니까 그 어떤 감기도 다 해결되더라 이거예요. 우리가 이걸 직접 실천해 보지 않았다면 강의가 여기까지 올 수 없었을 겁니다. 또 우리 회원들 수천 명이 와서 기초반 강의 정도는 듣고 갔는데 그분들도 집에 가서 다들 해봤을 것 아닙니까. 이제껏 공부한 요법사만 해도 수백 명인데.

질문: 여름 감기는 어떻게 하면 됩니까?

대답: 여름 감기도 지금처럼 똑같이 하면 됩니다. 전 세계 모든 감기는 양감기 세 종류와 음감기 세 종류, 이렇게 여섯 가지 밖에 없어요.

또 그것을 세부적으로 나눠서 육장육부로 보면 열두 가지지만, 결국 처방은 여섯 가지로 모아집니다. 어떤 감기도 사람 몸 안에서 생기는 것이니까 육장육부 해서 여섯 가지 처방이 전부입니다.

질문 : 기침이 낮보다 밤이 되면 심해지는 것은 어떤 이유에서 그런가요?

대답 : 그건 여름, 겨울에 상관없이 밤이 되면 무조건 낮보다 온도가 내려가서 공기가 차지거든요. 찬 공기가 들어가면 폐가 더 식게 되잖아요. 그래서 기침을 더 하는 겁니다. 기침이 뭐예요? 기도와 폐를 울려서 열을 만드는 행위라고 그랬지요. 대답이 됐습니까? (네)

양감기가 음감기보다 더 독한 이유, 장(臟)은 항상 꽉 차 있고 부(腑)는 거의 텅 비어 있다, 기침을 하게 되는 이치, 잠이 들게 되면 기침을 덜하게 되는 까닭

질문 : 음감기는 증상이 경미하고, 양감기는 증상과 고통이 크게 나타나는데 그것은 음양의 속성상 양기가 음기를 끌어들여 냉기가 많아져서 그런 겁니까?

대답 : 양에 해당하는 담낭, 소장, 위장, 대장, 방광 이 다섯 개의 부(腑)는 텅 비어 있습니다. 그래서 어떤 기운을 담을 수 있는 공간이 넓어요. 반면 음에 해당하는 간, 심장, 비장, 폐, 신장 이 다섯 개의 장(臟)은 꽉 차 있습니다. 이를테면 간은 꽉 차 있고, 담낭은 주머니예요. 신장은 꽉 채워져 있고, 방광은 빈 주머니, 오줌보입니다. 그렇기 때문에 거기에 냉기를 담을 수 있는 여지가 더 많게 됩니다. 심장도 항상 피로 차 있는데, 소장은 소화가 다 되고 나면 텅 비잖아요. 폐대장도 마찬가지입니다. 허파는 꽉 차 있는데, 대장은 똥 누고 나면 텅 빌 것 아닙니까. 그래서 곳간(府)에 해당하는 부(腑)는 냉기를 담을 수 있는 공간

이 더 넓다고 보는 겁니다.

이런 이유로 옛날 어른들은 여기 오장(五臟)을 참(眞)이라고 봤고, 여기 오부(五腑)는 빔(空)이라고 봤습니다. 언제 선조들이 깨달은 관점에서 본 참과 빔에 대해서 설명해 드릴게요. 우리 선조들은 해부를 안 했는데도 이걸 다 알았어요. 항상 꽉 찬 것과 텅 빈 것을 알아서 거기다가 음양을 배속시켜서 일상생활에서 쓸 수 있도록 했다는 것은 거의 신의 경지라고 할 수 있어요. 그럼 우리도 이제 이걸 알았으니, 이 부분에 대해서는 신의 경지까지 온 것 아닙니까? 그런 것 같지 않아요? 나만 그런가? (웃음 하하하)

질문: 잠들기 전에는 기침을 하다가도 잠이 들면 기침을 안 하는데, 그건 왜 그런 겁니까?

대답: 생명이 취침 상태로 들어가면 에너지 소모량이 굉장히 줄어들어요. 호흡도 가늘어지고 고르게 됩니다. 그래서 체내로 적은 양의 찬 공기가 들어오게 되는데, 그 정도는 허파에 도달되기 전에 기도에서 따뜻하게 데워집니다. 반대로 잠을 안 잘 때는 에너지 사용량도 많고, 찬 공기가 들어오는 양도 많기 때문에 찬 공기의 유입을 막고 이미 들어온 놈은 데우려고 기침을 하는 겁니다.

질문: 어떤 사람이 낮부터 잠들기 전까지 계속 기침을 하는 거예요. 이러다가 잠도 못자는 게 아닌가 싶을 정도로 기침을 세게 한 나머지 기도가 막혀서 호흡 곤란까지 왔는데, 이런 경우는 어떻게 합니까?

대답: 그건 앞으로 폐대장 편에서 해소 천식 이런 것 할 때 자세히 설명을 할 겁니다. 일단 기침이라는 것이 무엇인가? 기침은 생명이 하는 몸짓이거든요. 폐로 찬 공기가 들어올 때 그걸 일정 부분 막아주는 역할을 하는 게 기침입니다. 폐가 약한 사람들은 찬 공기가 막 들어오면 불리해지겠죠. 그래서 기침을 해서 찬 공기를 밖으로 밀어내는 겁니다.

그리고 기침을 하면 기도가 울리잖아요. 계속 울리면 열이 나요, 안 나요? (열이 나요) 열이 난다는 것은 그 숨통으로 들어가는 찬 공기를 데우기가 용이해진다는 말과도 같습니다.

아까 잠이 안 들었을 때는 공기 유입량이 많아진다고 그랬죠? 그때는 찬 공기가 많이 들어오니까 그걸 막아주는 한편 들어온 공기를 데우기 위해서 기침을 해야 됩니다. 그런데 잠이 들게 되면, 깨어 있을 때보다 필요한 공기가 줄어들어서 찬 공기가 덜 들어오게 되거든요. 애기들 잠들었을 때 봐요. 숨을 가지런히 쌔근쌔근 쉬잖아요. 잠을 자게 되면 에너지 소모량이 줄어드니까, 공기가 조금만 들어와도 된다는 거예요. 낮에 활동할 때보다 공기 유입량이 현격하게 줄어드니까 내 몸 입장에서는 데우기가 쉬워지게 되고 당연히 기침도 줄어드는 거죠.

하지만 폐가 굉장히 약해져서 데우는 힘이 떨어진 사람은 잠을 잘 때도 계속 기침을 하기 때문에 잠을 잘 이루기가 힘이 듭니다. 그때는 어떻게 하면 되느냐? 이불을 머리끝까지 덮어서 이불 속에 있는 따뜻한 공기를 마시면 기침을 안 합니다. 한번 해보세요. 따뜻한 공기가 들어와서 기침이 딱 멈춥니다. 기침이 심한 사람들은 마스크 두 장을 겹쳐서 써도 기침이 2분의 1로 줄어듭니다.

질문 : 마스크 쓰면 답답할 것 같은데요?

대답 : 마스크 써서 죽은 놈 하나도 없습니다. (웃음 하하하) 궁상떨지 말고 한번 해보시면 알아요. 석맥이 나오면 부정 반대한다고 저렇게 딴지를 걸게 됩니다. (웃음 하하하)

질문 : 이불을 머리까지 덮으면 숨 막히고 죽을 것 같은데요?

대답 : 숨 막혀서 죽은 놈 하나도 없습니다. 너무 답답하고 숨 막히면 이불을 잠시 걷으면 돼요. 감기가 아니라도 이불을 머리까지 덮고 자면 몸이 금방 따뜻해집니다. 따뜻해지면 막혔던 코가 뻥뻥 뚫리게 되니까

얼마나 좋아요. 그러면 숨쉬기도 좋아지고. 그렇게 몸이 좀 데워졌다 싶으면 이불을 약간 걷어도 잠들기 쉬워집니다. 몸이 따뜻해야 잠도 잘 오는 것이지, 차가우면 잠이 안 옵니다. 세포 입장에서 한번 생각해 보세요. 따뜻하고 평온한 상태에서 취침 상태로 들어가기가 쉬운지, 아니면 몸이 식어서 추울 때 취침 상태로 들어가기가 쉬운지를요. 식는다는 건 다른 쪽에서 보면 산소 공급이 잘 안 된다는 말과도 같거든요. 폐와 숨(호흡)과 공기 관계는 폐대장 공부할 때 다 나오니까, 충분치는 않아도 이 정도만 대답을 하겠습니다.

지금은 실열로 인해서 오는 병이 거의 없다, 실열로 병이 왔을 경우의 대처법, 감기 걸린 사람의 맥

질문 : 허열일 때는 어떻게 해야 할지 어느 정도 알겠는데, 실열(實熱)일 때는 어떻게 합니까?

대답 : 실열이 있으면 맥이 벌렁~벌렁 부드럽고 완만해지게 되는데, 이때는 시원하게 하면 됩니다. 그래서 이때는 찬 약과 찬 음식이 유리하겠죠. 실열은 장부에 열이 생긴 것이라고 했잖아요. 이건 육장육부가 정상보다 뜨거워진 상태인데, 이 시대에는 거의 없어요. 저는 이런 사람을 못 봤고, 현성 선생님은 실제 임상을 많이 하셨는데, 실열이 있는 사람은 소변이 뜨거워져 갖고 소변을 보면 고추가 델 정도랍니다. 여자 아이들은 실열이 생기면 잠지에서 뜨거운 물이 빠져 나오니까 막 벌겋게 되고 그런대요.

또 옛날엔 괴질이나 돌림병 같은 열병이 많이 있었다고 합니다. 이렇게 실제 장부에 열이 있을 경우, 새벽에 약수터의 바위틈에서 나오는 석간수를 받아다가 병을 치료하기도 했기 때문에, 그 물을 약수라고 하는 겁니다. 실열이 있어서 열을 식히기 위해 찬물에 수건을 적셔 이마에 올려놓거나, 몸을 닦아 주거나 혹은 부채질을 해주는 모습을 실제로 보았거나, 아니면 TV드라마에서 본 적이 있을 겁니다. 이것들은 모두 장부에 실제 열이 있어서 그 열을 식히려는 행위입니다. 지금은 반대로 장부가 식어서 맥이 대부분 급해져 있는데도, 의사들이 맥을 모르다보니 그저 책에 있는 대로만 하고 있어요.

질문 : 그런데 감기에 걸려 열이 높아져서 뇌성마비에 걸리는 아이들이 있잖아요?

대답 : 장부가 차서 맥이 급한 경우에는 괜찮다고 했고, 장부가 뜨거워서 실열일 때는 문제가 될 수 있다고 했습니다. 즉 맥이 완해서 실열일 때는 찬 약과 찬 음식을 써서 열을 내려야 된다고 반복해서 설명했습니다. 지금 여러분들이 계속 같은 질문만 하고 있는 것은 아직 맥을 몰라서 그러는 거예요. 그러니까 맥을 모르면 제 아무리 잘난 도사라도 생명에 관한한 시답지 않은 중생에 불과한 것입니다. 이제 앞으로 이 공부에 진력해서 맥을 보고난 뒤에 질문을 하도록 하세요.

질문 : 그러면 실열일 때는 맥을 짚으면 맥이 1분에 60박 이하로 되는 건가요?

대답 : 60박 이하는 맥이 느린(遲) 겁니다. 맥이 빨라도(數) 완(緩)한 것이 있습니다. 가령 맥이 1분에 70박 이상인데도 벌렁벌렁벌렁 가볍고 부드럽게 뛰는 경우가 있어요. 맥이 60박 미만으로 느리면서도(遲) 완(緩)하다고 하는 것은 심장이 박동할 때 벌렁~벌렁~ 느슨하고 천천히 펌프질 하는 것을 말합니다. 반면에 급(急)할 땐 맥이 빠르든(數=톡톡톡톡), 느리든(遲=툭-툭-툭-툭) 이렇게 사납게 칩니다. 심장이 박동할 때, 완만하게 벌렁~벌렁~ 느슨하게 펌프질 하는 것이 아니라, 사납고 지랄 맞게 툭툭툭 무겁고 강하게 박동치는 것은 급한 맥이에요. 그런데 감기 걸린 사람의 맥은 무조건 다 빠르고(數) 급합니다. 감기 걸렸을 때

의 맥을 한번 보세요. 상상을 하지 말고 실제 맥을 봐야 됩니다. 예를 들어서 뇌성마비에 걸렸다면 그건 감기가 아니고, 뇌성마비에 걸린 겁니다. 이 사람들의 맥을 보면 실제로 열이 있는지, 아니면 냉기가 들어있는지 알 수 있습니다.

그러니까 자기 맥도 모르고, 자기 병도 못 고치고, 자기 가족의 병도 못 고치는 사람들의 이야기는 일고의 들을 가치도 없다는 겁니다. 그저 책보고 외워서 시험 치르고, 남이 쓴 책이나 암기해서 잘난 척 하는 것은 기억력이 좋은 것이지 진리와는 무관한 거예요. 세상이 온통 진리 진리 하면서 떠들고 있는데, 그렇게 떠드는 사람들도 실제 진리가 뭔지를 모릅니다. 자연과 생명보다 더한 진리가 있을까요? (없습니다)

질문 : 장부가 뜨거워진 실열로는 감기가 안 오니까, 증상만 감기처럼 열이 올라간다고 해서 무조건 감기라고만 볼 수 없다는 겁니까?

대답 : 그렇죠. 열이 올라간다고 해서 다 감기가 아니라는 겁니다. 열이 막 올라가는데도 기침을 않는다면 그건 감기라기보다는 열병입니다. 그런 실열이 생겼을 때는 장부가 더 망가져요. 농이 생기고 속에서 부패하거든요. 그래서 양명병일 때의 열사(熱邪)가 더 고약한 겁니다. 저기 아프리카에서도 뜨거운 곳에서 사는 사람들을 보면 위생상태가 엉망인데다 늘상 뜨거운 공기를 마시고 사니까 열병에 잘 걸리잖아요. 이때 홍모맥이 나오면 위장이나 대장에 농이 생기고 더 심해지면 장부가 그냥 다 부패해서 죽어 버립니다. 하지만 북위 38도의 지금 대한민국에선 그런 열병은 거의 없다고 봐야 됩니다. 고려나 조선 시대에 쓰여진 의서에 열병에 대한 기록이 많이 나오는 것은 실제 고려나 조선이 있었던 곳이 이곳 한반도가 아니라, 장강 이남의 더운 지역까지도 포함하였던 지금의 중국 대륙 일대였기 때문에 그랬던 겁니다.

감기를 못 다스리면 큰 병이 올 수 있다, 해열제로 인해서 감기를 더 못 고친다

질문 : 제가 왜 자꾸 이런 질문을 드리느냐 하면, 제 남편 친구 아들이 초등학생인데 뇌성마비 장애인 등급을 받았거든요. 그 아이가 어려서 열 감기를 앓은 다음부터 시름시름 앓다가 뇌성마비가 시작됐다고 합니다. 뇌손상 이유를 병원에서도 모른다고 하던데요?

대답 : 그게 그 당시 감기를 제때 못 고쳐서 생긴 것 같은데, 그때 당시에 맥을 본 사람도 없고, 의사들도 그 원인을 알 수 없다고 하고 있잖아요. 감기는 백병지장이라고 했습니다. 감기를 제대로 다스려 놓지 못하면 기운이 뒤죽박죽 다 엉켜져서 무슨 병으로 갈지 몰라요. 그러면 어렸을 때 뇌성마비가 생길 수도 있고, 자폐증 같은 것도 생길 수 있고, 그것이 잘못되어서 소아마비도 유발시킬 수 있습니다. 처음에 그 감기만 제대로 고쳐 놨으면 되는 건데 그걸 못 고쳐서 뇌에 손상이 생긴 걸로 봐야지요. 체내에 계속 냉기가 남아 있어서 바이러스가 계속 몸 안에 살고 있는 한, 그 생명체는 그놈과 싸우려고 엄청난 열을 만들어 낸다고 했죠?

그런데 그 바이러스가 혈관을 타고 뇌세포까지 갈 수도 있잖아요. 그러면 그 바이러스를 잡으려고 엄청난 열이 뇌로도 가게 되는데, 거기서 뇌세포가 망가질 수도 있어요. 그래서 감기는 그 날이나 그 이튿날 바로 잡아야 된다고 하는 겁니다. 그 감기가 시작된 지 몇 달, 몇 년이 지나서 뇌세포까지 침투한 바이러스를 잡는 지경까지 가면 안 된다는 거예요. 열이 잘 안 잡히는 건 거의 해열제 때문입니다. 해열제를 주지 않고 그냥 놔두면 감기는 열흘이면 낫습니다. 애고 어른이고 할 것 없이 정상적인 사람이라면 감기약 먹이지 말고, 주사 놓지 말고 따뜻하게만 해줘도 일주일이면 낫는다고 하잖아요. 그리고 약 먹어도 7일이면 낫는다면

서요? (웃음 하하하)

결국 바이러스와 싸워서 이기려면 생명의 열이 필요합니다. 생명체는 그 균을 놔두면 안 되잖아요. 그 바이러스가 뇌로 갔으면 그곳으로 열을 보내줘야 되는 거죠. 그 아이의 생명은 뇌성마비가 생기든 말든 우선 그 바이러스를 해결하지 않으면 사람이 죽게 생겼으니까, 그놈을 몰아내려고 머리 쪽으로 무지막지한 열을 보냈을 겁니다. 그 상황에서는 생사가 더 중요하지 뇌성마비는 차후의 문제거든요.

질문 : 콧물을 달고 사는 건 왜 그런 건가요?

대답 : 그건 폐가 냉해서 그래요. 몸이 식어서 그런 거니까 마스크를 씌우세요. 체질대로 생식하고, 곡식자루로 몸을 따뜻하게 하면 됩니다.

생명은 항상 중을 유지하려 한다, 냉기가 들어올 경우 허열이 발생되는 이유, 감기는 그냥 놔둬도 낫는 병이다

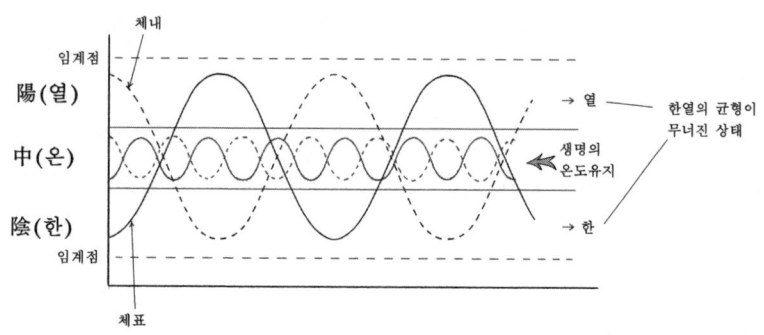

그림 생명이 만드는 온도 [한(음), 온(중), 열(양)]

질문 : 그래서 자꾸 여쭤 보는 거예요. 감기가 오면 열이 생기고, 그 열이 점점 높아지면 혹 뇌를 다칠 수 있으니까 보통 사람들은 열감기가

무섭다고 하잖아요?

대답 : 자, 여기를 보세요. 생명이 만드는 열이 있습니다. 이 정도 선이 온(溫)이다 그러면 여기는 한(寒)이다. 그럼 여긴 열(熱)이다. 한열 관계에 있어서 여기(熱)가 온도가 높고 여기(寒)가 낮고 여기가 중(溫)이라면 항상 중을 유지하려는 것이 생명의 본성이라고 그랬죠. 그런데 생명이 중인 상태를 유지하다가 갑자기 냉기가 엄습할 수 있잖아요. 그래서 장부가 식으면 온도가 떨어질 것 아니에요. 장부의 온도가 떨어지면 생명은 다시 그 온도를 회복시켜야 하는데, 이를 위해 몸속의 생명력은 열을 만들어야 됩니다. 열을 만들려면 맥박이 어떻게 뛰어야 된다고 그랬어요? (빠르고 강하게요) 빠르고 격렬하게 박동 쳐야 된다고 했습니다.

냉기를 쫓아내려면 엄청난 열을 만들어야 합니다. 그런데 그 열이 심장 여기에만 머물러 있는 게 아니라, 혈관을 타고 온몸을 돌잖아요. 그러면 만일에 뇌세포로 바이러스가 도망가 있을 경우, 그 열은 뇌로 가서 바이러스를 잡게 되는데 그때는 이미 냉기가 뇌에 침범해 있는 상태기 때문에 생명이 만들어낸 열은 냉기를 몰아내고 바이러스만 잡으면 다시 본래의 온도로 내려가게 됩니다. 그래서 냉기가 든 감기의 경우에는 열병과는 달리 열을 만들어서 체온이 올라가도 뇌가 다치는 경우는 거의 안 일어난다고 봐야 됩니다. 그리고 열이 온몸을 타고 돌게 되면 체표에도 열이 발산될 건데 그때 온도가 오르겠어요, 아니면 내려가겠어요? (올라가요) 그게 바로 아까 이야기한 허열입니다. 이 체표에 나타나는 허열을 체온계로 재보면 이렇게 올라갑니다. 올라가도 그걸 조금만 더 놔두면 임계점을 지난 뒤에 자연적으로 열이 내려가는데, 임계점에서 8부, 9부쯤일 때 해열제를 쓴단 말이에요. 임계점 바로 밑에서 열이 뚝 떨어지면 이 바이러스는 해결이 안 되고 그냥 남아 있게 됩니다. 그러면 생명은 그걸 해결하기 위해서 처음부터 다시 시작해야 합니다.

그래서 또 열을 만들어서 체표의 온도가 상승하게 되면 또 해열제를 먹여요. 그런 식으로 인위적으로 반복해서 열을 떨어뜨려 버립니다. 그러면 몸 안에 있는 바이러스도 내성이 생기게 되겠죠. 이 과정에서 바이러스나 균은 천변만화(千變萬化) 합니다. 그리고 시간이 경과하면서 한쪽 장부에만 있었던 바이러스가 다른 장부로도 막 퍼지게 됩니다. 퍼지면 이놈이 이런 데도 가고, 저런 데도 다 갈 것 아닙니까. 그래서 감기를 오래 앓으면 손발이고 뭐고 다 힘을 못 쓰는 거예요. 어린 아이와 노인들을 보면 감기를 세게 앓으면 맥을 못 추잖아요. 그 균이 눈으로 가면 눈이 충혈 되고, 짓무르고, 눈곱이 생기고, 눈물이 날 수도 있을 것이고, 그놈이 혈류를 타고 귓속으로 갈 수도 있겠죠. 그러면 귀가 멍멍해진다든지 중이염이 생깁니다.

그놈이 뇌세포로도 갈 수 있습니다. 그러면 뇌수막염이나 두통이 생겨요. 거기에 있는 균을 해결하려면 강력한 열을 보내야 되는데, 그 열 때문에 뇌성마비가 생길 확률은 거의 없어요. 사실 처음 일주일만 그냥 놔뒀으면 감기는 없어지는 건데, 엄마들이 이걸 모르고서 빨리 고친다고 병원에 애를 들쳐 업고 가서 해열제 먹이고, 주사 맞히고 하다 보니까 애를 잡게 되는 겁니다. 감기는 그냥 놔두면 일주일이면 낫습니다. 그런데 빨리 낫게 하려고 주사 놓고 하다가 재수 없이 그런 경우를 당할 수도 있다 그거죠. 그렇더라도 사람마다 다 생명력이 달라서 같은 상황에서도 허실에 적응하는 힘, 한열에 적응하는 힘이 각기 다르잖아요. 그 아이 같은 경우는 좀 특이한 경우인데, 그때 어른들이 잘못해서 그런 일을 당했다고 볼 수도 있는 겁니다. 결국 그것은 인간이 어떻게 할 수 없는, 그 아이의 팔자소관인 거죠.

여기서는 감기 걸리면 해열제 같은 건 먹이지 않는 게 유리한 이유,

그 이치를 설명했습니다. 감기는 그냥 놔두면 낫는 거예요. 감기 때문에 다른 병이 생겨서 죽는 거지, 감기 때문에 죽는 사람은 거의 없습니다. 그러니 걱정하지 말고 감기 걸리면 맥과 증상을 살펴서 열 내고 땀 빼고, 천천히 식혀서 고치면 돼요. 현성의 감기 처방법은 결코 위험하지 않은, 가장 완전무결한 법방입니다. 오늘은 여기까지만 하고 내일 또 하겠습니다. (박수 짝짝짝)

심포 삼초 鉤三脈편 제4강

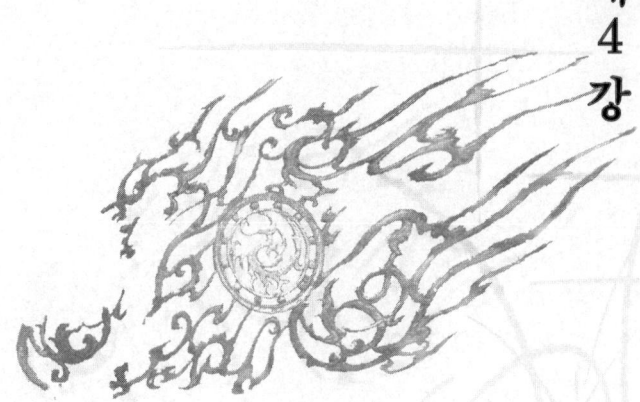

심포 삼초 鉤三脈편 제4강

생식은 비상식량으로도 최고, 한국전쟁 때 중공군이 어깨에 매달았던 것은, 생식에는 첨가제가 일절 안 들어가기 때문에 공기 중에 노출시켰을 경우 빨리 변질될 수 있다

다 같이 인사하겠습니다. 안녕하세요. (안녕하세요. 짝짝짝)

자하생식은 대혼란이나 격변 또는 전쟁이 나면 비상식량, 전투식량으론 최고입니다. 군인들 전투력을 향상시키는 데는 이거 이상 가는 게 없어요. 한국전쟁 터지고 나서 중공군이 내려올 때, 영화나 사진에서 보면 죄다 어깨에서 대각선으로 순대같이 생긴 긴 자루 같은 걸 매달고 있잖아요. 그게 뭐냐 하면 미숫가루, 콩가루 자루거든요. 우리 국군이나 미군들은 식사하려면 자리 깔고 앉아서 밥을 해먹어야 되는데, 중공군들은 미숫가루 입에 털어놓고 물 마셔 가면서 징 치고, 꽹과리 치면서 천천히 내려오는 거죠. 그래서 1.4후퇴 때 도망가도 도망가도 뒤 꼭지에 중공군이 따라 붙는 거예요. 그들은 쌀가루나 콩가루 볶은 걸 작은 자루에 일주일치 정도 담아서 전투를 치루니까, 대등한 화력일 경우엔 당할 수가 없었던 겁니다. 우리 국군은 매 끼니마다 한 시간씩 걸려서 식사를 하다보면 불 때다 도망가고, 먹다가 도망가고, 설거지 하다가 싸워야 하니까, 쫄쫄 굶을 때도 많았던 겁니다.

저 자하생식 한 박스에 생식이 100봉지가 들어 있는데, 100봉지면

50일을 견딥니다. 하루에 35그램짜리 두 봉지면 되거든요. 극한 상황에서는 한 봉지만 갖고도 하루를 견딜 수 있습니다. 한 박스에 3.5킬로인데 그것 갖고 100일을 견딘다는 것은 굉장한 겁니다. 그래서 이건 격변 대비용 비상식량으로도 아주 훌륭하다는 거예요. 또 저게 진공 포장으로 되어 있기 때문에 습도도 아주 적절하게 유지를 할 수 있어서 오랫동안 보관도 가능하구요. 자하생식의 유통기한이 법적으로는 2년입니다. 그런데 유통기한이 지난 2년 후에 뜯어서 먹어도 아무 문제가 없을 정도로 포장이 잘 되어 있습니다.

실제로 3~4년 된 것도 먹어봤는데 아무 문제가 없더라구요. 어떤 사람이 생식을 구입해서 집에 쌓아놓고 먹다가 먹기 싫어서 안 먹을 수도 있잖아요. 그러다가 한참 지나서 4년 된 것을 새것으로 교환해 달라고 가져오는 경우가 있습니다. 그러면 버리기는 아깝고. (정말 그런 사람이 있습니까?) 왜 없겠어요? 거의 없는데 좀 철면피 같은 사람들이 간혹 있습니다. (웃음 하하하) 그러면 새것으로 바꿔 줍니다. 내가 먹으면 되니까. 그 사람도 우리 회원이잖아요. 여러분들은 절대 그렇게 하지 말고, 두 달 안에 다 먹도록 하세요. 그럼 교환해준 그것을 우리가 여기서 시식을 한다든지, 집에 가서 먹어도 아무 문제가 없었습니다.

그런데 생식 봉지에 미세한 틈새가 생기면 습기가 들어가서 쌀벌레가 생기기도 해요. 방부제나 첨가제가 일절 안 들어있기 때문에 벌레가 생기는 겁니다. 쌀벌레가 생기는 게 좋은 거예요. 그것은 그 안이 쌀벌레라는 생명체가 살 수 있을 정도로 좋은 환경이라는 말이거든요. 벌레가 살 수 없다고 하면 이상한 방부제나 제습제 같은 걸 넣었다는 소립니다. 그런데 우리 건 벌레가 생겨요. 우리 자하생식도 처음에는 실리카겔이라는 방습제 넣은 것을 납품 받았습니다. 생식을 먹을 때마다 그 방습제가 보이는데 기분이 영 찝찝해요. 어쨌든 화학약품이니까. 그래서 공장의 김 선생과 유 선생한테 '저거 빼면 안 됩니까?' 하고 물으니까, 그걸 뺄 수는 있는데 제습제 없이 2년이라는 유통기한을 유지하려면 품질관리가 엄청 힘들어진다고 해요. 그렇지만 생식을 팔기 전에 우선 내가 먹어야 되고, 내 아내와 아들이 먹고, 고향에 계시는 양가 부모님과 가족들이 먹고 있기 때문에 힘들어도 실리카겔을 빼달라고 요청했어요.

그것을 빼내니까 처음에는 여러 가지 문제가 생기기도 했는데(습기에 의한 곡식의 쩐 냄새 등), 지금은 지함생식 같은 경우엔 아예 진공포장을 하니까 해결이 다 됐습니다. 그런데 아무리 잘 만든다 하더라도 장마철이면 공기 중에 습도가 있잖아요. 장마철에는 생식을 밀봉할 때 습기가 들어가서 진공상태가 완전무결하게 안 될 수가 있어요. 그때 쌀벌레 같은 게 생기는 경우가 있습니다. 그 안에서 알을 부화해서 애벌레가 되고 나비까지 되는 것을 보면 참 대단한 놈들입니다. 그렇더라도 우리 회원들은 다 알기 때문에 그냥 먹습니다. 왜냐하면 옛날 쌀단지에다가 쌀 넣어 놓고 먹을 때 장마철이 되면 바구미나 쌀벌레 같은 것들이 생긴다는 걸 경험상으로 알고 있잖아요. 그것은 그 쌀과 단지가 잘못된 게 아니라 계절에 따른 자연현상이라고 설명해 드리면 모르는 사람도 '아, 그렇구나' 하고 공감을 합니다.

그럴 리는 없지만 가령 생식봉지 속에서 쌀벌레 나온다고 불량식품이다, 부정식품이다 그러면 안 되는 거예요. 쌀독에도 쌀벌레 생기고, 방앗간에 가도 쌀에 바구미가 생깁니다. 그렇게 생각을 해야지, 자연적으로 생긴 걸 갖고 벌레가 생겼다고 오두방정 떠는 사람도 있어요. 그러면 제가 그럽니다. '선생님 것에만 방부제 넣어 드릴까요?' 그러면 그건 또 싫다고 그래요. 벌레 안 생기게 하는 건 아주 간단합니다. 한 봉지당 방부제 2원 어치만 넣으면 됩니다. 그러면 절대 벌레가 살 수 없다니까요. 2원이 아까워서 방부제 안 넣는 게 아닙니다.

지금 사람들의 혀는 죄다 식품 첨가물에 오염되어 있다, 아이가 생식 안 먹겠다고 버틸 경우의 대처방법, 생식 도시락을 싸 갖고 다닌 아들

또 뭣도 모르는 어떤 사람들은 생식이 맛이 없다면서 맛있게 해달라고 그럽니다. 그러면 거기에다 '인공향신료 넣어줄까요?' 물어요. 5원어치만 넣으면 맛있게 만들 수 있습니다. 지금 사람들은 화공약품인 수십 수백 종류의 식품첨가제, 인공 향신료, 화합물 같은 것에 혓바닥이 농락당하고 있어요. 특히 우리 아이들은 다 그렇게 되어 있습니다. 자연에서 거둬들인 순수한 맛은, 먹어보면 맛이 별로 없다고들 해요. 그건 원래 맛이 없는 게 아니라, 요즘 사람들이 인공을 가미한 맛에 너무 길들여진 나머지 순수한 자연의 맛을 인지하는 생명력이 망가져서 그런 겁니다. 하지만 생식을 계속 먹다보면 생명력을 주관하는 심포 삼초가 깨어나서 자연의 맛을 느낄 수 있게 됩니다.

그렇지만 자연과 가까운 간장, 된장, 고추장, 김치, 쌀, 야채, 김, 다시마, 멸치 같은 순수한 먹거리를 가까이 하지 않고 슈퍼마켓에서 파는 사탕, 과자, 초코파이, 초콜릿, 아이스크림, 비스킷, 각종 음료수 같은 것들과 친숙한 아이들은 이런 생식이 맛이 없다고 도망가요. 그러면 그걸 그냥 놔둬야 되느냐? 아이들에게 생식을 먹이고 싶으면 며칠만 밥도 해주지 말고, 돈도 절대 주지 마세요. 배고프니까 나중에 다 먹더라구요. (웃음 하하하) 징징거리고 땡깡을 부리거나 말거나간에, 절대 안 죽으니까 이틀만 굶겨 보세요. 배고픈 데는 장사 없습니다. 그럼 이후부터는 잘 먹게 됩니다.

우리 아들도 처음에는 생식을 잘 안 먹었습니다. 그래서 냉장고에서 먹을 걸 싹 다 없애 버렸어요. 김치하고 물만 남겨놓고 다 없애라고 그랬어요. 돈도 10원도 안 주니까 도통 먹을 게 없는 겁니다. 엄마하고 아버지는 아침저녁으로 생식을 맛있게 먹고. (쌀도 안사다 놓고요?) 그럼요. 쌀이 한 톨도 없었어요. 아예 쌀독도 치웠으니까요. (웃음) 그렇게 되니까 이젠 라면 끓여 먹겠대요. 그래서 가스레인지 밸브를 빼 버렸어요. (폭소 하하하) 그러니 아예 라면도 못 끓여 먹는 거죠.

중학교 1학년 때는 생식으로만 6개월간 도시락을 싸줬어요. 생식 한 봉에, 따뜻한 물, 김치 조금 그리고 두유를 싸서 보내주면 점심 때 그걸 먹는 겁니다. 우리 건우가 하는 말이 아침에 밥 먹고 등교할 때보다 생식 먹고 다닐 때가 훨씬 든든하답니다. 밥 먹고 등교해서 두 시간 정도 지나면 배고프니까 점심시간 오기 전에 도시락 다 까먹고 그러잖아요. 그런데 생식을 먹으니까 점심때까지 배고프지가 않다는 거예요. 점심에 또 도시락으로 가져간 생식 먹고. 그런데 나중에 애가 뭐라 그래요. 아이들이 새 모이 싸와서 새 모이 먹는다고 약 올린다는 거예요. 생식이 새 모이처럼 생겼잖아요. 쟤는 새 모이 먹고 사는 새라고 자꾸 약 올린다고 하길래 할 수 없이 잡곡밥으로다가 도시락을 싸줬어요.

그러니까 애를 살리려면 엄마가 아주 다부지게 마음먹어야 됩니다. 애들하고 타협하면 엄마는 절대 이길 수 없어요. 애들이 이틀만 땡깡 부려 봐요. 당할 재주가 없어요. 그러니까 선택의 여지가 없도록 쌀독이고 냉장고고 간에 먹을 것 아예 싹 다 없애 버려야 됩니다. 그것도 못 하면서 병 고치겠다고요? 애 밥도 제대로 못 주면서 무슨 병을 고칩니까? 그리고 애들이 크기 전에 가르쳐 놔야지, 고등학생만 돼도 머리가 굵어져서 다루기 어려워집니다.

갓난아기에게 잘 생기는 태열, 남발하고 있는 제왕절개 수술이 가져올 재앙

질문: 3~4개월 된 아기가 온몸에 아토피가 심하게 있는데 어떻게 해야 합니까?

대답 : 태어난 지 3~4개월 됐다고요? (예, 입도 그렇게 되어서 젖도 못 먹인답니다) 3~4개월밖에 안된 그런 아기에게 아토피라고 진단 내리면 그건 잘못된 겁니다. 아토피라는 말이 무슨 뜻이에요? 그건 원인을 모르는 기묘한 질병이라는 뜻이에요. 한마디로 원인을 모른다는 얘기입니다. 3~4개월밖에 안된 아이가 전신의 피부가 벌겋게 된 것은 그냥 태열로 봐야 됩니다. 그리고 아기가 그렇게 되었다면 아기도 아기지만 아기를 만든 엄마의 생명력에 더 큰 문제가 있을 수도 있어요.

또 아기가 탯집에서 나온 지 얼마 안됐잖아요. 아기는 엄마 뱃속에서 열 달 동안 있다가 밖으로 나와서는 밝은 불빛, 가전제품에서 나오는 유해 전자파, 각종 소음, 휴대전화 등에서 나오는 무선 전자파, 수많은 화학 물질 등에 노출되게 되는데, 이때 아기의 생명력이 약하다면 문제가 생길 수가 있어요. 그런 경우엔 무조건 엄마 젖을 먹여야 합니다.

그런데 그러면 뭐라고 또 핑계를 대느냐 하면, 엄마 젖이 잘못 되어서 아기한테 그런 게 생긴다 그래요. 엄마 몸에서 만드는 젖이 불량품이라서 애가 그렇게 되었다는 말도 안 되는 소리를 하는 놈들이 있어요. 그런데 엄마 몸이 불량품이고 젖이 애기한테 안 좋으면 애기가 뱃속에서 열 달 동안 성장할 수가 없습니다. 뱃속에서 애기 뼈도 만들고, 애기 눈도 만들고, 육장육부를 다 만들었는데 그 엄마가 만든 젖이 불량이다? 말 같은 소릴 해야지.

질문 : 애기가 태어날 때부터 얼굴이고 어디고간에 전체가 벌겋게 된 것은요?

대답 : 그것도 태열이기 때문에 열이 식으면 정상으로 돌아옵니다. 또 심장이 큰 애들은 열 발생량이 많아서 벌겋게 될 수가 있어요. 그러면 엄마가 짠맛을 먹여서 애기 몸의 불을 꺼야 됩니다. 애한테 소금을 먹일 수는 없으니까, 엄마 몸속에서 화기를 다스린 그걸로 젖을 만들어 주면

되는 거죠. 3개월밖에 안된 애기들한테 뭘 먹이겠어요? 애기의 식량은 오로지 모유밖엔 없으니까, 엄마가 젖을 잘 만들어서 주면 됩니다. 그런데 그것을 모르고 소젖을 가져다주고 있어요. 짐승 젖을. 이치적으로 사람 젖이 좋아요, 짐승 젖이 좋아요? 당연히 사람 젖이 좋잖아요. 그런데 왜 자꾸 모유는 안 좋다는 등의 개만도 못한 소리를 지껄이느냐는 거죠. 엄마 젖이 영양가가 떨어지니까 신생아에게 분유를 먹이라는 소리는 일고의 가치도 없는 헛소리입니다.

그리고 현재 미개한 안목들이 간과하는 더 큰 문제점이 바로 제왕절개 출산입니다. 이것은 장차 미구에 닥칠 재앙으로 드러날 겁니다. 제왕절개는 엄마의 태중에 있는 유약한 태아(胎兒) 입장에서 보면, 자연이 정해놓은 출생 시간이나 날짜보다 빨리 험난한 세상 환경으로 나오는 겁니다. 그 유약한 태아는 우주와 태아 자신이 정한 출생일에 맞춰서 극대화시킬 자신의 생명력을, 태중에서 최종적으로 갈무리하면서 출생일을 기다리게 되어 있거든요. 그런데 이러한 힘이 미처 갈무리되지 못한 상황에서 칼로 배를 갈라서 강제로 조기 출산을 시키면 어떠한 문제가 일어날지 아무도 모른다는 거죠. 출산 이전과 이후 그리고 첫돌이 될 때까지의 내용은 앞으로 임신맥과 출산 그리고 육아법에 대해서 2시간 동안 공부할 때 자세하게 다룰 예정입니다.

허열을 식별할 수 있는 안목을 가진 의사가 세상에는 없다, 뇌성마비와 소아마비, 자연의 원리 공부를 하기 위해서는 기존의 미개한 학문이 갖고 있던 관점을 내려놓아야 한다

그리고 어제 최유미 선생이 질문하신 뇌성마비는 내가 막판에 6시간을 강의하느라 지치고 힘들어서 충분히 대답을 못해 줬습니다. 또 말귀도 드럽게 못 알아 처먹어 갖고.

(선생님 간담이 굉장히 피곤하신 것 같은데, 제가 커피를 한잔 타 드려야겠습니다) (웃음 하하하)

그렇죠. 저렇게 가르쳐 놓으니까 화극금의 원리로 즉시 쓴맛 처방을 하는 겁니다. 그냥 왔다리 갔다리만 하는 줄 알았는데 공부가 제법 되어 가네요. (웃음 하하하) 그나저나 그 뇌성마비라는 아이가 지금 몇 살입니까? (초등학교 3,4학년인가 그래요) 그럼 그 아이 몸 상태는 어때요? 걸어는 다녀요? (아니요. 못 걸어다는 걸로 알고 있습니다) 그 아이를 봤어요? (보진 못했어요) 체질도 보고, 맥도 보고 나서 질문을 해야 더 좋습니다. 원인을 알려면 맥을 반드시 봐야 됩니다. 상상한 걸 갖고 질문하면 저도 대답하기 어려워요. 실제 상태를 보고 질문하면 그 상황을 이해하기 좋은데, 보지 않은 걸 갖고 질문하면 원칙적인 대답밖에 못하게 되거든요. 거기다가 대답한 것에 다른 상상을 덧붙여서 질문을 하면 올바른 답이 나올 수가 없습니다.

그런데 뇌성마비가 되었든, 소아마비가 되었든, 근육이 굳는 루게릭병이든 간에 마비라는 건 굳었다는 거죠? 일단 경직(金氣)되고 굳은(土氣) 것은 부드럽지(木氣) 않다는 겁니다. 그러면 이것은 열(火氣)이 있다는 거예요, 없다는 거예요? (없다는 거예요) 병원에서는 그 아이 뇌손상의 원인이 감기라고 그랬잖아요. 감기는 추워서 생긴다고 그랬죠. 그러면 굳은 것도 식고 추워서 생긴 걸로 봐야 됩니다. 뇌세포도 식게 되면 굳을 것 아닙니까. 그래서 일단 무조건 따뜻하게 해야 됩니다. 굳은 것을 풀려면 많은 열이 필요한데, 그 많은 열이 만들어질 때 일부는 바깥으로 빠져 나오게 되겠죠. 그때 체표의 온도를 재면 당연히 온도가 높게 나옵니다. 그러니 열 때문에 잘못됐다고 하면 말이 안 된다는 거예요. 그건 식어서 굳은 것(원인)을 풀기 위해서, 생명체가 열을 만든(결과) 거잖아요. 속에 있는 근본적인 원인을 볼 수 있는 안목이 그 사람들한테는 일절 없어요. 오직 체온계로 잰 온도가 판단의 기준입니다. 그러니까 우리가 그 사람들을 볼 땐 우습게 보이는 겁니다. 근본을 봐야 되는데 그걸 못 보니 말이죠.

따뜻하면 안 굳어요. 엿도 따뜻하면 물렁물렁해지지 안 굳잖아요. 반대로 그 엿을 냉장고에 넣어 놓으면 아주 차가워져서 딱딱하게 굳어 버립니다. 사람 몸도 냉동고에 넣어 놓고 3일만 놔둬 봐요. 산 사람도 동태처럼 굳을 것 아닙니까. 일체의 물질은 식으면 수축되고 굳지만, 반대로 뜨거우면 부드러워지고 늘어납니다. 그렇게 되는 것이 자연의 원리입니다. 우리가 여기서 하는 얘기는 무슨 학설이나 이론이 아니고, 그냥 빤한 내용을 쉽게 이야기하는 겁니다. 그런데 원인을 못보고, 오히려 결과인 증상을 원인으로 착각하고 있으니 답이 없다는 거죠. 실제 일어나는 현상이나 모습을 알량한 지식의 잣대로만 보려고 하니 자꾸 거꾸로 보이는 거예요. 그 지식을 잠시 내려놓아야 된다고 했습니다. 과거에 갖고 있었던 지식과 관념들을 잠시만 내려놓고 사물의 본질을 직시하자는 거예요. 사물의 본질은 다른 것이 아니고 자연과 생명입니다. 자연과 생명이라는 근원적 입장에서 사람을 바라볼 때, 사람 안에서 일어나는 만사와 만병의 원인을 밝히고 해결책을 얻을 수 있습니다.

아리랑타령은 우리에게 한민족답게 살라고 명령하고 있다, 정도령의 참된 뜻, 수신이 되어야 치국평천하가 된다, 우리의 최종 목표는 평천하에 있다

'자연은 저절로 그렇게 되는 것이다' 라고 했습니다. 자연(自然)을 천지(天地)라고도 하는데, 땅이 이렇게 있어요. 그러면 땅속에 어떤 씨가 하나 있어서 땅의 정기와 하늘의 오묘한 기운을 받게 되면, 시간이 지남에 따라 이 씨종자로부터 싹이 나옵니다. 이 싹 입장에서 보면, 요 씨는 부모이자 자신의 근본이 됩니다. 부모가 자식을 낳아서 키우려면 그 부모는 그냥 썩어 밑거름이 되어야 합니다. 우리 준혁이 엄마도 지금 준혁이 하나 건강하게 키우려고 그 먼 길을 고생하면서 여기까지 와서 이걸 배우고 있거든요. 지금 강의실과 저쪽 방을 왔다 갔다 하면서 아기한테 젖을 먹여가며 공부하고 있잖아요. 그게 바로 생명의 근본(根本)이 저절로 하는 일이라는 겁니다. 준범이 알겠어? (예) 너 싹수 하나 제대로 만들려고 엄마와 아빠가 그렇게 고생하며 너를 키운 거여.

水　　木　　火　　土　　金　　水

겨울 → 봄 → 여름 → 한여름 → 가을 → 겨울

씨 → 싹 → 꽃 → 열매 → 결실 → 씨

水生木　　木生火　　火生土　　　土生金　　　金生水

그림　자연(自然)의 도법(道法)에 따르는 소우주의 일생

그러면 요 씨앗이라는 놈이 어떻게 되느냐? 땅속의 지기(地氣)를 빨아 먹기 위해서 자신의 몸을 찢고 뿌리를 내립니다. 그러면 점차 이 씨(氏)는 자신이 만든 뿌리를 통해 더 많은 자양분을 빨아들이기 위해 갈수록 쪼그라듭니다. 그게 무슨 소리냐 하면 지금 부모가 밖에 나가서 돈 벌어 와서 자식들 먹이고, 옷 입히고 하잖아요. 지금 경제가 난리가 나서 어려운 상황인데도 아빠가 밖에 나가서 힘들게 일하는 것이 씨앗이 하는 것과 같다는 겁니다. 그래서 이 싹은 점점 자라서 줄기를 뻗어 꽃을 피우고 열매를 만들어 냅니다. 이 열매를 먹이려면 더 많은 지기와 천기를 끌어 들여야 되겠죠. 그러면서 이 씨는 거의 삭아서 없어집니다. 이 씨가 바로 나의 부모, 조상인 거예요. 그래서 이 씨 하나가 땅에 묻

혀서 썩으면 많은 열매를 맺는 겁니다. 여기까지 오려면 봄의 기운, 여름의 기운, 장하의 기운과 가을의 기운도 필요하겠죠?

여름이 되면 어떻게 되느냐? 열매가 굵어지고 커집니다. 그것처럼 우리 준범이도 이렇게 커진 거예요. 이렇게 커진 열매는 가을이 되면 여물어집니다. 그렇게 보면 요놈(싹, 줄기, 꽃, 열매)들은 일생동안 천지 부모가 주는 자양분을 먹고 자란 거나 마찬가지다 그거죠. 이러한 자연의 도법(道法)에서 보면 부모는 천지와도 같습니다. 봄철에 밭에 심은 것이 콩 씨라면, 그 콩 씨에서 콩이 나겠죠. 콩 씨에서 팥이나 녹두가 나올 수는 없잖아요. 열매를 맺고 난 뒤 그 콩 나무의 뿌리는 겨울철에 모두 죽게 됩니다. 부모도 언젠가는 죽잖아요. 그러면 내년 봄에 파종할 씨만 하나 딱 남게 되는 거죠. 그래서 결국 봄에 뿌린 씨앗과 가을에 결실된 열매는 똑같다는 겁니다. 봄에 심은 콩 씨와 여름에 자라서 가을에 결실을 본 콩 열매가 다를 바가 없다는 거죠. 이렇듯 똑같은 것을 정(正)이라고 합니다.

가을에 수확한 열매 즉 씨종자를 다음 해 봄에 땅에 묻으면 또 싹을 틔우고 목생화, 화생토, 토생금, 금생수 해서 또 열매가 달리겠죠. 그 열매 속에 내재되어 있는 짜임새를 요즘 말로 하면 유전정보라고 했습니다. 그래서 그 씨앗이 사람의 씨앗이면 사람, 호랑이의 씨앗이면 호랑이가 나와요. 호랑이의 정자는 호랑이를 만들고, 콩 씨는 콩을 만들어 내잖아요. 그런 과정들이 자연의 법도와 이치대로 천년이고 만년이고 제대로 바르게 가는 것을 도(道)라고 합니다. 이러한 길을 가겠다는 것을 수도(修道)한다, 수행(修行)한다, 도를 닦는다 그러는 거죠. 조상과 부모가 그렇게 해왔듯이 자식과 후손도 그 길을 가는 거예요. 그렇게 항상 성을 잃지 않고 바르게 가는 것을 일러, 정도(正道)라고 합니다.

내가 콩 씨면 콩처럼 살아야 되고, 내가 한민족이면 한민족답게 살아야 되며, 단군의 후손이면 단군의 후손답게 살아야 되지 우리가 양놈처럼 살려고 하면 안 됩니다. 씨종자(氏種子)의 이법계(理法界)에서 보면 그것은 정도(正道)에서 벗어난 겁니다. 어제 우리가 아리랑을 공부하고, 그 타령을 불렀잖아요? '네가 한민족이면 한민족답게 그 길을 가라!' 하고 명령(命令)을 내리는 것이 아리랑타령입니다. 그게 정감록에서 말하는 정도령(正道令)이에요. 그런데 이 '정' 자를 조선조 중엽 때 인물의 성을 따서 '정씨 정(鄭)' 자라고 하니까 본뜻이 왜곡되어 버린 거예요. 그건 정씨 정(鄭)이 아니고, 바르게(正) 가야 된다는 뜻입니다. 그런데 정씨가 나와서 어디에 도읍한다? 그런 육갑을 떨면 안 된다는 겁니다. 정도(正道)가 뭔지도 모르면서 그런 식으로 다 아전인수 해갖고 한판 차리니까 세상을 혹세무민하게 되는 거예요. 모든 초목과 수곡은 태초 이래 지금까지 정도를 걸어 왔습니다. 그런데 근자에 와서 유전자 조작한 먹거리(GMO)를 생산하고, 체세포를 조작하고, 줄기세포를 갖고 어떻게 하겠다고 하는데, 이것은 모두 생명의 정도를 일그러트리는 짓입니다.

우리는 생명체니까 알게 모르게 몸속으로 탁한 기운이 들어옵니다. 그래서 우리는 신시 배달국 시절부터 그것을 닦아내야(『삼일신고』 제5장 진리훈 인물편 참조) 된다고 했던 것이고, 조선 왕조에 들어서는 선비들이 정기신(몸과 마음)을 닦기 위해 아주 철저히 선비도로 수신(修身)을 했던 겁니다. 그때 당시의 사대부들은 이 몸을 바르게 닦아야 집이 바르게 설 수 있고, 집이 바르게 서고(齊家) 가족이 건강해야 만사가 형통(亨通)하고, 만사를 형통하게 할 수 있는 사람이 되어야 치국(治國)을 할 수 있고, 그러한 연후에 평천하(平天下)가 이루어진다고 봤던 거예요. 사실 우리가 하려는 일의 최종 목표가 바로 이 평천하 할 수 있는 인재들을 길러내는 겁니다.

폭력으로 세상을 지배하고 억압해서 모든 나라가 와서 조공을 바치게 하는 것이 평천하가 아니라, 세상을 평화롭고 살기 좋게 만드는 것이 평천하입니다. 하늘 아래 사는 사람들이 전부 건강해야 평화로울 것 아닙니까. 평천하는 평화롭고 조화로운 세상을 만드는 겁니다. 그 길을 닦는 것을 수도라고 하는 것이고, 그 길을 가려면 반드시 건강해야 합니다. 그런데 자기 몸도 못 닦으면서 무슨 길을 닦아요? 이치적으로 보면 그렇다는 겁니다.

과거 음기 시대에는 주문수행과 같은 양적인 수행이 발달했다, 지금은 우주와 인간의 기운 판도가 바뀌었다, 그 바뀐 것을 제대로 일러주는 것도 정도령이다

그래서 일단 몸을 건강하게 하고 병마를 이기기 위해서 각종 수행법이 나오고 했던 거예요. 우리 조상들이 태을주나 칠성경, 시천주를 읽고 민요, 판소리, 시조, 농부가, 어부가 등을 부르고 했던 것이 전부 냴숨을 길게 하는 수행법과 관련이 있는 겁니다. '청~사아아아아아아~~~안~리~이 벼~억~~계~~이~~수~우야!' 이렇게 냴숨이 끝없이 길게 나가요. 또 절에 가면 염불을 하고 진언을 외우고 하잖아요? 반야심경, 천수경, 다라니 등을 외우는 것도 다 냴숨을 길게 하는 겁니다. 천주교도 마찬가지에요. 일단 모든 성가가 냴숨을 길게 하도록 되어 있죠? (예) 그리고 각종 신공(神功)에 해당하는 기도문이 있습니다. 주기도문, 성모송, 묵주신공, 사도신경 같은 것들. 이렇게 저절로 냴숨을 길게 하게 되는 기도수행을 했던 것은 그런 수행법들이 유행했던 시대가 육체를 더 많이 써야 했던 음기 시대였기 때문입니다. 그래서 그때는 다들 촌구맥이 컸고 따라서 이때의 사람을 살리는 도법은 냴숨을 길게 하여 인영맥을 키우는 것이 주(主)가 되었던 것입니다. 그러한 시대 상황을 깨달은 도사들이 이런 수행법을 만들어 널리 퍼트려서 사람들의 음양의 기운을 조화롭게 했던 거였죠. 그러니까 팔도(八道)의 모든 백성이 살림살이 판 안에서 자연스럽게 다 수도를 했던 거예요. 대한민국 사람으로 태어나는 순간 도인이 된다고 그랬죠? 우리 민족은 다 도판에서 태어나서 자랐기 때문에, 어떤 특정인만 수행을 했던 게 아니라 농부들은 김매기를 하면서도 하고, 어부는 고기 잡으면서도 하고 했었어요. 그들이 불렀던 노동요, 김매는 소리 등이 다 낼숨을 길게 해서 인영 촌구의 맥을 바르게 하도록 하는 법이었던 거죠.

그런데 지금은 우주와 인간의 기운판도가 변하고 세상도 지식 정보화 시대로 판이 바뀌어서 전부 머리만 써서 먹고 사는 세상이 되었어요. 그래서 옛날에는 주로 아래로 가라앉아 있던 기운이 지금 시대엔 대부분 머리 위로 떠 있습니다. 그렇기 때문에 과거의 수행법으로 하면 안 된다는 겁니다. 지금 천지 안에서 인류문명의 판도가 바뀌었는데 그러면 어떻게 해야 몸(정기신)을 바르게 할 수 있느냐? 인영맥이 큰 사람은 당연히 들숨을 길게 하고 낼숨을 짧게 해야 인영 촌구가 같아지고, 촌구맥이 큰 사람은 낼숨을 길게 하고 들숨을 짧게 해야 인영 촌구가 같아집니다. 여기서 이렇게 인영 촌구 이야기를 계속 반복하는 것은 음양의 기운을 고르게 하는 것이 그만큼 중요하기 때문입니다.

우리 민족은 아기가 태어나면 제일 먼저 도리도리를 시켰다고 그랬습니다. 그때부터 도의 이치를 가르쳤던 거예요. 무슨 학교 만들어서 교과서 나눠주고 가르쳤던 것이 아니라 집안과 마을과 일터 자체가 학교고, 교육장이고, 도장이었습니다. 그래서 몸을 닦는 것을 수신(修身)이라고 하고, 그 닦음을 바르게 하는 것을 수도(修道)라고 하고, 그 길을 가는 사람을 수도자(修道者) 또는 수행자(修行者)라고 했어요. 우리가 생식을 한 끼, 두 끼 먹는 것 그 자체가 알게 모르게 수행하는 겁니다. 거기에는 화학조미료가 안 들어갔고, 첨가물도 안 들어갔잖아요. 순수한 자연의 기운이 내 몸 안으로 들어오도록 하는 것이 바로 수행의 기본이거든요. 그렇게 하도록 일러주는 것, 바르게(正) 삶의 길(道)을 가라고 말해 주는(令) 사람이 바로 정도령(正道令)입니다. 그러면 그렇게 일러주는 사람은 모두 정도령이라는 얘기에요. 무슨 택도 없이 정씨가 정도령이 아니라는 거죠. 그렇게 해석하는 건 아주 근본부터 잘못된 해석이다 그겁니다.

몸을 써야 호연지기가 길러진다, 맥을 안 본 상태에서는 추측밖에 할 수 없다

질문 : 제가 텔레비전에서 봤는데 건강했던 일곱 살 먹은 아이가 갑자기 청력, 시력을 상실하고, 식욕 부진으로 기력이 없어져서 점차 식물인간이 되어 가는데, 그 원인이 무엇인가요?

대답 : 아! 저런 질문은 대답하기가 깝깝한데, 앞으로 텔레비전에서 본 건 질문하지 마세요. 청력은 수입니다. 짠 게 부족했던 거예요. 시력은 목이죠. 그 아이는 간담이 허약해서 목극토를 못하니 반대로 비위장이 실해져서 토극수 해서 석맥이 나오는 아이일 겁니다. 그러니까 그 아이는 신장 방광이 약하다고 볼 수 있어요. 그리고 일곱 살이라는데 이건 어려서부터 주사 같은 걸 많이 맞아서 몸이 이상해지고 식었을 가능성이 크다는 거죠. 몸이 따뜻하면 배설이 잘 되고, 몸이 식으면 배설이 안 되어서 묵은 기운이 몸에 그냥 남아 있게 되잖아요. 이 묵은 기운이 오래 남아 있어서 쌓이게 되면 몸이 더 식게 되고 그것이 큰 병이 됩니다. 신장이 허약하면 석맥이 나와서 피가 탁해지고, 청력이 저하될 수 있고, 뼈가 약해집니다. 또 시력이 저하되고 근육의 기능이 떨어져서 운신을 못하는 것은 간담이 허약해진 때문인데, 그래서 그 아이의 경우엔 짠맛

과 신맛 그리고 생명력을 강화하는 떫은맛을 먹어야 됩니다. 원칙적으로 그렇다는 얘깁니다.

우리 선조들은 어렸을 적부터 몸을 쓰는 온갖 놀이를 하고, 말을 타고 하면서 호연지기를 길렀던 이유도 몸을 건강하고 정숙하게 만들기 위해서였습니다. 몸을 깨끗하고 맑게 만드는 것이 정숙하게 만드는 것인데, 사실은 그것이 최고거든요. 그렇게만 된다면 영어 단어 하나 몰라도 먹고 사는데 아무 지장 없습니다.

아무튼 그 아이는 자신에게 필요한 것을 끌어 당겨야 되는데 심포 삼초가 안 좋아서 필요한 것도 안 먹었을 것이고. 그러니까 그렇게 될 수밖에 없었죠. 그 사람들(의사)은 청력이나 시력이 나빠지는 원인을 알 수 없어요. 그리고 근육이 점점 굳어져서 식물인간이 된다는 것은 더 모를 겁니다. 지금 이 여사님이 질문하신 내용을 기초로 한다면 대강 정도로는 설명할 수는 있어요. 확실하고 깔끔하게 대답을 해주면 좋은데, 맥을 안 본 상태에서는 이렇게 대답할 수밖에 없다는 거죠. 맥을 봤더니 현맥이 나왔다고 하면 우리는 현맥만 고치면 되고, 석맥이 나왔다고 하면 석맥을 고치면 됩니다. 그 상황은 반드시 맥으로 나타나게 되어 있어요. 우리는 맥이 나온 걸 읽어서 그걸 고쳐주면 된다는 겁니다.

종합병원은 이름부터 잘못 지었다, 전문가들도 병이 뭔지 모른다, 사람마다 타고난 기국이 있고 역할이 있다, 병(病)의 정의, 오계맥을 구분하는 요령

우리는 병을 고치는 사람들이 아닙니다. 병은 누가 고쳐요? (병원에서) 병원이 아니고, 병은 의사가 고치는 거죠. 그런데 사실은 의사가 자기 병도 못 고칩니다. 그리고 의사들도 병이 뭔지 몰라요. 우리가 그 실상을 알아야 됩니다. 병을 고치겠다고 해서 차려놓은 집이 병원 아닙니까? 그것도 '종합병원' 이렇게 거창하게 해놨죠. 종합적으로 병이 생기는 원인을 제공하는 곳이 종합병원. (웃음 하하하) 거기 가면 오히려 없던 병까지 생깁니다. 피 뽑아서 분석하고, 사진 찍고 하다보면 없던 병도 생기게 돼요. 병을 고치겠다고 하면 이름을 '종합건강원'이라고 해야 맞을 것 같아요. 그런데 종합병원 그래 갖고 뭔가 대가리 터지게 열심히 하는 것은 같은데, 거기 의사들조차 병이 뭔지 모르고 있어요.

지금 온갖 매체에서 온갖 건강 관련 정보들을 와글와글 떠들어대는데, 하는 이야기들을 보면 얼척이 없습니다. 소위 전문가라는 사람들을 데려다가 병에 대해서 물어보고 대답하는 방송 프로들이 있는데, 보면 뭔 말을 하는지 도통 알 수가 없어요. 최고 전문가라는 사람들이 하나같이 하는 말이, 이런저런 병의 원인은 아직 밝혀진 바가 없다고 합니다. 그건 병이 뭔지 모른다는 거예요. 이번 시간에는 말 나온 김에 병이 뭔지 알아볼까 합니다. 아까 그 애처럼 시력도 떨어지고 청력도 떨어지는 것이 병이냐? 밥을 못 먹는 게 병이냐? 키 안 크는 게 병이냐? 요즘에는 키 안 크는 것도 병이라고 그럽니다. 키 크게 하려고 별짓을 다 하잖아요. 화학비료도 주고 그럽니다. 성장호르몬 그게 화학비료 아닙니까? (웃음) 또 종아리뼈를 잘라서 무슨 기중기로 올리듯이 키도 이만큼 올린다고 그래요. 야, 몇 년 전에 누가 그런 이야기를 하길래 듣고서는 까무러칠 뻔 했어요. 그렇게 해서 이만큼 올리면 거기 뼈가 어떻게 되겠어요? 뼈고 신경이고 뭐고 다 문제가 생기잖아요. 세상에 의사라는 지식인들이 어떻게 그런 짓을 합니까? 사실 그게 지식인이에요?

우리 윤 선생 보세요. 쪼그만 해도 야무지잖아요. 큰놈보다 나아요. 크면 큰대로, 작으면 작은 대로 다 쓸모가 있습니다. 집에 가면 간장, 된장 담그는 큰 항아리 있죠? 모두 그런 큰 항아리가 되려고 하면 안 된다는 거예요. 그러면 밥은 어디다 떠먹냐구요? 간장은 어디다 떠먹어야 돼요? 간장 종재기도 있어야 되잖아요. 그런 여러 가지를 인정하고 들어가는 게 살림살이를 조화롭게 하는 방법입니다. 그런데 지금은 아이들을 다 큰 그릇으로만 만들려고 하니, 조화가 어그러져서 웃기지도 않는 일들이 벌어지고 있는 겁니다. 간장 종재기가 조그만 해도 살림살이 할 때는 그게 없으면 안 되죠. 종재기도 있어야 되고, 냄비도 있어야 되고, 접시도 있어야 되고 다 있어야 됩니다.

사람도 각자가 타고난 그릇이 있으니 그놈을 잘 닦아서 쓰면 되는 겁니다. 정갈하게 해서 자손대대로 잘 물려주면 가보가 되는 것 아닙니까. 그런 그릇 중에 오래된 것들은 보물이 됐잖아요. 흙을 빚어서 불에 구운 걸 도자기라고 하는데, 잘만 만들어서 천 년 만 년 내려가 봐요. 그게 후대에 가면 국보도 되고 합니다. 그런데 간장 담그는 이만한 큰항아리는 관리하기도 어렵고 깨지기도 쉬워요. 그것처럼 덩치 큰 놈들이 오래 못살고, 빨리 죽습니다. 왜냐하면 이 큰 몸뚱이를 유지하기 위해서는 엄청난 에너지가 필요로 하거든요. 젊어서는 생명력이 튼튼하고 많이 먹을 수 있으니까 유지하는 게 가능합니다. 그런데 50세만 되어도 20대의 위장이 아니잖아요. 많은 세포를 먹여 살리려면 많은 에너지가 필요하니까 많이 먹어야 되고, 그러다 보니 장기가 혹사당해서 일찍 죽는 겁니다. 상대적으로 덩치가 작은 사람들은 조금만 먹어도 살 수 있어요. 그러니까 빨리 죽고 싶으면 배터지게 과식하면 되고, 건강하고 오래 살고 싶으면 적게 먹어야 됩니다. 그리고 살집을 줄여서 세포의 개체수를 줄여야 병이 생길 수 있는 가능성도 줄어들어요. 그렇게 되면 생각을 해도 집중력이 생깁니다. 20대는 힘이 있기 때문에 크나 작으나 집중력이 있지만, 몸집이 큰 사람들은 40대가 넘어가면 집중이 잘 안 돼요. 그런데 작은 사람들은 40이 넘어가도 여전히 집중력이 좋아요.

서양의 미개한 학문은 뭐가 병인 줄 모릅니다. 두통이 있다고 합시다.

그럼 그게 병이냐? 그건 MRI 찍어도 뭐가 안 나타나니까 병이 아니라고 해요. 그러면 도대체 뭐가 병입니까? 피검사 했더니 무슨 수치가 올라갔다. 그럼 그게 병이냐, 아니면 내려간 게 병이냐? 수치란 건 수시로 변합니다. 수치는 고정불변 된 게 아니잖아요. 그러니 병이 뭔지를 모른다는 겁니다. '병이 뭡니까?' 하고 물으면 얼버무리고 말아요. 그렇다면 우리는 병을 뭐라 그러느냐? 병이란 그 사람의 육장육부의 음양허실 한열의 균형이 깨진 것을 말한다. 우리는 병을 이렇게 한 줄로 딱 잘라서 이야기할 수 있습니다. 이러한 균형이 깨졌을 때 그걸 우리는 병으로 본다는 애깁니다.

먼저 음양의 균형이 깨진 것을 병이라고 합니다. 맥을 봐서 인영 촌구의 차이가 4~5성, 6~7성이면 일단 음양의 균형이 많이 깨졌다는 뜻입니다. 4~5성이 될 때까지 그 사람한테는 많은 증상들이 생깁니다. 균형이 깨진 끝에 나타난 결과물들, 증상들 있죠? 그 수많은 결과물들이 바로 당뇨니, 고혈압이니, 치매니 하는 중병들입니다.

또 허실의 균형이 깨진 것도 병입니다. 간이 허약해서 현맥이 나오면 간암이나 간경화도 생기고, 간염도 생길 수 있어요. 위장이 허약하면 홍맥이 나오게 되니까 위염, 위궤양, 위암 같은 것들이 생길 수 있겠죠. 병은 무조건 허약해서 생기는 겁니다. 실하고 튼튼한 놈에는 병이 잘 안 생겨요. 만약에 간이 실하다면 목극토를 하게 되는데, 그러면 홍맥이 나와서 위장이 쓰리지 간에는 병이 잘 안 옵니다. 또 위장이 너무 실하면 토극수를 하잖아요. 그러면 이 사람은 수기인 신장 방광이 허약해지니까 석맥이 나와서 요통이 올 수 있게 되고, 장딴지가 땡기고, 탈모가 생기고, 신장암, 방광암, 자궁암이 생길 수 있어요. 또 귀에 이상이 오고, 이가 시리고, 이가 깨지거나 누렇게 될 수도 있다는 겁니다. 그러니까 허(虛)해도 병이지만 너무 실(實)해도 병이 옵니다. 결국 허실도 균형관계를 이루어야 된다 이거죠.

한열의 균형이 깨진 것도 병입니다. 기침, 천식, 감기, 통풍, 각종 암, 통풍, 류머티스, 아토피 피부병 같은 것들은 거의 대부분 몸이 냉해서 생깁니다. 아까 말한 마비 같은 것도 거의 다 그렇습니다. 반대로 장부가 뜨거우면 이것은 열병이죠. 열대 지방 같은 곳은 열이 너무 많아서 열병이 자주 창궐을 합니다. 반면 시베리아 이런 데는 전염병이 별로 없어요. 또 적도 지방 이런 데는 뜨거워서 미생물 활동이 왕성하니까 부패하고 썩고 하는 게 많게 돼요. 그런 곳일수록 짠 것이 많이 필요합니다. 지금 사람들도 다 짠 것을 먹어야 되는데, 서양의학에서 짠 것 먹으면 병난다고 하고, 소금은 해로우니 먹지 마라는 등의 헛소리를 해서 진짜로 다 병이 나는 겁니다. 소금이 콩팥을 망가트린다는 해괴한 괴담을 퍼트린 자들의 노예가 되어서, 몇 번을 알려줬는데도 말귀를 못 알아먹고 반대를 하는 사람들이 있어요. 그러면 우리는 '아, 그래요? 그러면 그렇게 하세요' 하고 놓고 갑니다. 아무튼 우리는 음양 허실 한열의 균형이 깨진 것을 병이라고 합니다.

오늘로 절반이 딱 끝나는데 이제부터 슬슬 반 정도 한 것을 가지고 처방하는 사람들이 나오기 시작해요. 이 분들이 처음에 맥을 보면 '현맥 같다'고 그래요. 또 맥을 보면 '석맥인가? 아니, 홍맥 같애' 그럽니다. (웃음 하하하) 자기가 언제 현맥 만져 봤냐구요. 1년 전에 현맥 만져본 사람 있으면 손 들어봐요. 한 달 전에 홍맥 만져본 사람 있으면 손 들어 보세요. 안 만져 봤잖아요. 그러니 지금은 '표상수가 말한 대로 이게 홍맥인가? 홍맥 같은데? 아닌데?' 하는 게 정답입니다. 맥을 만져보고서 '가늘다, 굵다, 아! 크긴 크다' 이 정도만 알아도 그게 어딥니까. 저도 처음엔 그랬어요. 제가 석맥이 크게 나왔으니까 석맥은 만져보면 알겠는데, 홍맥은 더 누르면 딱딱하고, 덜 누르면 말랑말랑한 것 같고 해서 헷갈리더라구요. 내가 제대로 보고 있는지 자신을 못했어요.

그런데 우리 김 선생 인영맥은 퍼져 있잖아요. 그럼 우선 이건 석맥은 아니라고 말할 수 있겠죠. 뭔지는 모르지만 석맥은 아니라면 벌써 20%는 안 거예요. 석맥이 아니라면 그럼 뭐냐? 가늘지는 않으니까 현맥도, 구삼맥도 아니라는 얘기거든요. 그러면 뭐가 남아요? (구맥? 홍맥?) 구맥은 말랑말랑하고 모여져 있습니다. 맥이 넓게 퍼져 있다고 하면 홍맥 또는 모맥으로 보면 되는 겁니다.

수치 재는 건 건강과는 무관한 것이다, 건강하다고 할 수 있기 위해서는 병이 없어야 하고, 정신적 육체적으로 힘이 세면서 오래 살아야 한다

〈건강하게 삽시다, 건강 365일, 건강 플러스, 라디오 동의보감, 무엇이든 물어 보세요〉 등과 같은 프로들 있잖아요. (웃음 하하하) 아침마당이니 하면서 주부들을 대상으로 하는 그런 프로에 전문가라는 사람들이 나와서 건강하게 삽시다, 웰빙 어쩌고저쩌고 합니다. 그러면 먼저 '건강이란 뭐냐?' 즉 건강에 대한 정의가 있어야 됩니다. 맨날 박사들, 교수들, 의학전문 기자들이 나와서 건강, 건강하면서 설레발치는데 건강이 무엇인지 말을 해줘야 될 것 아닙니까. 어디 한번 말을 해봐라 이겁니다. 그래야 건강한 쪽으로 갈 수 있잖아요. 밥 잘 먹어야 건강한 거냐? 똥 잘 싸야 건강한 거냐? 잠 잘 자야 건강한 거냐? 안 아픈 게 건강한 거냐? 도대체 뭐가 건강한 거냐? 간수치, 혈당수치, 혈압수치, 몸무게와 키수치, 갑상선수치, 적혈구수치, 백혈구수치 등등 온갖 수치가 맞아야 건강한 거냐? 분명한 정의가 없습니다. 그건 한마디로 건강이 뭔지 모른다는 거예요.

건강에 대해서 제대로 말하는 데가 어디에도 없다니까요. 세계보건기구에서 정한 '건강이란 단지 질병이 없거나 허약하지 않을 뿐만 아니라 육체적, 정신적, 사회적 안녕을 누리는 완전한 상태'라는 막연한 정의 말고, 실질적인 측면에서의 건강에 대한 정의가 안 내려져 있어요. 그래서 우리는 기존 의학의 엉성한 현실을 알아야 된다는 겁니다. 지금 의사들을 보면 건강에 대한 제대로 된 정의도 없이 병을 고치겠다고 나서는 것 아닙니까. 그러니 자기 병도 못 고치는 거예요. 더 갑갑한 게 뭐냐 하면 의대에서 학위를 수여할 때 누가 논문을 써서 갖고 오면 심사를 하잖아요. 예를 들어 당뇨병에 대한 논문을 누가 써 갖고 오면 누가 심사를 하느냐? 당뇨병을 못 고치는 사람들이 그걸 심사하고 있어요. 고혈압을 못 고치는 사람들이 지금 고혈압 고치는 내용과는 무관한 논문을 심사하고 있다니까요. 우리나라만 그런 게 아니라 지금 미국이고, 영국이고, 일본이고, 중국이고 전 세계적으로 다 그래요. 그러고서는 뭐 좀 있어 보이는 것처럼 요상한 옷도 입고 격식도 갖추고서 학위를 수여하잖아요. 그렇게 해야 뭣도 모르는 중생들이 그게 대단한 줄 알고 깨갱하거든요. 병도 못 고치는 자들이 논문 심사를 해서 통과시키고 학위를 주고 하니 이게 웃기지도 않는 노릇입니다. 그 전에 건강이 뭔지 제대로 정리나 해 놓으면 모를까.

그러면 건강이란 무엇이냐? 적으세요. 첫 번째, 병이 없어야 된다. 병이 없으려면 육장육부의 음양 허실 한열의 균형을 잡으면 된다고 했죠. 이렇게 쉽습니다. 건강해지기를 원한다면 일단 음양의 균형을 잡기 위해서 인영 촌구를 같게 해야 됩니다. 인영 촌구를 안 잡아 놓으면 하루 자고 나면 또 무슨 일이 벌어져요. 여기 아팠다, 저기 아팠다 합니다. 똥도 제대로 못 눠요. 똥 마려우면 시원하게 쾌변을 눠야 되잖아요. 그러면 '표상수, 너는 만날 쾌변을 보냐?'고 묻는 사람이 있습니다. 아니죠. 저도 허구한 날 균형이 깨집니다. 그래서 균형을 맞추기 위해서 꾸준히 육기섭생법을 실천하고 있는 겁니다.

사진 찍어서 뭐가 안 나왔다고 건강한 게 아닙니다. 고혈압 환자가 혈압이 80에서 120 나왔다고 건강한 게 아니죠. 그 사람이 다른 병도 있을 수 있잖아요. 하지만 일단 인영 촌구, 이 균형이 맞으면 병이 없다고 봅니다. 어느 집 자식이 좋은 직장 다니면 부모님과 가족들이 종합검진 받을 수 있는 무슨 검진 티켓 나오고 하는 것 있죠? 그래서 종합검진을 받았는데 모든 수치가 정상이고, 깨끗하다고 그래요. 그런데 정작 그 부모는 '나, 힘 하나도 없어. 어떻게 거기까지 걸어가?' 그럽니다. 수치적으로, 사진 상으로 아무리 깨끗해도 힘이 없으면 건강한 게 아닙니다.

그래서 두 번째로는 육체적으로, 정신적으로 힘이 센 것이 건강한 것입니다. 힘이 세다는 것이 무슨 씨름판의 장사처럼 힘이 세다는 얘기가 아닙니다. 내가 나이가 60이면 60에 맞는 힘, 80이면 80에 맞는 힘이 있어야 한다는 겁니다. 80 넘으면 밖에 나가 돈을 못 벌잖아요. 그래도 자기 옷은 자기가 입고, 자기 옷이 더러워지면 하루가 걸려도 천천히 빨고, 자기 방도 한 시간 걸려도 천천히 쓸고 닦습니다. 자식들한테 방 쓰는 것 의지하지 않고. 80 먹은 사람은 그것만 해도 자식들 입장에서는 아주 감지덕지입니다. 그러면서 방에 누워있지 않고 동네를 자기 발로 천천히 왔다갔다 하면 돼요. 빨리 다닐 것도 없어요. 천천히 산책 다닐 정도의 힘. 그런 게 힘이 센 겁니다. 만약 70살이면 겨울철에 눈이 왔을 때 자기 집 마당 정도는 쓸 수 있는 힘. 그 눈을 한 시간에 치우는 것이 아니고, 천천히 이틀 걸려서 치우면 됩니다. 그런 게 힘이 있는 겁니다.

그러면 20대나 30대는 어떤 힘이 있어야 돼요? 나라를 지키고, 마을을 지킬 수 있는 힘이 있어야 합니다. 밖에 나가서 땅을 파고, 직장에 나가서 업무를 볼 수 있는 그런 힘. 또는 다른 사람을 가르쳐 낼 수 있는 힘, 어떤 지식을 다른 사람에게 전달해 줄 수 있는 그런 힘이 있어야 되는 거예요. 꼭 돈만 많이 벌어오는 게 힘이 아니잖아요. 내가 다른 사람을 이롭게 한 것으로 먹고 살 수 있으면 그걸로 되는 거죠. 먹고 사는 게 항상 풍요로워야 되느냐? 아닙니다. 헐벗지 않고, 배를 주리지만 않으면 됩니다. 노자 할아버지가 얘기했잖아요. 창자를 주리지만 않게 하면 된다고. 그러면 되는 거예요.

국가대표 선수들 힘이 세죠? 내가 국가대표로 발탁됐다는 것은 내가 그 종목에서는 제일 힘이 세고 기술도 뛰어나다는 말입니다. 그런데 축구 국가대표 선수가 그라운드에서 뛰다가 고꾸라져서 죽는 경우가 한 번씩 생깁니다. 경기장에서 뛰다가 고꾸라져서 실려 나가요. 그러면 그건 건강한 게 아니란 거죠. 힘이 세고 기술도 있었지만 부정맥이나 대맥 같은 병도 있었던 겁니다. 대맥이 있는 사람들이 운동장에서 죽을힘을 다해 뛰다가 대맥이 부정맥으로 변하게 될 때 갑자기 심장이 탁 멈춰서 죽을 수도 있어요. 우리는 대맥이나 부정맥이 있으면 그 맥을 고치면 됩니다.

그리고 마지막으로 건강하다고 할 수 있기 위해서는 오래 살아야 됩니다. 서른에 죽고, 마흔에 죽으면 안 된다는 거예요. '그 사람 건강했는데 오십도 못 넘기고 갑자기 죽었어!' 하는 경우가 있는데, 그건 사실 건강한 게 아니었다는 얘깁니다. 좌우지간 건강하게 오래 살아야, 하고 싶은 일을 할 수 있습니다.

어쨌거나 병도 없으면서 자기 옷을 빨아 입고, 자기 방을 청소할 정도의 힘이 있는데다가 오래 살 수 있다면 그게 건강한 거죠. 현재 나이가 80세인데 위암이 있다고 하면 그건 건강한 게 아니고 병이 있는 거잖아요. 100살인데 자기 집 청소도 하고 산책도 하며, 위암도 없고 간암도 없는데, 기운만 약하다. 우리는 이런 걸 건강이라고 말할 수 있습니다. 건강의 정의에 또 다른 것이 있으면 얘기해 보세요. 이것도 거기에 끼워 넣었으면 좋겠다 싶은 것 있으면 넣을게요. 없어요? '육장육부의 음양 허실 한열의 균형이 깨진 것을 병이라고 한다.' 그러면 우리는 이걸 믿는 게 아니라 그냥 인정하는 겁니다. 진리는 믿는 게 아니라 인정하고, 행하는 것입니다.

진리는 믿는 것이 아니라 인정하고 받아들이는 것이다, 교리와 진리는 다른 것이다, 건강의 기준

낮은 환하고 밤은 캄캄하다. 이런 건 믿는 게 아니고 인정하는 겁니다. 낮에는 낮에 맞게 살고, 밤에는 밤에 맞게 산다. 겨울엔 춥고 여름엔 뜨겁다. 그러니 겨울엔 따뜻하게 하고, 여름엔 시원하게 한다. 이런 건 믿는 게 아니라, 인정하고 행하는 거예요. 이 자연의 도 즉 진리에 역행하면 내가 손해를 보게 되어 있어요. 우리 성은이가 엊그저께 추울 때 치마만 입고 왔는데, 그러면 손해다 이겁니다. 학교에서 뭐라 하든 말든, 추리닝 입고 치마 입으면 돼요. 그런데 추운데도 불구하고 계속 치마만 입고 있으면 몸에 냉기가 서리게 되어 나중에 큰 병이 됩니다.

교리(敎理)라는 것이 진리(眞理)는 아닙니다. 여러 종교나 종파에서 떠드는 수많은 교리와 계율이라는 것들이 진리냐? 그건 진리가 아니에요. 그냥 그 교단에서 가르치는 교리다 그겁니다. 천주교 교리, 개신교 교리. 우리는 지금까지 진리를 따른 것이 아니고, 교리를 지키고 따른 것입니다. 그렇다면 교리란 뭐냐? 그 조직과 단체를 위한 가르침이 교리죠. 신도들을 다른 동네에 뺏기지 않으려고 떠드는 것 있잖아요. 다른 데 기웃거리지 말고 이곳에 몰빵 하라는 것은 사실 지도부를 위한 것입니다. 아니, 여기저기 배우려고 기웃거리는 게 왜 죄입니까?

하지만 교리라는 게 전부 나쁜 것만은 아니에요. 사람이 사람답게 살야 한다는 좋은 말도 있잖아요. 그러나 교리가 100% 진리는 아니라는 겁니다. 천지를 사막의 신인 여호와가 만들었다는 건 진리가 아니잖아요. 그런데 그걸 믿어달라고 사정합니다. 진리가 아니니까 수 천년동안 믿어달라고 지금껏 사정하고 있는 거예요. 진리는 절대 믿어달라고 사정하는 것이 아닙니다. 김은정님은 여자고 표상수는 남자다. 이건 믿어달라고 사정할 필요가 없습니다. 이건 애가 봐도 알죠. 여기 자연의 원리는 믿어달라고 하는 데가 아닙니다. 맹하게 믿지 말고, 경우와 이치와 사리에 합당하면 인정하고, 자신에게 이롭다면 주저하지 말고 행하면 됩니다.

건강하고 싶어도 기준이 있어야 건강해질 수 있습니다. 그렇다면 무엇을 건강의 기준으로 할 거냐? 이런 건 원래 노벨상 받은 학자들이 해 놨어야 하는 건데, 그 사람들도 사실은 아무것도 모르니까 우리 현성 사부님이 할 수 없이 해 놓으셨어요. 그래서 우리는 거저먹기로 배우는 겁니다. 배우다 보면 '야~! 어떻게 이런 것을 정리를 다 해 놓았을까?' 하고 입이 딱 벌어져요. 처음에는 긴가민가했는데 나중에 보니까 그게 다 진리더라고요.

아무튼 우리는 준혁이든, 준범이든, 소형이든, 연세가 가장 높으신 우리 박 선생님이든 또 우리 윤 선생님이든 누구든, 그 사람의 육장육부가 음양의 균형이 맞고, 허실의 균형이 맞고, 한열의 균형을 이룬 것을 건강의 첫 번째 기준으로 봅니다. 이 육장육부의 균형을 맞추기 위해 우리가 이 많은 시간을 들여서, 이 공력을 들여서 공부를 하고 있는 것 아닙니까? 반대로 그 균형이 깨진 것을 병이라고 했습니다. 이게 앞뒤가 딱딱 맞는 소리잖아요. 진리는 옆에서 보든, 앞에서 보든, 뒤에서 보든, 내부에서 보든, 누가 보든 부정할 수 없고, 틀림이 없고, 다 맞아야 됩니다.

건강하기 위해서는 먼저 자연의 원리를 알아야 한다, 음양중 삼태극, 하통지리, 상통천문, 중통인사, 구들방의 과학적 원리

건강의 기준이 있으면 건강하게 하는 방법이 있어야 됩니다. 건강하게 하는 방법을 터득하려면, 자연의 원리를 알아야 됩니다. 자연의 원리를 모르고는 절대 그 길을 갈 수가 없습니다. 그러면 자연의 원리가 뭡니까? 자연의 원리에는 첫 번째로 우리가 첫 시간에 공부한 음양중 삼태극의 원리가 있습니다. 그리고 두 번째로 사상(四像) 하통지리의 원리가 있는데 이것은 땅의 이치를 통하는 것입니다. 세 번째로 상통천문인 오행(五行)을 알아야 합니다. 여기에서 허실론이 나오죠. 또 여기에 우주자연의 생성과 소멸의 원리가 들어있습니다. 쉽게 말해서 상생과 상극의 원리가 바로 여기에서 나온다는 얘깁니다. 넷째로 천지우주의 소산 중에서도 가장 뛰어난 인간의 생명력인 육기(六氣)를 알아야 합니다. 이를 일러 중통인사라고 합니다. 태양계 안에서, 인류 전체역사를 통틀어 한 인간이 이룰 수 있는 가장 위대한 업적이라고 해도 과언이 아닌 이 중통인사 하는 법방은 바로 현성 사부님이 정립해 놓으셨어요.

그러면 첫 번째, 삼태극은 어느 정도 설명이 된 것으로 보고 여기서는 다루지 않겠습니다. 두 번째, 하통지리인 사상은 집을 짓는다든지, 농사를 짓는다든지, 도시계획을 한다든지, 도로를 만든다든지, 터널을 뚫는다든지 할 때 어떻게 해야 되느냐? 또 어떤 땅에는 어떤 작물을 심어야 농사가 잘 되고, 어느 쪽에 샘을 파야 물이 마르지 않느냐 하는 것들을 모두 설명할 수 있는 땅의 이치를 말하는 겁니다. 이를테면 집을 지을 때 축축한 곳에다 지으면 안 좋잖아요. 바람이 쌩쌩 부는 쪽에다 집을 짓는 것도 안 좋구요. 또 큰 수맥이 흐르는 곳에 집을 지으면 벽이 쩍쩍 갈라지는데, 벽이 쩍쩍 갈라질 정도로 수맥파가 올라오는 곳에서 365일 누워서 잠을 잔다고 생각해 보세요. 허리나 머리가 아플 수도 있고, 혹 그 수맥파가 간에 영향을 주면 간이 다치게 되겠죠. 그것이 서양 의학의 관점으로는 원인 불명으로 나오겠지만 우리 조상들은 그런 것도 인식하면서 집을 지을 때는 하통지리의 이치를 응용해서 지었습니다.

옛날 집에 보면 구들방이 있죠. 구들에는 높이 30~40센티 정도의 공간이 있습니다. 집을 지으면 방고래에서 30~40센티 정도 띄운 곳에 방바닥을 설치하잖아요. 그러면 수맥파가 올라오다가 그 안에서 공명이 됩니다. 구들방의 크기와 그 고래 둑의 높이가 절묘하게 맞을 때는 수맥파가 고래 안에서 공명을 일으켜 방안으로는 영향을 주지 않게 돼요. 그런 구들방 위에서 엘로드 같은 걸로 탐지해 보면 수맥파가 안 나타나요. 구들방의 구조가 완벽하게 수맥파를 차단한다 이겁니다. 이거 엄청난 것 아닙니까? 그런데 요즘 짓는 아파트나 연립주택 등에서는 보일러를 깐다고 그 구들을 다 없애버렸어요. 그러면 그 수맥파가 공명이 안 되고 그냥 뚫고 올라옵니다. 그래서 어떤 곳에 가면 층층마다 수맥이 다 탐지됩니다.

일반 한옥이나 초가집에서는 구들 높이가 한 자 정도 되는데, 바로 이 높이가 지하 수맥파를 완벽하게 중화시키는 파동 공조 공간입니다. 모든 파장은 공간에서 공명하잖아요. 그래서 성당 같은 데서 파이프오르간을 설치할 때, 공간의 크기 같은 것도 다 참고하면서 음향설계를 하는 겁니다. 그게 다 파장이 공간 안에서 공명되는 원리를 이용한 거죠. 수맥파도 그런 식으로 공명이 되게 할 수 있어요. 그래서 옛날 한옥을 지을 때는 그런 것을 다 감안해서 지었던 겁니다. 그렇게 보면 옛날의 집 짓는 목수들은 훌륭한 건축 기술자들이었어요. 이분들은 자 하나 갖고 모든 걸 다 했습니다. 그런데도 집 지어 놓은 걸 보면 햇빛도 잘 들어오고, 통풍도 잘 되고, 수맥파 같은 것도 기가 막히게 다 차단시켜 놓았어요. 오히려 지금 사람들이 그분들의 안목을 못 따라 갑니다.

부자인 송 진사 댁의 방들이 작은 이유

옛날 집은 방 한 칸이 다 좁았어요. 방이 그렇게 크지 않았습니다. 그러면 왜 작았느냐? 잠잘 때 사람 몸에서 퍼져 나가는 기운이 침실 내부 구조에서 공명을 하는데, 사람 기운과 공간의 기운이 어우러져서 돌아갈 때 방이 너무 크면 어떻게 되겠어요? 설기(泄氣)가 되겠죠. 설기가 된다는 건 공명하는 파동이 자기 몸과 안 맞다는 말이거든요. 기운이 자꾸 설기가 되면 몸이 쇠약해질 수밖에 없습니다. 그런데 사방 일곱 자로 방이 조그만 하면 일단 아늑해집니다. 그렇기 때문에 거실은 넓게 해도 상관없지만 침실만큼은 크게 하면 안 됩니다.

실제가 그래요. 옛날 시골 마을에 수십 칸짜리 송 진사네 집이 있었는데, 우리 어렸을 때는 그 집을 놀이터 삼아 갖고 그 집 울타리를 빙빙 돌며 놀았어요. 그 집 안에는 별 게 다 있었어요. 우물도 있고, 연못도 있고. 그런데 손님이 머물렀다 가는 거실이나 사랑채는 넓은데, 할아버지가 주무시는 방은 조그만 했어요. 사실 우리 집의 방도 좁았고, 큰 집의 방도 좁았습니다. 우리야 가난해서 그렇게 좁게 지었다고 해도, 송 진사 댁은 부잣집인데 왜 그렇게 좁게 지었을까? 생각해 보니, 아! 사람 몸과 공명하는 파동 때문에 그렇게 좁게 만들었구나 싶더라구요.

집은 큰데 가족이 없다면 썰렁합니다. 50평짜리 집에 노인네 둘만 산다면 썰렁하죠. 반면 집은 좁은데 사람이 많으면, 좀 답답한 것은 있지만 다복하다고 하잖아요. 이러한 집 짓고 하는 데에 관련된 원리를 바로 땅의 이치를 통한다고 해서 하통지리라고 합니다. 그리고 나라의 도성을 만들 때, 이를테면 태조 이성계가 한양에 도읍을 정하고 도시를 만들 때의 원리. 도시계획을 할 때 배산임수는 기본으로 하고, 그렇게 큰 도시를 만들 때는 어느 정도로 축성하고, 그보다 작은 고을 현을 만들 때는 어느 정도의 크기로 하고, 돌아가신 사람이 사는 집(陰宅, 무덤)은 어떻게 조성하는가 등에 대한 이치 같은 것들도 모두 하통지리입니다.

음택과 양택, 화장(火葬)은 해서는 안 된다

집에는 두 종류가 있어요. 양택과 음택. 죽은 사람이 사는 집을 음택이라고 하고, 산 사람이 사는 집은 양택이라고 합니다. 그러니까 우리 조상들은 돌아가신 분들도 늘 함께하는 존재로 인식을 했던 겁니다. 망자의 집이 묘잖아요. 그런데 지금은 전부 화장(火葬)을 선호해서 태워서 없애자고 그럽니다. 우리는 절대로 화장을 하면 안 돼요. 자손들을 위해서라도 매장을 해야 됩니다. 그 원리는 나중에 설명할게요. 묘 터를 잘 쓰면 자손들에게 발복한다는 그런 건 잘 모르겠습니다.

하지만 우리 어머니, 아버지가 돌아가셨다고 칩시다. 화장해서 재를 강물에 다 뿌렸어요. 그런데 추석 때가 되면 남들은 다 벌초하러 가고, 성묘하러 조상 산소 다 찾아가는데 나만 갈 데가 없어요. 그건 그렇다 치고, 누구든 살다보면 힘들고 답답할 때가 있잖아요. 하는 일도 잘 안 되고, 가정사가 꼬여서 힘들고 할 때는 누구한테 가서 하소연도 하고 싶잖아요. 그러면 그게 누가 되겠어요? (부모님이지요) 부모님입니다.

그런데 부모님이 돌아가셨어요. 그래도 산소라도 있으면 거기에 꽃이라도 한 다발, 술이라도 한 병 사들고 가서 봉분 위에 부어 드리면서 투덜투덜 넋두리라도 할 수 있습니다. 그게 안식처거든요. 부모님의 묘지는 짐이 아니라, 때로는 살아있는 자손들의 안식처 역할도 하는 겁니다. 그런데 벌초하는 게 귀찮고, 토지 까먹는 게 아깝다? 웃기지 말라고 그래요. 잘 사는 놈들, 권력자들, 사회 지도층들이 자기네 부모나 조상을 모신 산소에 가보면 그 터가 어마어마한 게 이루 말할 수가 없을 정돕니다. 자기네들은 그렇게 다 해놓고 있으면서 서민들한테는 국토가 좁으니 매장하지 말라고 하고 있어요.

그러니까 우리는 터가 있으면 조그마한 봉분이라도 모셔야 됩니다. 왜냐? 나중에 손자가 나오고, 증손자가 나왔어요. 우리 증조할아버지 산소가 있어서 뿌리가 있는 것하고, 그 뿌리를 태워서 없앤 것하고는 같지가 않습니다. 인간은 완전무결하지 않고, 때로는 나약해질 때가 있거든요. 그럴 때 동기부여를 해주고 기운을 잡아주는 것이 바로 나의 뿌리인 부모 조상입니다. 조상 보고 귀신이다, 우상이다, 미신이다 하면서 절도 않는 패악질을 저지르는 놈들이 있는데 그건 말도 안 되는 짓이에요. 사람이 죽으면 혼과 얼은 하늘로 올라가 자손과 이어지고, 육신은 한줌의 흙으로 돌아가서 땅기운(地氣)과 교류하는 것으로 여겼던 것이 바로 우리 조상들의 사고방식이었습니다.

지수화풍 사대(四大), 풍수지리(風水地理)가 정립되는 토대, 본질에서 벗어나 버린 지금의 풍수리지

이런 것에 관련된 이치를 총제적으로 풍수지리라고 그러죠. 말이 나온 김에 사람이 어떻게 되어 있는지 알아봅시다. 「창세기」에 보면 신이 천지와 만물을 다 짓고 여섯째 되는 날에 흙으로 사람을 빚는데, 자신의 형상대로 만들어냈다고 합니다. 그건 사람은 하느님과 똑같이 만들어졌다는 얘기예요. 그래서 우리 몸은 장부고, 경맥이고 뭐고 간에 전부 다 하느님처럼 되어 있습니다. 그러니까 우리 스스로를 우습게 보면 안 됩니다. 그쪽 교리로 보더라도 우리 몸은 하느님과 똑같이 만들어진 겁니다.

그리고 흙으로 빚고 말린 뒤에 여호와가 입김을 불어넣었다고 나옵니다. 흙으로 만든 인형 콧구멍에다가 바람을 불어 넣어서 만든 것이 아담이잖아요. 그런데 이 흙(地) 갖고 뭘 빚으려면 아무리 여호와라고 해도 물(水)이 있어야 됩니다. 다 만든 흙 인형을 말릴 때는 햇볕 즉 불(火)

기운이 있어야 되겠죠. 마지막으로는 콧구멍에 후~~ 하고 입으로 공기인 바람(風)을 불어 넣었습니다. 「창세기」에 나오는 신이 인간을 만들 때 사용한 원료를 살펴보면 흙(地), 물(水), 불(火) 바람(風)이 다 들어가 있습니다. 한편 불교에서도 사람의 몸이 사대(四大)로 되어 있다고 하죠. 사대가 뭐예요? (지수화풍) 그렇죠. 결국 불교와 예수교 두 집이 똑같은 말을 하고 있는 겁니다. 하지만 더 이상의 이야기는 없고 그냥 단순히 사람은 요렇게 사대로 이루어졌다고만 해놓고 말았습니다.

그러면 우리 조상들은 뭐라고 했느냐? 풍수지리라는 글자에 보면, '바르게 할 리, 다스릴 이, 이치 리(理)' 자가 있죠? 저 모래바람 날리는 곳하고, 인도 저 동네에선 사람이 지수화풍으로 되어 있다는 것만 말했지만, 우리는 여기에다 이치(理致)까지 말한 겁니다. 사람 몸의 70% 이상은 물(水)로 되어 있어요. 그래서 우리는 좋은 물을 마셔야 되는 거예요. 또 내 몸에는 우리가 먹는 음식물을 통해서 땅(地) 기운도 들어와 있습니다. 하늘 기운은 바람(風)을 통해서 콧구멍으로 들어오고 또 우리 몸 안에는 상화도 들어 있어서 그것이 바로 생명의 기(火, 相火)로 작용합니다. 간이 허약하면 신맛을 먹어야 몸이 따뜻해지고, 위장에 병이 나면 단맛을 먹어야 몸이 따뜻해지고, 대장이 병나면 매운맛을 먹어야 따뜻해지는데, 이 온기가 바로 상화예요. 그래서 하늘 기운인 바람(공기)의 이치와, 몸의 70%를 구성하는 물의 이치와, 우리 몸을 형성하는 기본 질료인 먹거리에 관련된 땅(地)의 이치와 생명력인 온기(상화, 화)를 잘 유지하고 증대시키는 것과 관련된 이치들은 마을을 건설하고 집을 짓고 산이나 강을 이용하는 종합적 원리를 논하는 풍수지리(風水地理)와 굉장히 유기적으로 결합이 됩니다.

어떤 곳에 가면 바람이 어느 방향에서 불어도 잠잠한 자리가 있어요. 그런 데서 숨을 쉬어야 편합니다. 바람이 사나운 곳에서 숨을 쉬면 기관

지나 폐가 안 좋은 사람은 숨이 차고, 간이 안 좋은 사람은 특히 바람이 세게 불면 더 안 좋아져요. 그리고 물도 짠물이나 센물이 있는데, 마시는 물에는 그런 물을 쓰면 안 된다는 거죠. 또 그 땅에다가 먹거리를 재배해서 내가 그걸 먹게 되는데 그것을 어떻게 먹어야 내 장부라든지 뼈를 만들 때 도움이 되도록 할 수 있느냐? 또 병이 안 생기고 건강하게 살 수 있느냐? 저는 지수화풍 사대의 원리가 땅의 이치와 결합한 것이 우리의 풍수지리학이라고 생각합니다.

하지만 이것이 수천, 수백 년 내려오면서 지금은 묘 터와 집 터 잡는 쪽으로만 치우쳐 버리게 되었어요. 사실 패찰 들고 다니는 사람들이 이런 본질적인 얘기를 하면 돈이 돼요, 안 돼요? (안 돼요) 돈이 안 되잖아요. 인간은 거의 본능적으로 돈이 안 되는 짓은 안하려고 듭니다. 그러면 사람들이 삶을 이루는데 있어 가장 본질적이면서도, 실제 생활을 영위하는데 있어 가장 유용했던 이 풍수지리학을 돈 되는 공부로 만들려면 어떻게 해야 되었어요? 죽은 자를 담보로 해서 발복 장사를 해야 됐던 거죠. 지금 소위 지관들이 돈 때문에 묘 터나 잡아주고 다니잖아요. 그런 연유로 해서 지금 천문과 지리의 본질적 공부가 다 왜곡되어 버렸어요. 이것도 본래자리로 가야 됩니다. 앞으로 원시반본해야 된다는 거죠. 천문과 지리 그리고 의가, 도가, 선가, 종교, 철학 등 모든 것이 권력과 재물을 떠나 사람을 위하는 방향으로 다 원시반본을 해야 되는데, 그러려면 반드시 자연의 원리를 통해야 됩니다. 이 자연의 원리를 통해서 이런 학문들이 가졌던 본래의 진면목을 알게 되면 그것들을 더 잘 활용할 수 있게 되고 그렇게 함으로써 이 세상이 더욱 살기 좋은 세상이 되지 않겠는가 그렇게 보는 거죠. 본래 자리를 알면 지엽적인 것에 휘둘리지 않게 됩니다.

조선 왕조 5백 년을 거치면서 왕뿐 아니라 숱한 왕비들, 왕자들, 공주들이 다 죽었잖아요. 그러면 5백 년 동안 좋은 묘 터는 그 사람들이 다 차지했다고 봐야 됩니다. 조선왕조만 그래요? 고려 왕조 5백년도 그랬고, 신라 천년도 그랬습니다. 또 옛날에 벼슬 지낸 사람들도 자신들이 죽으면 서로 좋은 자리를 차지하려고 했을 것 아닙니까. 그런데 그 사람들의 후손들이 다 잘 되었어요? 아니잖아요. 그래서 발복한다 이런 걸 떠나서 사람이 살기에 아늑하고 정말 좋은 터가 어디냐? 바로 이런 이치를 따져서 좋은 터를 구해야 된다는 겁니다. 앞으로 이런 것을 제대로 따져서 공부하는 학인이 나올 것으로 생각합니다. 저는 여기까지만 할게요.

우리가 땅에 집을 지어서 살고 있고, 땅에서 농사짓고 있는 한은 하통지리 즉 땅의 이치를 알아야 합니다. 그리고 상통천문은 하늘이 생겨나고 별이 생성 소멸하는 원리에 대한 이치입니다. 땅이라고 하는 건 오로지 하늘의 기운을 받아 내려서 싹도 틔우고, 꽃도 피우고, 열매도 맺는 것이거든요. 또 하늘 기운에 의해서 쓸려 나가기도 하고, 쌓이기도 하죠. 하늘에서 눈이 오고, 비가 오고, 바람이 불어야 땅도 얼고 풀리고 하면서 초목에서 싹도 나고 꽃도 피울 수 있는 겁니다. 땅이라는 건 무조건 하늘의 기운에 상응할 뿐입니다.

『천부경』은 우주와 생명들의 생성 발전 전개 과정을 나타낸 경전이다, 일적십거 무궤화삼의 의미

『천부경』을 보면 '天一 地一二 人一三' 이라는 문장이 있죠? 우주는 하늘이 먼저 만들어지고, 그 다음에 땅이 만들어지고, 그 다음에 사람이 만들어졌다. 여기서 일(一)은 하늘을 가리키고, 이(二)는 땅을 가리키고, 삼(三)은 생명을 가리킵니다. '인'이라는 것은 생명으로 읽어도 되고, 사람으로 읽어도 돼요. 그런데 최초의 천지인은 태극 즉 음양인이(二)가 아닌, 무극인 일(一)의 상태로 존재한다고 나옵니다. 처음에 '天一一 地一二 人一三' 할 때의 하늘인 천일일(天一一)은 음양이 없어서 밤낮도 없고 비바람도 없는 하늘. 생명을 낳고 기를 수 없는 상태의 하늘을 말합니다. 또 지일이(地一二)는 음양이 없는 땅, 생명이 탄생되기 전의 지구를 의미하구요. 생명체(人一三) 역시 음양이 없는 원시생명체입니다. 그러니까 처음에 원시하늘이 있었고, 그로부터 무량한 시간이 흐른 뒤에 처음으로 땅이 생겨났는데, 이 땅은 하늘의 기운에 상응하여 역시 무량한 겁이 지나고 나서야 원시 생명체를 만들었다고 하는 기록이 천부경의 '天一一 地一二 人一三'에 그대로 실려 있는 겁니다.

이 상태에서 무량한 세월이 흐르면서 다시 무언가가 만들어져 가는데, 그 다음에 나오는 일적십거 무궤화삼(一積十鉅 無匱化三)이 바로 그것에 대한 이야기입니다. '일적십거 무궤화삼' 이 대목은 우주가, 하느님이 온갖 생명체들을 창조하고 길러내는 과정을 말해요. 하나의 기운이 거듭하여 계속 쌓여 갑니다(一積). 지구가 돌기 시작해서 밤과 낮, 수축과 팽창의 음양기운이 만들어지고, 태양을 중심으로 공전을 하면서 오행(목화토금수 완산고긴연緩散固緊軟)의 기운이 형성됩니다. 이렇게 수십억 년의 무량한 시간을 운행하면서 쌓인 에너지가 생명체인 소우주들을 진화시킵니다. 하나(一)가 쌓여서(積) 어디까지 가요? (십이요) 그렇죠. 십(十)까지 가죠. 십까지 커지는 것(鉅)이 완성(十)되어 가는 과정을 나타내요. 저는 이걸 태초의 원시 소우주(생명체)가 무량겁을 윤회하면서 진화를 거듭하였으나, 더 이상 담을 그릇이 없어서(無匱), 최종적으로는 사람으로 완성(化三)된 것을 이야기 하는 거라고 보고 있습니다.

천지는 생명을 원시생명체로부터 진화 발전시켜 오면서 온갖 것을 다 만들었습니다. 이끼를 만들고, 초목을 만들고, 아메바를 만들고, 삼엽충 시대를 지나서 어류, 양서류, 파충류, 조류, 그 다음에 포유류가 나오고 영장류가 나오고 사람까지 왔잖아요. 중간에 공룡도 나왔고. 또 천지가 맘모스 이런 놈들도 만들어 봤습니다. 그런데 무궤(無匱). 여기서 궤짝 할 때의 '궤(匱)' 자는 보배롭고 귀(貴)한 것을 요(匚) 안에다 감춰 놓은 것을 말합니다. 요것이 '감출 혜(匚)' 자 거든요. 무궤는 이 궤짝 안에다 감춰 놓으려고 했는데 담아놓을 적절한 함이나 궤짝이 없다(無匱)는 뜻 입니다. 천지는 아메바도 만들고, 상어도 만들고, 고래도 만들고, 맘모스에 공룡도 만들고, 온갖 것을 다 만들어 담아 봤어요. 그런데 천지의 가장 고귀한 기운을 담아놓을 그릇으로는 자격미달이어서 마지막에 뭐를 만들었다고 했습니까? (사람) 여기에서 三이 사람이라고 했죠? 즉 사람에게 담아 놓았다 그 얘깁니다. 일적십거 무궤화삼(一積十鉅 無匱化三)은 바로 그런 뜻입니다. 우주가 생명을 만들어서 일에서 십, 여기까지 오는 동안 별짓을 다 해봤는데, 오만 가지를 다 만들어서 담아 봤는데, 담을 그릇이 없어서(無匱) 사람을 만들어서 담게(化三) 되었다. 그런 것 같아요? (예) 박수를 쳐야 다음 것이 나오지. (박수 짝짝짝)

그 다음에 '天二三 地二三 人二三' 이렇게 나가죠. 아까는 하늘이 무극의 상태였잖아요. 그런데 여기(天一一)에서 여기(天二三)까지 오는데 얼마나 시간이 걸렸다고 했어요? (무량한 세월) 사람의 머리로는 헤아릴 수 없는 세월, 무량겁이 걸렸다고 했습니다. 그 과정에서 수많은 생명을 만들어서 천지기운을 담아 봤는데 담을 그릇이 안 되어서 사람을 만들었다고 했죠? 처음에는 천지도 음양운동을 제대로 하지 못해서, 생명도 양성(兩性)이 나타나지 못했는데, 무량 겁이 흐른 뒤에 천지가 완벽한 음양운동을 하게 되면서 암수 양성이 나타나게 되었고 그 끝에 비로소 사람이 출현하게 되었다는 비밀을 말하고 있는 게 바로 천이삼(天二三)... 하는 구절입니다.

천이삼(天二三)! 하늘(天)에도 사람(三)을 먹여 살릴 수 있는 음양

(二)이 있다. 무극(天一)에서 태극(天二)으로 바뀌죠? 낮과 밤이 생기고, 비가 오고 바람이 분다는 얘기예요. 비로소 무극으로만 존재하던 하늘이 태극 작용을 하게 되었다. 이건 사람이 살 수 있는 환경을 조성하는 겁니다. 지구가 이렇게 있었다면, 처음에는 천공이라는 막, 요즘 말로는 성층권, 대기권이라고 말할 수도 있는 그 막이 없었어요. 우주선이 이것을 뚫고 나가기 힘들다면서요? 이러한 대기권이 확실히 생긴 뒤에는 더 이상 물기가 우주 공간으로 증발되어 날아가지 않고 눈이나 비로 다시 내려오겠죠. 지금 이 시간에도 거대한 바닷물이 증발되고 있습니다. 바닷물이 증발되면 다시 비가 되어서 내려오는데, 천이삼은 그런 작용을 일으킬 수 있는 하늘이 되었다는 것입니다. 그래서 요건 생명체가 살 수 있도록 음양과 사시의 질서가 만들어진 하늘(天二三)을 말하는 거예요. (짝짝짝 박수소리)

또 땅도 30억년, 50억 년 전에는 유황이다, 마그마다 해서 냄새나고, 연기 나고, 뜨겁고, 뭐 정신이 없었을 겁니다. 지일이(地一二)라고 할 때는 생명이 살 수 없는 지구환경이지만, 지이삼(地二三) 할 때의 땅은 달이 지구를 돌면서 음양인 밀물과 썰물이 생겨나게 되고 거기에 따른 어마어마한 기운을 빚어내게 되어서, 비로소 생명체가 편안하게 살 수 있는 땅이 되었고, 오곡이 자랄 수 있는 땅이 되었다는 것을 의미해요.

그리고 인이삼(人二三)은, 모든 생명체도 음양으로 나눠져서 짝을 이루어서 완전한 생명을 이어나가고 번성할 수 있는 조건이 만들어졌다는 것을 나타냅니다. 지상에 있는 초목과 사람을 비롯한 각각의 소우주들이 양성 결합을 통해 생육하고 번식할 수 있는 상태에 이르렀다는 걸 말하는 거죠. 다음은 대삼합육 생칠팔구(大三合六 生七八九)죠?

(이화님: 제가 서로 다른 천부경 해설서 열 몇 권을 읽어봤는데, 이렇게 실제적이고 실감나는 해설은 처음 접해 봅니다. 일만 년 전부터 구전

으로 내려오다 6천여 년 전쯤 녹도문자로 기록됐다는 『천부경』도 결국 자연의 원리를 말한 것 같습니다)

그렇습니다. 『천부경』은 우주의 생성, 발전, 진화 과정을 가르치는 조화의 진경(眞經)입니다. 제가 각종 천부경 해설서 오십 권 이상을 보고서 나름대로 정리한 것이 이것입니다. 시간이 없으니까 여기까지만 할게요.

(『천부경』의 뜻이 너무 궁금한데 제가 해석할 능력이 안 되어서 다른 분들이 해석한 것을 여러 권 봤거든요. 딱히 이거다 싶은 것이 없었는데 이제 뭐가 좀 시원하게 뚫린 것 같습니다)

저도 10년이 훨씬 넘도록 갈증 해소가 안 되니까 천부경 해설서가 나오는 족족 읽어 봤을 것 아닙니까? 또 그것만으로도 성이 안 차니까, 밤에 잠도 안 오고 심심할 때 생각을 해보고 또 해본 것이 여기까지 온 겁니다. 『천부경』은 보는 사람이 어떠한 관점에서 보느냐에 따라 해석을 다르게 하는데, 저는 이렇게 봤습니다. 꼭 이렇게 해석해야 된다고 우기는 게 아니에요. 단지 제가 본 관점이 이렇다는 겁니다. 지금 어딘가에 더 이치에 맞게 해석하는 사람이 있을 수도 있고, 앞으로 나올 수도 있을 겁니다.

건강하게 하려면 육기섭생법을 실천해야 한다, 법(法)이 나오고서 술(術)이 나온다

우리는 자연의 원리를 통해 삼태극과 사상 그리고 오행을 알아가고 있어요. 특히 지금 우리가 하는 것은 육기를 통함으로써 인간 만사에도 통하는 중통인사 하는 공부입니다. 이건 자연과 생명을 바탕에 놓고 사람을 봐야 된다는 걸 의미합니다. 이게 바로 자연의 원리의 핵심이죠. 사실은 저 네 가지가 전부 다예요. 저 네 개의 그림으로 모든 걸 다 설명할 수 있습니다. 다른 그림들도 많이 있어요. 구궁팔괘도, 태극양의도, 십승도, 선후천합부영대도, 양백궁을도, 하도, 낙서 등 해서 여러 그림들이 많은데 그건 귀에 걸면 귀걸이고, 코에 걸면 코걸입니다. 그렇지만 저 삼태극, 사상, 오행, 육기는 단순명료하고 실질적입니다. 진리는 애매하거나 복잡하지도 않고 추상적이지도 않아요.

그러면 건강하게 하는 방법, 그 두 번째는 무엇이냐? 맥을 알아야 됩니다. 인영맥이 큰지, 촌구맥이 큰지 알아야 바르게 숨 쉬는 법을 알 수 있고, 운동법에 대한 기준을 세울 수 있습니다. 세 번째는 자신의 체질을 알아야 됩니다. 이건 음양체질분류법과 오행체질분류법을 말하는 거예요. 이 사람이 여자인지 남자인지 알아야 되고, 나이가 20세인지 50세인지도 알아야 되고 또 이 사람이 위장이 작은 사람인지, 큰 사람인지 알아야 올바른 식사법이 나옵니다. 체질을 알아야 거기에 맞게끔 건강하게 하는 처방법이 나오게 됩니다.

사실은 이치를 통해서 일체의 법(法)이 나오는 겁니다. 그리고 법에 의해서 술(術)이 나오는 거죠. 무슨 침술, 뜸술 하는 것 있잖아요. 의술이니 하는 건 다 법 다음에 나오는 거예요. 술(術)이 나온 다음에는 뭐가 나오느냐? 그것을 배우는 학(學)이 나옵니다. 학문의 구조와 현재 학술의 판도를 한눈에 꿰뚫어보는 법이 있는데, 그걸 통해 우리가 어떻게 판단해야 되는가 하는 건 다음에 하기로 하고, 일단 처방법이 나오면 그대로 실천하면 되는 겁니다. 뭘 실천하느냐? 육기섭생법을 실천한다 그거죠.

자연의 원리를 따르지 않고서는 절대로 건강해질 수 없다

육기섭생법은 이제 다 아시죠? 첫 번째로 영양하고. 영양을 생식으로 하면 저절로 소식을 하게 됩니다. 그래서 섭생을 생식으로 해봐라 그 얘기죠. 여기에는 좋은 물도 필요합니다. 육기섭생법의 두 번째는 운동과 활동. 세 번째는 호흡. 네 번째는 체온 유지.

다섯 번째는 천기 적응입니다. 찬바람이 많이 분다면 그날은 어린 애기를 데리고 외출하면 안 되잖아요. 그런 날에는 자칫하면 감기에 걸릴 수도 있기 때문입니다. 애기들은 어른에 비해서 외기에 저항하는 힘이 약해요. 그래서 뜨거운 햇살이라든지 사나운 바람이라든지 겨울의 혹한 그리고 여름의 혹서 같은 데에 노출되면 애기들은 더 약해집니다. 그런 날은 애기 엄마들은 외출을 삼가야 된다 그거죠. 그렇다고 여름철에 덥다고 해서 에어컨을 팡팡 틀어도 안 됩니다. 신생아나 영아들한테는 에어컨 바람에 들어있는 냉매(프레온가스) 물질이 아주 안 좋아요. 아기들이 가진 외기에 대한 저항력이나 적응력은 어른들과는 다릅니다. 그런데 그걸 모르고 여름철에 덥다고 신생아실 에어컨을 18~20도에 맞춰서 틀어놓고 하는데, 그러면 안 된다는 겁니다. 여섯 번째는 자신의 체질을 알아서 체질에 맞게 살아야 됩니다.

이 여섯 가지를 이해하고, 잘 실천하면 건강해집니다. 그래서 만일 위장이 안 좋으면 위장을 영양하고, 위장을 튼튼하게 하는 운동을 하고, 위장을 튼튼하게 하는 호흡을 하고, 따뜻하게 하면 건강해지는 겁니다. 이게 바로 병을 고치는 방법입니다. 누구든 자기 병을 고치기 위해선 자연의 원리를 알아야 됩니다. 자연을 도외시하면 생명에 접근할 수가 없어요. 왜냐하면 인간은 자연의 산물이면서 자연의 한 부분이자, 천지자연의 중앙이니까 그렇습니다. 이때까지 의학자들은 자기네들의 의학으로 병을 고칠 수 있다고 큰소리 쳐 왔잖아요. 하지만 실제로 고쳐내는 병은 거의 없고, 오히려 사람들이 걸리는 병의 가지 수만 더 늘어났습니다. 원인불명의 병이나 불치병에 걸린 환자들의 숫자도 참담할 정도로 더 늘어났어요. 사실 서양의학은 아직까지 피부병은 커녕 변비나 감기 같은 것도 하나 해결 못하고 있습니다. 이것이 지금 제도권 의학의 실상이기 때문에 우리는 그 실상을 잘 알고 생명과 자연에 입각해서 우리가 처한 현실을 개선해 나가야 된다는 겁니다. 이것이 건강으로 갈 수 있는 도(道)와 이치입니다. 그래서 사실은 자연의 원리를 공부하고 실천하는 게 곧 도를 닦는 겁니다.

도사의 조건 - 자기 병 자기가 고칠 줄 알아야 한다, 자기 의식주는 자기가 해결할 수 있어야 된다, 기사와 이적을 행하는 것은 도통과는 무관하다

사람이 가는 길 중에서 가장 수승한 길을 도(道)라고 하고, 그 길을 가는 사람을 도사(道士)라고 하는데, 도사가 되려면 어떻게 해야 되느냐? 다른 건 다 몰라도 이 두 가지는 꼭 할 수 있어야 됩니다. 첫 번째, 자기 병을 자기가 고칠 줄 알아야 됩니다. 자기 병을 자기가 못 고치면 그건 도사가 아닙니다. 자기 병도 못 고치는 놈이 도를 안다고 떠들면 그건 사기꾼이에요. 자기 병을 자기가 고칠 수 있어야 도사의 '도' 자를 쓸 수 있는 자격이 되는 겁니다.

두 번째, 적어도 헐벗고 배가 주리지 않을 만큼, 자기 의식주는 자기가 스스로 해결할 수 있어야 됩니다. 요건 한마디로 경제적 자립을 얘기합니다. 반드시 돈 많이 벌어야 된다는 것은 아니고, 최소한의 경제적 자립만 이루어내도 돼요. 예를 들어서 시골에 내려가 텃밭을 일궈서 자기 힘으로 반찬거리를 구하는 한편, 옆집에 가서 일만 해줘도 경제적 자립을 얼추 이루는 겁니다. 다시 말해서 자기 병 자기가 고치고, 자기 밥을 자기가 구해서 먹는 이 두 가지만 할 수 있으면, 도사라는 소리를 들을 수 있습니다. 그러면서 내가 법학을 공부 하겠다 해서 10년, 20년 계속 공부하다 보면 법학의 대가도 될 수 있겠죠. 또 내가 한문을 공부하겠다 한다면 병 생긴 걸 고쳐가면서 10년이고, 20년이고 계속 공부하다 보면 자기가 가고자 하는 길에 달통하게 되는데, 어느 한 분야에 달통하는 이런 것이 진짜 도통입니다.

앉아서 천리 밖, 만리 밖을 보는 게 도통이 아닙니다. 그런 건 안 봐도 돼요. 그것 본다고 쌀이 나와요, 밥이 나와요? 또 어떤 사람은 쇠붙이를 뜯어서 먹고, 어떤 사람은 염력으로 숟가락을 구부러트리기도 하는데, 그런 것 역시 안 해도 됩니다. 그것 한다고 무르팍이 좋아져요, 허리가 좋아져요? (웃음 하하하) 그런 기사(奇事)와 이적(異蹟)은 도통하고는 아무 관계가 없는 겁니다. 일반 여느 사람이 할 수 없는 건 할 필요가 없습니다. 보편타당한 모든 사람이 할 수 있는 것을 해야 돼요. 도통이란 것이 무슨 하늘을 날거나 공중부양 하는 그런 게 아닙니다. 공중에 뜬다고 해서 인간이 이로워졌어요, 하늘에서 쌀이 떨어졌어요? 뭐가 됐습니까? 아무것도 된 게 없잖아요. 그게 도통이 아니고 배고프면 밥 먹고 잠 오면 자는 것이 진짜 도통입니다.

그리고 그런 이적에 관심을 기울이느니, 내가 다른 사람에게 어떤 유익한 지식이나 정보를 줘서 그 사람을 이롭게 하는 것이 차라리 낫다 그거예요. 텔레비전에서 방송하는 기인열전 같은데 나와서 차력 하는 것 있잖아요. 그런 건 안 해도 됩니다. 일반인들에게 아무런 도움도 안 되니까요. 하지만 중생들은 '야! 도사 나타났다' 하면서 그런 데 더 몰려들어요. 그런데 그건 도사가 아니라 그냥 기인이죠.

예수의 가르침은 우리 민족의 경천애인(敬天愛人) 사상과도 통한다

　예수님이 잘못했던 게 뭐냐 하면, 당신이 나병 환자를 고치고, 눈 봉사와 귀머거리를 고쳤습니다. 「복음서」에 보면 병자를 고친 이야기가 나오잖아요. 예수님은 그런 능력을 갖고 있었습니다. 그러면 몇 년을 졸졸 따라다닌 제자들한테 병 고치는 훌륭한 방법이나 이치를 알려 줘서 스스로 자기 병을 고칠 수 있게 해 줬어야죠. 또 예수님에게는 물고기 두 마리와 빵 다섯 개로 오천 명을 먹이고도 열 두 광주리가 남게 하는 방법이 있었어요. 그러면 그런 방법을 제자들에게 전수해 줘서 자기 밥은 자기가 먹고 살도록 했어야 되었는데 왜 안했느냐는 거죠. 그 좋은 법을 안 알려주니까 그냥 종이 되어버린 겁니다. 그래서 2천년이 지난 지금까지도 사람들은 예수를 찾아가서 병 고쳐달라, 돈 벌게 해달라 하면서 매달리고 있는 거예요.

　예수님은 네 이웃을 사랑하라고 했죠. 물론 좋은 말입니다. 그런데 사실 예수님이 이야기하기 전부터 이미 우리 한민족에겐 경천애인 사상이 있었습니다. 경천(敬天), 하느님을 공경하고. 애인(愛人), 네 주위에 있는 사람들을 사랑하라는 뜻입니다. 그런데 어떻게 이웃을 사랑하고, 사람들을 사랑할 것이냐? 말로만 사랑하는 것보다는 실제로 병 고치는 방법을 알려주는 게 정말로 이웃을 사랑하는 거예요. 그래서 우리는 사람을 정말로 사랑하고 살리는 길로 가자는 겁니다. 병 고치는 법을 예수님처럼 자기만 알고 죽을 일이 뭐가 있어요? 우리가 사람들을 건강하게만 하면 자기 밥 자기가 찾아서 먹을 수 있게 됩니다. 굳이 남한테 의지할 필요가 없게 돼요. 이렇게 해서 건강하게 하는 방법까지 다 이야기했습니다.

심포 삼초를 영양하는 먹거리들(곡류, 과일류, 채소류, 근과류, 육류), 녹두의 효능, 감자를 제대로 먹는 법

두 장을 넘기면 심포 삼초를 영양하는 음식들이 나오죠. 생명력인 심포 삼초가 허약해졌을 때 그 심포 삼초를 튼튼하게 하고 건강하게 하는 먹거리는 원래 다 있었지만, 그것을 문자가 생긴 이래 이 은하계 안에서 최초로 우리 현성 선생님께서 정리를 해놓으셨어요. 이렇게 영양하는 방법이나 건강하게 하는 방법을 구체적으로 제시하고 적시하지 않았으면 다 헛일이 되는 거죠. 의사들도 사진을 들여다보고서 몸 어느 부위에 이러한 병이 났다라고 말해주기는 합니다. 그렇지만 그 병을 해결하지는 못해요. 그런데 병 고치는 그 법을 우리 선생님께서 이번에 당신의 생을 통해서, 우리 시대에 다 정리하고 가신 겁니다. 저는 이야말로 역사가 기록된 이래 한 인간이 행한 일 중 가장 위대한 일이 아닌가 싶어요.

심포 삼초를 영양하는 음식의 맛에는 떫은맛, 담백한맛, 생내나는맛, 아린내나는맛, 먼지내나는맛이 있습니다. 먼지내는 흙내를 얘기하는데, 시골에서 밭에 갑자기 소나기가 막 쏟아지면 흙먼지가 일어나죠? 그럴 때 나는 흙 향기가 있어요. 그런 향이나 맛이 심포 삼초를 좋게 합니다. 어떤 야채를 먹으면 그런 냄새가 나는 게 있는데, 버섯 같은 것이 그렇습니다. 그리고 생내나는맛. 오이는 생내가 납니다. 옆에다 적으세요. 오미가 아닌 맛. 시고, 쓰고, 달고, 맵고, 짜고의 오미가 아닌 맛은 전부 심포 삼초를 영양합니다.

곡식으로는 옥수수와 녹두, 조가 있습니다. 옥수수, 녹두 이런 건 굉장히 좋아요. 이 중에서도 녹두가 더 강력합니다. 한약 먹을 때 숙주나 물이나 녹두는 먹지 말라고 그러잖아요. 왜냐하면 녹두는 중화작용을 강력하게 하기 때문입니다. 어떤 사나운 기운이 오더라도 녹두는 내 몸 안에서 그걸 중화시켜 버립니다. 쓴 것이 들어오더라도 중으로 만들고, 매운맛이 들어오더라도 중으로 만들어요. 그래서 한약이 들어와도 그 성질을 다스려서 중으로 만들어내는 겁니다. 그러니 약발이 듣겠어요, 안 듣겠어요? 약발이 아주 안 듣는 건 아니고 약간 떨어지게 됩니다. 사람 몸 입장에서 보면 그게 더 좋아요. 그러나 약 파는 사람 입장에서 보면 약발이 들어야 면이 좀 서니까, 왜 그런지는 모르고 옛날부터 숙주나물 먹지 말라고 하니까 요즘도 못 먹게 하는 거죠. 이렇게 녹두는 아주 강력한 중화작용을 하기 때문에, 가령 양잿물 같은 걸 먹고 속이 버렸을 때 녹두를 갈아서 먹이고 했던 거예요. 옛날에 그렇게 한 것 기억나시죠? 사람들 농약 잘못 먹고, 양잿물 잘못 먹고 하면 녹두를 생으로 갈아서 먹이잖아요. 그러면 그 나쁜 기운들도 중화가 되거든요. (해독제로 쓴 거네요?) 그렇죠. 중화시키니까 해독제인 거죠. 해독은 무조건 중화시키는 겁니다.

과일로는 토마토, 바나나, 오이, 가지가 있습니다. 그 외에도 더 있으면 여러분들이 적어 놓으세요. 먹어봤더니 떫은맛이 있다고 하면 여기에 적어 놓으면 됩니다. 야채로는 콩나물, 고사리, 양배추, 우엉, 송이버섯. 그 옆에다 적으세요. 버섯류는 영지버섯만 빼고는 거의 상화에 속합니다. 영지는 화기에 속하고 인영을 크게 한다고 했습니다. 그 다음에 우무, 아욱은 맛이 떨떠름하고 담담하죠. 육류로는 양고기와 오리고기가 있고, 오리알, 꿩고기, 번데기도 상화에 들어갑니다. 번데기는 떫은맛, 메추리알도 떫은맛이 납니다.

근과는 뿌리를 말합니다. 각종 감자. 감자는 아주 좋은 겁니다. 유럽 그 동네에선 감자가 많이 나오고 해서 감자로 만든 음식도 많아요. 그래서 그 동네는 감자가 주식이에요. 그게 상화라서 좋은 겁니다. 감자를 생으로 갈아서 먹어도 좋고. 사실 생으로 먹는 게 효과가 더 좋습니다. 하지만 그게 힘드니까, 처음에는 한 개를 잘라서 세 번 정도로 나눠서 먹어보세요. 감자 하나를 껍질을 벗겨서 한 번에 다 먹지 말고 3분의 1 이나 4분의 1 정도만 된장이나 고추장에 찍어 먹으면 심포 삼초가 굉장히 활성화 됩니다. 그 강력한 걸 생으로 잘라서 한 번에 많이 먹으면 탈이 납니다. 그러니까 화식(火食) 먹는 것의 5분의 1 내지 6분의 1만 먹어주면 되는 겁니다.

(소금하고 설탕에 찍어서 주니까 애기들도 잘 먹던데요)

애기들도 잘 먹죠. 심포 삼초가 안 좋을 때는, 생감자를 그런 식으로 섭취를 해서 심포 삼초를 강화시키는 아주 좋은 약으로 쓸 수 있습니다. 식약(食藥)은 동원(同源)입니다. 약이 먼저가 아니라 식, 먹는 게 먼저 잖아요. 밥이 못 된 게 약이라고 그랬습니다. 먹는 게 더 우선이고 더 좋은 거예요. 그래서 꼭 식약이라고 부르고 있고, 관청 중에도 식약청이라는 곳이 있습니다. 그 다음에 나오는 도토리, 상수리 이건 뭐 어마어마한 것들입니다.

표 심포 삼초를 영양하는 음식

분 류	종 류 (떫은맛, 담백한맛, 아린맛, 먼지내나는맛, 생내나는맛, 텁텁한맛)
곡 식	옥수수, 녹두, 조 등
과 일	토마토, 바나나, 오이, 가지, 두릅 등
야 채	콩나물, 고사리, 양배추, 우엉, 송이버섯, 우무, 아욱, 각종 버섯 등
육 류	양고기, 오리고기, 오리알, 꿩고기, 번데기
근 과	각종 감자, 도토리, 토란, 죽순, 당근, 상수리 등
차 류	요구르트, 코코아, 로얄제리, 덩굴차, 알로에, 화분, 토마토케첩, 마요네즈, 군불로, 보이차, 상황버섯차 등

참(眞)과 빔(空), 자기를 텅 비게 하는 것이 참된 기도다

참은 뭐고, 빔은 뭔지 간단히 살펴보고 갑시다. 참이라는 것은 이렇게 차오르면서 꽉 차게 된 걸 말하고, 빔은 이렇게 비우고, 거듭 비워서 텅 빈 것을 말합니다.

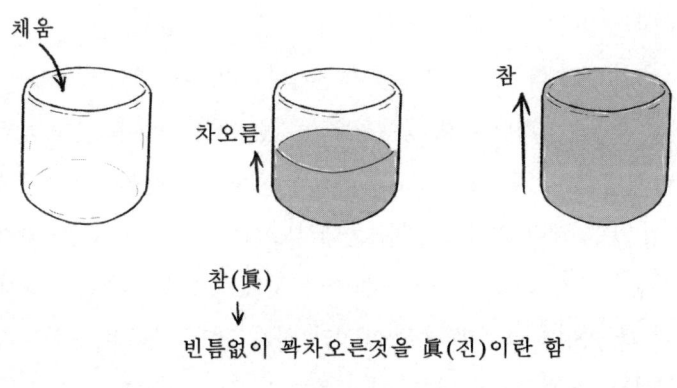

참(眞)
↓
빈틈없이 꽉차오른것을 眞(진)이란 함

그림 참(眞)

원하는 것이 꽉 차서 아주 만족하면 참 좋다고 합니다. 가장 좋은 사랑을 무슨 사랑이라고 그래요? 참사랑이라고 그럽니다. 사랑으로 꽉 채워졌다는 말이에요. 꽉 찬 기쁨을 참 기쁘다 그러고, 가장 좋은 행복은 참행복이라고 그럽니다. 행복이 가득 찼다는 거죠. 즉 참이라는 것은 꽉 찼다라는 뜻인데 그걸 문자로 쓰면 '참 진(眞)' 자가 됩니다. 진선미할 때도 이 '참 진' 자를 쓰고 또 미스코리아 진(眞)이라고 하면 우리의 아름다움으로 꽉 채워진 참한 색시를 말합니다. 원래 미스코리아는 제일로 참한 색시를 뽑는 대회였는데 지금의 미스코리아 진은 암만 봐도 참하지가 않더라구요. 이렇게 좋은 진선미 같은 단어를 가져다가 엉뚱하게 쓰고 있어요.

여름에 가장 좋은 과일이 뭐예요? (수박? 참외?) 참외죠. 가장 좋은 나무는? (참나무) 거기서 열리는 열매는? 도토리잖아요. 상수리. 그게 굉장히 좋은 겁니다. 옛날에 흉년이 들어도 상수리나무 근처에 사는 사람들은 안 죽었다는 이야기가 있어요. 상수리, 도토리를 다섯 개만 따 먹어도 안 죽는다는 거예요. 그건 아주 강력한 떫은맛인데 도토리로 만든 묵도 있잖아요. 그럼 가장 좋은 새는 무슨 새에요? (참새) 다른 놈들은 날 춥다고 다 도망가고, 날 덥다고 다 기어 나오고 그러잖아요. 철새 같은 놈들. 그런데 텃새 중에서도 우리랑 가장 가깝게 사는 놈이 참새입니다. 이놈은 추위도 안가고, 더위도 안가고. 그러면서 벌레도 잡아먹고 참 좋은 새다 이거죠. 기름 중에서도 제일 좋은 기름은? (참기름) 하여간에 '참' 자 들어간 놈들은 다 좋은 것으로 보면 됩니다. 그래서 빈틈없이 꽉 차여진 이치를 참된 이치라 하여 진리(眞理)라고 하는 겁니다. 사람도 참된 사람이 되고, 참 행복하고, 참 건강하면 참 좋겠죠. 진은 꽉 찬 것이고 빔은 비우는 거라고 했죠.

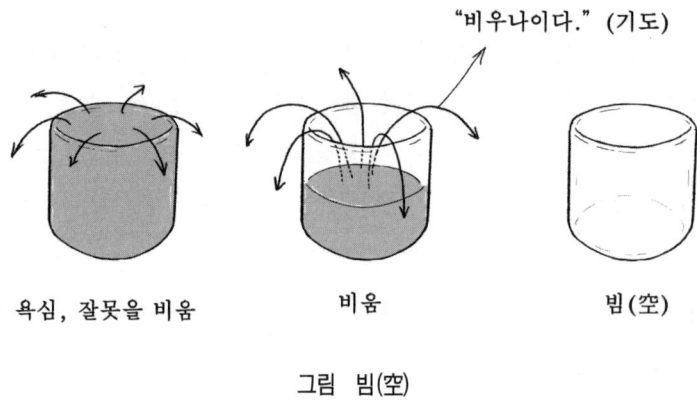

그림 빔(空)

그러면 빔은 무엇이냐? 이 그릇 속의 탁한 모든 것을 싹 비워요. 욕심도 비우고, 미움도 성냄도 비우고 또 비우는 거예요. 비워 놔야 뭘 채울 수 있습니다. 옛날 우리 어머니, 할머니들은 아들 손주가 서울에 공부하러 가면 장독대에다가 정한수를 떠놓고 천지신명님과 칠성님께 어떻게 기도했죠? (비나이다, 비나이다) 그렇죠. 비나이다 그러잖아요. 이게 원래는 '비우나이다' 입니다. 내가 그동안 갖고 있었던 나쁜 마음, 욕심이나 탁한 마음 등을 다 비우겠다는 거예요. 기도는 원래 비우는 행위잖아요. 계속 비우고 비워서, 텅 비운 그 상태에서 딱 하나만 원하는 거예요. '우리 아들 건강하게만 해 주십시오. 우리 아들 과거시험 보러 갔는데 무사히 탈 안 나게만 해 주십시오. 군대에 가는 아들 몸 성히 잘 갔다만 오게 해 주십시오' 이런 걸 빌었지, '돈 벌게 해 달라. 명문대 들어가게 해 달라' 그런 건 안 빌었습니다.

그런데 지금 종교 하는 사람들은 비우지를 않습니다. 절이나 교회 같은데 가면 무슨 작정 기도하잖아요. 하나같이 뭐 해 달라는 거죠. '이번에 우리 아들 1등 하게 해주세요. 명문대학에 꼭 합격하게 해주세요' 하면서 떼를 쓰고 있습니다. 그래서 지금 부처님, 예수님이 골치 아파 죽을 지경이라는 겁니다. 누구는 합격시키고, 누구는 떨어뜨리고 할 수가 없어서, 이러한 기도에는 모르는 척 하기로 했다는 설이 있어요. 그런데 종교 장사꾼들은 부처님, 예수님이 다 들어준다고 거짓말을 하고 있습니다. 신자들도 당신을 믿을 테니 '돈 벌게 해 주세요. 성공하게 해 주세요. 병 고쳐 주세요' 하면서 아주 욕심이 머리끝까지 차 있습니다. 지금은 종교 지도자들조차도 인영맥이 다 커갖고 비우지는 않고 뭐를 자꾸 해달라고만 해요. 노력은 하지 않으면서 바라는 건 아주 넘쳐 납니다. 하지만 비우지는 않고 채워 달라고만 한들 채워 줄 공간이 없습니다.

기도도 옛날 방식으로 돌아가야 됩니다. 비워야 돼요. '비우나이다, 비우나이다' 하고 계속 비워야 됩니다. 기도는 자기 마음을 비우는 거예요. 그게 장삿속으로 발전해 간 것이 무슨 수련이다 뭐다 하는 거잖아요. 그냥 자신이 집에서 전신의 힘을 완전히 빼고, 세상만사를 다 놓고 비우면 되거든요. 잘 안 비워지니까 무슨 거창한 집을 짓고, 일정표를 만들어서 이상한 짓들을 하는데 그게 지금 다 장사판으로 갔다는 증거입니다. 진짜 기도는 제대로 비워지고 난 후에 진짜배기를 채우는 것이 진짜 기도입니다. 이렇게 참과 빔의 관계를 정리해 봤습니다.

아니다 틀렸다 하는 것은 상대방이 가진 고정관념을 깨주기 위함이다, 깨침과 깨달음

그리고 모든 사람은 각자 나름의 틀을 갖고 있습니다. 그 틀을 갖고 인간관계를 이루고 세상을 바라보는 겁니다. 그러니까 틀이라고 하는 것은 관념을 의미하겠지요. 자기가 세상을 보는 관점, 사람을 대하는 관점 등. 이 틀은 격을 말하기도 합니다. 인격, 품격, 성격, 체격 그러잖아요. 이런 물건도 다 격이 있어요. 그래서 모든 사물은 각자 나름의 격을 가지고 있다고 하는 겁니다.

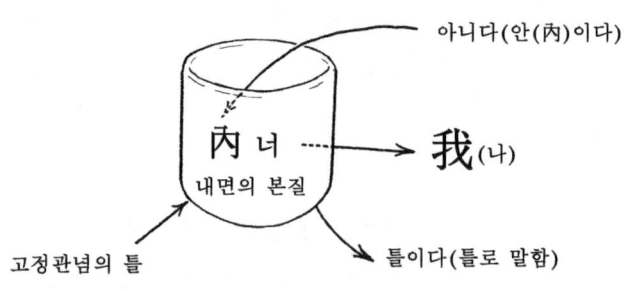

그림 나와 너, 그리고 안 과 틀

나는 고정관념의 틀이 없고, 너는 그러한 틀이 있는 상태에서 두 사람이 대화를 합니다. 이 사람이 보니까 저 사람이 신장 방광이 안 좋아요. 그래서 짠 것을 많이 먹으라고 이야기를 해줍니다. 이 사람은 자기 상식이나 자기 지식 범위 내에서 얘기하고 있는 것입니다. 한편 저 사람은 자기가 학교에서 배운 것, 신문이나 텔레비전에서 본 것, 누구한테 들은 걸 갖고 판단을 하고 반론을 제기합니다. 그러니까 저 사람한테는 이미 과거에 보고 들은 지식과 정보에 의한 고정관념이 생겨버린 거예요. 그런데 이 사람이 그 얘길 들어보니까 그게 아니거든요.

예를 들어서 일곱 살 먹은 어린 아이에게 받아들일 수 없는 내용을 자꾸 얘기 하면 뭐라고 그래요? '아니야(안이야)' 그러죠? '안이다'는 영어의 노(NO)가 아닙니다. 부정한다는 부(不)가 아니에요. '너는 틀렸어'라고 말하기도 하죠. 틀리다(틀이다). 아니다(안이다). 그게 뭐냐 하면, '너는 지금 너를 장악한 관념의 틀이다.' 즉 지금 너는 너의 관념이 형성한 틀이라는 껍데기로 말하는 것이다. 핵심은 껍데기가 아니라 너 안(內)에 있다. 중요한 건 너 안에 있다는 말이에요. '아니다(안이다)'라고 하는 게 그 뜻입니다. 우리 말 속에 들어있는 철학적 의미가 그렇다는 겁니다. 무슨 말인지 이해가 가십니까? (예)

우리 아이들은 다 알아요. 그래서 '엄마 그게 아니야' 라고 하잖아요. 그런데 엄마는 자기의 관점인 틀로 이야기합니다. 지금 일곱 살짜리 아이와 엄마가 대화하는 모습이 그렇습니다. 지금 우리 한민족의 말(言) 살림이 그렇다는 것이지, 제가 지금 억지를 말하고 있는 게 '안'이잖아요. (박수 짝짝짝) 아이가 엄마한테 '엄마 그게 아니야' 라고 말할 때는 지금 엄마 자신이 고정관념으로 말하고 있는 건 아닌지 돌아볼 필요가 있습니다. 우리 아이의 관점에서 아이가 엄마에게 무엇을 원하는지 봐야 한다는 얘깁니다.

만약 내가 개신교인이라면 개신교 교리의 창틀로 세상을 보고, 우주와 생명을 볼 것입니다. 내가 천주교이면 천주교의 틀로, 그 교리의 관점에서 세상을 보고 있는 것이며 또 불자라면 불교의 관점이라는 창틀을 통해서 세상과 사물을 볼 겁니다. 그러나 이런 관점들 중 상당수는 내면의 생명적이고 우주 자연의 본질적인 관점과는 무관한, 교조와 조직을 위한 완고한 틀에 지나지 않는 것들입니다. 그래서 저는 이렇게 말합니다. 그 편협한 틀을 깨고 나와서 '일체의 틀이 없는 광대한 자연과 생명의 관점에서 봐라!' 우리 모두가 나를 가두고 있는 기존 관념의 틀에서 벗어나면, 그 관념의 사슬로부터 해방이 되고, 완전한 자유를 얻을 수 있게 됩니다. 하지만 이 틀을 벗는 것이 결코 쉽지 않습니다.

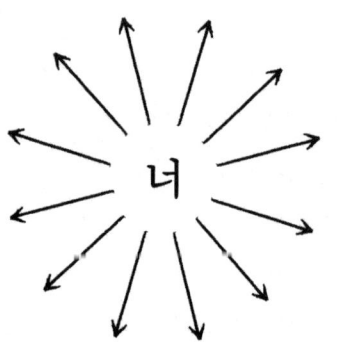

그림 깨달음

흔히 깨닫다, 깨달음, 깨트리다, 깨우치다 라고 하죠. 보니까 '깨달음의 길', '도에 이르는 길'이라는 책도 있더라구요. 그러면 깨달음이 뭐냐? (틀을 깨는 것) 그렇죠. 깨달음은 기존에 내가 갖고 있던 어벙한 관념의 틀을 깨는 겁니다. A라고 하는 틀의 창으로만 밖을 보던 사람이 그 틀을 깨게 되면, 이 사람의 관념을 한정시키던 틀이 사라지기 때문에 자유로워집니다. 그 틀을 깨고 나오면 광대한 천지의 상하사방이 다 보이게 되죠. 그런데 보통은 그 완고한 틀에서 나올 수가 없습니다. 그 틀을, 고정 관념을 깬 것을 깨침이라고 하는데, 여기서 깨침의 '깨'는 깨트리는 것이고, 깨침의 '침'은 치는 것입니다. 줄여서 '깨친다' 라고 하잖아요. 우리가 고정관념이라는 거죽을 뒤집어쓰고 있는 한은 계속해서 그 관념의 완고한 틀 안에 갇혀서 사물을 보게 됩니다. 그래서 그걸 깨우쳐야 된다고 하는 겁니다.

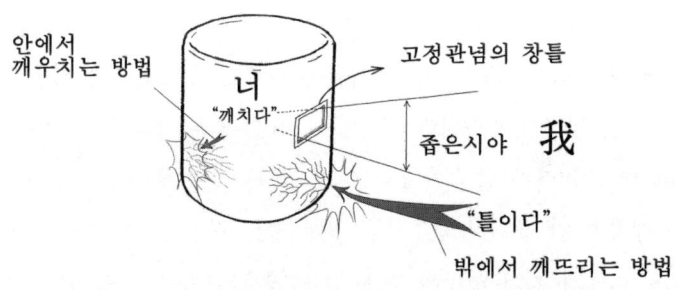

그림 틀 안과 틀을 깨트림, 깨달음

깨우치는 데는 두 가지 방법이 있습니다. 하나는 다리를 꼬고 앉아 비름빡만 쳐다보는 공부를 통해서 관념의 틀을 깨트리고 나오는 방법이 있고, 다른 하나는 대화를 통해서 이 틀을 두드려 깨는 방법이 있습니다. 다시 말해서 틀 밖에서 깨트리려면 선생의 도움이 필요하거나, 그게 아니면 스스로 내면에서 치열하게 공부해서 기존 관념의 틀을 깨부수고 나와야 된다는 겁니다. 그렇게 해서 나오면 광명으로 가득 찬 진짜배기 대우주의 모습을 볼 수 있습니다. 부처가 오면 부처의 목을 치고, 조사가 오면 조사의 대갈빡을 깨트린다는 게 그 경지입니다. 조사의 말과 부처의 말도 결국은 하나의 틀로 고착화되어 버리거든요. 그러니까 선지식들이 그걸 깨부수려고 얼마나 치열하게 공부를 했겠어요. 그런데 우리는 이미 선천의 모든 낡은 틀을 말로써 깨트렸으니까, 이젠 기존의 묵고 낡은 틀을 그 자리에 살짝 내려놓고 나오기만 하면 됩니다. 얼마나 간단해요? 그러니까 깨닫는 것도 한방에 하자는 거예요. (웃음 하하하)

심포 삼초를 영양하는 먹거리들(근과류, 차류, 음료수류, 로얄젤리), 탄산음료의 해악성을 알아야 한다, 미국의 낙후된 의료시스템, 심포 삼초를 튼튼하게 하는 운동과 호흡

심포 삼초를 영양하는 음식은 떫은맛, 아린맛, 생내나는맛이 난다고 했죠. 앞에서 곡식, 과일, 야채, 육류까지 했고, 근과류로는 각종 감자, 토란, 죽순, 당근이 있습니다. 당근즙은 아주 좋은 겁니다. 만일 위장이 안 좋다면 거기다가 설탕을 조금 넣고, 콩팥이 안 좋다면 소금을 조금 넣고, 대장이 안 좋다면 고춧가루 곱게 빻은 것을 조금 넣어서 먹으면 됩니다. 이렇게 자기 입맛에 맞게 간을 맞추는 거예요. 감자도 갈아서 먹어보고, 토마토도 갈아서 먹어 보세요. 위장이 안 좋은 사람은 토마토즙에다가 꿀이나 설탕을 조금 넣어서 같이 먹으면 위장이 빨리 좋아지고, 콩팥이 안 좋은 사람은 짭짜름하게 소금을 조금 넣어서 먹으면 더 좋습니다. 무식하게 딱 몇 그램을 넣어야 된다 이게 아니라 그런 식으로 조절을 하면 되는 거예요. 식품영양학에서는 무엇을 몇 그램 넣고, 무엇을 몇 밀리그램 넣으라고 하는데, 그건 진짜로 무식한 이야기입니다. 부엌에서 밥상을 차리는데 어떻게 일일이 영양학에서 배운대로 몇 그램, 몇 밀리그램을 계산하면서 찌개를 끓이고, 국을 끓입니까? 주변에 식품영양학과 나온 사람들한테 밥상 차릴 때 어떻게 하는지 한번 물어보세요. 그거 정말 쓸데없는 짓이에요.

질문 : 속이 더부룩한 것은 왜 그런 겁니까?

대답 : 속이 더부룩한 건 위장이 안 좋아서 그렇습니다. 그러면 양을 조금 줄여서 여러 번에 걸쳐서 나눠 먹으면 됩니다. 위장에 힘이 없는데 많이 먹으면 부담이 가니까 그 부담을 줄여줘야 되거든요. 따뜻한 물에 꿀이나 설탕을 타서 조금씩 드셔보세요.

질문 : 어디서는 더부룩할 때는 차게 해서 먹으라고 하던데요?

대답 : 누가 그런 소릴 해요? 차게 한번 먹어보세요. 안 그래도 지금 위장 속의 생명력이 약해져 있는데, 찬 물이 들어가면 그 약해진 생명력을 갖고 또 데워야 합니다. 그러면 위장은 더 힘이 없어져서 허구한 날 속이 더부룩해지고 트림을 하게 돼요. 한번 찬 물을 벌컥벌컥 마셔본 뒤의 느낌과 따뜻한 꿀물을 마셔본 뒤의 느낌을 비교해 보세요. 따뜻하게 해서 마셨을 때가 뱃속이 훨씬 편하고 유리합니다.

그 다음에 차류, 음료수류가 있습니다. 요구르트는 떫은맛이죠. 이건 그냥 마시면 신맛도 약간 있고, 약간 데우면 떫은맛이 많아집니다. 코코아, 로얄제리, 덩굴차, 군불로, 알로에 이런 것들은 모두 심포 삼초를 좋게 합니다. 화분과 효모도 심포 삼초를 좋게 해요. 된장, 간장 만들 때 보면 콩으로 만든 메주에 퍼렇게 곰팡이가 생깁니다. 효소를 활성화시켜서 다 발효시킨 후에 열이 다 식고, 효소가 죽고 나면 메주 위에 퍼렇게 스는 것이 있는데 이것을 효모라고 합니다. 효소방에 있는 효소통 있잖아요. 거기엔 효소가 항상 살아 있습니다. 미생물이라는 생명이 만들어낸 열이, 몸이 냉한 사람을 굉장히 좋게 해줍니다.

그리고 음료수인 포카리스웨트, 토마토케첩, 마요네즈, 콜라가 있습니다. 포카리스웨트는 특별히 어떤 맛이 안 나고, 콜라는 톡 쏘고 떫은맛이 나긴 하지만 몸에는 별로 좋지 않습니다. 탄산음료는 절대 마시지 마세요. 이건 거의 독극물 수준입니다. 사이다는 시고 톡 쏘는 맛, 콜라는 떫고 톡 쏘는 맛. 떫으니까 요건 심포 삼초잖아요. 그래서 콜라 판매량이 더 많은 것 같아요. 하지만 이걸 많이 마시면 심포 삼초가 더 망가집니다. 그 안에는 몸을 망치는 유해 성분들이 너무 많이 들어 있어서 그렇습니다.

미국 사람들이 콜라를 제일 많이 마시는데, 지금 전 세계에서 불치병 환자가 제일 많은 나라가 미국이고, 비만 환자가 최고로 많은 나라가 미국이고, 고혈압 당뇨 환자가 최고로 많은 나라가 미국입니다. 그건 전 세계에서 의학이 가장 퇴보한 나라가 미국이란 말과도 같아요. 그런데 다들 거꾸로 생각하죠? 미국의 의학이 제일 발달됐다고 생각하잖아요. 그렇지만 병을 하나도 못 고쳐내는데 그게 뭐가 발달된 겁니까. 환자수도 점점 창궐하고 있는데다가, 고치기는커녕 예방도 못하는데. 보건위생학 내지 예방의학이 발달됐다면 그런 걸 미리 막았어야 되는데 반대로 점점 늘어난다는 것은 그런 의학의 수준도 낙후됐다는 뜻입니다. 또 미국 사람들은 의료비 때문에 살 수가 없다고 하죠. 병원비가 무서워서 병원에도 못 간다고 합니다. 그러니까 우리가 선진국이라고 알고 있는 나라들 중에서도 의료 시스템이 가장 열악한 나라가 바로 미국입니다. 우리는 그 미국에 대한 환상을 깨야 돼요.

지금 대한민국 정부가 의료보험 민영화한다, 어쩐다 하는 말이 나오는데 그건 절대 하면 안 되는 겁니다. 경제논리에 따라서 수도, 전기, 통신, 철도 이런 것들을 죄다 민영화 시킨다면 국민이 미쳤다고 세금을 냅니까? 국민이 뼈 빠지게 벌어서 내는 세금을 갖고 서민들한테 조금이라도 혜택이 가게끔 국가가 공공부문을 잘 관리해야 되는데, 그걸 기업 논리로 한다는 건 말이 안 되는 거예요. 그건 국민으로부터 세금을 거둬들이는 정부가 할 짓이 아닙니다.

그 다음에 여왕벌이 먹는 꿀인 로얄제리는 그렇게 달지가 않고 텁텁해요. 상화가 많습니다. 그래서 여왕벌의 생명력이 그렇게 좋은 모양입니다. 여기까지 심포 삼초 생명력을 영양하는 음식을 살펴봤습니다. 우리는 이러한 것들을 잘 섭취해서 나와 내 가족을 건강한 삶으로 이끌어 나가도록 해야 되겠죠.

운동을 한다면 맨 먼저 심포경맥과 삼초경맥이 지나가는 부위를 운동하는 것이 기본입니다. 그리고 천천히 전신운동과 전관절운동을 합니다. 그런 다음에 심포 삼초가 지배하는 손운동, 손뼉치기, 열 날 때까지 손바닥 비비기, 전후로 어깨관절 돌리기 운동을 합니다.

심포 삼초를 튼튼하게 하는 운동	절운동, 어깨돌리기, 전신운동, 전관절운동, 손뼉치기, 손운동, 걷기 등 심포 삼초경이 지나가거나 심포 삼초가 지배하는 부위를 움직여 준다.

호흡은 인영맥과 촌구맥 네 군데가 같으면 들숨과 날숨을 1 : 1로 하고, 만약 인영맥이 촌구맥보다 크면 들숨을 길게 하고 날숨을 짧게 합니다. 반대로 인영맥이 촌구맥보다 작으면 들숨을 짧게 하고 날숨을 길게 합니다. 여기까지 하고 생식으로 점심을 맛있게 드시고 또 하겠습니다. (박수 짝짝짝)

오계맥의 맥상, 맥의 확장

이번 시간은 오계맥의 특징과 맥이 점점 커져 가는 즉 병이 진행되는 과정을 간략하게 설명해 드리겠습니다. 다 같이 따라서 하십시다.

현맥. (현맥) 금극목하였다. (금극목하였다) 가늘고 길고 미끄럽고 긴장감 있다. (가늘고 길고 미끄럽고 긴장감 있다) 팽팽하다. (팽팽하다)

구맥. (구맥) 수극화하였다. (수극화하였다) 연하고 말랑말랑하고 꼭꼭 찌르고 터질 것 같다. (연하고 말랑말랑하고 꼭꼭 찌르고 터질 것

같다)

구삼맥. (구삼맥) 육장육부의 균형이 깨졌다. (육장육부의 균형이 깨졌다) 가늘고 길고 연하고 말랑말랑하고 꼭꼭 찌른다. (가늘고 길고 연하고 말랑말랑하고 꼭꼭 찌른다)

홍맥. (홍맥) 목극토하였다. (목극토하였다) 굵고 넓고 짧고 완만하고 부드럽다. (굵고 넓고 짧고 완만하고 부드럽다)

모맥. (모맥) 화극금하였다. (화극금하였다) 굵고 넓고 짧고 솜과 같이 확 퍼졌다. (굵고 넓고 짧고 솜과 같이 확 퍼졌다)

석맥. (석맥) 토극수하였다. (토극수하였다) 미끄럽고 단단하고 걸쭉하고 바둑돌 같다. (미끄럽고 단단하고 걸쭉하고 바둑돌 같다)

먼저 현맥. 가늘고 길고 여기까지는 현맥이 생긴 지 얼마 안 된 겁니다. 미끄럽고 긴장감 있고. 여기까지 내려가면 현맥이 좀 더 커진 것이죠. 금기가 더 많이 작용해서 긴장감이 더 많이 형성된 겁니다. 맥이 팽팽하고 뻣뻣해지면 금극목을 더 오랫동안 해서 4~5성 또는 6~7성으로 커진 것이구요.

구맥은 연하고 말랑말랑한 2성 정도의 맥에서 더 나아가서, 꼭꼭 찌르고 터질 것 같다면 4~5성으로 수극화를 훨씬 더 많이 한 것입니다. 그리고 홍맥이나 모맥은 굵고 넓고 짧고 여기까지는 3성 정도이고, 이놈이 더 커져서 4~5성, 6~7성이 되면 홍맥은 더 완만하게 벌렁벌렁해지고, 모맥은 확 더 퍼져서 맥이 없는 것처럼 뜹니다. 석맥도 2성 정도의 미끄럽고 단단한 것이 오래되면 4~5성으로 더 커지면서 바둑돌처럼 딱딱해집니다. 맥도 이런 식으로 커지면서 그 형태(形態)가 바뀌게 됩니다. 여러분들이 어제 유 선생님의 딴딴하고 돌 같은 맥을 만져 봤잖아요. 그건 석맥이 10성 이상으로 엄청나게 커진 겁니다. 이렇게 맥이 부드럽지 않고 단단하면 석맥으로 보면 됩니다. 그래서 여러분들은 이 맥상이 계속 입에 붙어 있도록 해야 되는 겁니다. 어떤 사람 맥을 봤을 때, '아! 이게 그거구나' 하면서, 입장단이 척척 나올 정도로 머릿속에 들어있어야 된다 그거죠.

황설탕과 흑설탕 그리고 백설탕

질문 : 흑설탕, 황설탕, 백설탕 중에서 백설탕이 안 좋다는 건 알겠는데, 황설탕하고 흑설탕 중에서는 어떤 것이 더 좋은 겁니까?

대답 : 둘이 얼추 같은데 우리가 자연의 입장에서 보자면, 일단 사탕수수나 사탕무로 즙을 내어 만든 원당이 어떤 색을 띠는지 알아야 됩니다. 황설탕이 좋다는 말도 있고, 흑설탕이 자연에 더 가깝다는 말도 있는데 성분표를 보면 흑설탕에는 카러멜 색소 같은 걸 넣었더라구요.

(그런 것도 있고, 안 그런 것도 있어요)

살펴봐서 카러멜 색소가 안 들어있는 흑설탕이 더 좋은 것이 아닌가 합니다. 그것을 약간 탈색시킨 것이 황설탕이고, 표백제를 넣은 것은 백설탕이라면 아마도 검은빛이 원당의 원래 색깔이 아닌가 합니다.

(백설탕은 나쁜 것이고, 까만 흑설탕에는 색소가 들어있고, 노란 황설탕은 그 중간이고, 검은 빛이 있는 흑갈색의 설탕이 좋다고 들었습니다)

우리가 여기서 좋은 설탕이라고 하는 건 정제되지 않은 원당을 이야기하는 거예요. 그런데 우리가 직접 순수한 설탕을 채취해 보지 않았기 때문에 잘 모르잖아요. 하지만 원칙적으로는 첨가제가 들어있지 않은 설탕이 좋은 것이고, 그것이 자연에 가깝다고 보는 겁니다. 방금 이야기에 따르면 원래 흑갈색의 원당이 있는데 그놈을 약간 탈색하여 정제하면 황설탕이 되고, 그놈을 완전 표백하고 더 정제하면 백설탕이 되겠죠. 그러니 그건 자연에서 더 멀어진 것이고, 백설탕까지 갔는데 거꾸로 거기에 또 뭐를 넣어서 황설탕으로 만들었다면 이중으로 뭐가 들어간 거니까 그건 더 나빠진 걸로 봐야겠죠. 인간의 손이 더 많이 가고 무언가 더 가미(加味)될수록 자연과 멀어진 거라고 보면 되겠습니다.

(우리가 일반적으로 쓰는 황설탕은 백설탕에 색소 같은 첨가제를 넣어 만든 거라는데요)

그렇습니까? (예) 그럼 더 나쁜 것인가요? (그럴 겁니다) 그것은 제가 설탕 전문가가 아니니까 각자 알아서 판단하시면 됩니다. 그런데 여기 생식원에서 쓰는 설탕은 첫 번째 것인 줄 알고 썼는데 그게 아니네요. 거 참, 세상에 믿을 놈 하나도 없어요. (웃음 하하하)

(제가 처음엔 황설탕을 먹다가 흑설탕으로 바꾼 지 얼마 안됐어요)

그래요? 그럼 차라리 우리가 엿을 만들어 먹자구요. (웃음) 여기 커튼으로 가려 놓은 게 뭐냐 하면 갈색 설탕이에요. 저걸 1.3톤이나 사서 격변 때 쓸려고 짱박아 놓은 겁니다. (웃음 하하하) 이곳이 원래는 수련 공간이었어요. 저기 현판에 보면 '현성자연섭생법 수련원'이라고 되어 있잖아요. 현성의 도를 전개하는 곳이라고 해서 우리 선생님 호를 따서 이름을 붙인 건데, 원래 이 방이 굉장히 넓었습니다. 그러던 것이 효소방 차리고 뭐 차리고 하다 보니까 이렇게 축소됐습니다. 무슨 일이 생기면 갖고 갈려고 제가 좋아하는 식초, 커피믹스 같은 걸 잔뜩 사서 임시로 여기다가 쌓아 놓았어요. 음성에 집이 다 지어지면 거기로 다 옮기려고요.

시골 고향집에도 원산도 소금을 2.4톤인가 사서 보관해 놓았는데, 지금 간수 잘 빠지고 있습니다. 만일 격변이 오면 한 포대씩 나눠 드릴게요. (와~) 격변이 안 왔으면 좋겠는데, 어떤 사람들이 자꾸 격변이 온다고 하니까 만에 하나를 대비하는 겁니다. 나 혼자 먹으려고 이렇게 잔뜩 사놓지는 않았을 것 아닙니까. 주머니에 돈 여유가 있을 때마다 조금씩 사놓고 있습니다. 참나, 라이터도 천 개씩 사다놓고 그랬다니까요.

(웃음 하하하) 불티나 라이터 있잖아요. 전기 나가면 불 켜려고 양초도 스무 박스 구입해 놓고. 저는 이렇게 주머니에 여유가 있을 때마다 필요한 걸 잔뜩 사 놓습니다. 누군지는 모르지만 인연 닿는 사람이 쓸 테니까요.

질문 : 저희 남편이 잠잘 때 맥을 만져 보니까 몇 번은 크게 뛰다가, 다시 일정하게 한참을 잘 뛰고, 그러다 또 크게 뛰고 하던데 이걸 대맥이라고 보면 됩니까?

대답 : 예, 대맥이 뛰는 겁니다. 준범이 아빠 체질이 무슨 형이죠? (금형입니다. 수도 있구요) 그럼 금수형으로 보면 됩니다. (이마가 약간 좁아요) 수가 많다고 보면 되겠네요. 그래서 늘 수극화 해서 화(심장)가 힘들기 때문에 쓰고 떫고를 드셔야 됩니다. 그리고 중충과 관충, 사관에 MT를 붙이면 돼요. 대맥이 생긴 지 얼마 안됐다면 사관에 MT만 붙여도 금방 다스려집니다.

임신맥의 특징, 요즘 임신하는 여자들은 정상적인 임신맥이 안 나온다, 아들일 경우와 딸일 경우의 맥이 다르다, 임신한 여의사의 맥을 만져보고서 딸이라는 것을 맞추다

이번 시간은 임신맥에 대해서 공부해 보겠습니다. 임신을 하면 생명이 둘이 되죠. 생명이 갑자기 하나가 더 늘어나니까 에너지 공급과 사용량이 두 배로 늘어나야 됩니다. 거기다 적으세요. 임신을 하면 생명이 둘이 되니까 대개 맥이 두 배로 커진다. 석맥 비슷한데 약간 미끌거린다. 또 인영맥보다 촌구맥이 약간 크게 나오는 게 정상이다. 그건 배꼽 아래 아기집(자궁)에서 음기로 태아의 육체를 만들기 때문에 그래요. 생식기는 신장 방광이 주관하는데, 거기에서 지금 엄청난 일이 벌어지고 있잖아요. 새로운 생명이 거기서 생겨나고 있고 또 만들어 가야 되기 때문에 맥이 석맥 비슷하게 나오면서 촌구맥이 평소보다 두 배 정도 크게 나오는 것이 정상입니다. 그런데 요즘 임신부들은 맥도 안 커지고, 인영맥이 촌구맥보다 훨씬 크게 나오는 경우가 많은데 태아 입장에서 보면 이건 굉장히 심각한 문제입니다.

위에서 말한 정상적인 임신맥일 경우, 그 촌구맥이 둥그렇게 푹 퍼지면 대개 딸이고, 호두알처럼 딴딴해서 땡글땡글하면 대개 아들입니다. 그러나 임신한 여성이 과거에 수술을 했거나, 석맥 인영 4~5성 또는 구삼맥 인영 4~5성 등이 있어서 뱃속의 아기가 정상적이지 않을 때는 아들딸 구분이 명확하지 않습니다. 보통은 정상 임신맥 기준으로, 임신 4~5개월 정도 되면 아들맥과 딸맥을 구분할 수 있습니다. 임신 초기에는 아직 형성이 다 안 되어서 잘 모르지만, 4~5개월 정도 지나면 태아의 형체가 어느 정도 잡혀서 아들인지 딸인지 표가 나기 시작하고, 그렇게 본 게 80프로 이상 맞습니다. 한번은 이런 일이 있었어요. 여의도에 사는 회원이 한분 있었는데, 딸이 개인 병원을 하는 의사였어요. 그 딸이 임신 8개월 정도 되어서 배가 남산만 해서 왔어요.

질문 : 임신부가 생식을 먹어도 됩니까?

대답 : 그럼요. 임신을 하면 골고루 된 생식을 먹는 게 제일 좋습니다. 생식도 먹고, 밥도 먹고. 일단 아기를 만드는 임신부는 생명이 두 개니까 잘 먹어야 됩니다.

아까 이야기를 계속하면, 체질에 맞는 생식을 먹으면 좋을 것 같으니까 생식처방 받으러 온 겁니다. 온 김에 딸인지, 아들인지 확인도 해볼 겸 해서. 윤 선생이 맥을 아주 잘 보고 상담도 잘 합니다. 그 날도 윤 선생이 자리에 탁 앉아서 맥을 보는데, 맥이 푹 퍼져 있으니까 채 1분도 안 되어서 '딸맥이네!' 그래요. 그러니까 자기들끼리 뒤로 돌아서서 뭐라 속닥속닥 거리는 거예요. 나중에 알고 보니 병원에서는 다 아들이라고 했답니다. 윤 선생이 맥을 보고 딸인 것 같다고 하면서 나한테도 한번 보라고 해요. 그래서 보니까 촌구맥이 푹 퍼져 있기에 별 생각 없이 딸인 것 같다고 그랬죠. 그러니 자기들끼리 생식 받아가면서 돌팔이다 뭐다 그랬을 것 아닙니까. 그러다 두 달 후에 아기를 낳았는데 아들이에요, 딸이에요? (딸이요) 여지없이 딸이었죠. (웃음 하하하) 그래서 여의도가 뒤집어져 버렸어요. (웃음 하하하) 그분이 다니는 여의도 어떤 교회가 홀라당 뒤집어져서, 그 뒤로 사람들이 벌떼처럼 몰려왔다는 전설이 있습니다. (웃음 하하하) 그러면 장사가 그냥 막 저절로 돼요. '야! 도사다, 귀신이다, 세상에 어떻게...' 하면서.

 사진은 대략 그렇게 보인다는 것일 뿐이지 100% 정확한 건 아닙니다. 그런데 맥은 우리가 꾸준히 연습을 하고, 집중해서 보면 얼추 알 수 있습니다. 둥그렇게 퍼져 있는지, 호두알처럼 땡글땡글한지는 맥을 보는 사람이 각자 연습해서 알아내야 됩니다. 우리는 밥만 먹으면 맥 보는 게 일이잖아요. 처음 오신 분 봐 드리고, 회원들 오시면 수시로 봐야 되고, 눈만 뜨면 맥 보고 체질 분류하는 게 일이니까 그냥 아는 겁니다. 우리한테는 순간적으로 집중하는 힘이 있어서 맞든 틀리든 힘 하나 안 들이고 맥상(脈像)대로 '딸이네' 그러는 거예요. 우리가 점쟁이는 아니잖아요. 뭘 맞추는 게 아니라 그냥 맥상대로 이야기하는 거죠. 우리 큰 처남댁이 지금 셋째를 가졌다는데, 맥을 보니까 아들 같아요. 다음 달에 해산한다는데 두고 볼 일이죠. (큰 처남댁은 그 다음 달에 사내아이를 출산했음)

표준적인 임신맥, 임신부가 할 수 있는 운동, 어떤 맥이 나올 때 입덧을 하게 되는가, 입덧은 왜 하는가

 임신맥의 표준은 좌우 인영맥과 촌구맥 네 군데가 똑같다. 대개 촌구가 약간 큰데 인영 촌구가 같은 것이 가장 좋습니다. 그러나 그 사람의 기운이 완전하게 잡혀 있지 않다면 대개 촌구가 약간 큽니다. 생명이 음기에서 만들어지고, 에너지가 배꼽 아래 하복부 쪽에서 활동하고 있기 때문에 그렇습니다. 이치적으로 봐도 그게 맞죠? 이렇게 네 군데의 맥이 똑같으면 건강한 아기를 정상적으로 낳게 됩니다.

임신한 사람은 침을 맞거나, 약을 먹으면 안 되잖아요. 보통 임신부는 감기약도 함부로 먹으면 안 된다고 합니다. 그러면 어떻게 해야 되느냐? 생식은 곡식이니까 먹어도 되고 또 무리하지 않게 적당히만 운동하면 됩니다. 허리돌리기 하고 스트레칭 하고 걷기 같은 걸 하면 좋습니다. 옛날엔 여자들이 임신한 상태로 밭에 나가서 일하다가 애 낳고 그랬어요. 실제 우리 회원들 중에도 애 낳는 날까지 활동하고, 출산하기 바로 직전까지 여기 수련원 와서 운동하다가 건강하게 순산한 경우가 많습니다.

질문 : 애가 거꾸로 있으면요?

대답 : 애가 거꾸로 있으면 어떻게 해야 되느냐? 바깥에선 배를 갈라야 된다고 하잖아요. 한두 달 정도 남았는데 애가 거꾸로 있는 경우가 있어요. 그렇다고 제왕절개하면 안 됩니다. 그것도 다 방법이 있어요. 요건 좀 있다 하기로 할게요.

또 적으세요. 홍맥이 나오고 인영이 촌구에 비해서 너무 작으면 계속 토한다. 입덧이 심해지는 겁니다. 이때는 단맛을 먹어야 되는데 인삼이 좋습니다. 인삼은 인영맥을 크게 한다고 했죠. 인삼을 먹으면 토하는 것이 금방 멈추고, 인영맥이 빠르게 커집니다. 맥을 계속 봐가면서 조금씩 쓰면 됩니다. 그걸 가루 내어서 물에 타서 먹어도 좋고. 인삼을 언제까지 먹느냐? 토하는 것이 멈추고, 인영이 어느 정도 커지면 중단해야겠죠. 우리는 맥을 볼 수 있는 사람들이니까 그렇게 조절하면 됩니다. 반대로 인영맥이 너무 크고 촌구가 작을 때도 입덧이 생깁니다.

입덧은 보통 임신 초기에 하는데, 이때 임신부의 생명상태 즉 육장육부의 음양 허실 한열의 균형이 어그러져 있으면 잉태된 어린 생명체가 편안하게 자리를 잡는데 어려움이 생깁니다. 잉태된 태아와 임신부의 입장에서는 그 어떤 일보다도 중요한 게 탯집에 안정되게 자리를 잡는 거예요. 그런데 임신부의 생명 상태에서 가장 중요한 음양의 균형이 크게 깨져 있다면, 임신부의 생명력은 다른 일을 일단 보류하고 음양을 조절하면서 태아를 안정시키는데 총력을 기울이게 될 겁니다. 이때 임신부가 식사를 한다면, 위장에 들어오는 음식물을 소화시키기 위해서 생명력이 분산되겠죠? 그때 음식물 유입을 거부하여 힘을 태아 쪽으로 집중하려는 생명작용이 바로 입덧으로 나타납니다.

기형아와 미숙아가 나오는 맥

임신부가 4~5성 또는 6~7성이면 기형아가 될 수 있다. 좌우 맥의 편차가 4~5성 이상일 때도 그렇습니다. 이건 애기를 만드는 틀인 모체의 음양의 균형이 현격하게 깨진 경우를 말합니다. 여기서 기형아라는 것은 눈이 하나 없다거나 손가락이 하나 없다거나 하는 그런 것이 아닙니다. 그보다는 그런 맥을 가진 상태에서 애가 만들어지면 청각장애가 오거나, 시력이 약해져서 나올 수 있다고 얘기하는 겁니다. 예를 들어 모맥 6~7성이라면 피부병 있는 애가 나올 수 있습니다. 뇌성마비 같은 건 아주 심하게 잘못된 것이고, 보통은 조금이라도 문제가 있게 만들어진다는 얘기에요. 그리고 임신부의 맥이 석맥, 구맥 4~5성 이상이거나, 맥이 너무 급하면 아기가 유산되거나 조산(早産) 될 수 있습니다. 그것은 임신부가 구맥이 나와 심장이 허약하면 깜짝깜짝 잘 놀라게 되고 태아에게 그 충격이 반복적으로 가해져서 유산이 될 수 있고, 석맥이 나오면 자궁과 양수의 상태가 비정상적일 가능성이 높아서 유산이나 조산이 될 수 있기 때문에 그런 거예요. 그리고 임신부의 체내가 냉하면 이것을 데우려고 맥이 빠르고 급해지는데, 이때 태아가 아기집에서 편안하게 있을 수가 없어서 미숙아인 상태로 급하게 나올 수도 있습니다.

질문 : 촌구가 너무 커도 아기에게 문제가 생기거나 입덧을 합니까?

대답 : 촌구가 너무 큰 경우에도 입덧이 심하다고 했죠. 그래도 그건 괜찮아요. 애기가 잘못되지는 않습니다. 하지만 인영맥이 너무 크면 애기가 잘못될 수가 있어요. 그러니까 결혼하기 전에 이 공부를 하거나, 아니면 결혼할 딸을 가진 엄마가 이 공부를 해서 딸의 인영 촌구를 가지런하게 만든 뒤에 결혼을 시켜서 아기를 갖게 해야 된다는 겁니다. 그런데 지금은 전부 30대 중반 넘어 늦게 결혼해서 노산이 되는데다가, 여성들이 거의 석맥 인영 4~5성 이상이 되다 보니 애기가 부실하게 만들어져 나올 가능성이 대단히 커졌습니다.

뱃속의 아기는 좌우지간 부모의 정기를, 그 중에서도 특히 엄마의 정기를 많이 받고 나오잖아요. 그래서 엄마의 정기가 부실하면 문제가 생깁니다. 지금 '기형아'라고 단정 지어서 말하는 게 아니라 '기형아일 수도 있다'고 말하는 거예요. 이런 경우엔 사시, 청각장애, 자폐아, 말더듬이, 언청이, 저능아, 피부병 등 이런 게 생길 수 있습니다. 사지는 멀쩡해도 뭔가 시원치 않는 이상한 병들 있죠? 수많은 증후군들, 원인 모르는 병들이 생길 수 있고, 태어난 지 얼마 안 돼서 소아암, 소아백혈병, 소아당뇨인지 하는 것들이 생겨서 고생하는 것 있잖아요. 그런 것들은 전부 임신부의 맥이 4~5성, 6~7성 이상일 때 오는 겁니다. 그래서 여자는 임신하기 전에 자기의 맥부터 고쳐놓는 것이 더 급합니다. 옛날처럼 다들 일찍 결혼할 때에는, 임신하기 전까진 그래도 젊고 힘이 세기 때문에 병맥이 나온다 하더라도 빨리 고칠 수가 있었어요. 그런데 요즘은 다들 너무 늦게 결혼하니까 고치기가 쉽지 않습니다.

임신 중에는 병이 빨리 고쳐지고 맥도 빨리 좋아진다, 영웅호걸도 고향에서는 대접을 못 받는다

또 적으세요. 임신부가 현재 잔병이 있어도 임신 중에는 잘 고쳐진다. 임신을 하면 보통 때와 같은 몸이 아니라 그 생명체가 고도로 초능력을 발동시킵니다. 임신을 하는 순간 몸은 초능력의 상태로 변모됩니다. 이때의 여자의 몸은 나라로 치면 무슨 긴급조치 같은 것을 발동한 상태로 변하게 돼요. 임신하게 되면 계엄령을 발동해서 병균이 오면 즉각 다 해결해야 되거든요. 그래야 뱃속에 있는 태아를 안전하게 보호할 수 있기 때문입니다. 임신을 한다는 것은 새로운 생명체를 창조할 정도의 초능력적인 상태로 전환되어 있다는 겁니다. 그러니까 그 상태에서 음식을 임신부의 체질에 맞게 적절히 조절하고, 적당한 운동을 해주면 웬만한 잡병들은 그 초능력으로 다 고쳐 버립니다.

임신 중에는 맥 조절도 아주 잘 됩니다. 정경의 맥인 1~3성 정도는 바로 되고, 심지어는 기경맥인 4~5성도 맥과 체질대로 섭생을 하면 임신 중에 쉽게 고쳐집니다(임신부의 나이가 많지 않고 병맥이 생긴 지도 오래 되지 않을 경우). 그래서 옛날 엄마들이 '나 둘째 애 낳고 건강해졌어', '비실비실 살다가 셋째 애 낳고 병 없어졌어' 그런 말들을 하잖아요. 이때 섭생을 잘하고 몸조리를 잘하면 건강해 집니다. 우리 처제는 딸 아들 둘을 제왕절개로 낳고 비실비실했거든요. 그래서 기회 있을 때마다 '애기 하나 더 낳아라, 더 낳아라' 말해 갖고, 셋째 애를 자연분만으로 순산했는데, 그 이후로는 건강해져서 아주 날아다닙니다. 애를 둘 키울 때보다 훨씬 수월하게 셋을 키워요. 요즘엔 우리말을 잘 듣지만 처음에는 '형부, 또 쓸데없는 얘기 한다', '언니가 뭘 알아?' 그랬어요.

원래 이런 공부는 가족이나 가까운 사람들이 더 안 알아줍니다. 오죽했으면 예수님도 그랬겠습니까. 나사렛 그 동네 사람들이 그냥 목수 아들로 치부해 버리잖아요. 예수님도 열 살 때까지는 목수하는 자기 아버지 잔심부름이나 하면서 자랐을 것 아닙니까. 그러다가 예수가 서른 살의 훤칠한 장부가 되어서 고향땅에 와서 이런저런 이야기를 하니까, 그 동네 어른들이 '쟤가 목수의 아들 아녀?' 그러는 거죠. 원래 영웅호걸은 고향에서는 안 알아준다고 하잖아요. 저도 고향에 가면 안 알아줘서 안 가고 싶어요. (웃음 하하하) 그래서 집을 예산에다 짓지 않고 다른 동네에 짓는 겁니다. 거기 가서 '짠 것 드시면 낫는데요', '쓴 것 드시면 낫는데요' 하면 우습게 알거든요.

제 부친께서 일찍 돌아가셔서 고향에 가면 마을 어르신들이, '쟤, 문수 동생 아녀?' 그러십니다. 우리 큰형님이 문(文)자, 수(洙)자를 쓰십니다. 제가 더군다나 막내거든요. (웃음 하하하) 그러다 보니 집에 가면 발언권이 거의 없어요. 우리 아버지 형제분이 삼형제신데, 그 중에 우리 아버지가 막내시고, 우리 아버지도 삼형제를 낳으셨는데, 거기서도 제가 막내에요. 사촌 형제들이 다 모이면 열 몇 명 되는데 거기서 거의 막둥이잖아요. 그래서 지금 이 나이 먹고도 시골 고향에 가면 심부름이나 해야 됩니다. 형님들 고스톱 치려고 할 때, 조카들 없으면 저보고 화투 사오라고 한다니까요. 그런 판이니 동네 어른들이 알아주냐구요? 그래서 할 수 없이 여기서만 떠드는 겁니다. 무슨 이야기 하다가 여기로 왔죠? (막내 처제 이야기 하시다가) 그래서 그 처제가 셋째 아이는 자연 분만을 하고서 지금은 건강하게 잘 살고 있습니다.

태아는 엄마가 먹는 음식으로 자신의 몸을 만든다, 임산부가 신맛과 쓴맛과 단맛이 땡길 때

우리가 세포를 만들 때 육장육부의 기운으로 만든다고 했습니다. 뱃속에 있는 아기도 엄마의 육장육부로부터 기운을 받아서 자기 몸을 만들어 갑니다. 아기가 자기 간담을 만들 때, 아기가 자기 눈을 만들 때, 자기 근육을 만들 때, 자기 발을 만들 때, 자기 손발톱을 만들 때, 고관절을 만들 때는 무슨 맛이 필요해요? (신맛이나 고소한맛) 이때 아기는 신맛이 필요합니다. 그래서 임신부는 저절로 신맛이 먹고 싶어지게 되는 겁니다. 아기 몸을 살펴보면 근육이 제일 많습니다. 갓 태어난 신생아가 비만인 경우는 별로 없잖아요. 신생아를 보면 뼈는 가늘고 근육이 제일 많습니다. 그래서 신맛이 가장 많이 필요한 거죠. 임신부들은 임신 중에는 한겨울에도 포도, 딸기 같은 신 것이 막 땡기고 그러거든요.

그리고 아기가 자기 심장과 소장을 만들고, 혈관을 만들고, 견갑골을 만들고, 상완과 주관절을 만들 때는 쓴맛이 필요합니다. 그래서 임신부는 괜히 옛날에 먹었던 쑥떡이나, 쓴 씀바귀무침, 상치, 쑥갓, 도라지무침, 수수떡, 술, 커피가 먹고 싶어져요. 그럴 때는 쓴 것을 먹어줘야 엄마한테도 좋고 애기도 튼튼하게 잘 만들어집니다.

그리고 아기가 자기 몸에서 비위장을 만들고, 살을 만들고, 무릎을 만들고, 대퇴부를 만들고, 입과 입술을 만들 때 엄마는 단맛이 땡깁니다. 봄인데 연시감이 먹고 싶다든지, 참외나 엿, 꿀이 먹고 싶다든지, 호박떡이 먹고 싶다든지 할 때가 있어요. 이때는 단맛을 먹고 싶은 만큼 먹어야 됩니다. 그래야 태중의 아기가 탯줄을 통해 토기(土氣)를 흡수해서, 자기 몸을 차질 없이 잘 만들 수 있습니다. 그런데 엄마가 이러한 먹거리를 적시에 섭취하지 않으면, 태아는 엄마 몸속에 비축되어 있는 기운을 사정없이 끌어다가 자기 몸을 만들어 버립니다. 그때 자칫 엄마의 건강에 문제가 생길 수 있어요. 그래서 오곡이 골고루 들어있는 생식이 태아 뿐 아니라, 엄마의 건강에도 좋은, 이 지구상에서 가장 훌륭한 음식이 되는 겁니다.

또 위장이 작은 수형이나 목형 엄마들은 단맛이 더 많이 필요하겠죠. 그런데 학자들은 단 것 먹으면 임신당뇨, 태아당뇨 걸릴 수 있다고 못 먹게 합니다. 그러거나 말거나간에 우리는 호박을 먹는다든지, 참외를 먹는다든지, 엿을 먹는다든지, 고구마를 먹는다든지, 연근을 먹는다든지 하면 돼요. 이러한 것들이 모두 단맛인데 왜 단맛을 먹으면 당뇨병에 걸린다고 거짓말을 하냐 이겁니다. 참외, 호박, 대추, 곶감, 고구마가 단맛인데 이러한 먹거리가 왜 당뇨병을 유발시킨다고 하냐구요? 이것들은 사람들이 수천 년 동안 먹어온 안전한 음식이라 탈날 일이 없습니다. 우리는 미개한 의학이 거는 주술에 걸려들면 안 된다 이겁니다.

태아가 자기 폐대장과 신장 방광을 만들 때 땡기는 맛

그리고 엄마 뱃속에서 아기가 자기 폐와 대장을 만들고, 피부를 만들고, 항문을 만들고, 코, 손목, 하완을 만들 때는 얼큰한맛이나 매운맛, 비린맛이 필요합니다. 매운맛으로는 열무김치, 무, 배추, 마늘, 호파, 쪽파, 양파, 생강, 고추, 매운탕, 짬뽕국물, 꽃게탕, 각종 어패류, 각종 찜 등이 있는데 이 중에서 자기가 먹고 싶은 것을 맛있게 먹으면 됩니다. 이러한 음식을 먹고 잘못됐다는 기록이 있습니까? (없습니다) 임신부가 밥을 고추장에 비벼 먹고 싶어 할 때가 있잖아요. 얼큰한 찌개국물을 먹고 싶다든지 할 때가 있죠? 그럴 때는 그걸 먹어줘야 힘이 생깁니다. 그래야 아기의 폐를 튼튼하게 만들 수 있고, 더불어 피부가 건강하게 만들어져요.

그런데 이런 매운맛을 가지고 있는 먹거리가 임신부에게 해롭다는 과학적 근거가 전무한데도, 사이비 전문가라는 자들이 매운 것을 못 먹게 해서 지금 우리 아기들한테 피부병이 창궐하는 해괴한 상황이 벌어지고 있습니다. 이에 대한 책임은 전적으로 매운 것이 해롭다고 지껄인 자들이 져야 합니다. 그리고 폐가 허약하게 만들어지다 보니 소위 꽃가루니 먼지니 하는 각종 알레르기 질환들이 창궐하고 있는데, 이것도 맵고 짠 것을 못 먹게 한 사람들이 전적으로 책임져야 합니다. 뱃속의 아기를 만드는 원료가 어디서 나옵니까? 밭에서 나오고, 논에서 나오잖아요. 결국 땅에서 나오는 거예요. 그것이 태아를 만드는 아주 근원적 질료라는 겁니다. 그러니 임신부가 매운 것 먹으면 애기한테 문제가 생긴다는 저급한 학설을 믿으면 안 된다는 거예요. 열 달 내내 매운 것을 먹는 것도 아니고, 어쩌다 먹고 싶을 때 한 번씩 맛있게 먹는 것 아닙니까.

또 아기가 자기 신장 방광을 만들고, 뼈, 골수를 만들고, 힘줄을 만들고, 허리를 만들고, 이빨이나 귀를 만들고, 생식기, 자궁을 만들고, 머리털을 만들 때 엄마는 무슨 맛이 당겨요? (짠맛) 그렇죠. 무슨 학자들이 '짠 것이 해로우니 먹지 마라'고 떠드는 말들은 귀담아 들을 일고의 가치도 없는 것들이고, 전혀 해롭지 않은 짠맛을 먹어야 태아는 자기 몸을 잘 만들 수 있습니다. 그 짠맛으로는 미역, 다시마, 김, 파래, 등 해초류가 있고, 모든 젓갈류와 된장, 간장, 소금, 두부, 청국장이 있습니다. 또 두유, 콩, 수박, 밤 등은 지린맛으로 수기를 튼튼하게 합니다. 그 외에도 돼지고기, 사골국, 장조림, 햄, 소시지, 치즈, 각종 건어물, 각종 장아찌, 간장게장 등등 이루 말할 수 없이 많습니다. 임신부가 이러한 음식 중에서 자기한테 땡기는 음식을 먹고 싶은 만큼 먹어주면 태아는 탯줄을 통해 자기가 필요한 만큼 생명창조 물질을 흡수해서 자기의 몸을 튼튼하게 만들어 냅니다. 그런데 최고 지식인이라는 사람들이 나트륨이 들어 있어서 해로우니까 이런 음식들을 먹지 말라고 하는 바람에 이 시대 대부분의 사람들이 무염식이니, 저염식이니 하면서 싱겁게 먹고 있습니다. 요즘 아기들이 이빨도 약하고, 뼈도 약해지는 것도 이 때문이고 심지어는 출산할 때도 머리털도 안 나서 그냥 하얀 대가리로 나오잖아요. 임신한 여자들도 짠맛을 안 먹으니 그런 허약한 아기들이 태어나는 겁니다.

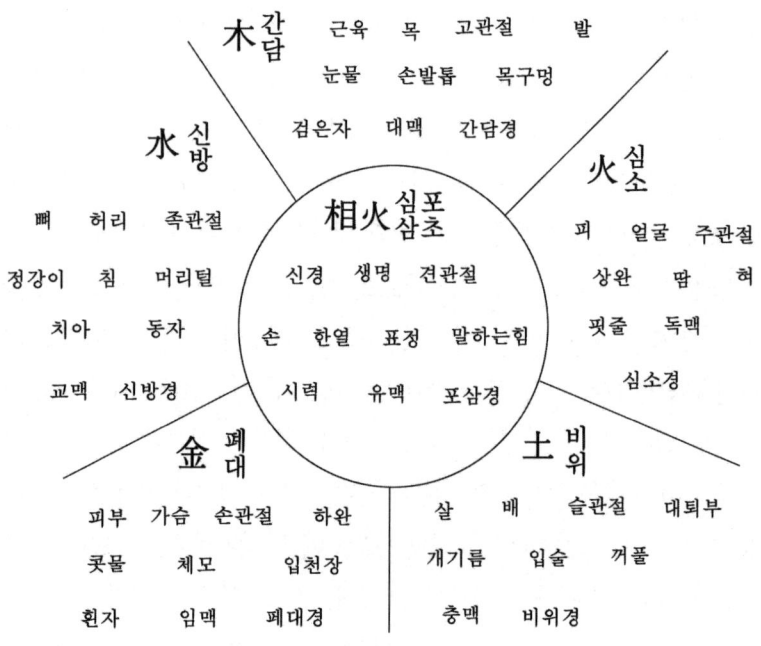

그림 오행 육기표, 각 오장이 오체를 주관하는 그림(예 : 간-근육, 심장-피 등)

살림살이의 주도권은 시어머니에서 며느리로 계승된다, 지금은 우리의 전통적인 살림살이 법방들이 다 단절되어 버렸다

옛날에는 시집가면 귀머거리 3년, 벙어리 3년, 눈 봉사 3년이라고 했습니다. 그 혹독한 시집살이를 시키는 건 며느리가 미워서가 아니라, 혼인은 양쪽 가문끼리의 결합이거든요. 며느리는 저쪽 친정 가문에서 이쪽 시댁 가문으로 와서 장차 이쪽 가문을 이어나갈 살림살이의 주체가 되는 사람입니다. 시어머니 입장에서 보면, 며느리가 이 집 후손을 낳고 기를 사람이니까 어떻게 가르쳐야 돼요? (제대로) 제대로 가르쳐야 되죠. 처음 시집 온 새색시를 10년 정도 교육을 시키면 웬만한 살림은 척척 해낼 수 있게 됩니다. 그 사이에 아이도 서넛 낳고. 그러면 호랑이 같던 시어머니가 곳간 열쇠를 며느리에게 넘겨줍니다. 이때가 바로 며느리가 집안 살림의 주도권이라 할 수 있는 경제권을 넘겨받고 명실 공히 한 가문의 안주인으로 등극을 하는 순간입니다.

실제로는 남자가 가문을 이어가는 게 아닙니다. 어떤 여인이 그 집으로 시집을 와서 그 집 가문을 이어나가는 겁니다. 남자는 씨나 뿌려 놓고 맨날 밖으로 돌아 댕기기만 했지 살림은 여자들이 다 했습니다. 그러니 그 집에 먼저 와 있던 며느리인 시어머니가 다음에 오는 새 며느리한테 그 가문의 모든 법통을 전수시키려면 혹독하게 할 수밖에 없었던 겁니다. 말을 안 들으면 내쫓기도 했어요. 그러다가 며느리가 임신을 하면 시어머니가 어떻게 해요? '애야, 너 먹고 싶은 것 있으면 참지 말고 꼭 말해야 된다' 하고 거듭 당부합니다. 왜냐하면 내 며느리의 태중에서 지금 자기 손자가 자라고 있거든요. 지금은 며느리 뱃속에 있는 그 손자가 최고잖아요. 그리고 자기 아들한테도 색시 잘 챙겨 주라고 신신당부하는 것은, 당신 손자인 아기를 만들 때 필요한 걸 잘 구해다 주라는 얘기입니다.

그런데 누대에 걸쳐 전통적으로 그렇게 해왔던 살림살이 법방들이 지금 시대에 들어와선 비과학적이다, 미신이다, 핵가족이다, 민주화다, 독립해야 된다 뭐다 해서 다 뿔뿔이 흩어져 갖고, 지금은 이러한 전통문화를 아는 사람들이 거의 없습니다. 아들과 며느리가 함께 분가해서 나가서 살게 되면, 아기 만드는 지혜라든가 아기 키우는 경험 하나도 없이 천둥벌거숭이가 되어서 그냥 막 살아요. 우리는 지난 30년 동안 그렇게 막 살아왔어요. 그렇게 다 각자 나가서 살게 되면서 거의 모든 가문의 문화가 쑥대밭이 되었고, 각 가문에서 대대로 내려오던 그 살림살이하는 방법, 임신과 육아에 대한 전통들이 다 단절되어 버린 겁니다.

자석테이프를 붙이고 섭생을 잘하면 젖도 잘 나오게 할 수 있다, 뱃속의 아기가 거꾸로 있을 경우의 대처방법

임신 중에는 잔병이 있어도 다 고쳐진다는 부분까지 했죠? 그 다음에는 체질대로 영양하고 MT를 쓴다. MT를 사관에 붙여 주거나, 석맥이면 신장 방광경에 붙여 주고, 홍맥이면 비위장경에 붙여주면 기운이 잘 돕니다. 대우주인 엄마 기운이 잘 안돌면 소우주인 애기가 잘 안 만들어져요. 아기가 스스로 자기 뼈를 만들고, 눈을 만들고, 코를 만드는 이 중요한 때에, 임신부는 자신의 생명력 상태를 최고도로 상승시킨 상태에서 임신 기간을 보내고, 해산을 하고, 아기를 낳고도 1년간은 젖을 만들어야 됩니다. 그런데 엄마 정기신의 총체적 생명력인 상화가 원활하게 돌아가지 않으면 젖이 잘 안 만들어집니다.

젖이 잘 안 만들어진다는 건, 젖을 만드는 생명상태가 제대로 작동이 안 되고 있다는 말과도 같습니다. 그래서 임신 중에 이걸(섭생과 MT 붙이는 것) 잘하면 나중에 아기를 낳고 난 뒤에 젖도 잘 나옵니다. 우리가 지금까지 할아버지, 할머니들의 생활방식을 계승하지 않고 30~40년 정도 서양식으로 살아봤는데, 그 결과 현재 제대로 되어가는 것이 거의 없잖아요. 그러니 우리 아이들은 옛날 그 방식대로 한번 길러 보자는 겁니다. 지금은 옛날처럼 형제가 여섯, 일곱 명씩 되는 게 아니잖아요. 저만 해도 형제가 3남3녀인데, 우리 어머니가 다 길렀습니다. 그런데 지금 엄마들은 하나, 둘밖에 안 낳으니까 자손만대를 위해서 제대로 한 번 해보자는 거죠.

그 다음에 애기가 거꾸로 있는 경우. 애기가 거꾸로 있을 때, 적으세요. 이때는 한쪽 맥은 크고, 한쪽 맥은 작게 뜁다. 좌우맥이 같지 않은 것은 좌우대칭이 안 맞는다는 겁니다. 아기가 뱃속에서 크면서 가만히 있는 게 아니라 옆으로 가기도 하고, 발길질도 하면서 놀잖아요. 여기 가서 놀고, 저기 가서 놀고. 탯집이 아기한테는 세상 전부입니다. 그 세상에서 손가락이나 발가락도 꼼지락거리고, 하품도 하고, 별짓 다 하면서 커요. 그러다 이놈이 저쪽 동네에 가서 놀았으면 제자리로 와야 되는데 안 올 수가 있거든요. 이럴 때 제자리로 돌아오게 하는 게 엄마의 기운인데, 좌우맥의 대칭이 안 맞으면 아기가 자세가 비뚤어진 상태로 그 자리에 머물러 있게 될 수 있습니다. 그러면 임신부의 배를 갈라야 되냐? 그게 아니고, 이때는 심포경맥과 삼초경맥을 자극하면 됩니다.

또 적습니다. 삼초경을 자극하면 인영맥이 작아지고, 심포경을 자극하면 촌구맥이 작아진다. 그런 식으로 인영맥과 촌구맥을 조절해서 같게 만들면 돼요. 그리고 좌측 삼초경을 자극하면 좌측 인영맥이 작아지고, 우측 삼초경을 자극하면 우측 인영맥이 작아진다. 또 우측 심포경을 자극하면 우측 촌구맥이 작아지고, 좌측 심포경을 자극하면 좌측 촌구맥이 작아진다. 이건 좌우맥과 상하맥을 조절하는 방법이죠. 임신부에게는 침을 놓거나, 뜸을 뜨는 등의 강한 자극을 가하면 안 됩니다.

줄 바꿔서, 자극하는 방법은 손톱으로 한다. 자, 보세요. 손가락이 이렇게 다섯 개가 있으면 제 3지인 중충혈을 자극해야 하는데, 거기가 심포경입니다. 그리고 네 번째 손가락 끝이 관충혈인데 여기는 삼초경입니다. 그 자리를 손톱을 세워서 요롷게 자극하는 거예요. 자극이 가죠? 따끔따끔 하잖아요. 손톱으로 자극하는 시간은 1분 내지 2분. 이렇게 자극하면 맥이 조절됩니다. 이 그림을 보면 아기가 거꾸로 있을 때, 우측 인영맥이 크고 좌측 인영맥이 작죠? 그러면 작은 쪽인 좌측은 놔두고, 큰 쪽인 우측 삼초경을 자극하면 됩니다. 1~2분 간격으로. 또 조금 있다가 1~2분 간격으로 요렇게. 누가 해줘도 되고, 엄마가 스스로 할 수도 있겠죠.

이건 이 강의를 들은 사람만 할 수 있습니다. 그런데 만일 여러분들의 동생이 임신했다고 하면 동생한테 가서 알아듣고 실천할 수 있을 때까지 가르쳐 주세요. 한번 말해서는 못 알아들어요. 저는 이 얘기를 하기 위해서 지난 5~6주 동안 50시간 이상을 얘기했습니다. 그런데 이 얘기를 밑도 끝도 없이 그냥 떡 이야기하면 '에이 그런 게 어디 있어?' 그래 버려요. 그러니 알아먹고 실천할 때까지 계속 말을 해줘야 됩니다. 그렇지 않으면 멀쩡한 임신부의 배를 가르게 되는 불상사가 생길 수도 있게 됩니다.

자극을 한다는 것은 큰 맥을 작아지게 하는 사법입니다. 침이나 MT는 강(强) 자극이라서 애가 잘못될 수가 있어요. 그리고 애가 거꾸로 있다는 건 이미 해산달이 얼마 안 남았다는 얘기거든요. 그러면 그때까지 엄마의 맥을 조절하면 되겠죠. 이때 삼초경의 관충과 심포경의 중충을 자극해서 인영 촌구 네 개의 맥이 같아지면 제일 잘된 것이고, 인영이 좀 작고 촌구가 좀 커도 상관없습니다. 임신부의 인영 촌구 좌우의 맥이 같아지면 애기가 바로 제 자리로 돌아갑니다. 대우주인 엄마의 맥력이 소우주인 아기한테 바로 영향을 미치거든요. 심포경맥과 삼초경맥은 생명력을 주관하는 경맥이기 때문에 그 둘을 잘 조절하면 태아의 위치도 바르게 할 수 있다는 겁니다.

임신부가 하혈을 할 경우, 임신 중에 감기에 걸린 경우, 기타 여러 증상들에 대한 대처방법

줄 바꿔서 또 적습니다. 임신부가 하혈을 하면 대개 구맥이다. 이때는 쓴맛을 줍니다. 임신부가 요통이 심하다, 허리가 많이 아프다고 하면 석맥일 수 있겠죠. 그러면 짠 것을 좀 더 먹으면 됩니다. 임신부가 감기에 걸렸다고 하면 이것은 큰일이죠. 함부로 감기약을 먹을 수도 없고, 기존의 의학으로는 감기를 절대 못 고치기 때문입니다. 그래서 계속 기침하다가 나중에 폐렴으로 가서 고생고생 하다가 허약해진 몸으로 아기를 간신히 낳고서, 엄마는 죽는 경우도 있어요. 이런 경우에도 우리는 아무 문제가 없습니다. 어제 감기 고치는 방법 이야기 했죠? 그 방법대로 고치면 됩니다. 효소찜질은 임신부가 해도 아무 문제가 없고, 몸을 따뜻하게 하는 거니까 오히려 임신부의 몸이 더 좋아집니다. 임신부가 현맥이면 눈물이 나고, 눈곱이 낀다. 눈은 간담이니까 신맛을 먹어주면 되고, 코가 막히면 매운맛을 먹어주면 됩니다. 임신하면 보통 환도가 선다고 하는데 이런 것도 우리는 거저먹기로 돼요. 환도는 고관절이니까 신맛을 먹으면 바로 해결됩니다. 임신부가 위장이 허약해서 입술이 트고, 갈라진다 그러면 이때는 홍맥이니까 단맛을 먹으면 보통 때 보다도 훨씬 빠른 속도로 고쳐집니다. 임신이 되면 임신부의 정기신은 초능력 상태로 전환되기 때문에 그 효과가 금방 금방 나타나요. 그리고 태아가 커질수록 모체의 생명력도 더 왕성해집니다.

네 곳의 맥을 같게 하면 불임도 해소될 수 있다, 남자에게 문제가 있어서 임신이 안 될 수도 있다, 양수검사와 초음파검사

줄 바꿔서 또 적습니다. 여성의 인영 촌구 네 곳을 같게 하면 대개 불임증이 해소된다. 임신이 안 되는 분들도 인영 촌구를 같게 하면 임신이 될 수 있습니다.

질문 : 인영 촌구 네 개의 맥을 같게 만들면 불임을 해결할 수 있다는 겁니까?

대답 : 그럼요. 좌우 인영 촌구 네 개가 같아지면 가능합니다. 그러기 위해서는 우선 몸을 따뜻하게 해야 합니다. 몸이 따뜻해야 맥 조절이 잘 되거든요. 다시 말하면 몸이 따뜻해야 병에 잘 안 걸리고, 회복도 빠르다 그거죠. 그런데 요즘 시대에 식당에 가서 뜨거운 물을 마시는 사람이 어디 있습니까? 다 찬물 마시고 해서 몸을 식혀 버리니 맥 조절이 힘들어지는 겁니다. 어쨌든 지금 말씀드린 대로 좌우 인영 촌구맥을 같게만 할 수 있다면 불임은 거의 해소된 것으로 봅니다.

그런데 여성이 인영 촌구를 조절해서 맥을 같게 했는데도 불구하고 임신이 안 될 수 있어요. 이때는 남자를 봐야 됩니다. 남자에게 문제가 있어서 아기를 못 가질 수도 있기 때문입니다. 남자가 무정자증이라든지, 남자의 정자 속에 들어있는 생명력이 허약해서 임신을 못 시킬 수도 있잖아요. 그러면 남자의 체질과 맥을 봐서 석맥이면 떫은맛과 짠맛을, 구맥이면 떫은맛과 쓴맛을 먹어야 합니다.

임신을 못 시키는 남자가 건강한 정자를 생산하려면 일체의 이유 없이 자신의 육장육부를 건강하게 회복시켜야만 됩니다. 그렇게 하기 위해서는 균형이 깨진 육장육부의 음양 허실 한열을 조절하여 그 균형을 이루면 되는데, 앞에서 누누이 강조한 육기섭생법을 실천하는 것 외에 다른 방도는 없습니다. 좌우지간 임신을 하기 위해서는 남녀 공히 건강한 정자와 난자를 만들 수 있도록 노력을 게을리 하면 안 됩니다.

그 다음에, 아랫배가 찬 사람은 배를 뜨겁게 한다. 임신이 안 되는 분들은 대개 아랫배가 차요. 이럴 땐 자궁으로 온기가 들어오고, 냉기는 빠져 나가도록 곡식자루나 핫팩 같은 것을 이용하면 좋습니다. 왜냐하면 아랫배가 따뜻해야 애기가 착상이 잘 되고 또 임신이 잘 될 수 있는 유리한 조건이 만들어지기 때문입니다. 자궁이 냉하면 수정과 착상이 어려워져요. 그곳에서 아기씨(我氣氏)가 활발하게 운동을 해야 되는데, 아랫배가 냉하면 난소, 나팔관, 자궁과 같은 기관들의 운기(運氣)가 잘 안 될 것 아닙니까?

요즘 보면 임신클리닉, 불임클리닉이라는 데가 있어요. 거기 가면 복강경으로 속을 살펴보겠다고 구멍을 뚫습니다. 그런데 그렇게 내시경으로 속을 보겠다고 구멍을 뚫으면 절대 안 됩니다. 구멍을 뚫으면 거기에 찬바람이 들어가잖아요. 무덤도 봉분에 구멍이 생겨서 내부의 기운이 빠져나가면 안 된다면서요? 하물며 사람의 몸은, 거기가 어딘데 구멍을 뚫습니까? 지금 현대의학에서 하는 짓거리를 보면 무지막지하기가 이루 말할 수 없을 정도입니다.

질문 : 산부인과에서 양수 검사한다고 주사바늘로 배를 찌르는데요?

대답 : 그거 하면 어쩔 건데요? 그런 검사는 자꾸 하면 매출이 올라가니까 하는 수작들입니다. 왜 양수 검사를 해요? 기형아 검사하겠다는 건데, 발견했다고 한들 대책이 있습니까? 설령 기형아가 만들어지고 있다한들 별 뾰족한 수가 없어요. 기존의 미개한 학문으로는 정상적인 아기를 만들 수 있는 방법이 전무합니다.

그리고 임신을 했다고 해서 정기적으로 자주 검사 받는 것은 안 좋습니다. 검사한답시고 초음파 찍고 하는데, 한번 생각해 보세요. 초음파도 강력한 전자파잖아요. 그건 영상을 찍을 수 있도록 강력한 파장을 보내는 거예요. 의사들 보고 자기네들 낯짝에 대고 그런 전자파 한번 쬐어보라고 하면, 자기네들은 안 합니다. 치과 가서 엑스레이 찍을 때 보면 자기들은 피해서 찍더라구요. 그 전자파나 엑스레이파를 연속적으로 맞으면 맞은 곳에는 문제가 생깁니다. 그 파장이 뚫고 지나간 곳은 어쨌든 충격을 받게 되니까요. 배에 크림 같은 걸 바르고 자꾸 초음파로 찍게 되면 전자파가 태아의 몸을 뚫고 지나가게 되는데, 그러면 태아가 까닭 없이 얼마나 스트레스를 받겠어요? 자꾸 그 짓하고 그러면 태아와 엄마의 심포 삼초가 깨져서 나중에 아기한테 원인 모르는 병이 생길 수도 있다 그겁니다.

계란이 곯았나, 안 곯았나 흔들어 보는 것도 아니고, 왜 자꾸 뱃속에 있는 아기를 흔들어보고, 들여다보고 그러는 겁니까? 아기가 지금 아무 탈 없이 잘 지내고 있는데, 그걸 초음파로 자꾸 찍고 하면 태아가 좋아집니까, 아니면 병이 고쳐집니까? 자꾸 주사기로 양수 빼서 검사하고, 사진을 찍어대고 하면 뱃속의 아기가 얼마나 스트레스를 받겠냐 이겁니다. 우리는 그런 얼척 없는 짓을 하면 안 됩니다. 우리는 맥을 봐서 맥대로만 조절하면 돼요. 그리고 아기를 잘 간수하지 못할 정도의 허약한 몸이라면 임신도 잘 안 됩니다. 임신이 그렇게 쉽게 되는 게 아닙니다. 부부가 건강하면 이불 속에서 남편 콧김만 쐬어도 여자가 임신이 되잖아요. 그러니까 우선 건강해야 됩니다. 여기서 제시하는 법방대로 하면 자기 병도 고칠 뿐만 아니라, 건강한 아기도 만들 수 있습니다.

여자들이 서양에 대한 사대주의 근성과 노예의식에서 깨어나지 않으면 우리 후손들의 미래는 없다, 차서 생긴 병은 따뜻하게 하는 수밖에 없다, 지금 여자들은 거의 다 냉기에 노출되어 있다

(그런데 산부인과 가면 자꾸 이런 저런 검사해야 된다고 하잖아요. 그리고 산부인과에 정기적으로 가지 않으면 무식한 사람 취급을 해서 안 갈 수가 없어요)

지배 세력들이 그렇게 세뇌를 시켜서 돈을 다 갈취하고 또 아기를 다 망가뜨려 갖고 태어나게 해야 그 아기가 환자가 되어서 계속 돈을 뜯어낼 수 있는 구조가 형성되는 겁니다. 지금 기득권층들이 짜놓은 지배 시스템이 그렇게 되어 있어요.

질문 : 엄마들이 깨어나지 않으면 답이 없겠네요?

대답 : 바로 그겁니다. 그러니 엄마들이 서양학문만이 우월하다는 사대주의적 생각과 열등감을 깨트리지 않으면 안 된다는 거예요. 아까 깨달음에 대해서, 관념을 깨트리는 것이 무엇인가에 대해서 말했죠? 그 두터운 고정관념과 그 노예교육으로부터 해방되지 않으면 우리 아이들의 미래는 없습니다. 알고 보면 여기서 강의하는 이 내용은 새로운 문명을 창조하는 것과 깊은 관련이 있는 것들입니다. 이건 새로운 문명을 건설하기 위해서 하는 거예요. 우리가 앞으로 이런 식으로 가지 않으면 우리 아이들의 미래는 진정 답이 없습니다.

왜 멀쩡한 배에 구멍을 뚫냐구요? 거기가 어딘데? 생각을 해보세요. 자기들도 배통에 구멍 뚫고, 머리통 뚫어서 무슨 검사하면 좋을까요? 그리고 애기를 낳을 때, 칼로 배를 가르고 탯집을 가르는데 그러면 아기 머리통 근처로 칼이 스~윽 지나가잖아요. 뱃속의 아기는 칼이 지나가면서 엄마 뱃가죽을 가르고, 탯집을 가르는 그 소리를 다 들을 것 아닙니까. 그러면 애기가 얼마나 무섭고, 긴장되겠어요. 그런 걸 알아야 돼요. 이제까지는 그런 걸 모르고 살아 왔으니까 할 수 없지만, 우리 다음 아이들한테는 이런 악습과 폐습을 물려주어서는 안 된다는 겁니다. 아이들에게 무슨 영어 같은 것만 가르칠 게 아니라 초등학교에서부터 이런 걸 가르쳐야 됩니다. 한 달에 한 시간을 얘기하든, 일주일에 한 시간을 얘기하든 가르쳐야 돼요.

현재 자기 병도 못 고치는 의사들이 뭘 알까요? 그 칼잽이들이, 약이나 팔아먹는 약장사들이. 멀쩡한 엄마 뱃속을 검사하겠다고 내시경으로 들여다보거나 하고 말이죠. 그래서 뭐 된 것 있습니까? 오히려 엄마와 아기들이 더 나빠지기만 했을 뿐입니다.

줄 바꿔서 적습니다. 불임인 사람이 인영맥이 크면, 인영을 작게 하고 아랫배를 뜨겁게 해서, 나팔관을 따뜻하게 한다. 뱃속에 냉기가 들어가서 차지면 나팔관이 수축됩니다. 나팔관이 오그라들고, 수축되면 아랫배가 아프게 돼요. 생리하는 애들을 보면 아랫배 아프다는 애들이 있잖아요. 그게 다 나팔관이 냉해지고 땡겨서 그런 겁니다. 이치적으로 추우면 오그라들고, 오그라들면 땡겨 지니까 아픈 겁니다. 모든 통증은 차서 생긴다고 했죠. 그러면 나팔관을 따뜻하게 해야 되고, 그러려면 열을 만들어야 됩니다. 냉기가 서려서 생긴 병을 고칠 수 있는 유일한 길은 따뜻하게 하는 방법 말고는 없습니다. 침 놓으면 따뜻해집니까? 진통제 먹으면 따뜻해져요? 안 됩니다.

그보다는 곡식자루 데워서 배 위에 올려놓고, 따뜻한 물에다 족욕 하고, 매일 조금씩이라도 운동을 하고, 따뜻한 물을 마시고, 호흡을 하고, 옷을 잘 입어서 보온을 해야 몸이 따뜻해집니다. 그래서 겨울철에는 절대 미니스커트 같은 짧은 옷 입지 말고, 속에는 따뜻하게 내복을 입고 그래야 되는데 지금 우리 아이들이 어떻게 하고 다녀요? 다 벗고 다니잖아요. 옷 같지도 않은 빤스 같은 거나 입고 다니고. 그러니까 다들 냉기에 무방비로 노출되어 있는 거예요. 대부분의 젊은 처녀들이 지금 냉기에 다 노출되어 있어서 다음에 태어나는 아이들은 이상해질 수밖에 없습니다. 그러면 다음 시대를 이어나갈 아이들이 어떻게 되겠느냐는 거죠. 이건 보통 일이 아니에요.

또 적습니다. 냉하면 저절로 생식기가 오그라든다. 오그라들었다는 얘기는 기능이 저하되었다는 말과도 같습니다. 따뜻해야 부드럽게 잘 움직입니다. 생식기가 식으면 얼굴에도 뭐가 막 나고, 피부도 거칠어지고 나빠지게 됩니다. 자궁을 따뜻하고 건강하게 해놓지 않으면 안 되는 겁니다.

자궁 외 임신이 되었을 경우, 생명이 가진 복원력이 의사보다 만 배 더 위대하다

　다음은 자궁 외 임신. 이건 거의 나팔관 임신이죠. 자궁 외 임신은 우리도 이렇다 할 방법이 잘 없습니다. 뭐 먹으면 좋아진다 하는 그런 문제가 아니기 때문에 그래요. 이를테면 이렇게 된 겁니다. 아랫배가 냉해져서 나팔관도 이렇게 수축이 되었어요. 그런데 수정란이 아기집으로 가서 착상을 하려고 이렇게 오다가 여기 나팔관에서 턱 걸려 버렸어요. 그러면 이 관에서 아기가 만들어지게 되는 거예요. 이걸 그냥 놔두면 엄마도 죽게 되잖아요. 하지만 이건 맥을 봐서 어떻게 하는 것으로는 안 되고, 배를 갈라야 되는데, 우리 요법사 공부를 한 도사들은 확률은 낮지만 배를 안 갈라도 해결하는 방법이 있습니다. 그러나 가족이 되었든 누가 되었든 간에 좌우지간 이 공부를 하지 않은 사람들한테는 '방법이 없으니 의사 선생 말대로 하십시오' 하고 모르는 척 해야 됩니다. 말이 통하지 않는 사람에게 괜히 말해봐야 중생들은 실천도 못할 것이고, 나중에 괜히 원망만 들을 수 있기 때문입니다.

　그러면 우리는 어떻게 해야 되느냐? 만약 나팔관 임신이 됐다면, 자기가 가는 산부인과 병원 있잖아요. 거기에다 미리 말을 해놓고, 병원에 가게 되면 바로 수술을 하겠다고 약속을 하세요. 이런 경우는 저녁에 입원하면 그 다음날 새벽에 수술을 해 줍니다. 그렇게 약속을 해놓고 어떻게 해야 되느냐 하면, 여기 나팔관을 따뜻하게 데워줘야 됩니다. 가만히 있을 때는 곡식자루나 핫팩을 계속 배 위에 올려놓고, 일어나 있을 때는 골반이 따뜻해져서 열이 날 때까지 허리돌리기를 계속 합니다. 짜고 떫은 것도 계속 먹고. 허리와 골반 부분을 하루에 천 바퀴씩 두 번을 계속 돌립니다. 천 바퀴 돌리는 건 한 시간이면 돌리거든요. 그렇게 돌리면 전체 몸통에 열이 생깁니다. 이렇게 천천히 그리고 꾸준히 돌리면 살과 저 뼛속까지 열이 만들어집니다. 점심 먹고 또 계속 돌립니다. 그러면 나팔관 속에 있는 수정란이나 태아한테까지도 온기가 스며듭니다. 지금 태아를 감싸고 있는 나팔관이 협착해서 아기가 그 속에 갇혀있는 거잖아요. 이렇게 허리와 골반통 전체에서 발생되는 생명의 온도가 상승되면, 냉해져서 협착한 나팔관에 온기가 전달되어서 좁아진 나팔관이 다시 넓어질 수 있습니다. 일주일이고, 2주일이고, 한 달이고 서둘지 말고 꾸준히 해야 됩니다.

나팔관 속에 있는 수정란이 커져서 임신부한테 문제가 생길 정도가 되려면 한 달도 걸리고 한 달 보름도 걸립니다. 그래서 시간은 충분하니까 우리는 그동안 허리를 따뜻하게 하고, 나팔관도 수기가 지배하니까 짠 것을 먹고, 엉덩이와 허리와 골반 이쪽이 다 후끈후끈해질 때까지 계속 허리를 돌리면 됩니다. 힘들면 쉬었다가 다시 하면 되겠죠. 또 이런 경우에는 특히 절 수련이 아주 좋은 운동이 됩니다. 그리고 신장경 방광경과 심포경 삼초경에 MT를 붙입니다. 이렇게 해서 생식기의 냉기가 다 빠져나가고 생명의 온기가 회복되면, 생명력은 본래대로 복원시키려는 본성을 발휘해서 수축된 것을 다시 이완시키게 됩니다.

또 수정란은 본래 아기집 쪽으로 가려고 하는 본능이 있고, 아기집은 수정란을 끌어당기려는 본성이 있어요. 지금 여기 나팔관이 좁아서 수정란을 끌어당기지 못하고 있는 거잖아요. 그렇지만 온기를 회복하게 되면, 내 생명력은 이 수축된 나팔관을 따뜻하게 해서 이완시켜 주고, 수정란은 나팔관을 빠져나가려고 하는 힘을 만들게 됩니다. 그와 동시에 자궁에서는 수정란을 잡아당기려고 하는 힘이 작용하게 되겠죠. 이 모든 걸 생명력인 심포 삼초가 합니다. 우리는 이렇게 노력을 해볼 수 있어요. 그런데 이렇게 했는데도 잘 안 되고 계속 아프다면, 그때는 병원의 도움을 받아야 됩니다.

우리 회원들 중에 이렇게 해서 성공한 사례가 딱 하나 있어요. 요법사 공부까지 한 사람인데, 여기 생식원은 아니고 저랑 같이 공부한 분이 하는 생식원에 오는 회원이었어요. 그 생식원의 원장님이 여기에 찾아와서 자기네 오래된 회원에게 이런 경우가 생겼는데 어떻게 해야 되느냐고 묻더라고요. 시집가서 8년 만에 임신을 했는데, 나이가 마흔이 다 되어서 임신을 했대요. 그래서 저는 나팔관이 식어서 그렇게 된 거니까 거기를 따뜻하게 해보자고 했어요. 그때는 곡식자루가 없어서 핫팩을 데워서 했습니다. 언제든 병원에 갈 수 있도록 만반의 준비를 해놓고, 위에서 말한 방법대로 계속 해서 결국 아기를 정상적으로 낳았어요.

그런데 이런 경우 병원에서는 당장 수술하지 않으면 안 되는 것처럼 말합니다. 왜냐? 여차하면 다른 병원으로 가잖아요. 지금 산부인과가 쫙 깔려 있는데, 내 집에서 안 하면 다른 집에 가서 배를 가릅니다. 그게 그래서 그런 것이지, 모든 경우가 시간이 촉박한 것은 아닙니다.

질문 : 얼마 동안 그렇게 운동했나요?

대답 : 한 20일 정도 했었죠. 배 위에 핫팩을 올려놓아서 계속 뜨겁게 하고, 엉덩이도 물주머니를 뜨겁게 해서 깔고 앉고 또 생식원에 계속 오게 해서 허리돌리기 하고, 절 운동을 꾸준히 한 끝에 다행히 순산했습니다. 그 여자 분은 독일인가 어딘가에서 오래 살다 왔는데, 몸에 냉기가 많이 들어 있는 상태로 임신을 하게 된 경우였어요.

줄 바꿔서 또 적습니다. 병원에서 불임검사 한다고 복강경으로 속을 들여다보면 식어서 잘 안 된다. 이렇게 내시경을 하게 되면 외부의 찬 기운이 유입되어 거기가 긴장하게 되고 상처가 생기게 됩니다. 그래서 그런 것 하지 말고, 우리는 인영 촌구가 같아지도록 해야 되고 자궁이 따뜻해지도록 해야 합니다.

  생명은 항상 복원시키려는 본성을 갖고 있어요. 만약 여기 손등에 상처가 나서 살이 찢어졌다면, 내 생명은 그 찢어진 상처 부위를 바로 아물게 하는 치유능력이 있다는 겁니다. 그걸 무시하지 말자는 거예요. 어떤 경우에도 회복과 복원은 내 안에 있는 생명력이 하는 것이지 의사가 해주는 게 아닙니다. 의사는 약간의 조력만 해주는 것뿐입니다. 내 안에 있는 심포 삼초 상화가 조건만 맞으면 바로 피를 멈추게 하고, 딱쟁이를 지게 해서 원상회복 시킨다는 거죠. 생명이라는 것은 이렇게 위대합니다.

선조들의 과학적이고 생명친화적인 해산법(解産法)

  다음은 해산(解産). 이제 애기를 낳아야죠. 해산할 때는 엄마의 뱃속 온도가 대략 50도 정도 되니까, 아기가 나오는 방의 온도를 엄마 뱃속 온도 비슷하게 올려 놓아야 됩니다. 옛날에는 산통이 시작되면 무조건 뭘 했어요? (아궁이에 불을 때고 물을 데웠어요) 그렇죠. 물을 한 가득 솥에 붓고는 불을 지피기 시작했습니다. 아궁이에다가 계속해서 불을 때는데, 그게 아기가 태어나는 방을 뜨겁게 만들려고 하는 거잖아요. 그리고 해산할 때가 다가오면 임신부의 몸은 자궁을 열 준비를 하기 시작합니다. 대우주인 엄마의 몸을 열어야 소우주인 아기가 나오잖아요. 그러자면 엄마한테서는 몸을 열 정도의 초능력이 나와야 됩니다. 산통이 시작되면 먼저 임독맥이 열리고, 십이정경이 열립니다. 아기의 머리가 보일 때쯤 엄마는 초인적인 생명력을 발휘하여 차차 기경팔맥을 열고, 마지막으로 마치 우주가 개벽하듯 최상승의 힘을 다해서 사해의 혈까지 열게 됩니다. 사해의 혈이 다 열리면, 여성의 몸은 아기가 완전히 나올 수 있게끔 만반의 준비를 완료하게 되는 겁니다.

이때 소우주인 태아는 엄마보다 더한 힘을 발휘해서 자신의 머리통을 짜부라트리고, 몸을 최대한 수축시켜서 대우주인 엄마의 산도(産道)를 통과한 끝에 세상의 빛을 보게 됩니다. 그래서 출산이라고 하는 건 대우주의 확장작용과 소우주의 수축작용이라는 오묘한 음양조화를 통해 새 생명을 탄생시키는 한편의 극적인 드라마라고 할 수 있는 거죠. 이때는 오로지 소우주인 그 어린 생명체를 몸 밖으로 내보내기 위해서 대우주의 모든 공력을 집중해서 사용하게 되는 겁니다. 이렇게 해서 순산을 하고, 산후조리를 잘하면, 출산시 임맥을 열고, 십이정경을 열고, 기경팔맥을 열고, 사해의 혈을 열었던 그 초능력의 힘으로 웬만한 잡병들이 한 방에 다 날아가게 됩니다.

그러면 아기 입장에서 한번 봅시다. 엄마 몸 밖의 상황을 감안한다면 출산이라고 하는 것은 태아가 엄마 몸속의 뜨거운 불집 속에서 차가운 바깥으로 나오는 걸 의미해요. 아기가 한여름에 나와도 엄마 뱃속보다는 추운 곳으로 나오는 겁니다. 그때 아기가 오리털 파카 입고 나오는 게 아니고, 털모자 쓰고 나오는 게 아니잖아요? (웃음 하하하) 그냥 발가벗고 추운 곳으로 나오는 겁니다. 여자가 산통을 시작하면 남자는 아궁이에 불을 지피기 시작했던 것이 바로 그런 이유 때문입니다. 방안을 후끈후끈하게 해서 엄마 몸속의 온도하고, 산실(産室)의 온도를 얼추 비슷하게 맞춰놔야 애기한테 문제가 덜 생기기 때문입니다. 온도 차이가 현격하게 날 경우엔 연한 아기 피부가 쫙 오그라들게 되는데, 그것은 외부의 찬 기운이 들어오는 것을 막기 위한 일환으로써 생명이 하는 짓입니다. 피부가 부들부들한 신생아는 이때 잘못하면 아토피가 생길 수도 있습니다. 야, 지금 생명의 비밀을 다 누설하고 있는데 이것도 죄가 아닌지 모르겠네요. 우리 현성 선생님께서도 이러한 비밀을 다 누설시켜서 빨리 돌아가신 것 같은데, 저도 오래 못 살 것 같아요. (웃음 하하하)

살아있는 동안은 끊임없이 누설해야 되잖아요? 자, 하여튼 이런 이유 때문에 뜨거운 방에 이불을 두껍게 깔고서 아기를 낳는 겁니다.

이번에는 아기가 처음 바깥세상으로 나올 때, 엄마의 입장에서 한번 보자구요. 엄마 몸이 따뜻해야 골반이 잘 벌어져요, 차가워야 잘 벌어져요? (따뜻해야죠) 불을 지피는 건 일단 임신부를 위한 것이고, 두 번째는 아기를 위한 겁니다. 산실의 공간을 임신부와 아기 입장에서 보자는 그것이 휴머니즘의 발로다 그거예요. 우리 조상들은 그 두 생명의 상황에 대해 도통해서 아기를 낳을 때 저런 식으로 했던 겁니다. 그런데 지금처럼 병원에서 애기 낳으면 어떻게 해요? 에어컨 틀어갖고 서늘하다 못해 춥잖아요.

(첫 아이를 여름에 낳았는데 정말 추워 죽는 줄 알았어요)

미개한 의학 따위가 최적 온도가 18도니 어쩌구 해갖고, 지금 산모고 아기고간에 다 얼어 죽게 생겼습니다.

분만촉진제의 해악, 수중분만도 미개한 출산법이다

질문 : 대부분 병원에서는 분만촉진제를 맞히는데, 그것은 몸을 차게 하는 것 아닌가요?

대답 : 분만촉진제는 옥시토신이라고 하는 일종의 호르몬 제제인데, 그걸 맞혀서 차게 만들면 자궁 근육이 저절로 수축이 돼요. 그럼 뱃속의 아기도 그 약물의 영향을 받게 됩니다. 만약 아기가 그 약물에 대한 적응력이 약하다면 어떤 부작용이 생길지 모릅니다. 어쨌든 이건 자궁 근육을 억지로 수축시켜 그 안의 아기를 못살게 굴어서 빨리 나오게 만드는 약이에요. 그런데 차게 하면 애기가 잘 안 나오기 때문에, 대개는 약효가 떨어지고 저절로 나올 때가 되어서야 나오는 것 같아요. 그래서 우리는 산실을 뜨겁게 만들어야 된다는 겁니다. 아직 아기가 나올 때가 되

지도 않았는데, 미리 가서 난리를 치니까 분만촉진제니, 유도분만이니 하는 삿된 올가미에 걸려드는 거예요. 수학 공식처럼 예정일에 정확히 딱 나오는 경우보다 며칠 전 또는 며칠 후에 나오는 경우가 더 많습니다. 심지어는 한 달 앞서 나오거나, 한 달 후에 나오는 경우도 있어요. 그래서 느긋하게 기다리면 하늘이 정한 날에 아기가 나오니까 걱정할 필요가 없다는 거죠. 작금의 서양의학이 취하고 있는 미개한 방법대로 따르게 되면, 추운 분만실에서 아기를 낳게 되어서 산모는 자연적으로 몸이 오그라들게 되고 그러다보니 자연히 난산이 되어서 죄다 배를 가르지 않을 수 없게 되어 있습니다.

(저 같은 경우에도 분만촉진제로 근육을 수축시켜서 아기가 잘 안 나오니까, 이제는 제왕절개 해야 된다고 해서 큰애를 그렇게 낳았습니다)

그래서 서양의학을 백정학이라고 그러는 거예요. 다 때가 되어야 나오는 겁니다. 그리고 임신부가 미리 가벼운 운동을 꾸준히 해서 몸을 유연하게 만들어 놓는 것이, 꼬박꼬박 정기검진 받으러 다니는 것보다 더 중요합니다.

질문 : 물속에서 아기 낳는 것도 있잖아요. 그런데 물속도 차갑지 않나요?

대답 : 수중분만도 한때 유행하다가 없어졌죠. 사람이 무슨 고래도 아니고. (웃음 하하하) 그것도 말이 안 되는 겁니다. 인간이 생겨난 이래 물속에서 애기를 낳은 적이 없었잖아요. 엄마 생명력이 만든 태속의 완전무결한 양수와 수중분만실의 그 허접한 물이 같을까요? 따뜻한 물에서 하면 좋을 것 같다고 해서 한때 서양에서 유행하다가 우리나라로 들어왔는데, 잘못되면 아기 코로 물이 들어가서 질식해 죽기도 했어요. 사람처럼 해야지, 왜 고래처럼 하냐구요. 말도 안 되는 거예요. 지금 사람들이 이렇듯 생각 없이 살고 있습니다.

좌우지간 방안을 뜨겁게 해야 됩니다. 계속 불을 때서 뜨겁게, 땀이 뻘뻘 나도 상관없어요. (저 어렸을 때 여름에 그렇게 하는 것을 본 적이 있습니다) 그렇죠. 여름에도 가마솥에 물 들이붓고 방이 쩔쩔 끓게 군불을 지폈잖아요. 그러면 아기 받으러 들어간 산파도, 임신부도 땀이 비 오듯 하게 됩니다. 그런데 지금 산부인과 수술실의 18도, 20도는 간호사나 의사들이나 활동하기 좋은 온도에요. 자기네들 입장에서 맞추면 안 된다는 겁니다. 그건 생명 본위도 아니고, 오히려 생명에 반하는 짓이에요. 그렇게 보면 지금 병원에서 태어나는 아기들이 안 죽고 나온 것만 해도 다행이라는 생각이 들어요. 그건 참으로 아기들한테 감사해야 될 노릇입니다. 그때 안 죽고 여태껏 살아남아 준 게. (웃음 하하하) 그러니까 애들한테 잘 해야 됩니다. 또 애들은 우리 엄마가 그렇게 고생해서 자신을 낳았다는 걸 알고 엄마한테 항상 감사해야 되겠죠. 그래서 이제는 서양의학에서 하는 미개한 방법이 아니라, 우리 조상들이 했던 정말로 지혜롭고도 과학적인 방법으로 한번 해보자는 겁니다.

난산을 하는 맥과 순산을 하는 맥, 아기가 막 태어나게 되면, 산모들에게 꼭 필요한 산후조리법

또 적으세요. 인영맥이 크면 대개 난산을 하고. 요건 기혈이 배꼽 아래로 내려가 있어야 되는데 위로 올라가 있으니까 그런 거예요. 그리고 촌구맥이 크면 순산할 확률이 높다. 해산 후 삼칠일(21일) 동안은 찬물로 세수한다든지, 머리 감는다든지, 샤워한다든지 하는 건 절대 금물이다.

질문 : 따뜻한 물로 샤워하는 것은요?

대답 : 일주일 동안은 따뜻한 물로도 안 돼요. 샤워는 하지 말고, 세수하는 정도만 하세요.

질문 : 머리 감는 정도는요?

대답 : 머리 안 감아도 됩니다. 해산할 때 땀이 많이 나는데 그 땀은 괜찮은 겁니다. 왜냐하면 우리가 비누 만들어 쓴 세월이 얼마 안 되고, 샤워꼭지 달아놓고 산 역사가 몇 십 년 안 되거든요. 옛날에 비누 없을 때도 열 명씩 낳고 잘 길렀어요. 지금 그분들 중 상당수는 80살, 90살 이렇게 오래 살고 계십니다.

그리고 엄마가 아기 낳을 때 비 오듯 흘리는 땀이 무슨 액체죠? 내 생명이 만든 완전한 방부제입니다. 그리고 양수 있죠? 이 양수도 출생한 아기 입장에서 보면 완전무결한 소독제입니다. 태아는 그 양수 속에서 열 달 동안 있었던 것 아닙니까. 그걸 더럽다고 하면 안 됩니다. 그게 더럽다고 비누 같은 걸로 아기 몸을 씻어내고 하니까 오히려 더 이상해지는 거예요. 21일 동안은 비누로 씻는 것은 삼가야 됩니다. 좀 찝찝하고 끈적거리면 수건에 따뜻한 물 묻혀서 닦는 정도로만 해야 돼요.

질문 : 아기들은 씻겨 줘야 하는 것 아닙니까?

대답 : 신생아는 따뜻한 물로 씻어줘야 합니다. 그런데 신생아는 지금 일정 부분 피부로 호흡 하고 있기 때문에 비누를 쓰지 말고 가급적이면 그냥 물로만 매일 씻어줘야 됩니다. 그리고 신생아가 막 태어날 때 양수를 다 뒤집어쓰고 나오는 것은 일종의 보호막을 감싸고 나오는 겁니다. 그러니 비누로 이 보호막을 매일 같이 씻어내면 안 되겠죠. 이러한 이치를 모르고 돈 버는 데만 혈안이 된 장사꾼들이, 아토피 예방 아기용품 어쩌구 하는데, 우리는 무엇이 더 생명적이고 자연에 가까운 것인지 헤아려 봐야 합니다.

산모는 절대로 찬물로 씻으면 안 돼요. 해산을 막 했기 때문에 골반이나 뼈마디, 척추마디가 다 열려 있잖아요. 태아의 그 큰 머리가 나오려면 척추마디가 다 벌어져야 하고, 뼈마디가 다 이완되어야 합니다. 그래야 아기가 나올 공간이 생길 것 아닙니까. 해산 후에는 이것이 다시 서서히 제 자리로 돌아가서 모든 신체 구조가 본래대로 완벽하게 붙도록 해야 합니다. 그런데 찬물로 샤워해서 몸이 갑자기 차가워지면 어떻게 돼요? (오그라들어요) 차가워지면 급격히 오그라들게 됩니다. 그러면 여기 모든 뼈마디와 척추에 연결된 수많은 신경 같은 것들이 서로 끼인 채로 결합될 수 있어요. 그러면 죽을 때까지 신경통 같은 것에 시달리게 되는 겁니다. 그걸 산후통이라고도 하잖아요.

산모의 생명이 몸을 열기 전의 상태로 돌아가는데 21일 정도 걸립니다. 그래서 21일 동안 몸을 따뜻하게 한 채로, 찬 공기 마시지 않고, 찬 데 외출하지 않고, 따뜻한 방 안에서 밥을 먹고, 그 안에서 생활을 해서 몸을 따뜻하게 해야지만 엄마의 뼈마디와 척추마디가 유전자에 입력된 정보에 따른 생명의 회복속도로 정확하고 완전무결하게 결합이 된다 이겁니다. 그렇게 해놓으면 그 이후부터는 건강한 몸으로 활동할 수 있게 되는 거죠.

산모의 모든 뼈마디와 산도가 열릴 때, 독맥이 열리고, 십이정경이 열리고, 기경팔맥이 열리고, 사해가 열리게 되면 그 전까지 갖고 있던 모든 묵은 기운들과 칙칙한 기운들, 병기들이 다 정화되어서 사소한 잡병들은 일거에 다 고쳐집니다. 여성의 몸은 이런 위대한 능력을 갖고 있어요. 그래야 다음에 또 새로운 생명을 잉태하고, 낳고, 기를 수 있기 때문입니다. 그래서 천지는 남녀 중에서 여성의 몸을 선택해서 생명의 영속성을 유지할 수 있는 능력을 부여했던 겁니다. 그럼 남자는 뭐냐? 천지자연은 이런 위대한 여성을 보호하고, 지키고, 먹이고, 편안하게 해줘야 된다는 명(命)을 남자의 유전자에 입력시켜 놓았습니다.

그런데 지금 그 위대한 여성들이 분만촉진제를 쓰고, 무지막지하게 칼로 배를 갈라서 조기에 태아를 끄집어내고, 제대로 된 산후 조리를 못 받으니까 점점 엉망이 되어가고 있어요. 옛날 가난한 시절에는 산모가 아기를 낳아도 제대로 된 산후 조리도 못 해주고 또 먹고 사는 게 더 급하다보니 아기를 갓 낳고도 부엌에 가서 밥도 해야 했고, 논일 밭일도 해야 되었잖아요. 그렇게 하다 보니 제때 회복을 못하고 신경 같은 것들도 제자리를 못 찾아서 아픈 경우가 많았어요. 그런데 그렇게 살다가 어떻게 셋째 아기 낳을 때 초능력을 발휘해서 순산을 하잖아요. 그때 친정엄마가 오셔서 산후조리를 잘 해주면, 전에 아팠던 것들도 한방에 다 좋아지는 경우도 있었습니다. 그 전까지 아파서 빌빌거리던 사람들도 그 이후부터는 힘이 생겨서 펄펄 날아다녀요.

질문 : 아직 젊은 엄마가 첫 아이 낳을 때 잘 못해서 항상 아픈데, 셋째나 넷째를 낳아서 지금 말씀하신 것처럼 잘 하면 좋아집니까?

대답 : 그럼요. 우리도 하나 더 낳아 보려고 나팔관 복원수술을 했는데, 그게 잘못 됐다고 했잖아요. 그래서 못 낳은 거예요. 안사람이 그것 때문에 얼마나 고생을 했는지 몰라요. 얼굴에 기미가 덕지덕지 게딱지처럼 생기고, 살도 막 찌고. 그것 빼는데 시간이 좀 걸렸습니다.

생명이 원래대로 복원하려면 삼칠일 정도 걸립니다. 만약 내 동생이 애기를 낳는다고 하면, 21일 동안은 거기 가서 산후조리를 해주세요. 그게 덕을 쌓는 것이고, 생명 입장에서 보자면 그보다 더 큰 공덕이 없습니다. 가서 봉투 주고 하는 것보다도 산후조리 해주는 게 더 큰 덕을 쌓는 겁니다. 해산할 때 양수가 밖으로 나가잖아요. 쫙 빠져 나가면 이게 무슨 맛이에요? 짠맛이죠. 내 몸의 일부였던 짠맛인 양수가 일시적으로 몸 밖으로 빠져 나가는 겁니다. 이때 엄마 입장에서 보면 짠 기운이 부족한 상태가 되겠죠. 그러면 짠 기운이 빠져나간 만큼 보충해야 되는데, 산모들은 그걸 보충하기 위해서 뭘 먹었어요? (미역국) 그렇죠. 21일 동안 계속 밥하고 미역국만 먹는 거예요. 그런데 학자라는 자들이 짠 것 먹지 말라고 해서 그걸 그대로 따라한 지금의 산모들이 다 골병이 들고 있습니다.

시어머니든, 시할머니든, 친정어머니든 어른이 있는 집은, 딸이나 며느리 해산달이 다가오면 동네 아는 건어물 집에 가서 '우리 딸이 다음 달에 해산하는데 좋은 미역 좀 구해달라'고 부탁해 놓으세요. 그럼 가게 주인이 최고로 좋은 걸로 구해서 갖고 있다가, 그분이 다시 오면 내줍니다. 산후조리용으로 쓸 최고로 좋은 미역을 구해다가, 아기를 낳고 나면 미역국을 해서 산모의 몸보신을 시키는 거예요. 그때는 미역국을 다섯 그릇을 먹어도 질리지 않고, 열 그릇을 먹어도 질리지 않아요. 왜? (필요해서) 그렇죠. 짠맛이 필요해서 그렇습니다. 그런데 망할 놈의 학문이 짠 것 먹으면 안 된다고 그러잖아요? 세상이 망하려니까 그런 혹세무민하는, 미신만도 못한 학설들이 전 인류를 세뇌시켜서 한줌도 안 되는 알량한 지식의 노예로 만들어 버렸어요. 지금 이런 이야기를 들은 사람은 저절로 그 노예교육으로부터 해방되는 겁니다. (박수 짝짝짝)

아기 젖먹일 때는 식사량을 두 배로 한다, 해산한 여자에게 미역국은 최고의 회복식이다

그 다음에 이제는 애기한테 젖을 먹여야 되겠죠. 또 적으세요. 젖을 먹일 때는 식사를 두 배로 한다. 젖도 먹여야 되고 또 몸이 열려져 있다가 제자리로 찾아 들어가는 과정을 거치면서 많은 에너지가 필요하게 됩니다. 그러면 저절로 식욕이 많아지게 돼요. 해산 전에는 안에서 탯줄로 태아한테 영양분을 줬는데 이제는 생명작용을 전환해서 탯줄로 가던 것을 차단하고, 젖가슴의 유관을 열어서 젖을 줘야 됩니다. 그럴 때 더 많은 에너지가 필요할 수 있으니, 아기 엄마들은 이것저것 가리지 말고 애기가 젖을 뗄 때까지는 골고루 많이 먹어야 합니다. 식사량을 대략 두 배로 늘려도 상관없습니다. 입맛대로 먹으면 맥도 좋아져요.

　신생아는 육체를 다 완성해서 나오는 게 아닙니다. 그래서 처음 태어나서 한 달 내지 100일까지가 굉장히 중요해요. 이때 엄마가 골고루 생식을 해서 젖을 주면 본인 기운도 축나지 않으면서 아기한테 필요한 기운이 골고루 만들어집니다. 젖은, 엄마가 먹은 음식으로 만들잖아요. 그러니 여섯 가지 기운을 골고루 섭취해서 만든 젖을 아기에게 주면 그게 아기한테 가장 좋은 양식이 되는 겁니다. 그래서 가족이나 누가 아기를 낳는다고 하면, 낳기 전부터 골고루 생식을 한 끼나 두 끼씩 먹도록 하면 좋습니다. 두 끼 먹고 또 밥을 먹어도 됩니다. 아니면 중간 중간에 간식으로 먹어도 상관 없구요. 만일 엄마가 생식을 못할 때는 잡곡밥을 먹는 것이 유리합니다. 흰쌀을 절반 넣고 나머지 오곡을 골고루 넣은 잡곡밥을 해서 먹으면 엄마에게 굉장히 좋아요.

　그것 하고 미역국하고, 반찬하고 먹는다. 미역국은 반드시 먹어줘야 됩니다. 다른 것보다도 그것이 최고로 검증이 된 거예요. 지난 수백 년 동안, 수천만 명 이상이 완전무결하게 검증했습니다. 미역국보다 더 좋다고 검증된 산후조리 음식이 있다면 어디 내놔 봐라 이겁니다. 요즘 기업이나 밥 먹을 줄도 모르는 사이비 학자들이 떠드는 말들은 다 자기네 돈벌이와 연관된 것들이어서 하등 귀담아 들을 게 못 됩니다. 그런데 미역국은 단군의 핏줄을 받은 모든 산모들이 역사 이래 지금까지 가장 완벽하게 임상실험을 한, 검증된 음식이잖아요. 그래서 굳이 다른 걸 찾을 필요 없이 그걸로 하자는 거예요. 미역국보다 더 좋은 게 없어서 우리가 지난 수천 년 동안 그걸로 해왔는데, 얼토당토않게 무슨 수입한 뭐가 좋다면서 떠드는 놈들이 있습니다. 그건 다 장사꾼 논리니 그런 헛소리에 따라 가서는 안 된다 그겁니다. 그런 개소리는 일절 받아들일 필요가 없어요. 자기 어머니나 할머니가 몸으로 검증했던 그 방법이 가장 완전무결한 방법입니다.

애를 잘못 낳거나 잘못 기르면 부모 자식 모두 인생이 끝나게 된다, 영아사망률이 낮다는 게 반드시 좋은 건 아니다, 우유 장사하는 사람들의 주장에 현혹되지 말아야

우유는 안 좋습니다. 애기 입장에서 보면 그 우유가 소 젖꼭지에서 방금 짠 것도 아니고, 언제 누가 어디에서 짠 것인지도 모르고, 언제 어떻게 가공된 것인지도 모르고, 어느 유통 경로를 통해서 온 것인지도 모릅니다. 그런데 기업의 입장에서는 광고비 엄청 쳐 들여서 좋다고 선전해야 마음 놓고 사갈 것 아닙니까. 하지만 이치적으로 따져 봐도 기왕이면 지금 만들어지는 엄마 젖이 좋지, 짐승 젖이 아기에게 좋을 리가 없거든요. 우유가 육체를 키우는 데는 상당히 효과가 있습니다. 우유를 먹이면 송아지처럼 잘 크기는 해요. 그러면 육체만 소처럼 키우면 되겠냐는 거죠. 사람이 사람 기운을 먹고 사람답게 커야지, 짐승처럼 키우면 안 된다는 겁니다. 왜 서양 놈들이 먹는 우유나 햄, 햄버거, 치즈를 우리가 먹어야 되냐구요. 그렇게 먹는 것이 무슨 선진국형 식사법 어쩌고 하는데 그것도 다 얼척 없는 소립니다.

애를 하나 잘 만들어 놓고, 건강하게 키워 놓아야 그 가족이 평생 행복하게 살 수 있습니다. 애 하나 잘못 만들어 놓으면 그 덫에 걸려 갖고 죽어납니다. 뇌성마비다, 아토피다, 다운증후군이다, 자폐증이다, 선천성 심장 질환이다 하는 애들이 하나 나오면 그 엄마 아빠는 살아도 사는 게 아니에요. 또 뱃속에서부터 생명력 자체가 무지 약한 상태로 태어나는 아이들이 있어요. 그러면 그걸 호흡기 끼우고 주사 바늘 찌르고 해서 억지로 살릴 일이 아닙니다. 자연적으로 생존할 수 없는 신생아는, 그 생명을 위해서라도 자연으로 편안하게 돌아가도록 놔둬야 됩니다.

뇌성마비로 다 오그라든 애를 억지로 살렸어요. 그럼 그 다음엔 어떻게 할 겁니까? 그게 그 아이를 위한 건 아니죠. 엄마를 위한 것도 아니고. 한 줌도 안 되는 알량한 생명 의식이니, 사랑이니 하는 감정 때문에 그 아기를 살려놓아서, 그 영혼을 평생 고통스럽게 하고, 가족 전체를 고통의 늪에 빠지게 하는 우는 범하지 말자는 겁니다. 기득권자들은 그렇게 억지로 치료하도록 해놓고선 그 덫에 걸려든 사람들한테 치료비라는 명목으로 평생 돈을 뜯어내고 있잖아요.

옛날에는 잘못되어서 태어난 애들은 그냥 놔둬서 자연으로 돌아가게 했습니다. 그래서 과거에는 영아 사망률이 당연히 높을 수밖에 없었던 겁니다. 흔히 영아 사망률이 낮으면 선진국이라고 하고, 높으면 후진국이라고 하죠? 그런데 후진국일수록 행복지수가 높은 반면 선진국일수록 행복지수가 낮고, 자살률도 높아요. 지금처럼 영아 사망률이 거의 제로 가까이로 떨어지게 된 것은 엘리트들의 농간으로 봐야 됩니다. 생명력이 아주 허약한 채로 태어나서 앞으로 제대로 삶을 영위할 수도 없는 생명까지 억지로 살리게 해서, 그 부모나 가족을 한평생 고통의 질곡에 빠지게 하고, 자기들은 그들에게 재화를 갈취하는 구조를 만든 놈들이 바로 기득권층들이다 그겁니다.

생명력이 너무 안 좋게 태어난 아기들은 자연으로 돌아가도록 하는 것이 순리에요. 사람만 그런 게 아니라 모든 생명이 다 그렇습니다. 그게 생명의 질서이기도 합니다. 천지자연은 생명력이 강한 자에게는 평화로운 곳이지만, 생명력이 허약한 존재들에게는 그저 험난하고 황량한 곳입니다. 자연은 생명력이 강한 자들만 선별해서 데리고 가는 구조로 되어 있어요. 그렇기 때문에 이러한 자연 환경에 적응하지 못하는 생명을 어거지로 붙들고 있는 것은 그 생명의 질서를 어그러트리는 짓이다 그겁니다. 그 질서를 어그러트린 보복을 지금 우리가 당하고 있는 거예요.

이렇게 말하는 저를 보고 잔인하다고 생각하지 마세요. 알고 보면 이거 야말로 자연에 부합하고 생명에 부합하는 얘기니까요.

아기는 따뜻하게 키우는 것이 최고의 관건이다, 사관에 MT를 붙여주면 웬만한 문제는 해결이 된다, 아기에게 생식을 먹이면

이제 아기의 돌이 다가옵니다. 이때 아기에게 문제가 생기면 사관에 MT 작은 걸 붙여주면 됩니다. 우리 준혁(그때 당시 13개월 된 아기)이 같은 경우에도 MT 작은 것을 붙여주면 돼요. 세 달, 네 달 된 어린 애기들은 침을 빼고 강한 자극이 안 되게끔 자석만 붙입니다. 사관혈에 보법을 써서 전체로 기운이 잘 돌게 하면, 자체 기운이 잘 순환이 되어서 생명력이 강화되겠죠. 그리고 아기는 절대 춥게 키우면 안 됩니다. 또 아기 젖을 먹일 때, 아기가 위장이 안 좋다면 엄마가 단 것을 먹어서 젖을 만들어야 합니다. 아까 질문에서도 세 살 된 아기가 피부병이 있다고 그랬는데, 이렇게 아기가 금기가 약해서 피부가 안 좋거나 아토피가 있다면 엄마가 매운 것을 먹은 걸로 젖을 만들어서 아기에게 주면 됩니다. 아기도 매일같이 뭘 먹어야 되는데 모유가 제일 안전하잖아요. 그래서 이럴 때는 금기가 가득한 젖을 만들어서 주면 아기에게 제일 유리해진다는 거죠. 모유는 짐승 젖인 우유보다도 천배는 더 유리합니다.

이제 아기가 커서 돌이 지났습니다. 그러면 여러 가지 문제가 생기기 시작합니다. 똥도 이상한 걸 싸고, 잠도 안자고, 자주 칭얼거리기 시작해요. 그래서 지금부터 소아과를 합니다. 이어서 적습니다. 아기는 체질분류나 맥이 명확하지 않다. 아기들은 맥을 제대로 볼 수가 없습니다. 두세 돌 지난 아이는 잠잘 때 보면 되는데, 한 돌 갓 지난 아기들은 손목이 너무 작아서 어른 엄지손가락을 대면 이만큼 되잖아요. 그래서 이게 현맥인지 석맥인지 뭔지 알 수가 없습니다. 특히 신생아는 맥이 너무 빨라서 구분할 수가 없어요.

또 신생아나 돌 지난 아기들은 말을 못 하잖아요. 그래도 아기는 끊임없이 장부의 허실 등의 정보를 외부로 표출합니다. 단지 사람들이 보는 눈이 없어서 그걸 모를 뿐이죠. 아기가 표출하는 정보를 지금부터 알아보도록 하겠습니다. 그 정보는 아기의 얼굴색, 분비물, 똥의 형태, 몸짓 등으로 나타납니다. 예를 들면 아기는 하품이나 트림, 딸꾹질 등을 하게 되는데, 이렇게 하는 몸짓들이 모두 아기 생명체 내부에 관한 정보들이에요.

그리고 거듭 말하지만 아기는 춥게 하면 절대 안 됩니다. 아기는 엄마 몸속에서 나온 지 얼마 안 되어서 햇빛이나 추위에 대한 적응력, 외기에 대한 저항력이 약합니다. 또 아기들은 처음엔 젖을 먹다가 7~8개월 정도 지나면 죽이나, 좀 더 지나면 물에다가 밥을 말아서 주잖아요. 그때쯤에는 생식을 물에 타서 놔두면 죽처럼 되는데, 그걸 떠먹여도 됩니다. 위장에 큰 문제만 없다면 아기들 생명력은 자연과 가깝기 때문에 오히려 생식 같은 걸 잘 먹어요. 그걸 먹으면 특히 뼈가 튼튼해져서 바로 일어나 걸을 수도 있습니다. 힘이 그만큼 좋아지는 거죠. 손발로 이렇게 기려고 하다가, 버둥거리면서 이렇게 벌떡 일어납니다. 우리 회원들 중에 아기한테 생식 먹이는 분들이 있는데, 이야기를 들어보면 생식을 먹이면 아기가 배로 우물우물 기다가 벌떡 일어난다고 그래요. 기어 다니는 시간이 짧다고 그럽니다.

신생아의 방은 어둡게 해야 된다, 아이들이 어려서부터 시력이 나빠지게 되는 이유

또 적습니다. 신생아 또는 영아들 방은 절대로 밝게 하면 안 된다. 형광등이나 백열등 같은 것들은 다 떼야 됩니다. 그것 말고 벽에 꽂는

꼬마전구 같은 것이 있어요. 그것 하나만 딱 꽂아 놓으세요. 아기들은 열 달 동안 양수라는 물속에 있다 나왔습니다. 그래서 각막이 흐물흐물해요. 각막 뿐 아니라 모든 게 제대로 안 만들어져 있잖아요. 어느 정도는 미숙아로 나온 거죠. 그래서 한참 동안은 사물이 다 뿌옇게 보입니다. 『부도지』에 보면 당시 어떤 사람들이 신 것을 먹고는 눈이 밝아졌다는 내용이 나옵니다. 그건 그들이 신 것을 먹기 전에는 눈이 덜 발달되어서 사물이 뿌옇게 보였다는 말과 상통하는 겁니다. 그것처럼 엄마 뱃속에서 갓 나오면 눈이 그런 흐물흐물한 상태에 있게 돼요. 각막이 유리알처럼 땡한 것이 아니라 젤리처럼 흐물흐물한 상태로 되어 있어서, 밝은 전등 빛이 그대로 강하게 오면 각막이 다치게 됩니다. 요즘 다 밝게 해서 키우는 바람에 아이들 시력이 어릴 적부터 다 나빠지는 거예요.

우리 어렸을 적에는 등잔불 빛이 천정 위로 비쳐주니까 아기가 누워 있는 방바닥은 어둡잖아요. 그런데 지금은 거꾸로 되어서 빛이 위에서 아래로 그대로 내려와요. 그러면 누워 있는 아기들 눈으로 강한 불빛이 바로 들어옵니다. 거기다가 어떤 정신없는 놈들은 천정에 나비 같은 걸 내달아 놓고 막 보게 합니다. 지금 갓 태어난 아기 눈이 자기들 눈처럼 튼튼한 줄 착각하는 겁니다. 아기 각막이 흐물흐물한데 뭘 보게 합니까? 그런 건 돌 지나서 해도 되거든요. 그런 어만 짓을 아무 생각 없이 하니까 요즘 아기들 눈이, 각막이 다 망가지는 거예요. 엄마 뱃속이 환하겠어요, 어둡겠어요? 캄캄하잖아요. 캄캄한 데서 막 나왔으면 실내를 어둡게 만들어야 되는 겁니다. 낮에도 커튼을 쳐서 아기 방을 어둡게 만들어줘야 신생아의 안구를 보호할 수 있어요.

어떤 북미 인디언 전설에 보면 아기가 태어나서 열 몇 살 때까지는 동굴 안에서 키운답니다. 그 안에서 할머니들이 말을 통해서 밖의 세상에 대해서 다 가르친다고 그래요. 그러다 열 몇 살이 되어서 동굴 밖을 탁 보여주면 자연에 대한 경외심으로 감탄을 한다고 합니다. 우리는 그렇게까지는 할 건 없고, 일단 아기 방에서 전구를 다 빼야 됩니다. 아기 있는 방에서 텔레비전 볼 일 없고, 책 볼 일 없잖아요. 아기 방에서 음악 틀어놓는다든가 하는 이상한 짓은 하지 말라는 겁니다. 그 방에서는 아기가 제일 중요하잖아요. 그러니 아기가 있는 방은 조용하고 어둡게 해야 아기가 스트레스를 덜 받고, 주위 환경에 적응해 나가는 힘을 기를 수 있습니다. 그렇게 키우면 아기한테 서서히 튼튼한 각막이 생겨서 갈수록 사물이 뚜렷하게 보이기 시작합니다. 그렇게 하다가 100일 정도 지나면 차차 환하게 해도 됩니다.

그래야 애기가 나중에 어른이 되어도 시력을 온전하게 유지할 수 있게 돼요. 절대로 형광등이나 밝은 전등 같은 것은 켜놓지 말고, 콘센트에 바로 꽂을 수 있는 빨간색 꼬마전구를 켜놓으세요. 그 빠알간 빛이 애기한텐 제일 편합니다. 엄마 뱃속에 있을 때 태아가 밖을 쳐다보면, 햇빛이 엄마 몸을 통과한 붉은 빛이 눈에 들어 올 것 아닙니까? 진한 자줏빛 있잖아요. 그게 자하(紫霞)색입니다. 그래서 신생아는 그 불빛이 가장 편해요. 그 불 갖고도 기저귀 갈고 다 할 수 있습니다. 옛날에는 호롱불 아래서도 다 했잖아요. 호롱불이 없었을 때도 다 했습니다. 불을 만들어서 쓰기 이전에도 애를 낳아서 길렀으니까. 신생아 때 실내를 너무 환하게 하면 무조건 애기 시력은 망가지게 됩니다.

소아과 병원에 가도 아기들에게 해줄 수 있는 게 없다, 얼굴색으로 보는 아기의 상태

그 다음에는 여섯 칸을 그리고 목화토금수상화 이렇게 쓰세요. 애기는 얼굴색으로도 끊임없이 정보를 보내줍니다. 애기 간담이 허약할 때, 심소장이 허약할 때, 비위장이 허약할 때, 폐대장이 허약할 때, 신방광이 허약할 때, 심포 삼초가 허약할 때 이렇게 여섯 가지가 있습니다. 먼저 아기가 간담이 안 좋으면 얼굴에서 푸르스름한 연두 빛이 감돈다. 앙~~ 하고 울 때 푸른기가 돈다 그러면 신맛이나 고소한맛을 주고. 애기가 얼굴이 붉다. 애기 얼굴이 항상 홍조가 띠고 양 볼이 뻘겋다 그러면 그건 심장이 안 좋은 겁니다. 그러면 애기한테는 쓴맛이 필요합니다.

애기가 비위장이 안 좋으면 얼굴이 누렇게 된다. 애기들 황달 왔을 때 소아과 병원에 입원해도 아무 것도 해주는 게 없어요. 우리 조카애가 황달이 있어서 병원에 데리고 갔는데 해주는 게 없어서, 우리 집에 오게 해갖고 단맛을 주니까 미친 듯이 먹더라구요. 황달은 애기가 토기가 부족해서 오는 거잖아요. 그건 엄마 젖 안에 단맛이 부족하다는 거예요. (그럼 단맛을 주면 됩니까?) 그렇죠. 그때는 설탕물을 주는 겁니다. 설탕을 따끈따끈한 물에 타서 엄마가 숟가락으로 애기 입 쪽으로 대주면 그냥 애가 확 와요. 그리고는 어떻게 먹는지 알아요? 부들부들 떨면서 먹어요. (웃음 하하하) 이게 웬일인가 하고, 애기가 너무 좋아서 부들부들 떨면서 먹습니다. 그렇게 3~4일만 먹이면 황달이 싹 없어져요.

그리고 젖은 따로 먹입니다. 비위장이 안 좋을 때는 젖을 먹이면서 단맛을 추가하고, 심장이 안 좋을 때는 젖을 먹이면서 쓴맛을 추가합니다. 애기가 딸꾹질하잖아요. 그럼 커피 알갱이 몇 개를 넣어서 연하게 탄 커피를 숟가락에 묻혀서 입 가까이 대주면 미친 듯이 빨아 먹습니다. 그러면 딸꾹질이 그 자리에서 딱 멈춰요. 이 정도는 거저먹기죠.

애기가 폐대장이 약해지면 얼굴이 창백하게 됩니다. 이때는 애기한테 매운맛이 필요합니다. 매운 것을 잘 못 먹으니까 현미를 죽처럼 만들어서 조금만 먹여도 됩니다. 애기가 신장 방광이 허약하면 얼굴이 검다. 얼굴빛이 거무스름해지는 겁니다. 그러면 짠맛이 필요하죠. 다섯 살짜리든, 열 살짜리든 다 똑같습니다. 신생아한테만 적용되는 것이 아니라 모든 사람들한테 다 해당됩니다. 그리고 애기가 심포 삼초가 안 좋으면 얼굴이 얼룩얼룩하다. 옛날에 영양실조 걸리면 마른버짐이 생겨서 얼굴이 얼룩얼룩하게 되잖아요. 그건 심포 삼초니까 요구르트를 데워서 준다든지, 애기들 이가 나면 당근을 갈아서 준다든지, 감자를 준다든지, 옥수수를 삶아 준다든지 하면 됩니다.

표　소아의 허실 분류법(얼굴색, 분비물, 똥, 몸짓 등)

육기	장부	얼굴색	분비물	똥의 색,모양	몸짓	냄새	영양하는 맛
木	간담	청 (푸르스름)	눈물 눈곱	푸른색 긴작대기변	한숨	신내	신맛 고소한맛
火	심소	적 (붉으스름)	땀	붉은색 염소똥	딸꾹질	쓴내	쓴맛
土	비위	황 (누렇다)	개기름	누런색 토사변 묽은똥	트림	계란 곯은내	단맛
金	폐대	백 (창백하다)	콧물 코딱지	희끗희끗 수사변	재채기	젖비린내	매운맛
水	신방	흑 (거무틱틱하다)	침 흘린다	검다 굵은작대기변	하품	지린내	짠맛
相火	심포 삼초	얼룩얼룩	한열 왕래	실변 찔끔찔끔	진저리	다양	떫은맛

분비물로 보는 애기의 상태, 눈곱이 끼고 눈물을 흘리는 아기, 땀이 많이 나는 아기, 콧물이 나오는 경우, 아기가 침을 흘린다면, 신장이 튼튼하면 이빨도 잘 나고 오줌도 덜 싼다

　그 다음에 분비물. 개미 같은 곤충들도 자기 정보를 전달하기 위해서 페로몬을 분비하잖아요. 그 분비물은 생명이 만든 화학물질입니다. 사람도 끊임없이 화학물질을 분비합니다. 사실은 화학물질이 아니라 생명물질인데, 우리는 그냥 분비물이라고 합니다. 애기가 간이 안 좋으면 자꾸 눈물이 납니다. 눈물이 고여서 글썽글썽 하는 아기들 있잖아요. 그리고 눈곱이 껴서 눈이 짐벙짐벙한 애들도 있는데, 간이 힘들고 피곤하면 그렇게 됩니다. 그건 신맛이나 고소한맛을 주면 바로 해결되는 거죠. 이 정도는 거저먹기입니다. 눈곱이 끼고 염증도 있다 그러면 짠맛도 추가합니다. 모든 염증은 짠맛으로 다스린다고 그랬죠.

그리고 애기가 심소장이 안 좋으면 땀을 많이 흘립니다. 땀나서 자꾸 등이 젖는 애들 있죠. 그 땀은 심장이 허약할 때 나타나는 분비물입니다. 애기는 말을 못 하지만 분비물로 계속 자기 보호자한테, 엄마한테 정보를 전달하는 겁니다. 이때는 쓴맛을 줍니다.

질문: 어느 정도 줘야 합니까?

대답: 줘 보면 애기가 받아먹는 양이 있어요. 먹다가 안 먹으면 안 줘야죠. 억지로 많이 먹일 필요는 없습니다. 하지만 쓴맛을 안 먹으려고 할 때가 문제죠. 그런데 약은 어떻게 먹여요? (억지로 입 벌려서라도 먹여요) 억지로 먹이잖아요. 그렇게 약 먹이듯이 먹일 수도 있어요. 그리고 약보다 안전한 거니까 괜찮습니다. 땀이 많이 날 때는 커피를 먹이거나 수수를 갈아서 먹이면 좋습니다. 그런 걸 먹이는 게 약보다도 백배는 유리 합니다. 안에 무슨 성분이 들어있는지도 모르면서 애기들한테 시럽 같은 것도 막 먹이잖아요. 안 먹으려 들면 시럽 먹이듯이 먹이면 됩니다.

그 다음에 애기가 비위장이 안 좋으면 이마나 코 같은 곳이 번들번들해 집니다. 개기름이 흐른다 그겁니다. 경우에 따라서는 등짝에도 기름기가 번들번들 합니다. 위장이 힘들면 아기 몸이 알아서 개기름 같은 물질을 분비하는 거죠. 모든 물질에는 정보가 들어 있습니다. 개기름 같은 게 분비된다는 것은 단맛을 넣어달라는 정보를 바깥으로 알려주는 겁니다.

다음에 폐대장이 안 좋은 애들은 콧물이 나옵니다. 훌쩍훌쩍 거리는 묽은 콧물 있죠? 이걸 제때 안 고쳐 놓으면 누런 콧물이 되어서 콧구멍을 막게 되는데, 이것은 허파 속으로 찬 공기가 계속 들어가니까 그걸 막으려고 생명이 하는 작용입니다. 콧물이 나오고 하면 엄마가 아기한테 마스크를 씌워주거나 해야 되는데, 눈치를 못 채고 안 할 경우에도 그 생명은 살아남아야 되잖아요. 허파가 살아남기 위해서 찬 공기가 유입되는 통로를 막아 버리는 것이 바로 코딱지입니다. 그래도 안 고쳐 놓으면 어떻게 되느냐? 코딱지처럼 쉽게 떼지 못하도록 코 속에 혹을 만들어 냅니다. 애기가 안 죽으려고 스스로 공기의 통로를 막아버리는 거예요. 이때는 매운맛을 줍니다. 그 다음에 애기가 신장 방광이 허약해지면 침을 흘립니다. 유치원 갈 때까지 침 흘리는 애들이 있어요. 요건 짠맛을 주면 며칠 만에 싹 없어집니다.

질문 : 오줌 싸는 애들은요?

대답 : 오줌 싸는 놈들도 같아요. 오줌은 신장 방광하고 직결되어 있습니다. 방광이 식고 힘이 없어서 오그라들면 소변빈삭이 생기게 되는데, 아이들의 경우는 오줌도 싸고 그럽니다. 이때는 소금을 먹이면 됩니다. 오줌싸개들한테 쌀키를 씌워서 소금 받아오게 한 것은 역사적으로도 증명이 되는 사실입니다. 그런 경우에 소금을 약으로 썼다는 증거죠.

애기들이 치아가 날 때 보면 침을 잘 흘립니다. 음식을 씹어 먹도록 하기 위해선 이빨이라는 뼈를 만들어야 되는데, 뼈니까 수기잖아요? 그때 짠 걸 넣어주면 신장 방광이 이빨을 잘 만들어 냅니다. 요때 잘해야 되는데 다 잘못 하고 있습니다. 원래는 애기들이 엄마 젖꼭지에 얼굴을 파묻고 젖을 빨아 먹잖아요. 우리 얼굴 모양과 치아 모양은 수만 년 동안 거기에 맞도록 진화해 왔어요. 그런데 요즘은 엄마 젖꼭지 대신 뭐를 물려요? (젖병) 플라스틱으로 된 젖병을 물리잖아요. 그러면 아기들 입 모양이 어떻게 될까요? 거기다가 짠맛도 못 먹게 하고 해서 요즘 애기들 치아가 다 뒤죽박죽이 되어 버렸어요. 유아들이 입을 오므린 채 젖병을 계속 물고 지내다 보니까, 잇몸과 치아가 다 이상해져 버렸습니다.

그러니 그 젖병을 계속 물려야 되겠어요? 물리면 안 됩니다. 이런 이치를 박사가 알아요, 엄마가 알아요, 성직자가 알아요 아니면 교수가 알아요? 도대체가 아는 사람이 있어야 할 것 아닙니까. 모두가 돈 버는 데만 혈안이 되어서, 잘못하고 있다는 생각조차 안 합니다. 이빨이 이상해지니까 요즘 애들은 좀 크면 전부 치열 교정을 받고 있어요. 치열 교정기를 장착한 사람들은 신장 방광도 따라서 더 약해지기 때문에 짠맛을 더 먹어줘야 됩니다. 그 바람에 치과도 덤으로 묻어갔네요. (웃음 하하하) 그 다음에 애기들이 심포 삼초가 허약하면 열이 올랐다 내렸다 합니다. 이때는 떫은맛을 주면 됩니다.

이제 여러분들은 생명체 내부에서 몸 밖으로 내보내는 이러한 정보를 가지고 육장육부의 허실을 알아내면 됩니다. 옛날에는 이 정도까지 간 의원을 보고 신의(神醫)라고 했습니다. 화타나 편작도 여기까지는 못 갔어요. 허준, 이제마 선생도 몰랐어요. 이걸 알 정도였으면 지금 한의학이 이렇게까지는 안 되었겠죠. 그래서 오늘부터 여러분들은 자기 자신을 화타나 편작을 뛰어넘은 굉장한 사람이라고 여겨야 합니다. 그리고 이러한 내용을 가족이나 가까운 주변 사람들과 공유해야 살기 좋은 세상이 만들어질 수 있겠죠.

대변의 모양과 색을 통해 살펴보는 아기의 상태

그 다음에 똥. 애기들은 매일 같이 똥을 싸잖아요. 앞에서 몸이 되려다가 못된 놈이 똥이라고 했습니다. 내 장부의 정보를 가장 많이 체크하고 지나간 놈이 소변과 대변인데, 소변으로는 구분이 잘 안되지만, 똥은 우리 눈으로 확실히 구분이 되므로 똥으로 아기의 속 정보를 알 수 있습니다.

애기가 간담이 허약하면 똥이 푸르다. 푸르스름합니다. 또는 연두색 빛이 약간 있습니다. 파랗다가 아니고, 애기 똥에 약간 푸른 기가 있다는 거죠. 그리고 형태로는 긴 작대기변이 나옵니다. 이것은 지금 현재 간이 금극목 당해서 긴장되어 있는 상태라는 걸 말해주고 있어요. 이때는 신맛이나 고소한맛을 주면 됩니다. 요즘도 비콤씨인가 뭔가 하는 게 나오나요? 그게 신맛이 납니다. 신맛은 매실 효소, 레몬, 딸기, 귤 해서 굉장히 많습니다. 비타민 C도 굉장히 신맛이 나죠.

다음은 애기가 심소장이 안 좋으면 똥이 빨갛다가 아니라 붉다. 애기들 대변에 붉은 기가 있습니다. 그리고 염소 똥이 나옵니다. 엄마는 매일 기저귀를 갈아주기 때문에 변의 형태와 냄새와 모양을 알 수 있어요. 이때는 쓴맛을 줍니다. 또 애기가 비위장이 허약하면 똥이 누렇다. 그리고 토사변, 철퍼덕 싼 것 있죠? 엉덩이에 똥이 철퍼덕 묻은 것 있잖아요. 똥구멍에서 뭉글뭉글 나오는 것. 비위장이 허할 때는 똥이 그렇게 나옵니다. 이때는 배를 따뜻하게 해주고 단것을 주면 바로 똥이 예뻐집니다. 오래된 건 시간이 좀 걸려요. 그런데 오늘 똥이 이렇게 나온다 그러면 오늘 단맛을 주면 내일 좋아진다는 거죠. 애기들은 바로바로 됩니다. 세상의 엄마들이 이걸 다 공부해서 실천만 하게 되면 소아과병원은 그날부로 다 문 닫게 되는 겁니다. (웃음 하하하)

또 애기가 폐대장이 허약하면 똥이 우윳빛, 허연색이다. 그리고 물똥을 눕니다. 어떤 애기들은 거품이 부글부글 나오는 똥을 눠요. 물처럼 희끗희끗한 똥을 엄마들은 본 적 있죠? (예) 애기 키워본 엄마들은 무슨 말 하는지 다 아실 겁니다. 그거는 수사변이죠. 기저귀에 똥물만 묻은 것. 요건 대장이 안 좋다는 거예요. 이때는 아랫배를 따뜻하게 해주고, 매운맛을 줍니다. 현미를 갈아서 주거나, 현미죽을 해서 줘도 됩니다. 이런 애기들에게 찬 우유를 주면 토사변이나 수사변이 바로 생기니까 우유를 주더라도 따뜻하게 데워서 줘야 돼요. 그리고 냉장고에다 물을 넣어 놓으면 돼요, 안 돼요? (안 돼요) 말로만 안 돼요 해놓고 지금 집구석에 있어요, 없어요? (없어요) 없어요? (예) 그럼 됐어요. (웃음 하하하)

다음은 애기가 신장 방광이 허약하면 변이 검고, 단단하고, 굵게 나온다. 똥을 누는데 똥구멍이 막혀서 울고 하는 것 있죠? 똥 눌 때 똥구멍 막혀서 애들이 '엄마 나 죽어!' 하면서 막 울고 난리칩니다. 이것은 굵은 작대기변이기 때문에 나오다 막히니까 그렇게 울고 하는 겁니다. 어른이 이 똥을 누면 너무 굵어서 화장실 변기가 막히기도 합니다. 애기가 이러면 이건 오래된 것이 아니기 때문에, 이때는 짠 것을 주면 바로 해결됩니다. 그리고 애기가 심포 삼초가 허약하면 실처럼 가는 변을 봅니다. 똥을 썰금썰금 싸서, 하부에 열 번도 더 기저귀를 갈아주는 것 있죠? 이건 한의학 용어로 후중이라고 합니다. 기저귀를 들춰 보면 아주 조금만 쌌어요. 손가락만큼만. 자꾸 그러면 기저귀가 아깝잖아요. 이때는 무조건 사관에 MT를 붙여야 된다고 그랬죠. 그 생명체 속에 내재되어 있는 기운이 잘 순환되게 하는 게 중요하거든요. 그러한 연후에 무슨 맛을 보충해 주면 되겠어요? (떫은맛) 그렇죠. 떫은맛, 아린맛, 담백한 맛, 생내나는맛 중에서 애기가 잘 먹는 것으로 적당히 주면 됩니다.

그리고 애기들은 생명체가 새것이라, 출고된 지 얼마 안 됐잖아요. (웃음 하하하) 그래서 그런 똥을 눈다고 해서 어디가 크게 고장 나고 한 건 아닙니다. 단지 허실의 차이가 생겨서 그런 거죠. 애기들은 금방 고쳐져서 신기하기도 하고 재미도 있어요. (웃음 하하하) 사람은 반품이 안 되잖아요. 잘못 만들어 놓으면 AS를 평생 해야 됩니다. 요즘 엄마들은 딸 시집보내 놓고도 AS를 계속 하잖아요. 우리 장모님도 그래요. 지금까지도 AS 해주신다고 때때로 김치 담궈서 보내 주시곤 합니다. 김치만 담구는 게 아니라 고추장이나 된장도 담궈 놓습니다. 가끔 시골에 내려갈 때 처갓집에 들러서 갖고 오는 거죠. 대신 AS 비용을 넉넉하게 드리면 됩니다. 부모님한테는 그저 AS 비용을 듬뿍듬뿍 많이 드리는 게 최고의 효도입니다. 부모님들도 자식들한테 먹거리 만들어 주는 낙으로 사시는 것 같습니다.

몸짓으로 판단하는 장부의 허실, 한숨을 쉴 경우, 딸꾹질을 할 때는, 엄마들이 아기를 멜빵에다가 덜렁덜렁 매고 다니면서 아기들 몸이 다 식게 되었다, 애기가 진저리를 친다면

그 다음에 애기들이 하는 몸짓이 있습니다. 애기들은 끊임없이 꼼지락 꼼지락 몸짓을 합니다. 애기나 아이가 한숨을 쉬는 것은 간담이 힘들어서 그런 거죠. 예를 들어 우리 아이가 초등학교 2학년인데, 간이 피곤하면 학교 갔다 와서 가방 툭 던져놓고는, 후~~~ 하고 한숨을 쉽니다. 놀이터나 운동장에서 막 놀다가 갑자기 '잠깐만!' 하고서는 후~~ 이렇게 한숨을 쉬고 그래요. 간이 힘들고 스트레스 받으면 한숨을 쉬어야 스트레스가 풀립니다. 그걸 모르는 엄마들은 '쟤가 오늘 학교에서 무슨 일이 있었나, 왜 저렇게 한숨을 쉬지?' 하고 걱정을 하게 됩니다. 중학교 2학년짜리가 학교 갔다 와서 자기 방에 들어가서 한숨을 쉬는데, 엄마가 보니까 한숨 소리가 밖에까지 들려요. 그러면 '쟤가 무슨 고민이 있나?' 괜히 걱정이 되고 그럽니다. 그런데 엄마도 간이 허약하면 아이하고 같이 한숨을 쉬어요. 그때는 신 것을 주면 됩니다. 사과를 깎아 준다든지, 귤을 갖다 준다든지, 오렌지주스를 한 컵 갖다 준다든지 하면 일시적으로 해결이 된다 그거죠. 돌 지난 애기들도 한숨을 쉬어요. 그러면 신맛이나 고소한맛을 주면 되겠죠.

질문 : 우리 애도 가끔씩 한숨을 쉬는데요?

대답 : 그것도 목기가 약해서 그렇습니다. 아이가 얼굴이 길지 않고 둥글둥글하잖아요. 목기가 약해서 간이 약한 몸짓을 하는 겁니다. 그게 끊임없이 허실에 대한 정보를 엄마에게 알려주는 것이거든요. 그런데 세상 엄마들이 이걸 모르고 있으니 갑갑한 노릇이죠. 우리가 보면 정말 안타까워요.

다음은 애기가 딸꾹질을 하면 심소장이 허약하다. 이것은 심장이 세게 박동해서 그러는 겁니다. 이때는 어떻게 하느냐? (쓴맛) 그렇죠. 커피 탄 물을 조금 줍니다. 어떤 애들은 커피를 미친 듯이 먹기도 합니다.

질문 : 영지는 어떻습니까?

대답 : 영지는 인영맥을 더 크게 하니까 그것보다는 아무나 먹어도 별 탈이 안나는 커피가 더 좋습니다. 그러나 어른인 경우, 촌구맥이 더 큰 사람한테는 영지가 아주 좋겠죠. 그밖에 심장을 편안하게 하는 쓴맛 나는 차로는 녹차, 쑥차, 일엽차 등이 있습니다. 우리 최 선생 딸아이 다영이는 심장이 작은 금형이라서 쓴맛을 달고 살아요. 커피 알갱이를 들고 다니면서 숟가락으로 떠서 먹을 정도니까 얼마나 쓴맛이 필요하겠습니까? 울다가도 커피만 주면 딱 그칩니다. 그러니까 걔는 심장이 큰 화형보다 쓴맛을 몇 십 배 더 먹는다고 봐야겠죠.

질문 : 영지가 강한 약 성분을 갖고 있다는데요?

대답 : 영지는 인영맥을 크게 하는 아주 강력한 보기제라고 했습니다. 오랜 옛날에 진시황이 동자들을 동방으로 보내서 불로초를 구해 오도록 했다는 전설이 있는데, 그게 영지버섯을 구하러 간 거라는 말도 있어요.

2천 년 전에는 대부분 촌구맥이 인영맥보다 컸다고 했습니다. 인영맥을 크게 하는 게 보기제인데, 옛날에는 대부분 촌구맥이 컸기 때문에 영지, 꿀, 인삼 이런 걸 다 영약으로 쳤던 겁니다. 그런데 이제는 생명의 기운 판도가 바뀌었다고 그랬죠. 그러면 변화한 그 환경에 적응해야 되는데, 그런 건 일절 모르고 그저 옛날 책에 나온 대로만 처방하고 있으니 발전은커녕 제자리걸음도 못하고 있는 겁니다. 맥도 볼 줄 모르면서 맨날 돈만 벌려고 하니까 점점 더 병을 못 고치고 있다 그 얘기죠. 지금 보면 갈수록 병의 가짓수도 늘어날 뿐만 아니라 병세도 커지고 있어요. 의사들이 천지인에 대해서 우리 정도만 공부했어도 세상은 달라졌을 겁니다. 허긴 환자를 하루에 오십 명, 백 명씩 본다고 하니 공부할 시간이나 있겠습니까?

그 다음에 애기가 트림을 하면 위장이 힘든 것이다. 트림은 애기가 젖을 먹고 바로 게우고 하는 것 있잖아요. 너무 많이 먹었다거나 혹은 뭘 잘못 먹고 위장이 편치 않아서 꺼억꺼억 하는 걸 말합니다. 심하면 구토까지 합니다. 애기들이 트림할 때는 조금 기다렸다가 따뜻한 물에 설탕을 탄 단물을 주면 아주 잘 먹습니다. 그러면 위장이 편안해지고 소화도 잘 시키고, 똥도 예쁘게 싸게 되는 거죠. 이 정도만 되어도 신선급입니다.

그 다음에 애기가 재채기를 하면 콧물까지 나오는데, 이것은 폐가 안 좋은 것이다. 이때는 찬 공기가 폐로 들어가서 그런 것이니까 외출을 삼가고, 방에서도 마스크를 착용하도록 해야 합니다. 갓난 애기들도 재채기를 할 때, 크게 '에취' 하죠? 갓난 애기들 재채기할 때 보면 그 표정이 되게 귀여워요. 고것도 사람이라서 할 짓 다 한다고 그러잖아요. 이때는 매운맛이나 화한맛 또는 비린맛이 좋습니다. 그러나 애기들은 매운맛을 잘 못 먹으니까 현미 또는 율무를 갈아서 먹이는 게 유리합니다.

재채기나 기침은 일체의 이유 없이 추워서 그런 겁니다. 그래서 아기는 차게 키우면 안 되는 것인데, 요즘은 인간들을 다 죽이려고 그러는지 차게 키워야 된다고 주장하는 정신 나간 놈들이 사방에서 출몰하고 있습니다. 이거 정말 보통 일이 아니에요.

질문 : 애기가 기침을 쾅쾅 하는 것은요?

대답 : 마찬가지로 폐가 식어서 그렇습니다. 폐로 찬 기운이 들어오는 것을 막으려고 기관지를 강하게 수축시키다 보니 기침을 그렇게 하는 겁니다. 이럴 땐 거두절미하고 마스크를 씌우고 따뜻하게 옷을 잘 입혀서 보온을 시키는 것이 급선무입니다. 그런데도 이 추운 겨울에 애기들을 멜빵에 덜렁덜렁 매달고 다니는 엄마들이 쫙 깔렸어요. 그런 걸 보다 보면 어이도 없고 답도 안 나와요. 날씨가 추울 때는 반드시 포대기로 업고 다녀야 됩니다.

다음은 애기가 신방광이 허약하면 하품을 한다. 신생아는 엄마 뱃속에 있을 때 짜디짠 양수 속에서 자랐습니다. 그러다가 엄마 몸 밖으로 나오니까 자기를 보호해주던 짜고 따뜻한 양수가 아닌, 옷이라는 걸 입게 되었거든요. 그러니 따뜻하고 짠 양수가 얼마나 그립겠습니까? 그 그리운 짠맛이 필요하다는 정보를 바로 하품을 하는 것으로 알리는 거죠. 짠맛은 몸을 푼 엄마에게도 필요하지만 신생아에게 더 필요한 기운이에요. 그래서 우리 할머니들은 손주를 키울 때 새우젓이나 짠지 같은 먹거리를 조금씩 먹이고는 아기가 우물거리며 잘 받아먹으면 그렇게 좋아 하셨던 겁니다. 그런데 엄마가 뭘 몰라서 짠맛을 주지 않으면, 아기는 짠맛을 넣어 달라는 강력한 의사표시를 하기 위해 입이 찢어져라 하품을 하게 되죠. 어린 생명은 이렇듯 살기 위해서 저런 의사표시를 하고 있는데, 미개하고 머저리 같은 알량한 학자들이 짠맛을 못 먹게 하는 바람에 지금 아기들, 아이들 할 것 없이 죄다 몸이 싱거워져 있어요. 이건 가히 말세의 징조에요. 사람들 몸이 남녀노소를 불문하고 다 싱거워 터져 있다는 건 말대의 조짐으로 봐도 무방합니다. 아기만 하품하는 게 아니라 요즘은 죄다 하품해요. 몸에 짠기가 부족해지면 자고 또 자도 계속 졸려요. 이런 몸짓은 생명이 외부로 짠 게 부족하다는 것을 표출하는 정보입니다.

그 다음에 마지막으로 애기가 심포 삼초가 허약하면 진저리를 친다. 아기가 뭘 먹고는 막 진저리 치고 하잖아요. 오줌 누고서 진저리 치는 것, 그것도 심포 삼초가 허약해서 그런 겁니다. 이때는 떫은맛을 줍니다. 떫은맛으로는 일단 녹두죽이 있는데 아기들은 먹기 힘드니까, 요구르트를 따뜻하게 데워서 주면 됩니다. 교재의 심포 삼초편 마지막 장에 심포 삼초를 영양하는 여러 가지 음식들이 나와 있으니 그걸 참고하면 되겠습니다.

질문 : 상황버섯은 어디에 속합니까?
대답 : 상황버섯도 심포 삼초에 속합니다. 요건 떫은맛이죠. 일단 떫은맛은 보편적으로 누구에게나 좋습니다.

질문 : 보이차는요?
대답 : 보이차도 떫은맛이에요. 그게 심포 삼초를 영양하기 때문에 잘 팔리는 겁니다. 보이차는 먹어보면 볏짚 삭은 향기가 나요. 초가지붕 썩은내, 지푸라기내가 납니다. 그런 흙내, 떫은내는 심포 삼초를 좋게 하는 상화에 들어갑니다. 애기들 문제는 요 정도만 알아도 거의 다 파악한 겁니다. 그런데 이 범주에서 벗어나서 병이 크게 들었다고 할 정도의 것도 있어요. 뱃속에서 잘못 만들어졌거나 해서 아기의 피부병이 너무 심하다 하는 경우들은 앞으로 폐대장 공부할 때 상세하게 다루도록 하겠습니다.

입덧이 너무 심한 임신부, 다른 사람들에게 자연의 원리를 알린 공덕

시간이 조금 남았는데 지금까지 한 내용에 대해서 질문 받겠습니다.

질문 : 둘째 애를 임신한 애기 엄마가 있는데, 입덧이 너무 심해서 음식도 거의 못 먹고, 허리도 아프고, 물만 먹어도 토할 만큼 비위가 많이 약한 것 같은데 이런 경우는 어떻게 하면 좋습니까?

대답 : 그 경우는 비위가 약하니까 먼저 비위를 영양해야겠죠. 단맛으로 비위장을 영양하고, 허리도 아프니까 짠 것도 같이 먹어야 됩니다. 그런데 더 중요한 것은, 만약 그 애기 엄마한테서 석맥이 크게 나오면 신장 방광에 문제가 있다는 겁니다. 그런 맥이 나온다면 좋은 소금을 강력하게 먹도록 해야 됩니다.

질문 : 그래서 제가 그 친구에게 단맛을 먹어보라고 했거든요. 그런데 비위가 너무 약해서 뭘 못 먹는데 제가 먹는 생식을 조금이라도, 한 수저라도 먹도록 하면 어떨까요?

대답 : 그럼요. 조금이라도 먹게 되면 먹은 만큼 좋아집니다. 지금 비위가 너무 상해서 물도 제대로 못 먹고 있는데, 생식 반 봉지에 설탕과 소금을 그분 입맛에 맞게 간을 해서 먹게만 해줘도 힘이 생깁니다. 입덧이 심하고 구토증이 심한 사람들은 지금 다른 장부도 허하지만, 위장도 굉장히 허하다는 말이거든요. 토기인 위장이 허하면 그 다음에는 병이 어디로 간다고 그랬어요? (수) 그러면 어디가 아파요? (신장 방광) 그렇지요. 신장 방광은 대표적으로 어디를 지배하죠? (허리) 그러니 당연히 그렇게 반응할 수밖에 없는 겁니다.

인간은 자연법칙에서 벗어나지 못합니다. 아무리 날고 기어도 지금이 낮이라면 이 낮이라는 기운이 지배하는 시공을 벗어날 수가 없다 이거에요. 오늘인가 내일이 소설(小雪)입니다. 지금 겨울로 들어가고 있는데, 제 아무리 날고 기는 놈이 있어도 이 천지대자연의 순리에서 벗어날 수 없습니다. 겨울이 왔는데도 옷도 안 입고 까불며 막 돌아다니다가는 반드시 자연의 보복을 받게 돼요. 먹고 소화를 시키는 생명작용도 자연현상의 하나예요. 그래서 우리가 체질과 맥에 맞게 무엇을 섭취하느냐에 따라서 튼튼하게도 할 수 있고, 그렇지 않고 그냥 대충 막 살면 망가질 수도 있다는 거죠.

그 이기 엄마에게 가서 그냥 단맛과 짠맛을 먹으라고 단편적으로만 말하면 그 사람들이 쉽게 이해도 못할 뿐더러 받아들이지를 못하게 됩니다. 그 사람들은 소금은 만병을 일으키는 원인이 되는 물질이고, 단맛은 임신당뇨를 일으킨다는 미신 같은 소리에 거의 다 세뇌되어 있기 때문에, 우리가 하는 이야기들을 받아들일 준비가 거의 다 안 되어 있어요. 그래서 여러분들이 이 공부를 잘 해야 되는 겁니다. 공부를 열심히 해서 같은 아파트나 같은 지역에 사는 엄마들을 아파트 거실로 불러서 자연의 원리 기초반 내용을 차근차근 가르쳐서 실천하도록 한다면 그건 그분들에게 엄청난 공덕을 베푸는 것이 되는 거예요. 그 공덕은 천지에 기록될 것이고, 여러분들의 영혼에도 기록됩니다.

아이를 따뜻하게 키우지 못한 엄마가 느끼는 후회, 엄마가 젖이 잘 나오게 하려면

질문 : 우리 딸아이의 여러 증상을 보면, 신생아 때 냉기가 너무 많이 들어간 것 같아요. 한여름에 종합병원에서 출산했는데 그때 내내 에어컨을 틀었거든요. 일주일 동안 엄마하고 격리된 그때 냉기가 많이 들어간 것 같은데, 아이를 보면 피부도 그렇고, 생리할 때도 너무 힘들어하고 오래 합니다. 살도 너무 딴딴하고요. 그런데 생리할 때 곡식자루를 데워서 주면 애가 너무 좋아해요. 여기서 강의를 들으면서 아이를 따뜻하게 키웠어야 했다는 것이 너무 간절하게 다가오고, 그동안 너무 모르

고 살았다는 것을 절감합니다. 이 상황에서 건강해지게 하는 방법이 없을까요?

대답 : 따뜻한 곡식자루를 좋아한다니 다행입니다. 그럼 곡식자루를 하나 더 만들어 주세요. 생리할 때 하나는 배에 올려놓고 또 하나는 허리와 엉덩이에 닿게 하면 더 좋습니다. 그만큼 진행이 됐어도 애가 아직 어른이 안 되었기 때문에 지금부터 열심히 하면 냉기가 빨리 빠집니다. 더 나이 먹어서 하면 어려워져요. 지금 몇 살이죠?

(애가 열여섯 살이에요)

아직 사춘기니까 몸을 다 만들려면 몇 년 남았습니다. 몸이 완성되기 전에 해놔야 수월해져요. 아직은 키가 더 커야 되고, 가슴도 더 커야 되고, 자궁도 더 발달해야 되고, 장부도 더 커져야 되거든요. 아직 더 커질 여지가 있잖아요. 커질 때 그걸 좋게 하는 것이 더 유리합니다. 아직 집을 다 안 지었기 때문에. 그런데 집을 다 지어 놓으면 그때 가서는 뜯어 고치기가 어렵습니다.

질문 : 젖이 잘 안 만들어지고, 잘 안 나올 때는 단맛을 줍니까?

대답 : 그렇죠. 달고 떫고를 먹어주면 됩니다. 일단은 젖이 달달해야 신생아의 위장기능을 발달시키는데 유리하기도 하고, 육장육부가 만든 젖을 유방에서 담아가지고 아기한테 먹이는 것이기 때문에 그렇습니다. 아기집에서 아기를 만들 때에는 탯줄로 영양분을 공급합니다. 그러다가 애기가 태어난 다음에는 엄마 몸이 어떻게 변해야 된다고 그랬어요? 젖이 탯줄에서 젖가슴으로 가야 되겠죠. 그러려면 유방에 있는 유선이 다 열려야 되는데, 그 경우에는 생명 작용이 덜된 나머지 유선이 덜 열린 겁니다.

젖이 잘 안 나오면 무지 애를 먹게 돼요. 이럴 때 옛날 할머니들은 늙은 호박에 엿하고 대추 같은 것을 같이 넣어서 푹 고아서 줬어요. 이렇게 단맛을 꾸준하게 먹으면서 마시지를 계속 해줘야 됩니다. 그리고 엄마 뱃속에서 탯줄을 통해 영양분을 바로 공급받던 태아가 출생을 하게 되면, 이제는 입으로 먹거리를 먹게 되는 관계로 처음으로 위장을 사용하게 되었잖아요. 이때 위장이 허약한 신생아는 황달이 옵니다. 앞에서 설명한 대로 얼굴이 노래져요. 그래서 모유는 신생아의 위장을 영양하기 위해서 약간 달달한 맛이 나는 겁니다. 만약 엄마의 위장이 허약하다면 젖이 제대로 안 나오든지 하게 되는데, 이때도 우리는 걱정하지 말고 단맛을 먹으면 된다는 거죠.

질문 : 젖이 많이 나오면요?
대답 : 안 나오는 게 문제지, 많이 나오는 것은 아주 좋은 겁니다.

　오늘까지 자연의 원리 전반부가 끝나고, 다음 시간부터는 후반부가 진행됩니다. 다음 주부터는 상극의 원리로 나타나는 허실론에 대해 좀 더 심화해서 접근할 것이고, 세포를 만드는 물질에 작용하는 육기의 실상에 대해서 구체적으로 공부를 해 보도록 하겠습니다. 또한 우리 선조들의 웅혼했던 세계관과 살림살이의 진면목을 두루두루 알아볼 수 있는 시간도 마련해 보겠습니다. 그리고 처방의 기준, 무엇을 어떻게 처방할 것인가 하는 내용 등을 갖고 수업을 진행하도록 하겠습니다. 일주일 동안 오늘까지 공부한 교재를 세 번씩 읽고, 다섯 명 이상 맥을 보는 것이 숙제입니다. 오늘은 여기까지 하고 다음 주에 뵙겠습니다. 고맙습니다. (감사합니다. 박수 짝짝짝)

찾아보기

【ㄱ】

감기 / 378
감기가 오는 근본적인 이유 / 379
갑상선 / 129
건강의 기준 / 452
건강하게 하는 방법 / 453
격변 / 211
견관절염 / 180
경천애인 / 469
경천애인(敬天愛人) / 85
고시레 / 287
고지혈증 / 370
곡식자루 / 180, 541
곤지건지(坤知乾知) / 311
교리(敎理) / 451
구궁팔괘침법 / 146, 210, 366
구삼맥 / 85
구삼맥 당뇨 / 213
걸음감기 / 404
기경두통 / 145
기경팔맥의 병 / 343
기형아 / 492
김현근 선생님 / 250

【ㄴ】

나팔관 임신 / 509

내관(內關)혈 / 308
냉기 / 421
노궁(勞宮)혈 / 309
노예 교육 / 101
녹즙 / 217

【ㄷ】

다국적 제약회사 / 62
단기(檀紀) / 70
단방처방 / 141
당뇨병 / 195, 206
대맥 / 179, 273, 450, 487
대맥두통 / 145
도리도리(道理道理) / 312
도핑테스트 / 208
독맥두통 / 146
딸꾹질 / 528, 536
떫은맛 / 115

【ㅁ】

만사지 문명 / 283
맥이 명확하지 않은 경우 / 352
면역력 / 255
모세 / 161
모유합혈통 / 120
무맥(無脈) / 269

무정자증 / 504
무형(無形)의 장부(臟腑) / 34, 48
미룽골 / 143
미역국 / 519, 521

【 ㅂ 】
발귀리선인(仙人) / 74
발해 / 66
발효 식품 / 292
백혈병 / 150, 236
병겁 / 51
병균에 대한 저항력 / 95
보법 / 125
복본(複本) 사상 / 85
봉천대배(奉天大拜) / 327
부소 / 285, 362
부엌 / 285
부정맥 / 179, 270
분만촉진제 / 514
불임관계 / 175
빛(相火)과 소금(水) / 373

【 ㅅ 】
사맥 / 268
사맥(死脈) / 261
사법 / 125
산후통 / 518
살림살이 / 289, 296
삼초부 / 39, 44
삼초부(三焦腑) / 41
상통천문 / 460
상화(相火) / 82

생리곤란 / 158
생명력 / 34, 50, 282
생사의 근원과 만병의 근원 / 290
생식 / 211, 219, 261
석맥 / 372
석맥 당뇨 / 207
소갈증 / 200
소서노 / 69
소양감기 / 383
소음감기 / 405
소크라테스 / 106
속자서발 / 257
수기(水氣, 水期) / 38, 373
수맥파 / 36
수신제가 치국평천하 / 96
수중분만 / 515
슈퍼바이러스 / 51
신시 배달국의 개국이념 / 83
신의(神醫) / 532
실열 / 417
실열(實熱)과 허열(虛熱) / 398
심계항진 / 121
심인성 / 123
심포 삼초 / 32, 80, 129
심포 삼초 생명력 / 62
심포 삼초가 지배하는 곳 / 241
심포 삼초를 영양하는 음식 / 480
심포 삼초를 좋게 하는 방법 / 89
심포 삼초증 / 88, 241
심포장 / 35, 38
심포장(心包臟) 삼초부(三焦腑) / 59
싹아지 문화 / 104

【ㅇ】

아들맥과 딸맥 / 488
아리랑 / 314
아리랑(我理朗) / 64
아리랑타령(打令) / 318
아토피 / 255, 432, 513
애기들이 하는 몸짓 / 535
약주(藥酒) / 291
양감기(陽感氣) / 383
양교맥두통 / 148
양명감기 / 390
양수 검사 / 505
양유맥두통 / 151
양유맥이 병난 사람 / 332
어른 / 108
어린이 / 108
엘리트들의 농간 / 523
GMO(유전자 변형 농산물) / 281
엠티의 위력 / 31
열등감 / 99
오곡밥 / 184, 191
오미가 아닌 맛 / 116
오십견 / 160
외관(外關) / 321
요실금 / 158, 171
요하통 / 155
우울증 / 99
울혈 / 124
원시반본 / 375, 459
원시반본(原始返本) / 86
유산 / 491
유중혈 / 306
육기섭생법 / 466

육미차 / 394
육장육부의 음양 허실 한열의 균형 / 445
음감기(陰感氣) / 383
음양중 삼태극 / 59
이불 요법 / 385
인격 실명제 / 105
일적십거 무궤화삼(一積十鉅 無匱化三) / 461
임신맥 / 487
임신맥의 표준 / 489
입덧 / 490

【ㅈ】

자부선인 / 76
자연의 원리 / 459
자하(紫霞) / 527
자하생식 / 427
잔중혈 / 123
재생불량성 빈혈 / 149, 236
저항력과 면역력 / 51
적응력 / 48
전관절염 / 180
전기에 감전된 것 같은 맥 / 269
전두통 / 137
전립선 / 232
전자파 / 36
정경두통(正經頭痛) / 143
정경의 병 / 341
정관수술 / 352
정도(正道) / 437
정도령(正道令) / 438, 441
제왕절개 / 433

조미료(調味料) / 284
주부 습진 / 120
중통인사 하는 공부 / 464
중통인사 하는 법방 / 301
중통인사의 정수 / 356
GMO(유전자 변형 농산물) / 281
지수화풍 사대의 원리 / 459
지유(地乳) / 183
진짜 당뇨병 / 198
짝짜꿍(作作弓) / 312

【 ㅊ 】
참과 빔의 관계 / 476
천지불인(天地不仁) / 256
천지혈 / 306
추살기운 / 256
추살지기(秋殺之氣) / 257
치우천황 / 75

【 ㅌ 】
태양감기 / 387
태열 / 432
태음감기 / 405
태호복희씨 / 74

【 ㅍ 】
편두통 / 136, 384
평천하 할 수 있는 인재 / 438
포경수술 / 353
포대기 / 138, 381
풍수지리학 / 459

【 ㅎ 】
하통지리 / 455
한열(寒熱)에 대한 저항력 / 93
한열왕래 / 121
해산(解産) / 512
해열제 / 382, 395, 400, 421
핼리혜성 / 348
현성 스승님 / 61, 247
혈소판 부족증 / 234
혈우병 / 237
협심증 / 179
홍맥 당뇨 / 204
홍삼 / 201
홍익인간을 하는 방법 / 97
환부역조 / 236, 240, 292
황달 / 528, 543
황제내경』 / 75
황제내경침법 / 360
황제헌원 / 65, 75
획일화된 세상 / 92
효소통 / 250
후두암 / 130
후두통 / 141
후중 / 230

【 책 】
『삼황내문경』 / 75
『황제내경』 / 65, 173

찾아보기 547